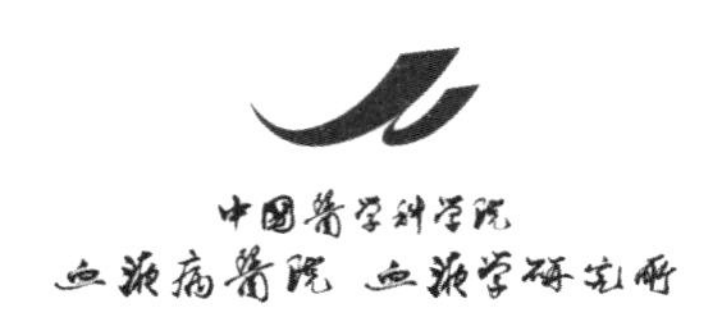

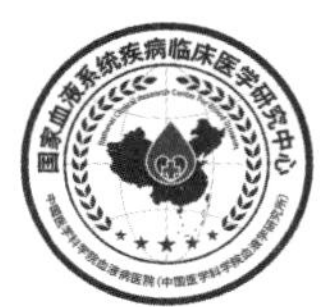

中国血液病
专|科|联|盟
Chinese Alliance for Blood Disease

血液系统疾病护理规范

Current Nursing Practice of Blood Diseases

名誉主编 王建祥 肖志坚
主　　编 马新娟

中国协和医科大学出版社
北　京

图书在版编目（CIP）数据

血液系统疾病护理规范 / 马新娟主编. —北京：中国协和医科大学出版社，2022.11
ISBN 978-7-5679-2026-2

Ⅰ.①血…　Ⅱ.①马…　Ⅲ.①血液病－护理　Ⅳ.①R473.5

中国版本图书馆CIP数据核字（2022）第174519号

血液系统疾病护理规范

主　　编：马新娟
责任编辑：杨小杰
封面设计：邱晓俐
责任校对：张　麓
责任印制：张　岱

出版发行：中国协和医科大学出版社
（北京市东城区东单三条9号　邮编100730　电话010－65260431）
网　　址：www.pumcp.com
经　　销：新华书店总店北京发行所
印　　刷：三河市龙大印装有限公司

开　　本：787mm×1092mm　1/16
印　　张：35
字　　数：780千字
版　　次：2022年11月第1版
印　　次：2022年11月第1次印刷
定　　价：128.00元

ISBN 978－7－5679－2026－2

编者名单

名誉主编　王建祥　肖志坚
主　　编　马新娟
副 主 编　解文君　张慧敏　王　雯　李俊杰　张　斌
编　　者（按姓氏笔画排序）
马春霞　马新娟　王　雯　王志新　田　菲　匡哲湘
刘艳霞　李昕砾　李秋环　李俊杰　杨　静　吴桂彬
张　建　张　斌　张会娟　张原娟　张慧敏　陈玲玲
陈毓雯　邵　帅　赵金影　胡婷钰　徐　丽　郭　洁
黄雪丽　解文君
秘　　书　黄雪丽　赵金影　郭　洁

序　一

中国医学科学院血液病医院（中国医学科学院血液学研究所）作为全国唯一的血液病专科三级医院，是全国血液科护理人员进修学习的重要基地之一，在血液病专科护理如白血病、再生障碍性贫血、造血干细胞移植、儿童血液病护理等方面有着丰富的经验。为国内各级医院提供符合中国人群特点的血液系统疾病护理规范也是我院的重要任务。

近年来，随着血液病诊疗技术和护理学科的发展，血液病专科护理也有了长足的进步和提高，在患者的治疗和康复中起到越来越重要的作用。同时，新知识、新理念和新技术的不断涌现，以及患者健康意识的提升，均对护理人员提出了新的挑战。

为了推动“十四五”时期血液学学科发展及血液系统疾病防治体系与能力建设，落实“健康中国2030”行动中的“疾病预防”和“健康促进”，中国血液病专科联盟血液病护理联盟于2020年成立，各联盟单位紧密、高效合作。

本书共五章，主要包括血液系统各类疾病（包括各种白血病、淋巴瘤、贫血、出凝血疾病、骨髓增生性疾病、儿童血液病）、造血干细胞移植、血液系统疾病常见并发症护理规范、血液系统疾病治疗与护理技术操作规范，是一本具有实际操作指导意义的血液病护理专著。

我相信本书的出版可进一步规范我国血液系统疾病护理行为，提高医疗机构护理水平，改善患者预后。

王建祥

2022年7月

序　二

中国医学科学院血液病医院（中国医学科学院血液学研究所）作为迄今国内唯一一家血液病专科三级医院，开创了新中国血液学事业，建立和不断完善了我国血液系统疾病的精准诊断和规范治疗体系，其中包括适合我国国情和患者的护理工作程序。随着《“十四五”规划纲要》和《“健康中国2030”规划纲要》进程的推进，先进的医学技术对护理学科的发展产生了潜移默化的影响。新的护理技术，如经外周静脉穿刺的中心静脉导管置管技术和植入式输液港技术，已逐渐成为常规；新的护理模式，如优质护理服务、疾病全程护理管理；护理职业的细分，如专科护士、研究护士；新的治疗方法，如嵌合抗原受体T细胞免疫疗法和单倍体造血干细胞移植在临床推广应用，对护理工作提出了更高的要求。

血液系统疾病整体疗效的不断提高是医、护共同努力取得的。本书涉及血液内科各亚专业的护理知识和技术。编者们以理论框架为指导，结合临床护理大量实证经验，通过科学循证，精心设计了五大章。本着严格、严谨、严密的质量保障思路，不仅概述了血液系统疾病一般护理、常见疾病护理、并发症护理及造血干细胞移植护理等内容，还编入了疾病的临床护理路径，以及已被临床采用的新的常用治疗和护理技术操作。此外，本书遵循《血液系统疾病诊疗规范》（第2版）编写原则，内容简明扼要，极具实用性。

我坚信本书的出版定将成为血液科护理人员的一本案头必备书，为其日常工作提供切实指导。同时，本书也可作为血液病患者和家属的健康参考书。

肖志坚

2022年7月

前　言

《"健康中国2030"规划纲要》指出，要持续改进医疗质量和医疗安全，提升医疗同质化程度，全面实施临床路径管理，规范诊疗行为。近年来，血液系统疾病诊治水平的日益提高及《血液系统疾病诊疗规范》（第2版）的出版，促进了血液系统疾病诊疗的规范化发展。血液系统疾病的护理水平与医疗质量息息相关，推动规范化护理工作，对于提高医院护理质量及护理实践的同质化发展具有十分重要的作用，也是护理工作者的重要任务之一。

为了在全国推广血液系统疾病规范化、标准化和同质化诊治，由中国医学科学院血液病医院（中国医学科学院血液学研究所）牵头，联合中国血液病专科联盟血液病护理联盟成员单位，在数十年血液系统疾病护理经验和护理研究前沿的基础上，结合单病种的临床路径编写了《血液系统疾病护理规范》一书。

全书共分为五章：第一章是血液系统疾病一般护理规范；第二章是常见血液系统疾病护理规范；第三章是造血干细胞移植护理规范；第四章是血液系统疾病常见并发症护理规范；第五章是血液系统疾病治疗与护理技术操作规范，并附血液系统疾病常用药物。

本书是一本临床实用型专著，涉及目前常见的多种血液系统疾病，可以有效地帮助护理人员更好地掌握血液系统疾病的护理，规范护理实践，保障护理质量与安全，更好地为患者服务。读者对象主要定位于临床一线护理人员，特别是从事血液科临床工作的护理人员，希望能为大家提供一部具有实际应用价值的血液系统疾病护理指导书籍。

本书获得了2019年医疗服务与保障能力提升（医疗卫生机构能力建设）项目——国家重大疾病多学科合作诊疗能力建设项目的资助。

本书凝结着编者们多年的临床护理经验，尽管在编写过程中查阅了国内外相关文献资料，但难免存在疏漏和不妥之处，希望得到读者和同行的宝贵意见，我们将持续改进。

本书的出版得益于编者们不惜时间，反复审阅雕琢，在此向所有对本书的出版作出贡献的单位和个人表示由衷感谢！

编　者

2022年7月

常用缩略词

英文缩写	英文全称	中文全称
AA	aplastic anemia	再生障碍性贫血
AIHA	autoimmune hemolytic anemia	自身免疫性溶血性贫血
AL	acute leukemia	急性白血病
ALG	antilymphocyte globulin	抗淋巴细胞球蛋白
ALL	acute lymphoblastic leukemia	急性淋巴细胞白血病
AML	acute myeloid leukemia	急性髓系白血病
APL	acute promyelocytic leukemia	急性早幼粒细胞白血病
ATG	antithymocyte globulin	抗胸腺细胞球蛋白
BMFD	bone marrow failure disease	骨髓衰竭性疾病
BMT	bone marrow transplantation	骨髓移植
CLL	chronic lymphocytic leukemia	慢性淋巴细胞白血病
CML	chronic myelogenous leukemia	慢性髓细胞性白血病
CR	complete remission	完全缓解
CVC	central venous catheter	中心静脉导管
DLBCL	diffuse large B-cell lymphoma	弥漫大B细胞淋巴瘤
ET	essential thrombocythemia	原发性血小板增多症
FLCT	fetal liver cell transplantation	胎肝细胞移植
GVHD	graft versus-host disease	移植物抗宿主病
HA	hemolytic anemia	溶血性贫血
Hb	hemoglobin	血红蛋白
HCT	hematocrit	血细胞比容
HL	Hodgkin lymphoma	霍奇金淋巴瘤
HSCT	hematopoietic stem cell transplantation	造血干细胞移植
syn-HSCT		同基因造血干细胞移植
allo-HSCT		异基因造血干细胞移植
auto-HSCT		自体移植

续 表

英文缩写	英文全称	中文全称
IDA	iron-deficiency anemia	缺铁性贫血
ITP	primary immune thrombocytopenia	原发免疫性血小板减少症
MA	megaloblastic anemia	巨幼细胞贫血
MDS	myelodysplastic syndromes	骨髓增生异常综合征
MM	multiple myeloma	多发性骨髓瘤
MPN	myeloproliferative neoplasms	骨髓增殖性肿瘤
NEUT	neutrophil	中性粒细胞
PBSCT	peripheral blood stem cell transplantation	外周血干细胞移植
PET	positron emission tomography	正电子发射断层成像
PICC	peripherally inserted central venous catheter	经外周静脉穿刺的中心静脉导管
PLT	platelet	血小板
PMF	primary myelofibrosis	原发性骨髓纤维化
PNH	paroxysmal nocturnal hemoglobinuria	阵发性睡眠性血红蛋白尿症
PRCA	pure red-cell anemia	纯红细胞再生障碍性贫血
PV	polycythernia vera	真性红细胞增多症
RBC	red blood cell	红细胞
TTP	thrombotic thrombocytopenic purpura	血栓性血小板减少性紫癜
UCBT	umbilical cord blood transplantation	脐带血移植
WBC	white blood cell	白细胞

目　录

第一章

血液系统疾病一般护理规范

第一节 血液系统疾病一般护理

一、病情观察

1. 密切观察病情变化，注意有无进行性贫血、出血、发热、感染等症状。

2. 定时监测患者体温、脉搏、呼吸、血压等生命体征变化，如有不适及时报告医生，做好记录。

3. 观察患者的精神、意识状态，注意患者有无精神紧张、烦躁、神志不清等表现。

4. 了解有关检查项目，正确采集标本及时送检。根据报告结果，结合临床判断病情严重程度，配合医生治疗。

5. 遵医嘱正确、及时完成治疗，预防和观察治疗副作用，确保医疗安全。

6. 对病情变化的患者，备好急救物资及药品，积极配合医生进行抢救。

二、安全护理

1. 加强安全管理，强化安全意识，落实患者十大安全目标。

2. 建立血液系统疾病患者风险评估系统，评估住院患者护理风险，制订相应的防范措施。

3. 做好患者护理评估，包括入院评估、高危因素评估、住院评估及出院评估，做好记录。

4. 严格落实各项工作制度和操作流程，保证护理安全。

5. 病区设有安全防范设施和安全警示标志，地面应防滑，走廊、卫生间安装扶手，病床脚轮固定牢固。

6. 根据病情合理安排患者体位，病情轻或缓解期患者酌情进行适当活动，但不可以过于疲劳，注意其活动中体力的变化，必要时给予协助。重症患者要绝对卧床休息。

7. 严重贫血患者改变体位如坐起或站立时要缓慢，防止突然体位改变发生晕厥而摔伤。血小板计数低下时卧床休息，减少活动。儿童、老年、危重患者应加床档，躁动不安者可加约束带，以防坠床摔伤。

8. 加强危重患者的皮肤护理，做好压疮评估并采取预防措施。

三、用药护理

1. 服药前向患者解释药物的作用和使用方法，告知患者注意事项及可能发生的不良反应。

2. 根据患者的用药和治疗方案，选择适合的血管通路和输液工具，化疗患者首选中心静脉通路，如经外周静脉穿刺的中心静脉导管（peripherally inserted central venous catheter，PICC）、中心静脉导管（central venous catheter，CVC）、植入式静脉输液港

（implant venous access port，IVAP），保证患者全程治疗。

3．严格执行查对制度和患者身份识别制度，确保患者用药安全。

4．加强高警示药品、麻醉和精神类药品等管理。

5．严格执行无菌操作，注意药物配伍禁忌，减少用药不良反应。

四、心理护理

1．血液病患者一般病情重、变化快，住院时间长，医疗费用高，患者和家属的心理压力大，应耐心细致地做好思想工作，给予患者及家属心理支持，关心爱护患者，了解与解除患者的不安情绪，要特别注意慢性病患者或长期治疗效果不佳、需要进行移植或手术治疗患者的心理护理。

2．对恶性、难治性疾病患者，护士应遵守保护性医疗制度，特别警惕其情绪的异常变化，及时采取措施，以防意外。对于病危或临终患者的家属，应给予关照，在不影响病情和治疗的情况下，允许探望。

3．对住层流病房的患者，护士应给予细心照顾，多与患者沟通，掌握患者心理动态，及时给予心理指导。

五、饮食护理

1．饮食遵嘱执行。原则为易消化、营养丰富的饮食。

2．饮食的种类根据病种及病情程度选择，注意忌生、冷、硬、油腻和刺激性饮食。

3．掌握患者的饮食情况，根据病情记录出入量，若未能保证必要的进食量，应及时提醒医生和营养师注意。

4．化疗及移植期患者应加强营养，给予高蛋白、高热量、高维生素、低脂饮食。口腔黏膜溃疡、牙龈出血时，要进半流质或流质饮食，温度要适宜。加强口腔护理，增进食欲，预防感染。

5．注意饮食卫生，餐具清洁并专用。

六、消毒隔离

1．严格执行消毒隔离制度，病室环境保持清洁，空气新鲜，阳光充足，温、湿度适宜。

2．保持病区秩序安静，限制探视人员，以避免交叉感染。

3．病室用空气臭氧消毒机每日消毒1次，定期进行空气微生物学监测，并做好床单位的终末消毒。

4．行大剂量化疗或免疫治疗的患者，粒细胞显著减少（$<0.5\times10^9/L$）时，应做好保护性隔离。

5．加强手卫生，教会患者及家属正确的洗手方法，病室需备有快速手消毒剂。

七、健康教育

1．对患者及家属进行健康教育，讲解有关疾病知识、治疗、护理方法和预防保健常识等。教育的形式、方法应多种多样，以保证健康教育的效果。

2. 建立单病种的健康教育路径表单，针对患者具体情况按计划实施健康教育。

3. 入院患者由责任护士进行健康教育，包括病区环境、医护人员、住院规则、作息时间、饮食等内容。

4. 对出院患者做好出院指导，包括用药指导、复诊时间、特殊交代事项等，并发放出院指导单。

（马新娟　黄雪丽）

第二节 血液系统疾病常见症状护理

一、贫血

贫血指单位容积循环血液中血红蛋白（Hb）浓度、红细胞（RBC）计数或血细胞比容（HCT）低于正常值低限的一种临床症状。贫血是不同疾病引起的一组综合征，不是一个独立的疾病。贫血的临床表现与贫血的程度、年龄、体质及贫血的进展速度等有关。我国贫血的诊断标准为：成年男性Hb＜120g/L，女性Hb＜110g/L。贫血严重程度划分标准为：Hb≤30g/L为极重度贫血，31～60g/L为重度贫血，61～90g/L为中度贫血，Hb＞90g/L但低于正常参考值下限为轻度贫血。

（一）护理评估

1. 询问患者患病及治疗经过、既往史、家族史及个人史，评估与疾病相关的病因、诱因或促成因素。

2. 评估患者目前的身体状况　包括贫血相关的体征（皮肤黏膜的苍白程度、心律及心率的变化、有无心力衰竭表现及各类型贫血的特殊体征），患者目前生活自理能力和活动耐力情况。

3. 评估患者及家属的心理状态、对贫血的认识程度、治疗和护理的配合程度。

4. 评估患者目前的营养状况。

5. 评估患者贫血严重程度。

（二）护理问题

1. 活动无耐力　与贫血导致机体缺氧有关。

2. 营养失调：低于机体需要量　与各种原因导致造血物质摄入不足、消耗增加或丢失过多有关。

3. 有感染的风险　与严重贫血引起营养缺乏、机体抵抗力低下有关。

（三）护理措施

1. 活动无耐力

（1）合理安排患者的活动与休息：①轻度贫血者，注意休息，避免过度疲劳。②中度贫血者，增加卧床休息时间，在病情允许的情况下，鼓励患者生活自理，活动量以不加重症状为度；指导患者学会在活动中自我监控，若活动中自测脉搏≥100次/分或出现明显心悸、气促，应停止活动；必要时在患者活动时给予协助，防止跌倒。③重度和极重度贫血患者，需绝对卧床休息，给予舒适体位（如半坐卧位），待病情好转后逐渐增加活动量。

（2）给氧：严重贫血患者给予氧气吸入，改善组织缺氧情况。

（3）评估患者活动耐力水平有无提高。

2. 营养失调

（1）饮食护理：给予高热量、高蛋白、高维生素及含无机盐丰富的饮食（瘦肉、豆类、动物肝和肾、新鲜蔬菜和水果)，纠正患者的偏食习惯。根据贫血的病因或诱因，对饮食成分的组成进一步调整，如加入某些患者缺乏的营养成分或避免进食某些特定的可诱发加重病情的食物。

(2)输血或成分输血护理：遵医嘱输血或浓缩红细胞以减轻贫血和缓解机体的缺氧症状。①输血治疗前，做好输血前的准备及查对工作。②输血过程中应先慢后快，再根据病情和年龄调整输注速度。③输血过程中严密观察有无脉搏加快、咳嗽、胸闷、气促等急性左心衰竭的表现，如有异常情况应立即停止输注或减慢滴速，予以吸氧，取坐位，并及时通知医生给予相应处理。

3．预防感染

(1)口腔感染的预防：贫血患者易发生口腔炎、舌炎及口腔溃疡，督促患者漱口，用软毛牙刷刷牙，注意口腔清洁，必要时给予口腔护理。

(2)呼吸道感染的预防：保持病室内空气清新，环境整洁，每日用空气臭氧消毒机消毒1次；限制探视人员；患者注意保暖，避免与上呼吸道感染的人员接触。

(3)皮肤感染的预防：保持皮肤清洁、干燥，勤更衣和更换床上用品；勤剪指甲，避免抓伤皮肤；女性患者注意会阴部的清洁卫生。

(4)肛周感染的预防：保持排便通畅，睡前、便后用1∶20碘伏溶液温水坐浴，每次15～20分钟。

(5)血源性感染的预防：严格执行各项操作规程和无菌技术，中心静脉置管患者应遵循置管和维护流程。

二、出血

出血是血液系统疾病患者最常见的症状之一，主要与机体血小板减少及其功能异常、毛细血管脆性或通透性增加、血液中凝血因子缺乏及抗凝血物质增加有关。患者多表现为身体局部或全身自发性出血或轻度受伤后出血不止。在血液系统疾病中常见于原发免疫性血小板减少症、急性白血病、再生障碍性贫血、过敏性紫癜及血友病等。

(一)护理评估

1．询问患者出血的主要部位和范围，发生的急缓，出血的原因和诱因；若是女性患者，询问月经有无增多或不止。

2．评估患者出血症状

(1)有无皮肤黏膜出血，瘀点、瘀斑的数目、大小及分布。

(2)有无鼻腔及口腔、牙龈出血。

(3)关节有无肿胀、压痛、畸形及功能障碍。

(4)有无内脏出血，如呼吸道、消化道、泌尿道出血。

3．评估是否存在诱发颅内出血的危险因素，包括情绪激动、睡眠欠佳、高热、便秘及高血压。

4．若患者存在或突然主诉头痛，评估患者瞳孔形状及大小、对光反射是否存在、有无脑膜刺激征、生命体征及意识变化。

5．评估患者出血后的心理反应。

（二）护理问题

1．有出血的危险　与血小板减少、凝血因子缺乏、血管壁异常有关。

2．恐惧　与出血量大或反复出血有关。

（三）护理措施

1．预防出血

（1）病情观察：观察患者出血的部位、表现形式、进展或消退情况；及时发现新的出血、重症出血及先兆出血。

（2）休息与饮食指导：①若PLT＜50×10^9/L，患者应减少活动，增加卧床休息时间。②严重出血或PLT＜20×10^9/L，患者需要绝对卧床休息，协助患者做好生活护理。③禁食过硬、粗糙的食物。④鼓励患者进高蛋白、高维生素、适量纤维、易消化的软食或半流质饮食。⑤有消化道出血的患者应禁食。⑥便秘的患者可酌情使用开塞露或缓泻药。

（3）皮肤出血的预防与护理：护理重点是避免人为损伤而导致或加重出血倾向。①保持床单位平整，衣着宽松柔软。②小心活动，避免外伤。③高热患者禁用酒精擦浴降温。④各项护理操作轻柔，尽量减少注射次数，静脉穿刺时避免用力拍打及揉搓局部，止血带结扎时间不宜过长过紧，拔针后延长按压时间。⑤注射或穿刺部位交替使用，避免局部形成血肿。

（4）鼻出血的预防与护理：①保持室内湿度为50%～60%。②指导患者勿用力擤鼻，勿抠鼻孔。③少量出血时，予鼻部冷敷，用1∶1000肾上腺素或氨基己酸棉球填塞压迫止血。④出血严重时，请耳鼻喉科会诊进行后鼻道填塞止血。如果使用不可吸收填塞物，定时向鼻腔滴入无菌液状石蜡油，待填塞物自行脱落，不可强行取出。如果3天后填塞物未脱落或仍有出血，请耳鼻喉科医生协助处理或再次填塞。

（5）口腔、牙龈出血的预防及护理：①保持口腔卫生，饭后漱口或口腔护理。②局部可用明胶海绵片、氨基己酸棉球、凝血酶或0.1%肾上腺素棉球压迫止血。

（6）关节腔或深部组织出血的预防及护理：①指导患者不要过度负重及进行剧烈的接触性活动。②避免或减少各种不必要的穿刺或注射。③实施休息、局部压迫、冷敷及抬高患肢等止血措施。其他参见第二章第十九节“血友病护理”。

（7）消化道出血的预防与护理：①指导患者避免食用粗糙、坚硬、刺激性食物。②患者存在活动性出血时，应禁食。③建立静脉通路，配合医生实施输血、输液、止血等治疗措施。④监测出血患者病情变化，包括生命体征和周围循环状况的变化、出血量的估计、继续出血和再出血的判断。⑤指导出血患者卧床休息，大量出血者绝对卧床休息，病情稳定后逐渐增加活动量。

（8）眼底出血及颅内出血的预防及护理：①指导患者保证充足睡眠，避免情绪激动、剧烈咳嗽或屏气用力。②若患者突发视野缺损或视力下降，常提示眼底出血，应让患者减少活动，尽量卧床休息，并避免揉擦眼睛。③若患者突然出现头痛、视物模糊、呼吸急促、喷射性呕吐，甚至昏迷，提示有颅内出血，应立即配合医生实施抢救措施：立即去枕平卧，头偏向一侧，保持呼吸道通畅，吸氧，建立静脉通路，按医嘱给予20%甘露醇等药物，留置导尿管，观察记录患者生命体征、意识、瞳孔及尿量的变化。

（9）咯血的预防及护理：①小量咯血（每天＜100ml）患者以静卧休息为主，大量咯血（每天＞500ml，或1次＞300ml）患者应绝对卧床休息。②大量咯血患者应禁食，小量咯血患者宜进少量温凉流质饮食。③密切观察患者病情变化，注意患者有无窒息征象及休克等并发症的发生。④窒息的抢救措施：对于大咯血及意识不清的患者，在床旁备好急救设备，一旦患者发生窒息征象，立即取头低足高45°俯卧位，面向一侧，轻拍背部，迅速排出在气道和口咽部的血块，或直接刺激咽部以咳出血块，必要时用吸痰管进行负压吸引，给予高浓度吸氧，氧流量为6～8L/min。

（10）输注成分血或血浆制品的护理：①输血前认真核对。②血小板送到病房后，应尽快输入。③正确输注凝血因子制品，严格遵守输注操作流程。④输注过程中注意观察有无输血反应。

2. 心理护理

（1）心理支持：①善于观察，耐心倾听，加强与患者及家属的沟通。②及时了解患者及家属的需求与忧虑，给予必要的解释与疏导。

（2）增加安全感：①营造良好的住院环境。②建立良好、相互信任的护患关系。③当患者突然发生出血时，护士应保持镇静，配合医生做好抢救工作，及时清除血迹。

三、发热

发热是血液系统疾病患者的常见症状之一，其主要原因是白细胞减少和/或功能缺陷、免疫抑制剂的应用及贫血或营养不良等，导致机体抵抗力下降，从而继发各种感染。感染好发于呼吸道、肛周组织、血流及口腔黏膜等部位。

（一）护理评估

1. 评估患者发热的热型、热度及急缓程度。

2. 评估患者有无常见感染灶相关的临床表现及体征，如咳嗽（痰）及性质、呼吸困难、胸痛、尿路刺激征、口腔黏膜溃疡、肛周皮肤红肿触痛等。

3. 评估患者实验室及相关检查结果，包括血常规、尿常规和X线检查结果，血培养加药物敏感试验结果，不同感染部位分泌物、渗出物或排泄物的细菌培养结果等。

（二）护理问题

体温过高，与感染、肿瘤细胞释放内源性致热因子有关。

（三）护理措施

1. 休息　患者取舒适体位卧床休息，必要时吸氧。患者有寒战时注意保暖。

2. 补充营养及水分　患者宜进高热量、高维生素、营养丰富的半流饮食或软食。鼓励患者增加饮水量，必要时遵医嘱静脉补液。

3. 降温　高热患者给予有效降温措施，物理降温可用冰敷前额、颈部、腋窝和腹股沟，婴幼儿或有出血倾向者禁用酒精擦浴。必要时，遵医嘱给予药物降温。降温过程中注意监测患者体温、脉搏、血压变化及出汗情况。

4. 病情观察　定期监测患者体温、脉搏、呼吸及血压变化。同时观察感染灶相关症状、体征及变化，并做好记录。

5．诊治配合　及时留取血标本或感染灶标本送检，遵医嘱输注抗感染药物并观察药物疗效及不良反应。

四、骨痛

骨痛是血液系统疾病常见症状之一。白血病、多发性骨髓瘤、骨髓坏死、淋巴瘤、骨髓纤维化等由于不同程度的骨髓浸润，造成骨质破坏，常发生不同部位的骨痛、功能障碍，甚至骨折，症状严重者无法进行活动及休息。护士应配合医生实施镇痛方案，落实各项干预措施，改善患者骨痛症状，提高生活质量，促进健康的恢复。

（一）护理评估

1．评估患者疼痛的部位、范围、性质、程度、进展速度等。

2．评估患者发作时伴随症状及生命体征变化。

3．评估患者肢体活动情况、体位。

4．评估患者的皮肤情况。

（二）护理问题

1．疼痛　与白血病细胞、肿瘤细胞浸润骨骼或骨髓及发生病理性骨折有关。

2．躯体活动障碍　与骨痛或病理性骨折有关。

3．生活自理缺陷　与骨痛或骨折后患肢功能受限有关。

4．潜在并发症　肺部感染、泌尿系感染、压疮等。

（三）护理措施

1．疼痛

（1）密切观察患者原发疾病的进展与变化。注意观察疼痛部位、程度和性质，做好疼痛评估和记录。

（2）协助患者采取舒适体位，可适当按摩疼痛部位，以降低肌肉张力，增加舒适，但避免用力过度。

（3）注意观察病理性骨折，若患者在翻身、起床或活动时突然出现局部疼痛、活动异常，或伴有骨擦音等应考虑发生了骨折。此时应帮助患者采取正确的卧位，避免活动，立即报告医生进行处置。

（4）指导患者采用放松、音乐疗法等，转移对疼痛的注意力。

（5）指导患者遵医嘱服用镇痛药物，并观察镇痛效果。充分考虑患者个性化差异，通过规范化的三阶梯药物镇痛方案，针对不同患者采取不同药物镇痛，保证患者获得最佳镇痛效果，促进骨痛缓解，且利于减少药物副作用，减轻患者疼痛程度。

（6）关心和鼓励患者，多与其沟通，使患者获得情感支持，配合治疗。

2．躯体活动障碍

（1）睡硬垫床，保持床单位干燥平整。

（2）协助患者定时变换体位，保持适当的床上活动，避免长期卧床而加重骨骼脱钙。

（3）截瘫患者应保持躯体处于功能体位，定时按摩肢体，防止肌肉萎缩。

3．生活自理缺陷

（1）协助患者洗漱、进食、排尿便及个人卫生等，每天用温水擦洗全身皮肤，保持皮肤清洁干燥。

（2）进食高热量、高蛋白、富含维生素、易消化食物，增强机体的抵抗力，每天饮水2000～3000ml，多摄入粗纤维食物，保持排便通肠，防止便秘。

4．预防并发症

（1）病室环境整洁，定时通风，空气每日用臭氧消毒机消毒30分钟，减少探视，保证患者良好的休息和充足的睡眠。

（2）患者自身免疫力低下，加之化疗、放疗等极易引起感染，应加强口腔、皮肤、会阴肛周护理，以免引起感染。

（3）对于因疼痛而强迫体位的患者，应注意加强受压部位皮肤的护理，防止受压过久而引起压疮。

（4）密切监测生命体征，观察病情变化，做好记录。

（马新娟　黄雪丽　张原娟）

第二章

常见血液系统疾病护理规范

第一节 急性白血病护理

急性白血病（acute leukemia，AL）是造血干细胞的恶性克隆性疾病，其特征是骨髓中异常的原始细胞及早期幼稚细胞（称为白血病细胞）大量增殖，抑制正常造血，并广泛浸润肝、脾、淋巴结等各个脏器，出现贫血、出血、感染和浸润等临床表现。按照白血病细胞的系列又分为急性髓系白血病（acute myeloid leukemia，AML）、急性淋巴细胞白血病（acute lymphoblastic leukemia，ALL）和系列不明急性白血病（acute leukemia of ambiguous lineage，ALAL）三类。

一、护理评估

（一）患者评估

1. 一般状况　患者年龄、职业及文化程度；活动量及活动耐受能力；饮食及睡眠情况；日常作息等。

2. 主要症状和体征　患者有无面色、口唇及甲床苍白，疲乏无力，活动后心悸、气促、头晕等贫血表现；有无发热、咳嗽、咳痰、牙龈肿痛、口腔溃疡或其他感染征象等；有无皮肤瘀斑、牙龈出血、口腔血疱、鼻出血、视物模糊等；有无骨关节疼痛、皮下肿块等。

3. 心理-社会状况　患者是否了解疾病相关知识及治疗情况；是否有悲伤、绝望、恐惧等负面情绪；家庭成员情况及经济状况等。

4. 患病及治疗经过　了解患者就诊原因、始发症状或体征及持续时间；患者治疗及用药情况，有无药物过敏，周身有无导管；患者是否接触有毒放射性物质等；家族中是否有此类疾病患者等。

（二）病情评估

1. 全身状况　评估患者体格及营养状况；患者意识状态，有无伴发头痛、呕吐；患者生命体征，有无发热，心率和呼吸有无增快；患者自理能力等。

2. 皮肤、黏膜　患者周身皮肤是否苍白，有无瘀血、瘀斑；口腔、鼻腔是否有出血；是否存在呕血、黑便、血尿及月经量过多等情况。

3. 实验室检查　患者近期血常规，尤其是白细胞及分类计数、红细胞计数及血红蛋白水平、血小板计数；了解肝肾功能、出凝血、感染相关标志物结果。

4. 既往病史　有无心脏病、高血压、脑卒中、糖尿病及癌症等病史。

5. 合并症　是否并发感染、出血、脏器衰竭及弥散性血管内凝血等。

二、护理

（一）一般护理

1. 休息与活动　化疗期间出现感染、出血、贫血时，应限制活动，卧床休息。缓解期保持规律、良好的生活方式，根据病情适当活动，不去人群聚集的地方，保证充足的休息与睡眠，避免劳累，定期复诊。

2．饮食与营养　向患者及家属说明急性白血病是严重消耗性疾病，特别是化疗期间，应进高蛋白、高维生素、高热量、清淡、易消化饮食，必要时静脉补充营养，提高对化疗的耐受性。

3．个人卫生　保持全身皮肤清洁，特别是手卫生及外阴部清洁。每日清洗及擦拭全身皮肤，经常更换内衣裤。

（二）病情观察与护理

1．监测生命体征，定期监测血常规及骨髓象。

2．观察有无贫血、出血、感染、浸润症状和体征，警惕颅内出血和中枢神经系统白血病的发生。

（1）贫血的护理：执行贫血护理规范。

（2）出血的预防及护理：执行出血护理规范。

（3）感染的预防及护理：限制陪护和探视人员的人数及次数；严格执行无菌操作，加强手卫生及消毒隔离等感染预防工作，接触患者前后认真洗手或手消毒；当患者有感染迹象时，协助医生做好血液、尿液、粪便、咽部及肛周拭子等标本采集工作，严格遵医嘱应用抗生素；当患者出现多重耐药菌感染时，应单间隔离。

具体护理措施：①嘱患者注意保暖，避免受凉感冒。②正确洗手，避免去人群聚集的地方。③保持病室环境清洁，每日开窗通风，并做空气消毒。④患者正确佩戴口罩，避免呼吸道感染。⑤患者白细胞计数低下时可采取保护性隔离措施，对于粒细胞缺乏（成熟粒细胞绝对值 $\leqslant 0.5\times10^9$/L）的患者，有条件者入无菌层流洁净病室或层流罩，防止交叉感染。⑥注意个人卫生，保持全身皮肤清洁，特别要注意会阴、肛周清洁，防止肛周感染。⑦餐具做好消毒，饮食干净卫生，必要时高压/微波消毒后食用。⑧高热患者应执行高热护理规范，物理降温可用温水擦浴，但避免酒精擦浴。

（4）髓外白血病的防治与护理：为预防中枢神经系统白血病，ALL患者完全缓解（CR）后，至少鞘内注射8～12次；AML患者鞘内注射每疗程至少1次。若已发生中枢神经系统白血病，则须同时行头颅放疗。

1）鞘内注射化疗药物的护理：协助患者取曲颈抱膝侧卧位，尽量暴露腰椎间隙。穿刺及注药时避免咳嗽，当患者主诉下肢麻木时应暂停操作。操作完毕，嘱患者去枕平卧4～6小时，注意观察有无头晕、头痛、呕吐、穿刺局部渗血等。

2）中枢神经系统白血病的护理：①观察患者有无颅内压增高表现，如不明原因的头痛、恶心呕吐、视物模糊或复视、斜视、面部感觉异常、面肌麻痹、伸舌偏斜或截瘫、尿便障碍或精神行为异常、意识障碍（嗜睡、昏睡、昏迷等）时，需警惕中枢神经系统白血病的发生。②配合医生给予降颅内压处理，如静脉输注甘露醇及甘油果糖等。③严密监测生命体征变化。④加强安全防护，防止患者发生跌倒坠床、进食水呛咳等。

（三）口腔护理

由于白血病细胞的浸润及化疗药特别是大剂量甲氨蝶呤（MTX）的应用，ALL患者易发生口腔黏膜损害甚至溃疡，故应加强口腔情况观察。

1．疼痛护理　由于口腔溃疡常带来不同程度的疼痛，多数患者因疼痛而害怕漱口或进食，疼痛严重或进食前，可用2%利多卡因生理盐水稀释液含漱镇痛。低温盐水持续含漱，或黏膜涂以重组牛碱性成纤维细胞生长因子凝胶等，也能较好地缓解疼痛。

2．感染护理　保持口腔清洁。当口腔黏膜完整，牙龈无出血及肿胀等情况，每日用软毛牙刷刷牙，化疗期间及骨髓抑制期用漱口液（如生理盐水、1%～4%碳酸氢钠溶液、西吡氯胺等）含漱，漱口前将口腔内残渣清除，取适量漱口液，鼓腮使漱口液到达口腔的各个部位，含漱数分钟，每天数次，预防口腔溃疡及口腔感染。输注大剂量甲氨蝶呤时，遵医嘱含漱四氢叶酸钙稀释液。发生溃疡时，漱口后局部可涂敷1%～2%碘甘油、溃疡贴膜、溃疡粉等，促进溃疡面愈合。合并真菌感染时可用制霉菌素溶液（制霉菌素片500万单位研磨至细粉加入500ml无菌生理盐水）漱口。

3．饮食护理　鼓励患者进高蛋白、高热量、高维生素、易消化饮食，禁食辛辣、刺激性食物或者生、冷、坚硬食物。

4．每日观察口腔黏膜情况，必要时进行口腔细菌培养，并根据药敏结果进行针对性护理。

（四）肛周护理

1．保持肛周清洁，经常清洗并更换内裤，每日早晚以1∶20的碘伏溶液坐浴，每次15～20分钟，女性月经期暂不坐浴，排便后及时坐浴。

2．合理饮食，保证新鲜蔬菜和水果的摄入，以保持大便通畅。便秘者及时应用开塞露或缓泻药物，避免肛周黏膜损伤造成感染。

3．有肛裂和痔疮的患者，坐浴后以痔疮膏外涂或痔疮栓塞肛。

4．合并肛周感染者根据感染程度给予相应处理（详见第四章第二节“肛周感染护理”）。

（五）用药护理

严格遵守化疗用药的次序、时间、剂量，准确给药，并观察疗效及不良反应。常用化疗药物的不良反应见表2-1。

表2-1　白血病常用化疗药物的不良反应

药名	略语	给药途径	主要不良反应
柔红霉素	DNR	静脉滴注	骨髓抑制、心脏损害、消化道反应
多柔比星	ADM	静脉滴注	骨髓抑制、心脏损害、消化道反应
去甲氧柔红霉素	IDA	静脉滴注	消化道反应、骨髓抑制
阿糖胞苷	Ara-C	静脉滴注、皮下注射、鞘内注射	消化道反应、骨髓抑制、口腔溃疡
高三尖杉酯碱	HHT	静脉滴注	骨髓抑制、心脏损害、消化道反应
巯嘌呤	6-MP	口服	骨髓抑制、消化道反应、肝损害
氟达拉滨	FLU	静脉滴注	神经毒性、骨髓抑制、免疫抑制
羟基脲	HU	口服	消化道反应、骨髓抑制

续表

药名	略语	给药途径	主要不良反应
环磷酰胺	CTX	静脉滴注	出血性膀胱炎、脱发
阿柔比星	ACM	静脉滴注	骨髓抑制、消化道反应
甲氨蝶呤	MTX	口服、静脉滴注	口腔溃疡、肝损害
长春新碱	VCR	静脉注射	末梢神经炎、便秘、脱发
门冬酰胺酶	ASP	静脉滴注	肝损害、胰腺炎、过敏反应
泼尼松	Pred	口服	类库欣综合征、高血压、糖尿病等
维A酸	ATRA	口服	分化综合征、皮肤黏膜干燥

1．保护静脉　多数化疗药物对局部组织刺激性较大，对血管有腐蚀性，如发生外渗，会引起静脉及周围组织炎症，甚至坏死。故静脉化疗时应注意：①评估患者治疗情况，合理选择静脉通路。如需静脉化疗，应首选中心静脉导管。如使用外周留置针输注化疗药物，需确认有无回血，是否通畅。输注化疗药前、后应用生理盐水冲管，以减少化疗药对局部血管的刺激。②药液外渗的处理：输注过程中如有药液外渗，应立即停止输注，由穿刺处回抽数毫升液体后再拔针。遵医嘱用2%利多卡因、地塞米松及生理盐水做局部封闭，并以水胶体敷料外敷。

2．消化道反应的预防及护理　多数化疗药物均可引起恶心、呕吐、食欲减退等消化道反应，且不同个体反应出现的时间及程度不同。故用药期间应进食清淡、可口的食物，少食多餐。恶心、呕吐严重时暂停进食，及时清理呕吐物，保持口腔清洁。必要时遵医嘱用镇吐药。

3．骨髓抑制的预防及护理　骨髓抑制是多种化疗药物共有的不良反应。最严重的时间一般为化疗开始后第7～14天，恢复时间多为骨髓抑制期第5～10天。此期间应加强血常规和骨髓象监测、感染与出血的预防及护理。

4．心、肝、肾等脏器受损的预防及护理　CTX可致出血性膀胱炎，用药期间应鼓励患者多饮水，保证入量，观察有无血尿。ASP、6-MP等药可损害肝脏，需定期复查肝功能，观察有无黄疸。ADM、HHT等药可损害心肌，应缓慢给药，注意询问患者有无心前区不适、监测心率，必要时做心电图检查。

5．其他不良反应的预防及护理　VCR可致末梢神经炎如手足麻木，停药后症状逐渐消失，应告知患者，同时避免烫伤冻伤。大剂量MTX易引起口腔溃疡，经常观察患者口腔黏膜变化，指导正确漱口。多数化疗药物均可引起脱发，但化疗结束后多数患者头发可再生，应向患者解释以缓解其心理负担。

6．高尿酸血症肾病的护理　加强预防，鼓励患者多饮水，勤排尿，保持尿量＞150ml/h，遵医嘱口服别嘌醇和碳酸氢钠片，注意观察尿量和尿色，记录24小时出入量，出现少尿、无尿时，及时通知医生。

7．高白细胞血症的护理　当循环血液中WBC＞100×10^9/L，尤其达200×10^9/L时，可发生“白细胞淤滞症”，表现为呼吸困难、低氧血症、呼吸窘迫、反应迟钝、言语不清、颅内出血等。应嘱患者多饮水，注意观察，有异常及时报告医生并协助处理。

（六）心理护理

1. 评估患者疾病不同时期的心理反应 未确诊时患者主要表现为焦虑；确诊后主要表现为恐惧、悲观、失望、绝望；经治疗病情好转后，恐惧感会逐渐消失，能正视、接受自己的疾病；病情恶化或复发时，恐惧等负性情绪会再次出现。

2. 针对其心理需求，给予相应的心理支持和帮助 向患者介绍成功的典型病例，增强其战胜疾病的信心。

三、健康教育

1. 介绍疾病相关知识，耐心做好解释工作，稳定患者情绪，树立战胜疾病的信心，使患者配合治疗。

2. 指导患者配合完成各项检查及操作，如取血、骨髓穿刺、腰椎穿刺及中心静脉置管等。

3. 患者带管期间指导

（1）定期维护：PICC每7天维护1次，PORT每4周维护1次。

（2）做好自我观察

1）观察局部：观察穿刺点及周围皮肤有无发红、疼痛、出血及分泌物等；置管侧手臂或锁骨上下区域有无肿胀、疼痛。一旦发现，及时告知医护人员。

2）观察导管：观察体外导管有无脱出、打折或破损；定期复查导管X线片，冲封管异常及体内导管有异常时，及时告知医护人员。

3）观察导管接头：观察接头与导管连接是否紧密，接头是否破损、接头内有无血液或异物，一旦发现，及时告知医护人员。

4）观察导管固定情况：敷料有无破损、潮湿、松动或卷边，一旦发现，及时告知医护人员。

（3）活动注意事项：置管侧手臂可以正常活动，但禁止抻拉拽等大幅度活动，不应提举过重物品；禁止盆浴及游泳；不宜长时间压迫置管侧手臂。

4. 用药指导

（1）告知患者用药的目的、方法及主要注意事项。

（2）特殊口服药物如靶向药、降糖药等严格遵医嘱。

5. 饮食指导

（1）化疗期间由于药物影响，患者进食量减少，给予清淡、合乎患者口味的饮食，注意食物的色、香、味，鼓励患者进食。

（2）化疗期间可少食多餐，减轻胃肠道反应，恶心呕吐严重者可根据医嘱给予镇吐药物。

（3）化疗期间鼓励患者多饮水，2000～3000ml/d，遵医嘱碱化、水化尿液，防止尿酸性肾病。

（4）保持排便通畅，因化疗期间进食少，且镇吐药抑制胃肠蠕动，如粪便干燥或次数减少，可增加水果、蔬菜摄入，或遵医嘱使用润肠通便药物。

（5）使用门冬酰胺酶期间，遵医嘱禁油、低脂饮食。

（6）口腔血疱或溃疡时，指导患者进少渣饮食，禁辛辣、生硬、刺激性食物，防止口腔黏膜损伤引起出血。

6. 住院安全告知，如呼叫器使用，穿合身病号服，坐起活动要慢，以免晕倒等。

7. 预防感染指导

（1）限制探视人员，如家属患感冒需禁止探视。

（2）保持良好个人卫生，每日擦浴，更换内衣裤。

（3）正确洗手、刷牙、漱口及坐浴。

（4）保持病室及其周围环境整洁，每日定时通风及空气消毒。

（5）保证饮食洁净，NEUT $\leqslant 0.5 \times 10^9$/L时，进食易消化、高压/微波低菌或无菌食物，不进过热、刺多、不易消化的食物。

8. 预防出血指导

（1）保证充足休息，减少活动，PLT $\leqslant 10 \times 10^9$/L或有出血倾向应绝对卧床休息。

（2）使用软毛牙刷刷牙，不要挖鼻孔，不使用锐器，如有牙龈渗血、鼻腔出血、视物模糊等情况，及时通知医护人员。

9. 出院指导

（1）嘱患者遵医嘱按时服药，定期复查血常规，定期复诊，有特殊情况随时就诊。

（2）逐渐增加活动量，劳逸结合，可从事日常家务劳动。

（3）合理安排作息时间，生活工作有规律，不要过度劳累，避免或减少去人员聚集场所。

（4）合理饮食，均衡营养，提高抵抗力。

四、临床路径护理表单

1. 初治Ph染色体阳性急性淋巴细胞白血病临床护理表单

适用对象：第一诊断为初治Ph染色体阳性急性淋巴细胞白血病，行诱导化疗

患者姓名：__________性别：__________年龄：__________住院号：__________

住院日期：____年__月__日　出院日期：____年__月__日　标准住院日：35天内

时间	住院第1天	住院第2天
健康宣教	□ 入院宣教：介绍病房环境、设施、医院相关制度、主管医生和护士 □ 告知各项检查的目的及注意事项 □ 指导饮食、卫生、活动、漱口和坐浴等 □ 安全宣教 □ 介绍疾病相关知识，包括疾病相关的诊断手段及治疗方法等 □ 介绍白细胞单采、预治疗等相关知识（需要时） □ 做好心理疏导	□ 骨髓穿刺相关知识介绍 □ 指导预防感染和出血 □ 根据血常规及患者临床表现给予相应的指导，如饮食、卫生、安全等 □ 漱口、坐浴指导，保持口腔、肛周卫生 □ PICC置管介绍（条件允许时） □ 介绍白细胞单采、预治疗等相关知识（需要时） □ 介绍输血相关知识（需要时） □ 介绍疾病相关知识 □ 心理疏导
护理处置	□ 入院护理评估，据实填写入院评估表，并根据评估表内容给予对应的告知书签署 □ 完成各项化验标本的留取并及时送检 □ 遵医嘱完成相关检查 □ 卫生处置：剪指（趾）甲，洗头，沐浴（条件允许时）等 □ 遵医嘱执行给药治疗措施 □ 遵医嘱记录24小时出入量（需要时） □ 重症记录（需要时）	□ 遵医嘱完成相关化验检查 □ 遵医嘱给予治疗、给药措施 □ PICC置管知情同意签署并预约置管（条件允许时） □ 遵医嘱准确记录24小时出入量（需要时） □ 重症记录（需要时） □ 骨髓穿刺术后穿刺部位护理
基础护理	□ 遵医嘱按照护理级别给予患者提供照护 □ 晨晚间护理 □ 安全护理 □ 口腔护理 □ 肛周护理	□ 执行分级护理 □ 晨晚间护理 □ 安全护理 □ 口腔护理 □ 肛周护理
专科护理	□ 执行血液病护理常规 □ 填写患者危险因素评估表（需要时） □ 感染、出血护理 □ 输血护理（需要时） □ 化疗护理（需要时） □ 心理护理 □ 白细胞单采护理（需要时）	□ 观察患者病情变化，特别是疾病治疗相关的并发症，及时对症处理 □ 输血护理（需要时） □ 预治疗护理 □ 心理护理 □ 白细胞单采护理（需要时）
重点医嘱	□ 详见医嘱执行单	□ 详见医嘱执行单
病情变异记录	□ 无　□ 有，原因： 1. 2.	□ 无　□ 有，原因： 1. 2.
签名执行时间		

时间	住院第3～5天
健康宣教	□ 化疗宣教 -用药相关知识指导，包括靶向药物口服注意事项等 -化疗期间患者饮食、手卫生指导 -陪护家属健康指导 □ 指导预防感染和出血 □ 心理指导 □ 根据血常规、治疗及患者临床表现给予相应的指导，如饮食、卫生、安全等 □ 漱口、坐浴指导，保持口腔、肛周卫生 □ PICC置管知情同意及日常护理 □ 指导观察体重变化的体征表现
护理处置	□ 遵医嘱完成相关化验检查 □ 遵医嘱给予治疗、给药措施 □ PICC置管知情同意书签署并预约置管 □ PICC日常护理及维护 □ 执行预防感染的护理措施 □ 遵医嘱准确记录24小时出入量（需要时）
基础护理	□ 执行分级护理 □ 晨晚间护理 □ 安全护理 □ 口腔护理 □ 肛周护理
专科护理	□ 观察患者病情变化，特别是疾病治疗相关的并发症，及时对症处理 □ 发热、出血护理 □ 输血护理（需要时） □ 化疗护理 □ 心理护理
重点医嘱	□ 详见医嘱执行单
病情变异记录	□ 无　□ 有，原因： 1. 2.
签名执行时间	

<table>
<tr><th>时间</th><th>住院第6～34天</th><th>出院日</th></tr>
<tr><td>健康宣教</td><td>□ 化疗宣教
–用药相关知识指导，包括靶向药物口服注意事项等
–化疗期间患者饮食、手卫生指导
–陪护家属健康指导
□ 指导预防感染和出血
□ 心理指导
□ 根据血常规、治疗及患者临床表现给予相应的指导，如饮食、卫生、安全等
□ 漱口、坐浴指导，保持口腔、肛周卫生
□ 骨髓穿刺、腰椎穿刺等有创操作相关健康教育</td><td>□ 出院宣教：用药、饮食、卫生、休息、定期检查血常规及肝肾功能、预约床位等
□ PICC带管出院宣教
□ 指导办理出院手续
□ 按照医嘱要求定期返院治疗</td></tr>
<tr><td>护理处置</td><td>□ 遵医嘱给予治疗、给药措施
□ PICC日常护理及维护
□ 执行预防感染的护理措施
□ 准确记录24小时出入量（需要时）
□ 骨髓穿刺、腰椎穿刺的术后穿刺部位护理</td><td>□ 为患者发放出院带药，并告知用药方法
□ 协助整理患者用物
□ 填写PICC院外维护手册
□ 床单位终末消毒</td></tr>
<tr><td>基础护理</td><td>□ 执行分级护理
□ 晨晚间护理
□ 安全护理
□ 口腔护理
□ 肛周护理</td><td>□ 告知院外期间预防感染、保证安全等相关注意事项</td></tr>
<tr><td>专科护理</td><td>□ 观察患者病情变化，特别是疾病治疗相关的并发症，及时对症处理
□ 感染、出血护理
□ 输血护理（需要时）
□ 化疗护理
□ 心理护理
□ 骨髓抑制期用药护理</td><td>□ 指导患者观察自身临床表现，发现异常及时就诊
□ 院外预防感染和出血指导
□ 心理护理</td></tr>
<tr><td>重点医嘱</td><td>□ 详见医嘱执行单</td><td>□ 详见医嘱执行单</td></tr>
<tr><td>病情变异记录</td><td>□ 无 □ 有，原因：
1.
2.</td><td>□ 无 □ 有，原因：
1.
2.</td></tr>
<tr><td>签名执行时间</td><td></td><td></td></tr>
</table>

2．初治Ph染色体阳性急性淋巴细胞白血病临床患者表单

适用对象：第一诊断为初治Ph染色体阳性急性淋巴细胞白血病，行诱导化疗

患者姓名：＿＿＿＿＿性别：＿＿＿＿＿年龄：＿＿＿＿＿住院号：＿＿＿＿＿

住院日期：＿＿年＿月＿日　出院日期：＿＿年＿月＿日　标准住院日：35天内

时间	住院第1天	住院第2天
医患配合	□ 接受询问病史、收集资料，请务必详细告知既往史、用药史、过敏史 □ 请明确告知既往用药情况 □ 配合进行体格检查 □ 有任何不适请告知医生 □ 配合进行相关检查 □ 签署相关知情同意书	□ 配合完成相关检查（B超、心电图、胸片等） □ 配合完成血常规、生化等检查 □ 配合骨髓穿刺、活检等 □ 配合用药 □ 有任何不适请告知医生
护患配合	□ 配合测量体温、脉搏、呼吸、血压、身高、体重 □ 配合完成入院护理评估（回答护士询问病史、过敏史、用药史） □ 接受入院宣教（环境介绍、病室规定、探视陪护制度、送餐订餐制度、贵重物品保管等） □ 配合采集血、尿标本 □ 配合护士选择静脉通路，接受PICC置管 □ 接受用药指导 □ 接受化疗知识指导 □ 接受预防感染和出血指导 □ 有任何不适请告知护士	□ 配合测量体温、脉搏、呼吸 □ 配合每日询问排便 □ 配合各项检查（需要空腹的请遵照执行） □ 配合采集血标本 □ 接受疾病知识介绍 □ 接受骨髓穿刺、活检宣教 □ 接受用药指导 □ 接受PICC维护 □ 接受化疗知识指导 □ 接受预防感染和出血指导 □ 接受心理护理 □ 接受基础护理 □ 有任何不适请告知护士
饮食	□ 遵医嘱饮食	□ 遵医嘱饮食
排泄	□ 尿便异常时及时告知医护人员	□ 尿便异常时及时告知医护人员
活动	□ 根据病情适当活动 □ 有出血倾向者卧床休息，减少活动	□ 根据病情适当活动 □ 有出血倾向者卧床休息，减少活动
签字执行时间		

时间	住院第3～5天	住院第6～34天	出院日
医患配合	□ 配合相关检查 □ 配合用药 □ 配合化疗 □ 有任何不适请告知医生	□ 配合相关检查 □ 配合用药 □ 配合各种治疗 □ 有任何不适请告知医生	□ 接受出院前指导 □ 遵医嘱出院后用药 □ 知道复查时间 □ 获取出院诊断书
护患配合	□ 配合定时测量生命体征 □ 配合每日询问排便 □ 配合各种相关检查 □ 配合采集血标本 □ 接受疾病知识介绍 □ 接受用药指导 □ 接受PICC维护 □ 接受化疗知识指导 □ 接受预防感染和出血指导 □ 接受预防感染的护理措施 □ 接受心理护理 □ 接受基础护理 □ 有任何不适请告知护士	□ 配合定时测量生命体征 □ 配合每日询问排便 □ 配合各种相关检查 □ 配合采集血标本 □ 接受疾病知识介绍 □ 接受用药指导 □ 接受PICC维护 □ 接受预防感染和出血指导 □ 接受预防感染的护理措施 □ 接受心理护理 □ 接受基础护理 □ 有任何不适请告知护士	□ 接受出院宣教 □ 办理出院手续 □ 获取出院带药 □ 知道服药方法、作用、注意事项 □ 知道预防感染、出血的措施 □ 知道复印病历的方法 □ 接受PICC院外维护指导 □ 签署PICC院外带管协议
饮食	□ 遵医嘱饮食	□ 高压饮食	□ 普通饮食 □ 避免进生、冷、硬、辛辣和刺激饮食
排泄	□ 尿便异常时及时告知医护人员	□ 尿便异常时及时告知医护人员	□ 尿便异常（出血时）及时就诊
活动	□ 根据病情适当活动 □ 有出血倾向者卧床休息，减少活动	□ 根据病情适当活动 □ 有出血倾向者卧床休息，减少活动	□ 适当活动，避免疲劳 □ 注意保暖，避免感冒 □ 注意安全，减少出血
签字执行时间			

3．初治Ph染色体阴性急性淋巴细胞白血病临床护理表单

适用对象：第一诊断初治Ph染色体阴性急性淋巴细胞白血病，行诱导化疗

患者姓名：__________性别：__________年龄：__________住院号：__________

住院日期：____年__月__日　　出院日期：____年__月__日　　标准住院日：35天内

时间	入院诊察阶段（1～3天）
健康宣教	□ 入院宣教：介绍病房环境、设施、医院相关制度、主管医生和护士 □ 告知各项检查的目的及注意事项 □ 指导饮食、卫生、活动、漱口和坐浴等 □ 安全宣教 □ PICC置管介绍 □ 做好心理疏导 □ 介绍疾病相关知识，包括疾病相关的诊断手段及治疗方法等 □ 介绍骨髓穿刺的目的、方法和注意事项
护理处置	□ 入院护理评估，据实填写入院评估表，并根据评估表内容给予对应的告知书签署 □ 完成各项化验标本的留取并及时送检 □ 遵医嘱完成相关检查 □ 卫生处置：剪指（趾）甲，洗头，沐浴（条件允许时）等 □ 完成各项检查项目 □ 遵医嘱记录24小时出入量（需要时）
基础护理	□ 遵医嘱按照护理级别给予患者照护 □ 晨晚间护理 □ 安全护理 □ 口腔护理 □ 肛周护理
专科护理	□ 执行血液病护理常规 □ 填写患者危险因素评估表（需要时） □ 感染、出血护理 □ 输血护理（需要时） □ 化疗护理（需要时） □ 心理护理
重点医嘱	□ 详见医嘱执行单
病情变异记录	□ 无　□ 有，原因： 1. 2.
签名执行时间	

时间	化疗阶段（第2天开始）	出院日
健康宣教	□ 化疗宣教 -用药相关知识指导，包括特殊用药、饮食指导等 -化疗期间患者饮食、手卫生指导 -陪护家属健康指导 □ 指导预防感染和出血 □ 心理指导 □ 化疗第14天骨髓穿刺相关知识宣教，解释骨髓穿刺的意义及必要性 □ 指导腰椎穿刺相关知识及注意事项 □ 根据血常规、治疗及患者临床表现给予相应的指导，如饮食、卫生、安全等 □ 漱口、坐浴指导，保持口腔、肛周卫生	□ 出院宣教：用药、饮食、卫生、休息、定期检查血常规及肝肾功能、预约床位等 □ PICC带管出院宣教 □ 指导办理出院手续 □ 按照医嘱要求定期返院治疗
护理处置	□ 遵医嘱完成相关化验检查 □ 遵医嘱给予治疗、给药措施 □ PICC置管知情同意书签署并预约置管 □ PICC日常护理及维护 □ 执行预防感染的护理措施 □ 准确记录24小时出入量（需要时） □ 骨髓穿刺、腰椎穿刺的术后穿刺部位护理	□ 为患者发放出院带药，并告知用药方法 □ 协助整理患者用物 □ 填写PICC院外维护手册 □ 床单位终末消毒
基础护理	□ 执行分级护理 □ 晨晚间护理 □ 安全护理 □ 口腔护理 □ 肛周护理	□ 告知院外期间预防感染、保证安全等相关注意事项
专科护理	□ 观察患者病情变化，特别是疾病治疗相关的并发症，及时对症处理 □ 感染、出血护理 □ 输血护理（需要时） □ 化疗护理 □ 心理护理 □ 骨髓抑制期用药护理	□ 指导患者观察自身临床表现，发现异常及时就诊 □ 院外预防感染和出血指导 □ 心理护理
重点医嘱	□ 详见医嘱执行单	□ 详见医嘱执行单
病情变异记录	□ 无 □ 有，原因： 1. 2.	□ 无 □ 有，原因： 1. 2.
签名执行时间		

4．初治Ph染色体阴性急性淋巴细胞白血病临床患者表单

适用对象：第一诊断为初治Ph染色体阴性急性淋巴细胞白血病，行诱导化疗

患者姓名：__________性别：__________年龄：__________住院号：__________

住院日期：____年__月__日　　出院日期：____年__月__日　　标准住院日：35天内

时间	入院诊察阶段（1～3天）
医患配合	□ 接受询问病史、收集资料，请务必详细告知既往史、用药史、过敏史 □ 请明确告知既往用药情况 □ 配合进行体格检查 □ 签署相关知情同意书 □ 配合完成相关检查（B超、心电图、胸片等） □ 配合完成血常规、生化等检查 □ 配合骨髓穿刺、活检等 □ 配合用药 □ 有任何不适请告知医生
护患配合	□ 配合测量体温、脉搏、呼吸、血压、身高、体重 □ 配合完成入院护理评估（回答护士询问病史、过敏史、用药史） □ 接受入院宣教（环境介绍、病室规定、探视陪护制度、送餐订餐制度、贵重物品保管等） □ 配合采集血、尿标本 □ 配合护士选择静脉通路，接受PICC置管 □ 接受疾病知识介绍 □ 接受心理护理 □ 接受用药指导 □ 接受化疗知识指导 □ 接受预防感染和出血指导 □ 接受基础护理 □ 有任何不适请告知护士
饮食	□ 遵医嘱饮食
排泄	□ 尿便异常时及时告知医护人员
活动	□ 根据病情适当活动 □ 有出血倾向者卧床休息，减少活动
签字执行时间	

<table>
<tr><th>时间</th><th>化疗阶段（第2天开始）</th><th>出院日</th></tr>
<tr><td>医患配合</td><td>□ 配合相关检查
□ 配合用药
□ 配合化疗
□ 配合各种治疗
□ 有任何不适请告知医生</td><td>□ 接受出院前指导
□ 遵医嘱出院后用药
□ 知道复查时间
□ 获取出院诊断书</td></tr>
<tr><td>护患配合</td><td>□ 配合定时测量生命体征
□ 配合每日询问排便
□ 配合各种相关检查
□ 配合采集血标本
□ 接受疾病知识介绍
□ 接受用药指导
□ 接受PICC维护
□ 接受化疗知识指导
□ 接受预防感染和出血指导
□ 接受预防感染的护理措施
□ 接受心理护理
□ 接受基础护理
□ 有任何不适请告知护士</td><td>□ 接受出院宣教
□ 办理出院手续
□ 获取出院带药
□ 知道服药方法、作用、注意事项
□ 知道预防感染、出血措施
□ 知道复印病历的方法
□ 接受PICC院外维护指导
□ 签署PICC院外带管协议</td></tr>
<tr><td>饮食</td><td>□ 遵医嘱饮食</td><td>□ 普通饮食
□ 避免进生、冷、硬、辛辣和刺激饮食</td></tr>
<tr><td>排泄</td><td>□ 尿便异常时及时告知医护人员</td><td>□ 尿便异常（出血时）及时就诊</td></tr>
<tr><td>活动</td><td>□ 根据病情适当活动
□ 有出血倾向者卧床休息，减少活动</td><td>□ 适当活动，避免疲劳
□ 注意保暖，避免感冒
□ 注意安全，减少出血</td></tr>
<tr><td>签字执行时间</td><td></td><td></td></tr>
</table>

5．初治急性淋巴细胞白血病临床健康教育表单

适用对象：第一诊断为初治急性淋巴细胞白血病，行诱导化疗

患者姓名：__________性别：__________年龄：__________住院号：__________

住院日期：____年__月__日　出院日期：____年__月__日　标准住院日：35天内

时间	入院第1天	入院第2天
健康宣教	患者诊断基本明确 □ 热情接待患者及家属，介绍自己，介绍其责任护士、主管医生、护士长姓名 □ 介绍病房环境、设施和设备，带领患者（条件允许时）或家属熟悉病房环境，如水房、卫生间、标本放置处、护士站、医生办公室，教会患者床头信号灯使用方法，告知家属就餐地点等，消除患者对陌生环境的紧张和不适感 □ 介绍规章制度（作息、探视、陪护、请假、安全制度等）；告知病室环境要求（定时通风、床单位要求）；指导患者及家属维护病房环境，不要在医院内吸烟，不要在病房内使用各种电器，以免发生意外 □ 耐心向患者介绍留取相关化验标本的目的、方法及注意事项，以及标本放置位置 □ 指导饮食、卫生、活动等 □ 教会患者漱口和坐浴的方法 □ 安全宣教，告知患者如厕时不要锁门，门外要有人等候，防止晕倒 □ 向患者介绍静脉输液方式的选择及输液的注意事项 □ PICC置管介绍（必要时） □ 化疗宣教，主要介绍化疗作用及副作用 □ 积极主动与患者沟通，了解患者需要，尽量满足患者；做好心理安慰，减轻患者入院后焦虑、紧张的情绪	患者诊断明确后 □ 向患者及家属宣教疾病相关知识 □ 指导患者遵医嘱正确服药，不得擅自停药，如有疑问或不适应立即与医护人员联系 □ 指导患者及家属预防感染的注意事项，如减少探视人员，患者保持良好个人卫生，做好手卫生，病室要按时通风，保证饮食卫生等 □ 指导患者做好预防出血的方法，如用软毛牙刷刷牙，不要挖鼻孔，不要留长指甲，饮食不要过热，不要吃带刺、坚硬食品，吃易消化食物，自己观察皮肤出血情况，若有不适立即通知医护人员 □ 安全指导：确保患者安全，必要时加用床档，血小板＜10×10^{9}/L或有出血倾向的患者嘱其绝对卧床休息 □ 介绍骨髓穿刺的目的、方法和注意事项：告知患者骨髓穿刺后针眼处按压30分钟，无菌敷料覆盖3天，保持干燥，若敷料松动及时告知医护人员给予更换，需要沐浴时局部用防水敷贴覆盖 □ 做好患者的基础护理、心理护理 □ 完成PICC维护宣教（必要时） □ 进一步完成化疗宣教 □ 向患者介绍输血注意事项
效果评价	□ 掌握 □ 基本掌握 其他：	□ 掌握 □ 基本掌握 其他：
护士签名时间		

时间	住院第3～34天	出院日
健康宣教	患者诊断明确，治疗及恢复中 □ 化疗宣教：告知患者用药及主要注意事项；患者饮食、卫生指导；化疗期间嘱患者适当多饮水；对陪护家属健康指导 □ 指导预防感染和出血 □ 告知出血倾向严重的患者绝对卧床休息，做好自我观察，若有不适如头痛、皮肤、黏膜出血及时告知医护人员，积极给予处理 □ 指导患者进高蛋白、高维生素、易消化的饮食，食物不要过热，有消化道出血者禁食 □ 心理指导：多与患者交流，多询问，给予关心，消除患者紧张心理 □ 保持排便通畅：告知患者保证每天排便1次，若有粪便干燥情况及早应用饮食或药物调整 □ 完成PICC维护宣教（必要时） □ 骨髓抑制期宣教 -预防感染：减少探视人员，患者保持良好个人卫生，注意手卫生，病室要按时通风，维护病室环境清洁、整齐，保证饮食卫生等 -预防出血：告知患者保证充足休息，减少活动，血小板＜10×10^9/L或有出血倾向的患者嘱其绝对卧床休息，用软毛牙刷刷牙，不要挖鼻孔，不要留长指甲，密切观察患者出血情况，若出现不适时及时通知医护人员 -饮食指导：进高压/微波低菌饮食，饮食不要过热，不要吃带刺、坚硬食品，吃易消化食物，尽量不吃零食 -保持排便正常：保证每天排便1次 □ 陪护人员宣教 -减少探视、陪护人员，陪护人员进入病房要求戴口罩、洗手，不要坐病床，不要将衣物放在病床上 -陪护人员与患者分开进餐 -陪护人员不要互串病房 □ 介绍腰椎穿刺和鞘内注射的目的、方法和注意事项：术前教会患者体位，训练床上排便；术后去枕平卧6小时，患者进食、饮水时头偏向一侧，避免呛咳；起床时动作缓慢，不要过快过猛；若有不适及时告知医护人员	患者诊断明确，第一疗程治疗结束 □ 指导患者办理出院手续（结账、复印、带药） □ 有出院带药的患者为其备好出院带药，并告知药物的使用方法 □ 指导患者出院后合理饮食与休息 □ 指导定期门诊随访 □ 告知患者遵医嘱定期监测血常规，定期门诊随访，按时服药，按时进行巩固治疗 □ PICC院外宣教：必须定时到医院进行维护；置管侧手臂不要做重体力工作；若有问题及时与医生联系（必要时） □ 向患者发放出院指导，告知患者科室联系电话，有急事可电话咨询医生
效果评价	□ 掌握 □ 基本掌握 其他：	□ 掌握 □ 基本掌握 其他：
护士签名时间		

6. 完全缓解的Ph染色体阳性急性淋巴细胞白血病临床护理表单

适用对象：第一诊断为完全缓解的Ph染色体阳性急性淋巴胞白血病，拟行巩固化疗

患者姓名：__________性别：__________年龄：__________住院号：__________

住院日期：____年__月__日　　出院日期：____年__月__日　　标准住院日：28天

时间	住院第1天	住院第2天
健康宣教	□ PICC置管介绍（第1疗程未置管患者） □ 根据患者入院第1天各项检查指标给予患者相应的饮食、活动、休息指导 □ 根据院外导管维护情况，给予相应的健康指导 □ 给予患者CT、B超、胸部正位片、心电图等检查的相关知识宣教 □ 给予患者骨髓穿刺、腰椎穿刺相关注意事项指导 □ 给予患者化疗前的相关指导，特别是特殊药物相关的饮食	□ 化疗前相关用药知识指导 □ 指导预防感染和出血 □ 心理指导 □ 指导腰椎穿刺相关知识及注意事项 □ 根据血常规、治疗及患者临床表现给予相应的指导，如饮食、卫生、安全等 □ 漱口、坐浴指导，保持口腔、肛周卫生
护理处置	□ 入院护理评估，据实填写入院评估表，根据评估表内容给予对应的告知书签署 □ 完成各项化验标本的留取并及时送检 □ 遵医嘱完成相关检查 □ 卫生处置：剪指（趾）甲，洗发，沐浴（条件允许时）等 □ 遵医嘱执行给药、治疗措施 □ 遵医嘱记录24小时出入量（需要时）	□ 遵医嘱完成相关化验检查 □ 遵医嘱给予治疗、给药措施 □ PICC置管知情同意书签署并预约置管 □ 执行预防感染的护理措施 □ 遵医嘱准确记录24小时出入量（需要时）
基础护理	□ 遵医嘱按护理级别给予患者提供照护 □ 晨晚间护理 □ 安全护理 □ 口腔护理 □ 肛周护理	□ 执行分级护理 □ 晨晚间护理 □ 安全护理 □ 口腔护理 □ 肛周护理
专科护理	□ 执行血液病护理常规 □ 填写患者危险因素评估表（需要时） □ 感染、出血护理 □ 输血护理（需要时） □ 化疗护理（需要时） □ 心理护理 □ 白细胞单采护理（需要时）	□ 观察患者病情变化，特别是疾病治疗相关的并发症，及时对症处理 □ 感染、出血护理 □ 输血护理（需要时） □ 化疗护理 □ 心理护理 □ 骨髓抑制期用药护理
重点医嘱	□ 详见医嘱执行单	□ 详见医嘱执行单
病情变异记录	□ 无　□ 有，原因： 1. 2.	□ 无　□ 有，原因： 1. 2.
签名执行时间		

时间	住院第3天
健康宣教	□ 化疗宣教 –用药相关知识指导，包括特殊用药饮食指导等 –化疗期间患者饮食、手卫生指导 –陪护家属健康指导 □ 指导预防感染和出血 □ 心理指导 □ 指导腰椎穿刺相关知识及注意事项 □ 根据血常规、治疗及患者临床表现给予相应的指导，如饮食、卫生、安全等 □ 漱口、坐浴指导，保持口腔、肛周卫生
护理处置	□ 遵医嘱完成相关化验检查 □ 遵医嘱给予治疗、给药措施 □ PICC日常护理及维护 □ 执行预防感染的护理措施 □ 遵医嘱准确记录24小时出入量（需要时）
基础护理	□ 执行分级护理 □ 晨晚间护理 □ 安全护理 □ 口腔护理 □ 肛周护理
专科护理	□ 观察患者病情变化，特别是疾病治疗相关的并发症，及时对症处理 □ 感染、出血护理 □ 输血护理（需要时） □ 化疗护理 □ 心理护理 □ 骨髓抑制期用药护理
重点医嘱	□ 详见医嘱执行单
病情变异记录	□ 无　□ 有，原因： 1. 2.
签名执行时间	

时间	住院第4～27天	出院日
健康宣教	□ 化疗宣教 －用药相关知识指导，包括靶向药物口服注意事项等 －化疗期间患者饮食、手卫生指导 －陪护家属健康指导 □ 指导预防感染和出血 □ 心理指导 □ 根据血常规、治疗及患者临床表现给予相应的指导，如饮食、卫生、安全等 □ 漱口、坐浴指导，保持口腔、肛周卫生 □ 骨髓穿刺、腰椎穿刺等有创操作相关健康教育	□ 出院宣教：用药、饮食、卫生、休息、定期检查血常规及肝肾功能、预约床位等 □ PICC带管出院宣教 □ 指导办理出院手续 □ 遵医嘱定期返院治疗
护理处置	□ 遵医嘱给予治疗、给药措施 □ PICC日常护理及维护 □ 执行预防感染的护理措施 □ 遵医嘱准确记录24小时出入量（需要时） □ 骨髓穿刺、腰椎穿刺的术后穿刺部位护理	□ 为患者发放出院带药，并告知用药方法 □ 协助整理患者用物 □ 填写PICC院外维护手册 □ 床单位终末消毒
基础护理	□ 执行分级护理 □ 晨晚间护理 □ 安全护理 □ 口腔护理 □ 肛周护理	□ 告知院外期间预防感染、保证安全等相关注意事项
专科护理	□ 观察患者病情变化，特别是疾病治疗相关的并发症，及时对症处理 □ 感染、出血护理 □ 输血护理（需要时） □ 化疗护理 □ 心理护理 □ 骨髓抑制期用药护理	□ 指导患者观察自身临床表现，发现异常及时就诊 □ 院外预防感染和出血指导 □ 心理护理
重点医嘱	□ 详见医嘱执行单	□ 详见医嘱执行单
病情变异记录	□ 无　□ 有，原因： 1. 2.	□ 无　□ 有，原因： 1. 2.
签名执行时间		

7. 完全缓解的Ph染色体阳性急性淋巴细胞白血病临床患者表单

适用对象：第一诊断为完全缓解的Ph染色体阳性急性淋巴细胞白血病，拟行巩固化疗

患者姓名：__________性别：__________年龄：__________住院号：__________

住院日期：____年__月__日　　出院日期：____年__月__日　　标准住院日：28天

时间	住院第1天	住院第2天
医患配合	□ 接受询问病史、收集资料，请务必详细告知既往史、用药史、过敏史 □ 请明确告知既往用药情况 □ 配合进行体格检查 □ 有任何不适请告知医生 □ 配合进行相关检查 □ 签署相关知情同意书	□ 配合完成相关检查（B超、心电图、胸片等） □ 配合完成血常规、生化等检查 □ 配合骨髓穿刺、活检 □ 配合腰椎穿刺、鞘注 □ 配合用药 □ 有任何不适请告知医生
护患配合	□ 配合测量体温、脉搏、呼吸、血压、身高、体重 □ 配合完成入院护理评估（回答护士询问病史、过敏史、用药史） □ 接受入院宣教（环境介绍、病室规定、探视陪护制度、送餐订餐制度、贵重物品保管等） □ 配合采集血标本 □ 配合护士选择静脉通路，接受PICC置管（带管者接受PICC评价、宣教与维护） □ 接受用药指导 □ 接受预防感染和出血指导 □ 有任何不适请告知护士	□ 配合测量体温、脉搏、呼吸，询问排便 □ 配合各项检查（需要空腹的请遵照执行） □ 配合采集血标本 □ 接受疾病知识介绍 □ 接受骨髓穿刺、活检宣教 □ 接受腰椎穿刺、鞘注宣教 □ 接受用药指导 □ 接受PICC维护 □ 接受预防感染和出血指导 □ 接受心理护理 □ 接受基础护理 □ 有任何不适请告知护士
饮食	□ 遵医嘱饮食	□ 遵医嘱饮食
排泄	□ 尿便异常时及时告知医护人员	□ 尿便异常时及时告知医护人员
活动	□ 根据病情适当活动 □ 有出血倾向者卧床休息，减少活动	□ 根据病情适当活动 □ 有出血倾向者卧床休息，减少活动
签名 执行 时间		

时间	住院第3天	入院第4～27天	出院日
医患配合	□ 配合相关检查 □ 配合用药 □ 配合化疗 □ 有任何不适请告知医生	□ 配合相关检查 □ 配合用药 □ 配合各种治疗 □ 有任何不适请告知医生	□ 接受出院前指导 □ 遵医嘱出院后用药 □ 知道复查时间 □ 获取出院诊断书
护患配合	□ 配合定时测量生命体征 □ 配合每日询问排便 □ 配合各种相关检查 □ 配合采集血标本 □ 接受疾病知识介绍 □ 接受用药指导 □ 接受PICC维护 □ 接受化疗知识指导 □ 接受预防感染和出血指导 □ 接受预防感染的护理措施 □ 接受心理护理 □ 接受基础护理 □ 有任何不适请告知护士	□ 配合定时测量生命体征 □ 配合每日询问排便 □ 配合各种相关检查 □ 配合采集血标本 □ 接受疾病知识介绍 □ 接受用药指导 □ 接受PICC维护 □ 接受预防感染和出血指导 □ 接受预防感染的护理措施 □ 接受心理护理 □ 接受基础护理 □ 有任何不适请告知护士	□ 接受出院宣教 □ 办理出院手续 □ 获取出院带药 □ 知道服药方法、作用、注意事项 □ 知道预防感染、出血措施 □ 知道复印病历的方法 □ 接受PICC院外维护指导 □ 签署PICC院外带管协议
饮食	□ 遵医嘱饮食	□ 高压/微波饮食	□ 普通饮食 □ 避免进生、冷、硬、辛辣和刺激饮食
排泄	□ 尿便异常时及时告知医护人员	□ 尿便异常时及时告知医护人员	□ 尿便异常（出血时）及时就诊
活动	□ 根据病情适当活动 □ 有出血倾向者卧床休息，减少活动	□ 根据病情适当活动 □ 有出血倾向者卧床休息，减少活动	□ 适当活动，避免疲劳 □ 注意保暖，避免感冒 □ 注意安全，减少出血
签名执行时间			

8．完全缓解的Ph染色体阴性急性淋巴细胞白血病临床护理表单

适用对象：第一诊断为完全缓解的Ph染色体阴性急性淋巴细胞白血病，拟行巩固化疗

患者姓名：__________性别：__________年龄：__________住院号：__________

住院日期：____年__月__日　　出院日期：____年__月__日　　标准住院日：28天

时间	住院第1天	住院第2～27天
健康宣教	□ 根据患者入院第1天各项检查指标给予患者相应的饮食、活动、休息指导等 □ 根据院外导管维护情况，给予相应的健康指导 □ 给予患者CT、B超、胸部正位片、心电图等检查的相关知识宣教 □ 给予患者骨髓穿刺、腰椎穿刺相关注意事项指导 □ 给予患者化疗前的相关指导，特别是特殊药物相关的饮食	□ 化疗宣教 -用药相关知识指导，包括特殊用药饮食指导等 -化疗期间患者饮食、手卫生指导 -陪护家属健康指导 □ 指导预防感染和出血 □ 心理指导 □ 化疗第14天骨髓穿刺宣教，解释骨髓穿刺的意义及必要性 □ 讲解腰椎穿刺相关知识及注意事项 □ 根据血常规、治疗及患者临床表现给予相应的指导，如饮食、卫生、安全等 □ 漱口、坐浴指导，保持口腔、肛周卫生
护理处置	□ 详细询问患者情况，填写入院评估表 □ 评估PICC情况 □ 遵医嘱指导患者完成相关化验检查 □ 检查患者卫生状况 □ 遵医嘱记录24小时出入量（需要时） □ 骨髓穿刺、腰椎穿刺的术后穿刺部位护理	□ 遵医嘱完成相关化验检查 □ 遵医嘱给予治疗、给药措施 □ PICC日常护理及维护 □ 执行预防感染的护理措施 □ 遵医嘱准确记录24小时出入量（需要时）
基础护理	□ 遵医嘱按照护理级别提供照护 □ 晨晚间护理 □ 安全护理 □ 口腔护理 □ 肛周护理	□ 执行分级护理 □ 晨晚间护理 □ 安全护理 □ 口腔护理 □ 肛周护理
专科护理	□ 执行血液病护理常规 □ 填写患者危险因素评估表（需要时） □ 感染、出血护理 □ 输血护理（需要时） □ 心理护理	□ 观察患者病情变化，特别是疾病治疗相关的并发症，及时对症处理 □ 化疗护理 □ 心理护理、输血护理（需要时） □ 骨髓抑制期用药护理
重点医嘱	□ 详见医嘱执行单	□ 详见医嘱执行单
病情变异记录	□ 无　□ 有，原因： 1. 2.	□ 无　□ 有，原因： 1. 2.
签名执行时间		

时间	出院日
健康宣教	□ 出院宣教：用药、饮食、卫生、休息、定期检查血常规及肝肾功能、预约床位等 □ PICC带管出院宣教 □ 指导办理出院手续 □ 按照医嘱要求定期返院治疗
护理处置	□ 为患者发放出院带药，并告知用药方法 □ 协助整理患者用物 □ 填写PICC院外维护手册 □ 床单位终末消毒
基础护理	□ 告知院外期间预防感染、保证安全等相关注意事项
专科护理	□ 指导患者观察自身临床表现，发现异常及时就诊 □ 院外预防感染和出血指导 □ 心理护理
重点医嘱	□ 详见医嘱执行单
病情变异记录	□ 无　□ 有，原因： 1. 2.
签名执行时间	

9．完全缓解的Ph染色体阴性急性淋巴细胞白血病临床患者表单

适用对象：第一诊断为完全缓解的Ph染色体阴性急性淋巴胞白血病，拟行巩固化疗

患者姓名：__________性别：__________年龄：__________住院号：__________

住院日期：____年__月__日　　出院日期：____年__月__日　　标准住院日：28天

时间	住院第1天	住院第2～27天
医患配合	□ 接受询问病史、收集资料，请务必详细告知既往史、用药史、过敏史 □ 请明确告知既往用药情况 □ 配合进行体格检查 □ 有任何不适请告知医生 □ 签署相关知情同意书 □ 配合完成相关检查（B超、心电图、胸片等） □ 配合完成血常规、生化等检查 □ 配合骨髓穿刺、活检 □ 配合腰椎穿刺、鞘注 □ 配合用药 □ 有任何不适请告知医生	□ 配合相关检查 □ 配合用药 □ 配合化疗 □ 配合各种治疗 □ 有任何不适请告知医生
护患配合	□ 配合测量体温、脉搏、呼吸、血压、身高、体重 □ 配合完成入院护理评估（回答护士询问病史、过敏史、用药史） □ 接受入院宣教（环境介绍、病室规定、探视陪护制度、送餐订餐制度、贵重物品保管等） □ 配合采集血标本 □ 配合各项检查（需要空腹的请遵照执行） □ 接受用药指导 □ 接受预防感染和出血指导 □ 接受疾病知识介绍 □ 接受骨髓穿刺、活检宣教 □ 接受腰椎穿刺、鞘注宣教 □ 接受PICC维护 □ 接受心理护理 □ 接受基础护理 □ 有任何不适请告知护士	□ 配合定时测量生命体征 □ 配合每日询问排便 □ 配合各种相关检查 □ 配合采集血标本 □ 接受疾病知识介绍 □ 接受用药指导 □ 接受PICC维护 □ 接受化疗知识指导 □ 接受预防感染和出血指导 □ 接受预防感染的护理措施 □ 接受心理护理 □ 接受基础护理 □ 有任何不适请告知护士
饮食	□ 遵医嘱饮食	□ 遵医嘱饮食
排泄	□ 尿便异常时及时告知医护人员	□ 尿便异常时及时告知医护人员
活动	□ 根据病情适当活动 □ 有出血倾向者卧床休息，减少活动	□ 根据病情适当活动 □ 有出血倾向者卧床休息，减少活动
签名执行时间		

时间	出院日
医患配合	□ 接受出院前指导 □ 遵医嘱出院后用药 □ 知道复查时间 □ 获取出院诊断书
护患配合	□ 接受出院宣教 □ 办理出院手续 □ 获取出院带药 □ 知道服药方法、作用、注意事项 □ 知道预防感染、出血措施 □ 知道复印病历的方法 □ 接受 PICC 院外维护指导 □ 签署 PICC 院外带管协议
饮食	□ 普通饮食 □ 避免进生、冷、硬、辛辣和刺激饮食
排泄	□ 尿便异常（出血时）及时就诊
活动	□ 适当活动，避免疲劳 □ 注意保暖，避免感冒 □ 注意安全，减少出血
签名 执行 时间	

10．完全缓解的急性淋巴细胞白血病临床健康教育表单

适用对象：第一诊断为完全缓解的急性淋巴胞白血病，拟行巩固化疗

患者姓名：__________性别：__________年龄：__________住院号：__________

住院日期：____年__月__日　出院日期：____年__月__日　标准住院日：28天

时间	入院第1天	入院第2天
健康宣教	患者诊断明确 □ 热情接待患者及家属，介绍自己，介绍其责任护士、主管医生、护士长姓名 □ 介绍病房环境、设施和设备，带领患者（条件允许时）或家属熟悉病房环境，如水房、卫生间、标本放置处、护士站、医生办公室，教会患者床头信号灯使用，告知家属就餐地点等，消除患者对陌生环境的紧张和不适感 □ 介绍规章制度（作息、探视、陪护、请假、安全制度等）；告知病室环境要求（定时通风、床单位要求）；指导患者及家属维护病房环境，不要在医院内吸烟，不要在病房内使用各种电器，以免发生意外 □ 耐心向患者介绍留取相关化验标本的目的、方法及注意事项，以及标本放置位置 □ 指导饮食、卫生、活动等 □ 指导患者漱口和坐浴的方法 □ 安全宣教：告知患者如厕时不要锁门；不要私自外出，需要外出时必须经过医生同意 □ 向患者介绍静脉输液方式的选择及输液的注意事项 □ PICC置管介绍（必要时） □ 化疗宣教：介绍化疗作用及副作用 □ 积极主动与患者沟通，了解患者需要，尽量满足患者；做好心理安慰，减轻患者入院后焦虑、紧张的情绪	患者诊断明确 □ 介绍骨髓穿刺的目的、方法和注意事项：告知患者骨髓穿刺后针眼处按压30分钟，无菌敷料覆盖3天，保持干燥，若敷料松动及时告知医护人员给予更换，需要沐浴时局部用防水敷贴覆盖 □ 介绍腰椎穿刺、鞘内注射的目的、方法和注意事项；术前教会患者体位，训练床上排便；术后去枕平卧6小时，患者进食饮水时头偏向一侧，避免呛咳；起床时动作缓慢，不要过快过猛；若有不适及时告知医护人员 □ PICC维护宣教（必要时） □ 做好用药指导
效果评价	□ 掌握 □ 基本掌握 其他：	□ 掌握 □ 基本掌握 其他：
护士签名时间		

时间	住院第3～27天	出院日
健康宣教	患者诊断明确，治疗过程中 □ 化疗宣教：告知患者用药及主要注意事项；患者饮食、卫生指导；化疗期间嘱患者适当多饮水；陪护家属健康指导 －告知应用大剂量甲氨蝶呤化疗的患者用药时间及方法；教会患者家属准确记录出入量（吃喝、排泄）；教会患者家属测量尿pH；重点加强漱口，应用甲酰四氢叶酸钙漱口，保持口腔清洁；告知患者适当多饮水；进易消化低脂饮食（需要时） －告知应用ASP的患者进清淡、低脂饮食，禁止食用油炸食品、肥肉、蛋黄、干果等食物；告知患者做好自我观察，若有腹痛、皮肤黏膜出血及时通知医护人员，给予积极处理（需要时） －告知应用甲氨蝶呤的患者在用药期间适当多饮水；教会患者家属准确记录出入量（吃喝、排泄）；告知患者做好自我观察，观察尿液颜色，发现异常及时通知医护人员，给予积极处理（需要时） □ 指导预防感染和出血 □ 指导患者进新鲜卫生食物 □ 化疗期间外周血管保护，告知患者注意方法，避免化疗药物外渗，若有不适及时告知护士，立即给予处理 □ 告知患者PICC日常注意事项（需要时） □ 治疗期间适当活动，促进肠蠕动，保证排便通畅，预防便秘 □ 多与患者交流，多询问，给予关心，消除患者紧张心理 □ 骨髓抑制期宣教 －预防感染：减少探视人员，患者保持良好个人卫生，注意手卫生，病室要按时通风，维护病室环境清洁、整齐，保证饮食卫生等 －预防出血：告知患者保证充足休息，减少活动，血小板 $<10\times10^9$/L或有出血倾向的患者嘱其绝对卧床休息，用软毛牙刷刷牙，不要挖鼻孔，不要留长指甲，密切观察患者出血情况，告知患者若出现不适及时通知医护人员 －饮食指导：进高压/微波低菌饮食，饮食不要过热，不要吃带刺、坚硬食品，吃易消化食物，尽量不吃零食 －保持排便正常：保证每天排便1次 □ 陪护人员宣教 －减少探视陪护人员，陪护人员进入病房要戴口罩、洗手，不要坐病床，不要将衣物放在病床上 －陪护人员与患者分开进餐 －陪护人员不要互串病房 □ 心理指导：多与患者交流，多询问，给予关心	患者诊断明确，第1疗程治疗结束 □ 指导患者办理出院手续（结账、复印、带药） □ 有出院带药的患者为其备好出院带药，并告知药物的使用方法 □ 指导患者出院后合理饮食与休息 □ 指导患者定期门诊随访 □ 告知患者遵医嘱定期监测血常规，定期门诊随访，按时服药，按时进行巩固治疗 □ PICC院外宣教：必须定时到医院进行维护；置管侧手臂不要做重体力工作；若有问题及时与医生联系（必要时） □ 向患者发放出院指导单，告知患者科室联系电话，有急事可电话咨询医生
效果评价	□ 掌握 □ 基本掌握 其他：	□ 掌握 □ 基本掌握 其他：
护士签名时间		

11．初治急性髓系白血病（非APL）临床护理表单

适用对象：第一诊断为初治急性髓系白血病（非APL），拟行诱导化疗

患者姓名：__________性别：__________年龄：__________住院号：__________

住院日期：____年__月__日　　出院日期：____年__月__日　　标准住院日：32天内

时间	住院第1天	住院第2天
健康教育	□ 入院介绍：病房环境、设施、医院相关制度、主管医生和责任护士 □ 告知各项检查及骨髓穿刺的目的、注意事项 □ 指导饮食、卫生、活动等 □ 介绍漱口、坐浴的目的及方法 □ 安全防护介绍 □ 静脉置管介绍 □ 化疗相关知识介绍 □ 做好心理疏导	□ 介绍疾病知识 □ 指导预防感染和出血的护理措施 □ 静脉置管及置管后注意事项 □ 介绍骨髓穿刺的目的、方法和注意事项 □ 做好用药指导 □ 化疗相关知识介绍 □ 指导漱口、坐浴的方法 □ 做好心理疏导
护理处置	□ 准确核对患者信息，协助患者佩戴腕带 □ 入院护理评估：询问病史、相关查体、血常规、检查皮肤黏膜有无出血、营养状况、血管情况等；危险因素评估 □ 监测和记录生命体征 □ 建立护理记录（病危、重患者） □ 卫生处置：剪指（趾）甲，沐浴（条件允许时），更换病号服 □ 完成各项化验的准备（加急化验及时采集标本并送检） □ 静脉置管（条件允许时）术前签署置管知情同意书	□ 完成各项化验标本的留取并及时送检 □ 遵医嘱完成相关检查 □ 静脉置管维护 □ 遵医嘱准确记录24小时出入量及危重症患者护理记录 □ 针对高危因素持续护理评估
基础护理	□ 根据患者病情和生活自理能力确定护理级别（遵医嘱执行） □ 晨晚间护理 □ 安全防护 □ 口腔护理 □ 肛周护理	□ 执行分级护理 □ 晨晚间护理 □ 安全防护 □ 口腔护理 □ 肛周护理
专科护理	□ 执行血液病护理常规 □ 观察病情、用药后的副作用 □ 感染、出血护理 □ 输血护理（需要时） □ 化疗护理 □ 心理护理 □ 静脉导管护理	□ 观察患者病情变化，重点观察有无出血倾向、化疗副作用 □ 感染、出血护理 □ 输血护理（需要时） □ 化疗护理 □ 心理护理 □ 静脉导管护理
重点医嘱	□ 详见医嘱执行单	□ 详见医嘱执行单
病情变异记录	□ 无　□ 有，原因： 1. 2.	□ 无　□ 有，原因： 1. 2.
签名执行时间		

注：APL，急性早幼粒细胞白血病。

时间	住院第3～5天	住院第6～21天
健康教育	□ 化疗相关知识介绍 -告知用药及注意事项 -化疗期间患者饮食、卫生指导 -化疗期间嘱患者适当多饮水 -对陪伴家属健康指导 □ 指导预防感染和出血 □ 介绍药物作用、副作用 □ 心理指导	□ 骨髓抑制期宣教：预防感染和出血，维护病室环境清洁、整齐 □ 指导患者洁净饮食（必要时高压） □ 心理指导
护理处置	□ 遵医嘱完成相关化验检查 □ 遵照医嘱及时给予对症治疗 □ 正确漱口、坐浴 □ 遵医嘱准确记录24小时出入量和/或重症记录 □ 执行预防感染的护理措施 □ 针对高危因素持续护理评估	□ 遵医嘱完成相关化验检查 □ 遵照医嘱及时给予对症治疗 □ 正确漱口、坐浴 □ 执行预防感染的护理措施 □ 针对高危因素持续护理评估
基础护理	□ 执行分级护理 □ 晨晚间护理 □ 安全护理 □ 口腔护理 □ 肛周护理	□ 执行分级护理 □ 晨晚间护理 □ 安全护理 □ 口腔护理 □ 肛周护理
专科护理	□ 观察患者病情变化，重点观察有无出血倾向、化疗副作用等 □ 感染、出血护理 □ 输血护理（需要时） □ 化疗护理 □ 心理护理 □ 静脉置管护理	□ 观察患者病情变化，观察有无感染和出血倾向等 □ 感染、出血护理 □ 输血护理（需要时） □ 化疗护理 □ 心理护理 □ 静脉置管护理
重点医嘱	□ 详见医嘱执行单	□ 详见医嘱执行单
病情变异记录	□ 无　□ 有，原因： 1. 2.	□ 无　□ 有，原因： 1. 2.
签名执行时间		

时间	住院第22～31天	出院日
健康教育	□ 指导预防感染和出血 □ 指导进高压低菌饮食 □ 介绍腰椎穿刺、鞘内注射的目的、方法和注意事项 □ 心理指导	□ 出院指导：用药、饮食、卫生、休息、监测血常规、生化等 □ 静脉导管（PICC/PORT）出院指导 □ 指导办理出院手续 □ 告知患者科室联系电话 □ 定期门诊随访
护理处置	□ 遵医嘱完成相关化验检查 □ 遵照医嘱及时给予对症治疗 □ 正确漱口坐浴 □ 执行预防感染的护理措施 □ 针对高危因素持续护理评估	□ 为患者领取出院带药 □ 协助整理患者用物 □ 填写静脉导管院外维护手册 □ 床单位终末消毒
基础护理	□ 执行分级护理 □ 晨晚间护理 □ 安全防护 □ 口腔护理 □ 肛周护理	□ 安全护理（护送出院）
专科护理	□ 密切观察病情变化 □ 感染、出血护理 □ 输血护理（需要时） □ 化疗护理 □ 心理护理	□ 预防感染及出血指导 □ 心理护理
重点医嘱	□ 详见医嘱执行单	□ 详见医嘱执行单
病情变异记录	□ 无 □ 有，原因： 1. 2.	□ 无 □ 有，原因： 1. 2.
签名执行时间		

12. 初治急性髓系白血病（非APL）临床患者表单

适用对象：第一诊断为初治急性髓系白血病（非APL），拟行诱导化疗

患者姓名：＿＿＿＿＿性别：＿＿＿＿＿年龄：＿＿＿＿＿住院号：＿＿＿＿＿

住院日期：＿＿年＿月＿日　出院日期：＿＿年＿月＿日　标准住院日：32天内

时间	入院第1天	入院第2天
医患配合	□ 接受询问病史、收集资料，请务必详细告知既往史、用药史、过敏史 □ 请明确告知既往用药情况 □ 配合进行体格检查 □ 配合进行相关检查 □ 签署相关知情同意书 □ 有任何不适请告知医生	□ 配合完成相关检查（B超、心电图、CT、胸片等） □ 配合完成血常规、生化等检查 □ 配合骨髓穿刺、活检等 □ 配合用药 □ 有任何不适请告知医生
护患配合	□ 配合护士查对信息并佩戴腕带 □ 测量体温、脉搏、呼吸、血压、身高、体重 □ 配合完成入院护理评估（回答护士询问病史、过敏史、用药史） □ 接受入院介绍（环境介绍、病室规定、探视陪护制度、送餐订餐制度、贵重物品保管、自助缴费及查询等） □ 配合采集血、尿标本 □ 配合护士选择静脉通路，接受静脉导管置管 □ 接受用药指导 □ 接受化疗知识指导 □ 接受预防感染和出血指导 □ 有任何不适请告知护士	□ 配合测量体温、脉搏、呼吸 □ 配合每日询问排便 □ 配合各项检查（需要空腹的请遵照执行） □ 配合采集各项化验标本 □ 接受疾病知识介绍 □ 配合完成高危因素持续护理评估 □ 接受骨髓穿刺、活检介绍 □ 接受用药指导 □ 接受静脉导管维护 □ 接受化疗知识指导 □ 接受预防感染和出血指导 □ 接受心理护理 □ 接受基础护理 □ 有任何不适请告知护士
饮食	□ 遵医嘱饮食	□ 遵医嘱饮食
排泄	□ 尿便异常时及时告知医护人员	□ 尿便异常时及时告知医护人员
活动	□ 根据病情适当活动 □ 有出血倾向者卧床休息，减少活动	□ 根据病情适当活动 □ 有出血倾向者卧床休息，减少活动
签名执行时间		

时间	入院第3～5天	入院第6～21天
医患配合	□ 配合相关检查 □ 配合用药 □ 配合化疗 □ 有任何不适请告知医生	□ 配合相关检查 □ 配合用药 □ 配合各种治疗 □ 有任何不适请告知医生
护患配合	□ 配合定时测量生命体征 □ 配合每日询问排便 □ 配合各种相关检查 □ 配合采集各项化验标本 □ 接受疾病知识介绍 □ 接受用药指导 □ 接受静脉导管维护 □ 接受化疗知识指导 □ 接受预防感染和出血指导 □ 接受预防感染的护理措施 □ 接受心理护理 □ 接受基础护理 □ 有任何不适请告知护士	□ 配合定时测量生命体征 □ 配合每日询问排便 □ 配合各种相关检查 □ 配合采集各项化验标本 □ 接受疾病知识介绍 □ 接受用药指导 □ 接受静脉导管维护 □ 接受预防感染和出血指导 □ 接受预防感染的护理措施 □ 接受心理护理 □ 接受基础护理 □ 有任何不适请告知护士
饮食	□ 遵医嘱饮食	□ 洁净饮食（必要时高压/微波灭菌）
排泄	□ 尿便异常时及时告知医护人员	□ 尿便异常时及时告知医护人员
活动	□ 根据病情适当活动 □ 有出血倾向者卧床休息，减少活动	□ 根据病情适当活动 □ 有出血倾向者卧床休息，减少活动
签名执行时间		

时间	入院第22～31天	出院日
医患配合	□ 配合相关化验检查 □ 配合用药 □ 配合各种治疗 □ 配合腰椎穿刺 □ 有任何不适请告知医生	□ 接受出院前指导 □ 遵医嘱出院后用药 □ 知道返院时间 □ 获取出院诊断书
护患配合	□ 配合定时测量生命体征 □ 配合每日询问排便 □ 配合各种相关检查 □ 配合采集各项化验标本 □ 接受疾病知识介绍 □ 接受用药指导 □ 接受腰椎穿刺、鞘注宣教 □ 接受静脉导管维护 □ 接受预防感染和出血指导 □ 接受预防感染的护理措施 □ 接受心理护理 □ 接受基础护理 □ 有任何不适请告知护士	□ 接受出院评估及出院指导 □ 办理出院手续 □ 获取出院带药 □ 知道服药方法、作用、注意事项 □ 知道预防感染、出血措施 □ 知道病历复印及邮寄的方法 □ 接受静脉导管（PICC/PORT）院外维护指导 □ 签署静脉导管带管出院协议
饮食	□ 洁净饮食（必要时高压/微波灭菌）	□ 普通饮食 □ 避免进生、冷、硬、辛辣和刺激饮食
排泄	□ 尿便异常时及时告知医护人员	□ 尿便异常（出血时）及时就诊
活动	□ 根据病情适当活动 □ 有出血倾向者卧床休息，减少活动	□ 适当活动，避免疲劳 □ 注意保暖，避免感冒 □ 注意安全，减少出血
签名执行时间		

13．初治急性髓系白血病（非APL）临床健康教育表单

适用对象：第一诊断为初治急性髓系白血病（非APL），拟行诱导化疗

患者姓名：__________性别：__________年龄：__________住院号：__________

住院日期：____年__月__日　　出院日期：____年__月__日　　标准住院日：32天内

时间	入院第1天	入院第2天
健康宣教	患者诊断基本明确 □ 热情接待患者及家属，介绍自己，介绍其责任护士、主管医生、护士长姓名 □ 介绍病房环境、设施和设备，带领患者（条件允许时）或家属熟悉病房环境，如水房、卫生间、标本放置处、护士站、医生办公室，教会患者床头信号灯使用，告知家属就餐地点等，消除患者对陌生环境的紧张和不适感 □ 介绍规章制度（作息、探视、陪护、请假、安全制度等）；告知病室环境要求（定时通风、床单位要求）；指导患者及家属维护病房环境，不要在医院内吸烟，不要在病房内使用各种电器，以免发生意外 □ 耐心向患者介绍留取相关化验标本的目的、方法及注意事项，以及标本放置位置 □ 指导饮食、卫生、活动等 □ 教会患者漱口和坐浴的方法 □ 安全宣教，告知患者如厕时不要锁门，门外要有人等候，防止晕倒 □ 向患者介绍静脉输液方式的选择及输液的注意事项 □ PICC置管介绍（必要时） □ 化疗宣教，主要介绍化疗作用及副作用 □ 积极主动与患者沟通，了解患者需要，尽量满足患者；做好心理安慰，减轻患者入院后焦虑、紧张的情绪	患者诊断明确后 □ 向患者及家属宣教疾病相关知识 □ 指导患者按照医嘱正确服药，不得擅自停药，如有疑问或不适应立即与医护人员联系 □ 指导患者及家属预防感染注意事项，如减少探视人员，患者保持良好个人卫生，注意手卫生，病室要按时通风，保证饮食卫生等 □ 指导患者做好自身预防出血方法，如用软毛牙刷刷牙，不要挖鼻孔，不要留长指甲，饮食不要过热，不要吃带刺、坚硬食品，吃易消化食物，自己观察皮肤出血情况，若有不适立即通知医护人员 □ 安全指导：确保患者安全，必要时加用床档，血小板＜10×10^9/L或有出血倾向的患者嘱其绝对卧床休息 □ 介绍骨髓穿刺的目的、方法和注意事项；告知患者骨髓穿刺后针眼处按压30分钟，无菌敷料覆盖3天，保持干燥，若敷料松动及时告知医护人员给予更换，需要沐浴时局部用防水敷贴覆盖 □ 做好患者的基础护理、心理护理 □ 完成PICC维护宣教（必要时） □ 进一步完成化疗宣教 □ 向患者介绍输血注意事项
效果评价	□ 掌握 □ 基本掌握 其他：	□ 掌握 □ 基本掌握 其他：
护士签名时间		

时间	住院第3～9天	住院第10～24天
健康宣教	患者诊断明确，治疗中 □ 化疗宣教：告知患者用药及主要注意事项；患者饮食、卫生指导；化疗期间嘱患者适当多饮水；陪护家属健康指导 □ 指导预防感染和出血 □ 告知出血倾向严重的患者绝对卧床休息，做好自我观察，若有不适如头痛、皮肤、黏膜出血及时告知医护人员，积极给予处理 □ 指导患者进高蛋白、高维生素、易消化饮食，食物不要过热，有消化道出血者禁食 □ 心理指导：多与患者交流，多询问，给予关心，消除患者紧张心理 □ 保持排便通畅：告知患者保证每天排便1次，若有粪便干燥情况及早应用饮食或药物调整 □ 完成PICC维护宣教（必要时）	患者诊断明确，治疗过程中 □ 骨髓抑制期宣教 -预防感染：减少探视人员，患者保持良好个人卫生，做好手卫生，病室要按时通风，维护病室环境清洁、整齐，保证饮食卫生等 -预防出血：告知患者保证充足休息，减少活动，血小板＜10×10^9/L或有出血倾向的患者嘱其绝对卧床休息，用软毛牙刷刷牙，不要挖鼻孔，不要留长指甲，密切观察患者出血情况，若出现不适及时通知医 护人员 -饮食指导：进高压/微波低菌饮食，饮食不要过热，不要吃带刺、坚硬食品，吃易消化食物，尽量不吃零食 -保持排便正常：保证每天排便1次 □ 针对陪护人员宣教 -减少探视陪护人员，陪护人员进入病房要戴口罩、洗手，不要坐病床，不要将衣物放在病床上 -陪护人员与患者分开进餐 -陪护人员不要互串病房 □ 心理指导：多与患者交流，多询问，给予关心 □ 完成PICC维护宣教（必要时）
效果评价	□ 掌握 □ 基本掌握 其他：	□ 掌握 □ 基本掌握 其他：
护士签名时间		

时间	住院第25～31天	出院日
健康宣教	患者诊断明确，治疗恢复中 □ 继续加强预防感染和出血宣教 -预防感染：减少探视人员，患者保持良好个人卫生，做好手卫生，病室要按时通风，维护病室环境清洁、整齐，保证饮食卫生等 -预防出血：告知患者保证充足休息，减少活动，血小板＜10×10^9/L或有出血倾向的患者嘱其绝对卧床休息，用软毛牙刷刷牙，不要挖鼻孔，不要留长指甲，密切观察患者出血情况，告知患者若出现不适时及时通知医护人员 -饮食指导：进高压/微波低菌饮食，饮食不要过热，不要吃带刺、坚硬食品，吃易消化食物，尽量不吃零食 □ 针对陪护人员宣教 -减少探视陪护人员，陪护人员进入病房要求戴口罩、洗手，不要坐病床，不要将衣物放在病床上 -陪护人员与患者分开进餐 -陪护人员不要互串病房 □ 介绍腰椎穿刺、鞘内注射的目的、方法和注意事项；术前教会患者体位，训练床上排便；术后去枕平卧6小时，患者进食饮水时头偏向一侧，避免呛咳；起床时动作缓慢，不要过快过猛；若有不适及时告知医护人员 □ 心理指导：多与患者交流，多询问，给予关心 □ 指导患者PICC维护（必要时）	患者诊断明确，第1疗程治疗结束 □ 指导患者办理出院手续（结账、复印、带药） □ 有出院带药的患者为其备好出院带药，并告知药物的使用方法 □ 指导患者出院后合理饮食与休息 □ 指导患者定期门诊随访 □ 告知患者遵医嘱定期监测血常规，定期门诊随访，按时服药，按时进行巩固治疗 □ PICC院外宣教：必须定时到医院进行维护；置管侧手臂不要做重体力工作；若有问题及时与医生联系（必要时） □ 向患者发放出院指导单，告知患者科室联系电话，有急事可电话咨询医生
效果评价	□ 掌握 □ 基本掌握 其他：	□ 掌握 □ 基本掌握 其他：
护士签名时间		

14. 完全缓解的急性髓系白血病（非APL）临床护理表单

适用对象：第一诊断为完全缓解的急性髓系白血病（非APL），拟行巩固化疗

患者姓名：__________性别：__________年龄：__________住院号：__________

住院日期：____年__月__日　　出院日期：____年__月__日　　标准住院日：21天内

时间	住院第1天	住院第2天
健康教育	□ 入院介绍：病房环境、设施、医院相关制度、主管医生和护士 □ 告知各项检查的目的及注意事项 □ 指导饮食、卫生、活动等 □ 指导漱口和坐浴的方法 □ 安全防护介绍 □ 静脉导管评估（入院时带管患者） □ 做好心理安慰，减轻患者入院后焦虑、紧张的情绪	□ 疾病相关知识介绍 □ 指导预防感染和出血 □ 静脉导管相关知识介绍 □ 介绍骨髓穿刺、腰椎穿刺的目的、方法和注意事项 □ 做好用药指导
护理处置	□ 准确核对患者信息，协助患者佩戴腕带 □ 入院护理评估：询问病史、相关查体、检查皮肤黏膜有无出血、营养状况、血管情况等；危险因素评估（必要时） □ 监测和记录生命体征 □ 建立护理记录 □ 卫生处置：剪指（趾）甲，沐浴，更换病号服 □ 完成各项化验检查的准备 □ 静脉置管术前签署知情同意书（第1疗程未置管）；带管入院者根据情况进行导管维护	□ 完成各项化验检查标本的留取并及时送检 □ 遵医嘱完成相关检查 □ 记录护理相关内容 □ 静脉导管维护
基础护理	□ 根据患者病情和生活自理能力确定护理级别（遵医嘱执行） □ 晨晚间护理 □ 安全护理 □ 口腔护理 □ 肛周护理	□ 执行分级护理 □ 晨晚间护理 □ 安全护理 □ 口腔护理 □ 肛周护理
专科护理	□ 执行血液病护理常规 □ 病情观察 □ 感染、出血护理（必要时） □ 输血护理（需要时） □ 心理护理	□ 观察患者病情变化 □ 感染、出血护理（必要时） □ 输血护理（需要时） □ 化疗护理 □ 心理护理
重点医嘱	□ 详见医嘱执行单	□ 详见医嘱执行单
病情变异记录	□ 无　□ 有，原因： 1. 2.	□ 无　□ 有，原因： 1. 2.
签名执行时间		

时间	住院第3天	住院第4～20天	出院日
健康教育	□ 化疗相关知识介绍 -告知用药及注意事项 -化疗期间患者饮食、卫生指导 -化疗期间嘱患者适当多饮水 -陪护家属健康指导 □ 指导预防感染和出血 □ 介绍药物作用、副作用 □ 心理指导	□ 骨髓抑制期相关知识教育：预防感染和出血，维护病室环境清洁、整齐 □ 指导患者洁净饮食（必要时高压灭菌饮食） □ 心理指导	□ 出院指导：用药、饮食、卫生、休息指导，监测血常规、生化等 □ 指导办理出院手续 □ 告知患者科室联系电话 □ 定期门诊随访
护理处置	□ 遵医嘱完成相关化验检查 □ 遵医嘱及时给予对症治疗 □ 正确漱口坐浴 □ 执行预防感染的护理措施 □ 有高危因素患者持续护理评估	□ 遵医嘱完成相关化验检查 □ 遵医嘱及时给予对症治疗 □ 正确漱口坐浴 □ 执行预防感染的护理措施 □ 有高危因素患者持续护理评估	□ 为患者领取出院带药 □ 协助整理患者用物 □ 床单位终末消毒
基础护理	□ 执行分级护理 □ 晨晚间护理 □ 安全护理 □ 口腔护理 □ 肛周护理	□ 执行分级护理 □ 晨晚间护理 □ 安全护理 □ 口腔护理 □ 肛周护理	□ 安全护理（护送出院）
专科护理	□ 观察患者病情变化，重点观察有无出血倾向、化疗副作用 □ 感染、出血护理 □ 输血护理（需要时） □ 化疗护理 □ 心理护理	□ 观察患者病情变化，观察有无感染和出血倾向等 □ 感染、出血护理 □ 输血护理（需要时） □ 化疗护理 □ 心理护理	□ 预防感染及出血指导 □ 心理护理
重点医嘱	□ 详见医嘱执行单	□ 详见医嘱执行单	□ 详见医嘱执行单
病情变异记录	□ 无 □ 有，原因： 1. 2.	□ 无 □ 有，原因： 1. 2.	□ 无 □ 有，原因： 1. 2.
签名执行时间			

15．完全缓解的急性髓系白血病（非APL）临床患者表单

适用对象：第一诊断为完全缓解的急性髓系白血病（非APL），拟行巩固化疗

患者姓名：__________性别：__________年龄：__________住院号：__________

住院日期：____年__月__日 出院日期：____年__月__日 标准住院日：21天内

时间	入院第1天	入院第2天
医患配合	□ 接受询问病史、收集资料，请务必详细告知既往史、用药史、过敏史 □ 请明确告知既往用药情况 □ 配合进行体格检查 □ 配合进行相关检查 □ 签署相关知情同意书 □ 有任何不适请告知医生	□ 配合完成相关检查（B超、心电图、CT、胸片等） □ 配合完成血常规、生化等检查 □ 配合骨髓穿刺、活检 □ 配合腰椎穿刺、鞘注 □ 配合用药 □ 有任何不适请告知医生
护患配合	□ 配合护士查对信息并佩戴腕带 □ 配合测量体温、脉搏、呼吸、血压、身高、体重 □ 配合完成入院护理评估（回答护士询问病史、过敏史、用药史） □ 接受入院介绍（环境介绍、病室规定、探视陪护制度、送餐订餐制度、贵重物品保管、自助缴费及查询等） □ 配合采集血标本 □ 配合护士选择静脉通路，接受静脉置管（带管者接受静脉导管评估、教育与维护） □ 接受用药指导 □ 接受预防感染和出血指导 □ 有任何不适请告知护士	□ 配合测量体温、脉搏、呼吸 □ 配合每日询问排便 □ 配合各项检查（需要空腹的请遵照执行） □ 配合采集各项标本 □ 接受疾病知识介绍 □ 配合完成高危因素持续护理评估 □ 接受骨髓穿刺、活检介绍 □ 接受腰椎穿刺、鞘内注射指导 □ 接受用药指导 □ 接受静脉导管维护 □ 接受预防感染和出血指导 □ 接受心理护理 □ 接受基础护理 □ 有任何不适请告知护士
饮食	□ 遵医嘱饮食	□ 遵医嘱饮食
排泄	□ 尿便异常时及时告知医护人员	□ 尿便异常时及时告知医护人员
活动	□ 根据病情适当活动 □ 有出血倾向者卧床休息，减少活动	□ 根据病情适当活动 □ 有出血倾向者卧床休息，减少活动
签名执行时间		

时间	入院第3天	入院第4～20天	出院日
医患配合	□ 配合相关化验检查 □ 配合用药 □ 配合化疗 □ 有任何不适请告知医生	□ 配合相关化验检查 □ 配合用药 □ 配合各种治疗 □ 有任何不适请告知医生	□ 接受出院前指导 □ 遵医嘱出院后用药 □ 知道复查时间 □ 获取出院诊断书
护患配合	□ 配合定时测量生命体征 □ 配合每日询问排便 □ 配合各种相关检查 □ 配合采集各项化验标本 □ 接受疾病知识介绍 □ 接受用药指导 □ 接受静脉导管维护 □ 接受化疗知识指导 □ 接受预防感染和出血指导 □ 接受预防感染的护理措施 □ 接受心理护理 □ 接受基础护理 □ 有任何不适请告知护士	□ 配合定时测量生命体征 □ 配合每日询问排便 □ 配合各种相关检查 □ 配合采集各项化验标本 □ 接受疾病知识介绍 □ 接受用药指导 □ 接受静脉导管维护 □ 接受预防感染和出血指导 □ 接受预防感染的护理措施 □ 接受心理护理 □ 接受基础护理 □ 有任何不适请告知护士	□ 接受出院评估及出院指导 □ 办理出院手续 □ 获取出院带药 □ 知道服药方法、作用、注意事项 □ 知道预防感染、出血的措施 □ 知道复印病历的方法 □ 接受静脉导管（PICC/PORT）院外维护指导 □ 签署静脉导管带管出院协议
饮食	□ 遵医嘱饮食	□ 洁净饮食（必要时高压/微波灭菌）	□ 普通饮食 □ 避免进生、冷、硬、辛辣和刺激饮食
排泄	□ 尿便异常时及时告知医护人员	□ 尿便异常时及时告知医护人员	□ 尿便异常（出血时）及时就诊
活动	□ 根据病情适当活动 □ 有出血倾向者卧床休息，减少活动	□ 根据病情适当活动 □ 有出血倾向者卧床休息，减少活动	□ 适当活动，避免疲劳 □ 注意保暖，避免感冒 □ 注意安全，减少出血
签名执行时间			

16. 完全缓解的急性髓系白血病（非APL）临床健康教育表单

适用对象：第一诊断为完全缓解的急性髓系白血病（非APL），拟行巩固化疗

患者姓名：__________性别：__________年龄：__________住院号：__________

住院日期：____年__月__日　　出院日期：____年__月__日　　标准住院日：21天内

时间	入院第1天	入院第2天
健康宣教	患者诊断明确 □ 热情接待患者及家属，介绍自己，介绍其责任护士、主管医生、护士长姓名 □ 介绍病房环境、设施和设备，带领患者（条件允许时）或家属熟悉病房环境，如水房、卫生间、标本放置处、护士站、医生办公室，教会患者床头信号灯使用，告知家属就餐地点等，消除患者对陌生环境的紧张和不适感 □ 介绍规章制度（作息、探视、陪护、请假、安全制度等）；告知病室环境要求（定时通风、床单位要求）；指导患者及家属维护病房环境，不要在医院内吸烟，不要在病房内使用各种电器，以免发生意外 □ 耐心向患者介绍留取相关化验标本的目的、方法及注意事项，以及标本放置位置 □ 指导饮食、卫生、活动等 □ 指导患者漱口和坐浴的方法 □ 安全宣教：告知患者如厕时不要锁门；不要私自外出，需要外出时必须经过医生同意 □ 向患者介绍静脉输液方式的选择及输液的注意事项 □ PICC置管介绍（必要时） □ 化疗宣教：介绍化疗作用及副作用 □ 积极主动与患者沟通，了解患者需要，尽量满足患者；做好心理安慰，减轻患者入院后焦虑、紧张的情绪	患者诊断明确 □ 介绍骨髓穿刺的目的、方法和注意事项；告知患者骨髓穿刺后针眼处按压30分钟，无菌敷料覆盖3天，保持干燥，若敷料松动及时告知医护人员给予更换，需要沐浴时局部用防水敷贴覆盖 □ 介绍腰椎穿刺、鞘内注射的目的、方法和注意事项；术前教会患者体位，训练床上排便；术后去枕平卧6小时，患者进食饮水时头偏向一侧，避免呛咳；起床时动作缓慢，不要过快过猛；若有不适及时告知医护人员 □ PICC维护宣教（必要时） □ 做好用药指导
效果评价	□ 掌握 □ 基本掌握 其他：	□ 掌握 □ 基本掌握 其他：
护士签名时间		

时间	住院第3～9天	住院第10～20天	出院日
健康宣教	患者诊断明确，治疗中 □ 化疗宣教：告知患者用药及主要注意事项；患者饮食、卫生；化疗期间嘱患者适当多饮水；陪护家属健康指导 □ 指导预防感染和出血 □ 指导患者进新鲜卫生食物 □ 告知患者化疗期间保护外周血管的方法，避免化疗药物外渗，若有不适及时告知护士，立即给予处理 □ 告知患者PICC日常注意事项（需要时） □ 治疗期间适当活动，促进肠蠕动，保证排便通畅，预防便秘 □ 多与患者交流，多询问，给予关心，消除患者紧张心理	患者诊断明确，治疗过程中 □ 骨髓抑制期宣教 -预防感染：减少探视人员，患者保持良好个人卫生，注意手卫生，病室要按时通风，维护病室环境清洁、整齐，保证饮食卫生等 -预防出血：告知患者保证充足休息，减少活动，血小板＜10×10^9/L或有出血倾向的患者嘱其绝对卧床休息，用软毛牙刷刷牙，不要挖鼻孔，不要留长指甲，密切观察患者出血情况，若出现不适时及时通知医护人员 -饮食指导：进高压/微波低菌饮食，饮食不要过热，不要吃带刺、坚硬食品，吃易消化食物，尽量不吃零食 -保持排便正常：保证每天排便1次 □ 针对陪护人员宣教 -减少探视陪护人员，陪护人员进入病房要戴口罩、洗手，不要坐病床，不要将衣物放在病床上 -陪护人员与患者分开进餐 -陪护人员不要互串病房 □ 心理指导：多与患者交流，多询问，给予关心	患者诊断明确，本次治疗结束 □ 指导患者办理出院手续（结账、复印、带药） □ 有出院带药的患者为其备好出院带药并告知药物的使用方法 □ 指导患者出院后合理饮食与休息 □ 告知患者遵医嘱定期监测血常规，定期门诊随访，按时服药，按时进行巩固治疗 □ PICC带出院外宣教：必须定时到医院进行维护；置管侧手臂不要做重体力工作；若有问题及时与医生联系（必要时） □ 向患者发放出院指导单，告知患者科室联系电话，有急事可电话咨询医生
效果评价	□ 掌握 □ 基本掌握 其他：	□ 掌握 □ 基本掌握 其他：	□ 掌握 □ 基本掌握 其他：
护士签名时间			

17. 初治成人急性早幼粒细胞白血病临床护理表单

适用对象：第一诊断为初治成人急性早幼粒细胞白血病，拟行诱导化疗

患者姓名：__________性别：__________年龄：__________住院号：__________

住院日期：____年__月__日　出院日期：____年__月__日　标准住院日：40天内

时间	住院第1天	住院第2天
健康教育	□ 入院介绍：病房环境、设施、医院相关制度、主管医生和责任护士 □ 告知各项检查及骨髓穿刺的目的及注意事项 □ 指导饮食、卫生、活动等 □ 介绍漱口、坐浴的目的及方法 □ 安全防护介绍 □ 静脉置管介绍 □ 化疗相关知识介绍 □ 做好心理安慰，减轻患者入院后焦虑、紧张的情绪	□ 介绍疾病知识 □ 指导预防感染和出血的护理措施 □ 静脉置管及置管后注意事项 □ 介绍骨髓穿刺的目的、方法和注意事项 □ 口服维A酸的作用、副作用 □ 做好用药指导 □ 化疗相关知识介绍 □ 指导漱口、坐浴的方法
护理处置	□ 准确核对患者信息，协助患者佩戴腕带 □ 入院护理评估：询问病史、相关查体、血常规、检查皮肤黏膜有无出血、营养状况、血管情况等；危险因素评估 □ 监测和记录生命体征 □ 建立护理记录（病危、重患者） □ 卫生处置：剪指（趾）甲，沐浴（条件允许时），更换病号服 □ 完成各项化验检查的准备（加急化验及时采集标本并送检） □ 静脉置管（条件允许时）术前签署置管知情同意书	□ 完成各项化验标本的留取并及时送检 □ 遵医嘱完成相关检查 □ 遵医嘱准确记录24小时出入量和/或危重症患者护理记录 □ 静脉置管维护 □ 针对高危因素持续护理评估
基础护理	□ 根据患者病情和生活自理能力确定护理级别（遵医嘱执行） □ 晨晚间护理 □ 安全防护 □ 口腔护理 □ 肛周护理	□ 执行分级护理 □ 晨晚间护理 □ 安全防护 □ 口腔护理 □ 肛周护理
专科护理	□ 执行血液病护理常规 □ 观察病情、用药后的副作用 □ 感染、出血护理 □ 输血护理（需要时） □ 化疗护理 □ 心理护理 □ 静脉导管护理	□ 观察患者病情变化，重点观察有无出血倾向、化疗副作用 □ 感染、出血护理 □ 输血护理（需要时） □ 化疗护理 □ 心理护理 □ 静脉导管护理
重点医嘱	□ 详见医嘱执行单	□ 详见医嘱执行单
病情变异记录	□ 无　□ 有，原因： 1. 2.	□ 无　□ 有，原因： 1. 2.
签名执行时间		

时间	住院第3～7天	住院第8～21天
健康教育	□ 化疗相关知识介绍 -告知用药及注意事项 -化疗期间患者饮食、卫生 -化疗期间嘱患者适当多饮水 -对陪护家属健康指导 □ 指导预防感染和出血 □ 介绍药物作用、副作用 □ 心理指导	□ 骨髓抑制期宣教：预防感染和出血，维护病室环境清洁、整齐 □ 指导进高压饮食 □ 心理指导
护理处置	□ 遵医嘱完成相关化验检查 □ 遵医嘱及时给予对症治疗 □ 正确漱口、坐浴 □ 遵医嘱准确记录24小时出入量和/或重症记录 □ 执行预防感染的护理措施 □ 针对高危因素持续护理评估	□ 遵医嘱完成相关化验检查 □ 遵医嘱及时给予对症治疗 □ 正确漱口、坐浴 □ 执行预防感染的护理措施 □ 针对高危因素持续护理评估
基础护理	□ 执行分级护理 □ 晨晚间护理 □ 安全护理 □ 口腔护理 □ 肛周护理	□ 执行分级护理 □ 晨晚间护理 □ 安全护理 □ 口腔护理 □ 肛周护理
专科护理	□ 观察患者病情变化，重点观察有无出血倾向、化疗副作用，有无胸闷憋气、胸痛等 □ 感染、出血护理 □ 输血护理（需要时） □ 化疗护理 □ 心理护理 □ 静脉置管护理	□ 观察患者病情变化，观察有无感染和出血倾向，有无胸闷憋气、胸痛等 □ 感染、出血护理 □ 输血护理（需要时） □ 化疗护理 □ 心理护理 □ 静脉置管护理
重点医嘱	□ 详见医嘱执行单	□ 详见医嘱执行单
病情变异记录	□ 无 □ 有，原因： 1. 2.	□ 无 □ 有，原因： 1. 2.
签名执行时间		

时间	住院第22～39天	出院日
健康教育	□ 指导预防感染和出血 □ 指导进高压低菌饮食 □ 介绍腰椎穿刺、鞘内注射的目的、方法和注意事项 □ 心理指导	□ 出院评估及出院指导：用药、饮食、卫生、休息指导，监测血常规、生化等 □ 静脉导管（PICC/PORT）带管出院指导 □ 指导办理出院手续 □ 告知患者科室联系电话 □ 定期门诊随访
护理处置	□ 遵医嘱完成相关化验检查 □ 遵医嘱及时给予对症治疗 □ 正确漱口、坐浴 □ 执行预防感染的护理措施 □ 针对高危因素持续护理评估	□ 为患者领取出院带药 □ 协助整理患者用物 □ 填写静脉导管院外维护手册 □ 床单位终末消毒
基础护理	□ 执行分级护理 □ 晨晚间护理 □ 安全防护 □ 口腔护理 □ 肛周护理	□ 安全护理（护送出院）
专科护理	□ 密切观察病情观察 □ 感染、出血护理 □ 输血护理（需要时） □ 化疗护理 □ 心理护理	□ 预防感染及出血指导 □ 心理护理
重点医嘱	□ 详见医嘱执行单	□ 详见医嘱执行单
病情变异记录	□ 无 □ 有，原因： 1. 2.	□ 无 □ 有，原因： 1. 2.
签名执行时间		

18. 初治成人急性早幼粒细胞白血病临床患者表单

适用对象：第一诊断为初治成人急性早幼粒细胞白血病，拟行诱导化疗

患者姓名：＿＿＿＿＿性别：＿＿＿＿＿年龄：＿＿＿＿＿住院号：＿＿＿＿＿

住院日期：＿＿年＿月＿日　出院日期：＿＿年＿月＿日　标准住院日：40天内

时间	入院第1天	入院第2天
医患配合	□ 接受询问病史、收集资料，请务必详细告知既往史、用药史、过敏史 □ 请明确告知既往用药情况 □ 配合进行体格检查 □ 配合进行相关检查 □ 签署相关知情同意书 □ 有任何不适请告知医生	□ 配合完成相关检查（B超、心电图、CT、胸片等） □ 配合完成血常规、生化等检查 □ 配合骨髓穿刺、活检等 □ 配合用药 □ 有任何不适请告知医生
护患配合	□ 配合护士查对信息并佩戴腕带 □ 配合测量体温、脉搏、呼吸、血压、身高、体重 □ 配合完成入院护理评估（回答护士询问病史、过敏史、用药史） □ 接受入院介绍（环境介绍、病室规定、探视陪护制度、送餐订餐制度、贵重物品保管、自助缴费及查询等） □ 配合采集血、尿标本 □ 配合护士选择静脉通路，接受静脉导管置管（凝血功能正常或接近正常） □ 接受用药指导 □ 接受化疗知识指导 □ 接受预防感染和出血指导 □ 有任何不适请告知护士	□ 配合测量体温、脉搏、呼吸 □ 配合每日询问排便情况 □ 配合各项检查（需要空腹的请遵照执行） □ 配合采集各项化验标本 □ 接受疾病知识介绍 □ 配合完成高危因素持续护理评估 □ 接受骨髓穿刺、活检介绍 □ 接受用药指导 □ 接受静脉导管维护 □ 接受化疗知识指导 □ 接受预防感染和出血指导 □ 接受心理护理 □ 接受基础护理 □ 有任何不适请告知护士
饮食	□ 遵医嘱饮食	□ 遵医嘱饮食
排泄	□ 尿便异常时及时告知医护人员	□ 尿便异常时及时告知医护人员
活动	□ 根据病情适当活动 □ 有出血倾向者卧床休息，减少活动	□ 根据病情适当活动 □ 有出血倾向者卧床休息，减少活动
签名执行时间		

时间	入院第3～7天	入院第8～21天
医患配合	□ 配合相关化验检查 □ 配合用药 □ 配合化疗 □ 有任何不适请告知医生	□ 配合相关化验检查 □ 配合用药 □ 配合各种治疗 □ 有任何不适请告知医生
护患配合	□ 配合定时测量生命体征 □ 配合每日询问排便 □ 配合各种相关检查 □ 配合采集各项化验标本 □ 接受疾病知识介绍 □ 接受用药指导 □ 接受静脉导管维护 □ 接受化疗知识指导 □ 接受预防感染和出血指导 □ 接受预防感染的护理措施 □ 接受心理护理 □ 接受基础护理 □ 有任何不适请告知护士	□ 配合定时测量生命体征 □ 配合每日询问排便 □ 配合各种相关检查 □ 配合采集各项化验标本 □ 接受疾病知识介绍 □ 接受用药指导 □ 接受静脉导管维护 □ 接受预防感染和出血指导 □ 接受预防感染的护理措施 □ 接受心理护理 □ 接受基础护理 □ 有任何不适请告知护士
饮食	□ 遵医嘱饮食	□ 洁净饮食（必要时高压/微波灭菌）
排泄	□ 尿便异常时及时告知医护人员	□ 尿便异常时及时告知医护人员
活动	□ 根据病情适当活动 □ 有出血倾向者卧床休息，减少活动	□ 根据病情适当活动 □ 有出血倾向者卧床休息，减少活动
签名执行时间		

时间	入院第22～39天	出院日
医患配合	□ 配合相关化验检查 □ 配合用药 □ 配合各种治疗 □ 配合腰椎穿刺 □ 有任何不适请告知医生	□ 接受出院前指导 □ 遵医嘱出院后用药 □ 知道返院时间 □ 获取出院诊断书
护患配合	□ 配合定时测量生命体征 □ 配合每日询问排便 □ 配合各种相关检查 □ 配合采集各项化验标本 □ 接受疾病知识介绍 □ 接受用药指导 □ 接受腰椎穿刺、鞘注宣教 □ 接受静脉导管维护 □ 接受预防感染和出血指导 □ 接受预防感染的护理措施 □ 接受心理护理 □ 接受基础护理 □ 有任何不适请告知护士	□ 接受出院评估及出院指导 □ 办理出院手续 □ 获取出院带药 □ 知道服药方法、作用、注意事项 □ 知道预防感染、出血措施 □ 知道病历复印及邮寄的方法 □ 接受静脉导管（PICC/PORT）院外维护指导 □ 签署静脉导管带管出院协议
饮食	□ 洁净饮食（必要时高压/微波灭菌）	□ 普通饮食 □ 避免进生、冷、硬、辛辣和刺激饮食
排泄	□ 尿便异常时及时告知医护人员	□ 尿便异常（出血时）及时就诊
活动	□ 根据病情适当活动 □ 有出血倾向者卧床休息，减少活动	□ 适当活动，避免疲劳 □ 注意保暖，避免感冒 □ 注意安全，减少出血
签名执行时间		

19. 初治成人急性早幼粒细胞白血病临床健康教育表单

适用对象：第一诊断为初治成人急性早幼粒细胞白血病，拟行诱导化疗

患者姓名：＿＿＿＿＿性别：＿＿＿＿＿年龄：＿＿＿＿＿住院号：＿＿＿＿＿

住院日期：＿＿年＿月＿日　出院日期：＿＿年＿月＿日　标准住院日：40天内

时间	入院第1天	入院第2天
主要健康宣教工作	患者诊断基本明确 □ 热情接待患者及家属，介绍自己，介绍其责任护士、主管医生、护士长姓名 □ 介绍病房环境、设施和设备，带领患者（条件允许时）或家属熟悉病房环境，如水房、卫生间、标本放置处、护士站、医生办公室，教会患者床头信号灯使用，告知家属就餐地点等，消除患者对陌生环境的紧张和不适感 □ 介绍规章制度（作息、探视、陪护、请假、安全制度等）；告知病室环境要求（定时通风、床单位要求）；指导患者及家属维护病房环境，不要在医院内吸烟，不要在病房内使用各种电器，以免发生意外 □ 耐心向患者介绍留取相关化验标本的目的、方法及注意事项，以及标本放置位置 □ 指导饮食、卫生、活动等 □ 教会患者漱口和坐浴的方法 □ 安全宣教，告知患者如厕时不要锁门，门外要有人等候，防止晕倒 □ 向患者介绍静脉输液方式的选择及输液的注意事项 □ PICC置管介绍（必要时），置管前签署知情同意书 □ 化疗宣教，主要介绍化疗作用及副作用 □ 介绍口服维A酸的作用、副作用 □ 积极主动与患者沟通，了解患者需要，尽量满足患者；做好心理安慰，减轻患者入院后焦虑、紧张的情绪	患者诊断明确后 □ 向患者及家属宣教疾病相关知识 □ 指导患者按照医嘱正确服药，不得擅自停药，如有疑问或不适应立即与医护人员联系 □ 指导患者及家属预防感染的注意事项，如减少探视人员，患者保持良好个人卫生，注意手卫生，病室要按时通风，保证饮食卫生等 □ 指导患者做好自身预防出血方法，如用软毛牙刷刷牙，不要挖鼻孔，不要留长指甲，饮食不要过热，不要吃带刺、坚硬食品，吃易消化食物，自己观察皮肤出血情况，若有不适立即通知医护人员 □ 安全指导：确保患者安全，必要时加用床档，血小板＜10×10^9/L或有出血倾向的患者嘱其绝对卧床休息 □ 介绍骨髓穿刺的目的、方法和注意事项；告知患者骨髓穿刺后针眼处按压30分钟，无菌敷料覆盖3天，保持干燥，若敷料松动及时告知医护人员给予更换，需要沐浴时局部用防水敷贴覆盖 □ 做好患者的基础护理、心理护理 □ 完成PICC维护宣教（必要时） □ 进一步完成化疗宣教 □ 向患者介绍输血注意事项
效果评价	□ 掌握 □ 基本掌握 其他：	□ 掌握 □ 基本掌握 其他：
护士签名时间		

时间	住院第3～5天	住院第6～21天
主要健康宣教工作	患者诊断明确，治疗中 □ 化疗宣教：告知患者用药及主要注意事项；患者饮食、卫生；化疗期间嘱患者适当多饮水；陪护家属健康指导 □ 指导预防感染和出血 □ 向患者介绍服用维A酸药物的作用、副作用，并观察其有无副作用，告知患者坚持用药，若出现不适及时通知医护人员，并给予积极处理 □ 告知出凝血异常的患者绝对卧床休息，密切观察患者出血倾向，重点注意观察重要脏器出血倾向，如发现异常立即通知医生给予处理 □ 指导患者进高蛋白、高维生素、易消化饮食，食物不要过热，有消化道出血者禁食 □ 心理指导：多与患者交流，多询问，给予关心，消除患者紧张心理	患者诊断明确，治疗过程中 □ 骨髓抑制期宣教 -预防感染：减少探视人员，患者保持良好个人卫生，做好手卫生，病室要按时通风，维护病室环境清洁、整齐，保证饮食卫生等 -预防出血：告知患者保证充足休息，减少活动，血小板＜10×10^9/L或有出血倾向的患者嘱其绝对卧床休息，用软毛牙刷刷牙，不要挖鼻孔，不要留长指甲，密切观察患者出血情况，者若出现不适及时通知医护人员 -饮食指导：进高压/微波低菌饮食，饮食不要过热，不要吃带刺、坚硬食品，吃易消化食物，尽量不吃零食 □ 服用维A酸有可能出现维A酸综合征，将患者不适及时通知医生，给予对症处理，遵医嘱是否停用维A酸，密切观察患者病情，多巡视患者，告知患者这是药物副作用，停药后症状会逐渐减轻，消除患者紧张心理。进行皮肤干燥指导，如口唇干燥，涂红霉素软膏或液状石蜡油、香油，告知患者不要用手撕皮，防止出血感染 □ 心理指导：多与患者交流，多询问，给予关心
效果评价	□ 掌握 □ 基本掌握 其他：	□ 掌握 □ 基本掌握 其他：
护士签名时间		

时间	住院第22～39天	出院日
主要健康宣教工作	患者诊断明确，治疗恢复中 □ 继续加强预防感染和出血宣教 -预防感染：减少探视人员，患者保持良好个人卫生，做好手卫生，病室要按时通风，维护病室环境清洁、整齐，保证饮食卫生等 -预防出血：告知患者保证充足休息，减少活动，血小板＜10×10^9/L或有出血倾向的患者嘱其绝对卧床休息，用软毛牙刷刷牙，不要挖鼻孔，不要留长指甲，密切观察患者出血情况，若出现不适时及时通知医护人员 -饮食指导：进高压/微波低菌饮食，饮食不要过热，不要吃带刺、坚硬食品，吃易消化食物，尽量不吃零食 □ 服用维A酸有可能出现维A酸综合征，将患者不适及时通知医生，给予对症处理，遵医嘱是否停用维A酸，密切观察患者病情，多巡视患者，告知患者这是药物副作用，停药后症状会逐渐好转，消除患者紧张心理 □ 介绍腰椎穿刺、鞘内注射的目的、方法和注意事项；术前教会患者摆放体位，训练床上排便；术后去枕平卧6小时，患者进食、饮水时头偏向一侧，避免呛咳；起床时动作缓慢，不要过快过猛；若有不适及时告知医护人员 □ 心理指导：多与患者交流，多询问，给予关心 □ 指导患者导管维护（必要时）	患者诊断明确，第1疗程治疗结束 □ 指导患者办理出院手续（结账、复印、带药） □ 有出院带药的患者为其备好出院带药，并告知药物的使用方法 □ 指导患者出院后合理饮食与休息 □ 指导患者定期门诊随访 □ 告知患者遵医嘱定期监测血常规，定期门诊随访，按时服药，按时进行巩固治疗 □ PICC院外宣教：必须定时到医院进行维护；置管侧手臂不要做重体力工作；若有问题及时与医生联系（必要时） □ 向患者发放出院指导单，告知患者科室联系电话，有急事可电话咨询医生
效果评价	□ 掌握 □ 基本掌握 其他：	□ 掌握 □ 基本掌握 其他：
护士签名时间		

20．完全缓解的成人急性早幼粒细胞白血病临床护理表单

适用对象：第一诊断为完全缓解的成人急性早幼粒细胞白血病，拟行缓解后续治疗

患者姓名：＿＿＿＿＿性别：＿＿＿＿＿年龄：＿＿＿＿＿住院号：＿＿＿＿＿

住院日期：＿＿年＿月＿日　出院日期：＿＿年＿月＿日　标准住院日：28天内

时间	住院第1天	住院第2天
健康教育	□ 入院介绍：病房环境、设施、医院相关制度、主管医生和护士 □ 告知各项检查的目的及注意事项 □ 指导饮食、卫生、活动等 □ 指导漱口和坐浴的方法 □ 安全防护介绍 □ 静脉导管评估（入院带管患者） □ 做好心理安慰，减轻患者入院后焦虑、紧张的情绪	□ 疾病相关知识介绍 □ 指导预防感染和出血 □ 静脉导管相关知识介绍 □ 介绍骨髓穿刺、腰椎穿刺的目的、方法和注意事项 □ 做好用药指导
护理处置	□ 准确核对患者信息，协助患者佩戴腕带 □ 入院护理评估：询问病史、相关查体、检查皮肤黏膜有无出血、营养状况、血管情况等；危险因素评估（必要时） □ 监测和记录生命体征 □ 建立护理记录（危重患者） □ 卫生处置：剪指（趾）甲，沐浴，更换病号服 □ 完成各项化验检查的准备 □ 静脉置管术前签署置管知情同意书（第1疗程未置管）；带管入院者根据情况进行导管维护	□ 完成各项化验检查标本的留取并及时送检 □ 遵医嘱完成相关检查 □ 静脉导管维护
基础护理	□ 根据患者病情和生活自理能力确定护理级别（遵医嘱执行） □ 晨晚间护理 □ 安全护理 □ 口腔护理 □ 肛周护理	□ 执行分级护理 □ 晨晚间护理 □ 安全护理 □ 口腔护理 □ 肛周护理
专科护理	□ 执行血液病护理常规 □ 病情观察 □ 感染、出血护理（必要时） □ 输血护理（需要时） □ 心理护理	□ 观察患者病情变化 □ 感染、出血护理（必要时） □ 输血护理（需要时） □ 化疗护理 □ 心理护理
重点医嘱	□ 详见医嘱执行单	□ 详见医嘱执行单
病情变异记录	□ 无　□ 有，原因： 1. 2.	□ 无　□ 有，原因： 1. 2.
签名执行时间		

时间	住院第3天	住院第4～27天	出院日
健康教育	□ 化疗相关知识介绍 -告知用药及注意事项 -化疗期间患者饮食、卫生指导 -化疗期间嘱患者适当多饮水 -陪护家属健康指导 □ 指导预防感染和出血 □ 介绍药物作用、副作用 □ 心理指导	□ 骨髓抑制期相关知识教育：预防感染和出血，维护病室环境清洁、整齐 □ 指导患者洁净饮食（必要时高压/微波灭菌） □ 心理指导	□ 出院评估及出院指导：用药、饮食、卫生、休息指导，监测血常规、生化等 □ 指导办理出院手续 □ 告知患者科室联系电话 □ 定期门诊随访
护理处置	□ 遵医嘱完成相关化验检查 □ 遵照医嘱及时给予对症治疗 □ 正确漱口、坐浴 □ 执行预防感染的护理措施 □ 有高危因素患者持续护理评估	□ 遵医嘱完成相关化验检查 □ 遵照医嘱及时给予对症治疗 □ 正确漱口、坐浴 □ 执行预防感染的护理措施 □ 有高危因素患者持续护理评估	□ 为患者领取出院带药 □ 协助整理患者用物 □ 床单位终末消毒
基础护理	□ 执行分级护理 □ 晨晚间护理 □ 安全护理 □ 口腔护理 □ 肛周护理	□ 执行分级护理 □ 晨晚间护理 □ 安全护理 □ 口腔护理 □ 肛周护理	□ 安全护理（护送出院）
专科护理	□ 观察患者病情变化，重点观察有无出血倾向、化疗副作用 □ 感染、出血护理 □ 输血护理（需要时） □ 化疗护理 □ 心理护理	□ 观察患者病情变化，观察有无感染和出血倾向等 □ 感染、出血护理 □ 输血护理（需要时） □ 化疗护理 □ 心理护理	□ 预防感染及出血指导 □ 心理护理
重点医嘱	□ 详见医嘱执行单	□ 详见医嘱执行单	□ 详见医嘱执行单
病情变异记录	□ 无 □ 有，原因： 1. 2.	□ 无 □ 有，原因： 1. 2.	□ 无 □ 有，原因： 1. 2.
签名执行时间			

21．完全缓解的成人急性早幼粒细胞白血病临床患者表单

适用对象：第一诊断为完全缓解的成人急性早幼粒细胞白血病，拟行缓解后续治疗

患者姓名：__________性别：__________年龄：__________住院号：__________

住院日期：____年__月__日　　出院日期：____年__月__日　　标准住院日：28天内

时间	入院第1天	入院第2天
医患配合	□ 接受询问病史、收集资料，请务必详细告知既往史、用药史、过敏史 □ 请明确告知既往用药情况 □ 配合进行体格检查 □ 配合进行相关检查 □ 签署相关知情同意书 □ 有任何不适请告知医生	□ 配合完成相关检查（B超、心电图、CT、胸片等） □ 配合完成血常规、生化等 □ 配合骨髓穿刺、活检 □ 配合腰椎穿刺、鞘注 □ 配合用药 □ 有任何不适请告知医生
护患配合	□ 配合测量体温、脉搏、呼吸、血压、身高、体重 □ 配合完成入院护理评估（回答护士询问病史、过敏史、用药史） □ 接受入院介绍（环境介绍、病室规定、探视陪护制度、送餐订餐制度、贵重物品保管、自助缴费及查询等） □ 配合采集血标本 □ 配合护士选择静脉通路，接受静脉置管（第1疗程未置管）；带管者接受静脉导管评估、教育与维护 □ 接受用药指导 □ 接受预防感染和出血指导 □ 有任何不适请告知护士	□ 配合测量体温、脉搏、呼吸 □ 配合每日询问排便 □ 配合各项检查（需要空腹的请遵照执行） □ 配合采集各项标本 □ 接受疾病知识介绍 □ 配合完成高危因素持续护理评估 □ 接受骨髓穿刺、活检介绍 □ 接受腰椎穿刺、鞘内注射指导 □ 接受用药指导 □ 接受静脉导管维护 □ 接受预防感染和出血指导 □ 接受心理护理 □ 接受基础护理 □ 有任何不适请告知护士
饮食	□ 遵医嘱饮食	□ 遵医嘱饮食
排泄	□ 尿便异常时及时告知医护人员	□ 尿便异常时及时告知医护人员
活动	□ 根据病情适当活动 □ 有出血倾向者卧床休息，减少活动	□ 根据病情适当活动 □ 有出血倾向者卧床休息，减少活动
签名执行时间		

时间	入院第3天	入院第4～27天	出院日
医患配合	□ 配合相关化验检查 □ 配合用药 □ 配合化疗 □ 有任何不适请告知医生	□ 配合相关化验检查 □ 配合用药 □ 配合各种治疗 □ 有任何不适请告知医生	□ 接受出院前指导 □ 遵医嘱出院后用药 □ 知道复查时间 □ 获取出院诊断书
护患配合	□ 配合定时测量生命体征 □ 配合每日询问排便 □ 配合各种相关检查 □ 配合采集各项化验标本 □ 接受疾病知识介绍 □ 接受用药指导 □ 接受静脉导管维护 □ 接受化疗知识指导 □ 接受预防感染和出血指导 □ 接受预防感染的护理措施 □ 接受心理护理 □ 接受基础护理 □ 有任何不适请告知护士	□ 配合定时测量生命体征 □ 配合每日询问排便 □ 配合各种相关检查 □ 配合采集各项化验标本 □ 接受疾病知识介绍 □ 接受用药指导 □ 接受静脉导管维护 □ 接受预防感染和出血指导 □ 接受预防感染的护理措施 □ 接受心理护理 □ 接受基础护理 □ 有任何不适请告知护士	□ 接受出院评估及出院指导 □ 办理出院手续 □ 获取出院带药 □ 知道服药方法、作用、注意事项 □ 知道预防感染、出血措施 □ 知道复印病历的方法 □ 接受静脉导管（PICC/PORT）院外维护指导 □ 签署静脉导管带管出院协议
饮食	□ 遵医嘱饮食	□ 洁净饮食（必要时高压/微波灭菌）	□ 普通饮食 □ 避免进生、冷、硬、辛辣和刺激饮食
排泄	□ 尿便异常时及时告知医护人员	□ 尿便异常时及时告知医护人员	□ 尿便异常（出血时）及时就诊
活动	□ 根据病情适当活动 □ 有出血倾向者卧床休息，减少活动	□ 根据病情适当活动 □ 有出血倾向者卧床休息，减少活动	□ 适当活动，避免疲劳 □ 注意保暖，避免感冒 □ 注意安全，减少出血
签名执行时间			

22．完全缓解的成人急性早幼粒细胞白血病临床健康教育表单

适用对象：第一诊断为完全缓解的成人急性早幼粒细胞白血病，拟行缓解后续治疗

患者姓名：__________性别：__________年龄：__________住院号：__________

住院日期：____年__月__日　出院日期：____年__月__日　标准住院日：28天内

时间	入院第1天	入院第2天
主要健康宣教工作	患者诊断明确 □ 热情接待患者及家属，介绍自己，介绍其责任护士、主管医生、护士长姓名 □ 介绍病房环境、设施和设备，带领患者（条件允许时）或家属熟悉病房环境，如水房、卫生间、标本放置处、护士站、医生办公室，教会患者床头信号灯使用，告知家属就餐地点等，消除患者对陌生环境的紧张和不适感 □ 介绍规章制度（作息、探视、陪护、请假、安全制度等）；告知病室环境要求（定时通风、床单位要求）；指导患者及家属维护病房环境，不要在医院内吸烟，不要在病房内使用各种电器，以免发生意外 □ 耐心向患者介绍留取相关化验标本的目的、方法及注意事项，以及标本放置位置 □ 指导饮食、卫生、活动等 □ 指导患者漱口和坐浴的方法 □ 安全宣教：告知患者如厕时不要锁门；不要私自外出，需要外出时必须经过医生同意 □ 向患者介绍静脉输液方式的选择及输液的注意事项 □ PICC置管介绍（必要时），置管前签署知情同意书 □ 化疗宣教：介绍化疗作用及副作用 □ 介绍口服维A酸的作用、副作用 □ 积极主动与患者沟通，了解患者需要，尽量满足患者；做好心理安慰，减轻患者入院后焦虑、紧张情绪	患者诊断明确 □ 介绍骨髓穿刺的目的、方法和注意事项；告知患者骨髓穿刺后针眼处按压30分钟，无菌敷料覆盖3天，保持干燥，若敷料松动及时告知医护人员给予更换，需要沐浴时局部用防水敷贴覆盖 □ 介绍腰椎穿刺、鞘内注射的目的、方法和注意事项；术前教会患者摆放体位，训练床上排便；术后去枕平卧6小时，患者进食饮水时头偏向一侧，避免呛咳；起床时动作缓慢，不要过快过猛；若有不适及时告知医护人员 □ PICC维护宣教（必要时） □ 做好用药指导
效果评价	□ 掌握 □ 基本掌握 其他：	□ 掌握 □ 基本掌握 其他：
护士签名时间		

时间	住院第3天	住院第4～27天	出院日
主要健康宣教工作	患者诊断明确，治疗中 □ 化疗宣教：告知患者用药及主要注意事项；患者饮食、卫生；化疗期间嘱患者适当多饮水；陪护家属健康指导 □ 指导预防感染和出血 □ 向患者介绍服用维A酸药物的作用、副作用，并观察其有无副作用，告知患者坚持用药，若出现不适时及时通知医护人员，并给予积极处理 □ 指导患者进新鲜卫生食物 □ 告知患者化疗期间保护外周血管的方法，避免化疗药物外渗，若有不适及时告知护士，立即给予处理 □ 告知患者PICC日常注意事项（需要时） □ 治疗期间适当活动，促进肠蠕动，保证排便通畅，预防便秘 □ 多与患者交流，多询问，给予关心，消除患者紧张心理	患者诊断明确，治疗过程中 □ 化疗宣教：告知患者用药及主要注意事项；患者饮食、卫生指导；化疗期间嘱患者适当多饮水；陪护家属健康指导 □ 骨髓抑制期宣教 -预防感染：减少探视人员，患者保持良好个人卫生，注意手卫生，病室要按时通风，维护病室环境清洁、整齐，保证饮食卫生等 -预防出血：告知患者保证充足休息，减少活动，血小板 $<10\times10^9$/L或有出血倾向的患者嘱其绝对卧床休息，用软毛牙刷刷牙，不要挖鼻孔，不要留长指甲，密切观察患者出血情况，告知患者若出现不适时及时通知医护人员 -饮食指导：进高压/微波低菌饮食，饮食不要过热，不要吃带刺、坚硬食品，吃易消化食物，尽量不吃零食 □ 口服维A酸出现皮肤干燥如口唇干燥时，给予涂红霉素软膏或液状石蜡油、香油，告知患者不要用手撕皮，防止出血感染 □ 心理指导：多与患者交流，多询问，给予关心	患者诊断明确，本次治疗结束 □ 指导患者办理出院手续（结账、复印、带药） □ 有出院带药的患者为其备好出院带药，并告知药物的使用方法 □ 指导患者出院后合理饮食与休息 □ 告知患者遵医嘱定期监测血常规，定期门诊随访，按时服药，按时进行巩固治疗 □ PICC带出院外宣教：必须定时到医院进行维护；置管侧手臂不要做重体力工作；若有问题及时与医生联系（必要时） □ 向患者发放出院指导单，告知患者科室联系电话，有急事可电话咨询医生
效果评价	□ 掌握 □ 基本掌握 其他：	□ 掌握 □ 基本掌握 其他：	□ 掌握 □ 基本掌握 其他：
护士签名时间			

（刘艳霞）

第二节 慢性髓细胞性白血病护理

慢性髓细胞性白血病（chronic myelogenous leukemia，CML），又称慢性粒细胞白血病，是一种起源于骨髓多能造血干细胞的以粒细胞系统显著增生为主要表现的恶性骨髓增殖性疾病。其特点为病程发展缓慢，外周血粒细胞显著增多且不成熟，脾明显增大。95%以上的病例出现Ph染色体和/或*BCR-ABLL*融合基因。自然病程可经历慢性期、加速期和急变期。

一、护理评估

（一）患者评估

1. 一般情况　评估患者是否有乏力、低热、多汗或盗汗、体重减轻等代谢亢进的表现；是否有骨骼疼痛；是否有贫血、出血情况。

2. 心理评估　评估患者对疾病的了解程度和心理承受能力；家庭成员对疾病的认知、对患者的态度；家庭应对能力及情感支持、经济状况，有无医疗保障等。

（二）病情评估

1. 症状与体征　评估贫血程度及活动能力，是否有贫血貌、胸闷、气急、心悸等。评估疼痛情况如胸骨压痛、脾胀痛。评估有无脾大，脾大可引起左季肋部或左上腹部沉重不适、餐后饱胀。

2. 实验室检查结果　包括外周血常规、血生化、骨髓象、免疫学检查、细胞遗传学、微小残瘤灶（minimal residual disease，MRD）等检查。

二、护理

（一）一般护理

1. 患者疲乏时加强陪护，预防跌倒。

2. 低热、多汗或盗汗、体重减轻的患者加强营养。

3. 巨脾的患者要防止巨脾受到压迫或撞击而发生意外，饭后要调整体位，减少巨脾对消化道的压迫症状。

（二）病情观察

1. 观察体温变化，发热时要询问有无伴随症状，如畏寒、寒战等，有无咽痛及肛周不适等。

2. 脾大者每日测量脾大小及触诊脾质地。

3. 定期监测血常规变化。

（三）用药护理

1. 干扰素　常见不良反应为畏寒、发热、疲劳、恶心、头痛、肌肉及骨骼疼痛、骨髓抑制及肝肾功能异常等，应定期检查肝肾功能及血常规，对症支持治疗。

2．伊马替尼　最常见的非血液学不良反应有胃肠道反应、腹泻、肌肉痉挛、水肿、体液潴留、皮疹、肝毒性、肾损害等，胃肠道反应较重者指导其餐中服药并饮一大杯水送下。水肿、体液潴留者遵医嘱利尿、支持治疗，注意超声心电图检测左心室射血分数并监测心功能。肌肉痉挛者遵医嘱补钙，喝运动饮料。皮疹者遵医嘱局部或全身应用类固醇激素。不合并使用其他肝毒性药物，如对乙酰氨基酚。血液学不良反应常见，可出现粒细胞缺乏、血小板减少及贫血，应定期检查血常规，遵医嘱使用生长因子联合伊马替尼，输注血小板、红细胞，必要时减量或暂停伊马替尼。

3．尼罗替尼　最常见的非血液学不良反应有QT间期延长、肝毒性、胰腺毒性、血糖异常、血脂异常、外周动脉闭塞性疾病、头痛、骨骼肌肉痛、发热、皮疹等。用药过程中注意复查心电图以监测QT间期，避免合并使用可延长QT间期的药物。定期复查肝及胰腺功能、血糖、血脂、血钾、血镁等相关生化指标。糖尿病、冠状动脉疾病、脑动脉血管疾病患者谨慎使用尼罗替尼。头痛、骨骼肌肉痛、发热对症支持治疗。皮疹、血液学不良反应处理同伊马替尼。

4．达沙替尼　最常见的非血液学不良反应有胸腔积液、心包积液、水肿、消化道反应、皮疹等；肺动脉高压少见但属于严重的不良事件，可发生在治疗后任何阶段，为可逆性。确定合并肺动脉高压患者禁止使用达沙替尼。

（四）疼痛护理

1．置患者于安静、舒适环境中，减少活动，卧床休息为主，左侧卧位，以减轻局部不适感。

2．少量多餐以减轻腹胀。

3．尽量避免弯腰和碰撞腹部，以免造成脾破裂。

4．注意脾区有无压痛，观察有无脾栓塞或脾破裂的表现。脾栓塞时，患者突感脾区疼痛，脾区拒按，有明显触痛，脾可进行性增大，脾区可闻及摩擦音。脾破裂时可致血性腹膜炎，腹壁紧张、压痛、反跳痛，严重者出现出血性休克。

（五）预防高尿酸血症肾病

参见本章第一节“急性白血病护理”。

（六）急变后

按急性白血病护理。

三、健康教育

1．疾病知识介绍　慢性期病情稳定后可工作和学习，适当锻炼，但不可过度劳累。生活要有规律，保证充足的休息和睡眠。

2．饮食指导　由于患者体内白血病细胞多，基础代谢率增加，每天所需的热量也相应增加，应提供高热量、高蛋白、高维生素、易消化的食物。

3．用药指导　慢性期必须主动配合治疗，以延长慢性期，减少急性变的发生。对长期应用干扰素α和酪氨酸激酶抑制剂治疗的患者，应注意药物不良反应。

4．自我监测与定期复查　出现贫血加重、发热、腹部剧烈疼痛，尤其是腹部受撞击可疑脾破裂时，应立即到医院检查。感染与出血的预防参见本章第一节“急性白血病护理”。

5. 出院指导　遵医嘱用药，遵医嘱定期复查血常规、骨髓象、细胞遗传学等。强调良好的服药依从性及严密监测对于获得最佳临床疗效非常重要。

（刘艳霞　马春霞）

第三节　淋巴瘤护理

淋巴瘤（lymphoma）是起源于淋巴结和/或结外淋巴组织的恶性肿瘤。淋巴瘤可发生在身体任何部位，以无痛性进行性淋巴结肿大和局部肿块为特征，同时可有相应器官受压迫或浸润症状。患者常有淋巴结肿大、发热、消瘦、盗汗等全身症状。治疗方式包括化疗、放疗、免疫治疗及小分子靶向药物等。组织病理上将淋巴瘤分为霍奇金淋巴瘤和非霍奇金淋巴瘤。

一、护理评估

（一）患者评估

1．现病史　记录患者患病情况及经过，了解患者的起病方式、发病时间，有无明确病因与诱因，主要症状与体征及其特点。

2．既往史　了解患者既往的相关辅助检查、有无其他疾病、用药和其他治疗情况、既往手术史，了解患者食物、药物过敏史及长期用药史。

3．个人史　了解患者有无吸烟、饮酒史，有无药物、化学毒物、放射线接触史等。记录患者年龄、职业、文化程度、饮食、尿便、视力、听力及睡眠等一般状况。

4．家族史　了解患者家族肿瘤病史及遗传病史。

5．婚育史　了解患者婚姻状况及生育史。

6．心理-社会支持状况　了解患者精神状况、心理状态及社会支持情况。

（二）病情评估

1．症状与体征　评估生命体征（体温、脉搏、呼吸、血压）、营养状况、意识状态及有无疼痛。了解患者有无发热、发热的程度和热型特点。有无贫血、出血、溶血、感染、肿块、腹胀、胸闷，有无肝、脾、淋巴结增大（包括累及范围、大小及有无压迫症状，如咳嗽、呼吸困难等）等症状及体征。注意患者有无发热、乏力、盗汗、消瘦等B症状。有无中枢神经系统、骨髓侵犯。

2．实验室检查　包括血常规、骨髓象、免疫学检查、细胞遗传学等检查。

3．高危因素评估　对患者的自理能力、跌倒坠床风险及压力性损伤风险等高危因素进行筛查、评估。

二、护理

（一）一般护理

1．休息与活动　视患者病情状况、体力情况，合理安排活动。高热患者宜卧床休息，血小板$<20\times10^9$/L时嘱患者绝对卧床休息。

2．饮食护理　由于发热、化疗等因素导致食欲差、消耗大，应给予高热量、高蛋白质、高维生素、清淡、易消化饮食。食物应多样化，避免进食油腻、生冷和容易产气的食物。有口腔及咽喉部溃疡者可进牛奶、麦片粥及淡味食物。若患者存在肠梗阻、消化道出血等疾病，应予以禁食。

（二）病情观察

1. 监测体温的变化　患者发热时执行发热护理规范。

2. 贫血、乏力、消瘦等全身症状　观察患者有无疲乏、困倦、无力、皮肤黏膜苍白、头晕、头痛、失眠、记忆力下降、呼吸困难、心悸、气促等症状。具体护理措施参见第一章第二节“血液系统疾病常见症状护理”。

3. 肝、脾、胃肠道等脏器受累症状　观察患者有无腹胀、腹痛、腹部肿物，有无食欲下降、恶心、呕吐及排便异常情况，同时注意生化指标的变化，预防胃肠穿孔等并发症的发生。根据患者化疗效果及肠黏膜修复情况，调整相关饮食，必要时联合给予肠外营养支持。

4. 深部淋巴结肿大引起的压迫症状　纵隔淋巴结肿大会引起咳嗽、呼吸困难、上腔静脉压迫症，对于呼吸困难者，予半坐卧位，必要时遵医嘱给予氧气吸入；咽淋巴环病变可引起吞咽困难，造成进食困难，选择软食、半流质饮食，严重者可给予流食、鼻饲或静脉高营养，以补充机体需要量。

5. 皮肤瘙痒、皮疹　观察患者有无局部和周身皮肤症状，评估皮疹发生的时间、部位、分布范围，是否伴有瘙痒，是否有皮肤破损、渗液等。嘱患者穿宽松舒适的棉质内衣，不宜过度搔抓，以免皮肤破损而感染，注意皮肤清洁。可用冷毛巾冷敷瘙痒处进行缓解。评估淋巴瘤患者放疗后的局部皮肤反应，有无发红、瘙痒、烧灼感及渗液、水疱形成等，注意局部皮肤的护理。

6. 出血　观察患者皮肤有无瘀点、瘀斑，有无口腔、鼻腔、眼底出血，有无血尿、便血等，若出现血小板减少，应注意预防出血。如有出血，执行出血护理规范。

7. 感染　观察患者有无发热、感染伴随症状及体征。

（1）保持病室安静、整洁，空气清新，定时通风、空气消毒。做好患者个人防护，必要时戴口罩，加强患者口腔、肛周护理，减少探视及陪护人员，避免交叉感染。

（2）监测患者体温变化，一旦出现发热，提示有感染存在时，应寻找常见的感染灶或体征，如咽痛、咳嗽、咳痰、尿路刺激征、肛周疼痛等。若患者出现感染征象，应遵医嘱做血培养、咽拭子等检查，按时应用抗生素。

（3）医务人员应严格执行无菌操作，避免医源性感染。

（三）用药护理

化学治疗时可能会产生局部不良反应、消化道反应、毒性反应及器官损害等，护理人员须向患者及家属讲解相关用药的注意事项及不良反应，有任何不适及时告知医护人员。在用药期间护理人员应注意观察不良反应，并遵医嘱给予对症处理。

（四）放疗、化疗护理

以化疗为主、化疗与放疗相结合，联合应用相关生物制剂的综合治疗是目前淋巴瘤治疗的基本策略。化疗时需严密观察药物治疗效果及不良反应，及时给予相应措施。放疗时注意患者皮肤状况，给予相应的皮肤护理。

（五）静脉护理

化疗是淋巴瘤患者重要的治疗方式之一。评估患者病情状况、静脉血管条件、治疗方案等，正确合理地选择血管通路。在治疗过程中，护士需要加强对血管通路装置的观察及护理。

（六）心理护理

关心体贴患者，耐心与患者交谈，通过交谈确认患者对疾病知识的了解程度和对疾病、未来生活的顾虑，对疾病相关情况给予清楚、充分的解释和说明，鼓励患者积极接受治疗。创造相互尊重、信任和合作的氛围，认真听取患者提出的问题，并耐心给予解答，帮助患者树立战胜疾病的信心。

三、健康教育

1．疾病知识介绍　向患者讲解疾病知识，指导患者对症状、体征的自我观察，说明用药的作用和不良反应，消除患者的顾虑。

2．休息与活动　保证充分休息、睡眠，适当参与活动。

3．饮食指导　护理人员应根据医嘱和患者饮食习惯，为其制订个性化的饮食计划，确保饮食的科学性和合理性，注意少食多餐，多食用新鲜果蔬，提升患者抵抗力。

4．用药指导　护理人员应做好指导和护理工作，向患者及其家属说明用药方案、给药途径、用法用量及相关注意事项等，向患者讲解药品相关不良反应，告知患者如有不适，及时告知医护人员。指导患者正确面对化疗所带来的乏力、脱发等不良反应。

5．心理指导　向患者和家属讲解近年来由于治疗方法的改进，淋巴瘤的缓解率不断提高，不少患者已达到完全治愈，鼓励患者配合治疗、增强信心，克服治疗中的不良反应。

6．出院指导

（1）向家属讲解家庭护理对患者康复的重要性，帮助患者树立战胜疾病的信心。

（2）指导患者坚持随访，通过定期随访针对性解决患者相关疑问，有效解决出院患者的护理问题，提高随访效果。告知患者如有不适，如无力、发热、盗汗、消瘦等及时就诊。

（3）出院后保持居住环境清洁，注意个人卫生，皮肤瘙痒者避免抓痒，以免皮肤破损。避免受凉感冒继发感染。沐浴时避免水温过高，宜选用温和的沐浴液。

（4）携带PICC出院的患者每7天导管维护一次，到二级以上医疗机构进行导管维护。使用输液港的患者每月维护一次。导管处如有异常情况，及时到医院处理。

（5）坚持用药，注意出院后严格遵医嘱服药，不能自行调整剂量，定期复诊，定期复查血常规、肝肾功能等，如发现病情变化应及时就诊。

（6）康复指导：鼓励患者院外也要配合治疗，康复期要保持心情舒畅、营养充足，适当锻炼身体，以提高机体免疫力。

四、临床路径护理表单

1．淋巴瘤临床护理表单（普适版）

适用对象：第一诊断为淋巴瘤

患者姓名：__________性别：__________年龄：__________住院号：__________

住院日期：______年______月______日　　出院日期：______年______月______日

标准住院日：侵袭性外周T细胞淋巴瘤、套细胞淋巴瘤28天内

伯基特（Burkitt）淋巴瘤30天内（其他分型淋巴瘤按照实际住院日执行）

时间	住院第1～2天	化疗前
健康宣教	□入院宣教：介绍病房环境、设施、医院相关制度、主管医生和护士 □告知各项检查的目的及注意事项 □介绍骨髓穿刺和淋巴结活检的目的、方法和注意事项 □指导饮食、卫生、活动等 □介绍输血的注意事项 □介绍自助缴费、查询报告方法 □安全宣教	□讲解疾病相关知识 □指导饮食、活动等 □中心静脉导管（CVC/PICC/PORT）置管介绍 □指导漱口及坐浴，讲解预防感染、出血等知识 □介绍输血的注意事项 □安全宣教
护理处置	□准确核对患者信息，协助患者佩戴腕带 □入院评估：询问病史、相关查体、血常规、检查皮肤黏膜有无出血、营养状况、血管情况等；疼痛评估及危险因素评估；PICC相关评估和维护（如已有导管） □监测和记录生命体征 □建立危重患者护理记录（病危、重患者） □卫生处置：剪指（趾）甲，沐浴（条件允许时），更换病号服 □完成各项化验检查的准备和标本留取（加急化验及时采集标本并送检）	□完成相关化验标本的留取并及时送检 □配合医生完成相关检查 □完成相关护理文书的书写 □术前签署中心静脉导管（CVC/PICC/PORT）置管知情同意书、发放中心静脉导管（CVC/PICC/PORT）维护手册并置管 □中心静脉导管（CVC/PICC/PORT）维护
基础护理	□执行分级护理 □晨晚间护理 □安全护理	□执行分级护理 □晨晚间护理 □安全护理 □口腔护理 □肛周护理
专科护理	□执行血液病护理常规 □输血护理（需要时） □心理护理	□观察病情、用药后的副作用 □输血护理（需要时） □心理护理
重点医嘱	□详见医嘱执行单	□详见医嘱执行单
病情变异记录	□无　□有，原因： 1. 2.	□无　□有，原因： 1. 2.
签名执行时间		

时间	化疗阶段	出院日
健康宣教	□ 化疗相关宣教：包括药物相关知识、作用、副作用及化疗过程中注意事项 □ 指导漱口及坐浴，讲解预防感染、出血等知识 □ 饮食指导：多饮水、低菌饮食（必要时） □ 静脉化疗血管保护相关知识指导 □ 指导休息与活动 □ 安全宣教	□ 出院宣教：用药、饮食、卫生、休息，监测血常规、生化等 □ 中心静脉导管（CVC/PICC/PORT）带管出院宣教 □ 指导办理出院手续 □ 告知患者联系方式 □ 指导关注科室公众号 □ 定期随访
护理处置	□ 完成相关化验标本的留取并及时送检 □ 遵医嘱详记24小时出入量（必要时） □ 完成相关护理文书的书写 □ 中心静脉导管（CVC/PICC/PORT）维护 □ 遵医嘱予药物输入 □ 遵医嘱予心电监护（需要时）	□ 为患者领取出院带药 □ 协助整理患者用物 □ 协助取下患者腕带 □ 发放出院指导宣教材料 □ 指导患者院外导管维护及换药 □ 签署中心静脉导管（PICC/PORT）带管出院协议 □ 完成出院评估 □ 床单位终末消毒
基础护理	□ 执行分级护理 □ 晨晚间护理 □ 安全护理 □ 口腔护理 □ 肛周护理	□ 安全护理（护送出院）
专科护理	□ 观察患者病情变化，重点观察体温、血常规、电解质变化，有无黏膜和皮肤出血，尿量、尿色，恶心、呕吐、脱发等化疗副作用 □ 感染、出血护理 □ 输血护理（需要时） □ 化疗护理 □ 心理护理	□ 预防感染和出血指导 □ 心理护理
重点医嘱	□ 详见医嘱执行单	□ 详见医嘱执行单
病情变异记录	□ 无　□ 有，原因： 1. 2.	□ 无　□ 有，原因： 1. 2.
签名执行时间		

2．淋巴瘤临床患者表单（普适版）

适用人群：第一诊断为淋巴瘤

患者姓名：__________性别：__________年龄：__________住院号：__________

住院日期：______年______月______日　出院日期：______年______月______日

标准住院日：侵袭性外周T细胞淋巴瘤、套细胞淋巴瘤28天内

伯基特（Burkitt）淋巴瘤30天内（其他分型淋巴瘤按照实际住院日执行）

时间	入院第1～2天	化疗前
医患配合	□ 收集资料，包括既往史、用药史、过敏史 □ 请明确告知既往用药情况 □ 有任何不适请告知医生 □ 配合完成相关检查：浅表淋巴结、腹部、泌尿系B超，颈部、胸部、腹部及盆腔增强CT，其中侵袭性淋巴瘤首选PET/CT，必要时MRI，心电图 □ 配合完成血常规、生化等检查 □ 配合骨髓穿刺、骨髓活检、淋巴结活检等 □ 签署相关知情同意书	□ 配合相关检查 □ 配合化疗 □ 配合用药 □ 有任何不适请告知医生
护患配合	□ 配合测量体温、脉搏、呼吸、血压、身高、体重 □ 接受骨髓穿刺、活检宣教 □ 配合完成入院护理评估 □ 接受入院宣教（环境介绍、病室规定、探视陪护制度、送餐订餐制度、贵重物品保管等） □ 配合血、尿、便等标本的采集 □ 接受用药指导 □ 接受预防感染和出血指导 □ 有任何不适告知护士	□ 配合测量体温、脉搏、呼吸 □ 配合每日询问排便 □ 配合采集血标本 □ 接受疾病知识介绍 □ 接受用药指导 □ 配合护士选择静脉通路，接受中心静脉置管 □ 接受中心静脉导管（CVC/PICC/PORT）维护 □ 接受预防感染和出血指导 □ 接受心理护理 □ 接受基础护理 □ 有任何不适告知护士
饮食	□ 遵医嘱饮食	□ 遵医嘱饮食
排泄	□ 尿便异常时及时告知医护人员	□ 尿便异常时及时告知医护人员
活动	□ 根据病情适当活动 □ 有出血倾向者卧床休息，减少活动	□ 根据病情适当活动 □ 有出血倾向者卧床休息，减少活动
签字执行时间		

时间	化疗阶段	出院日
医患配合	□ 配合相关检查 □ 配合用药 □ 配合化疗 □ 有任何不适请告知医生	□ 接受出院前指导 □ 知道复查时间 □ 获取出院诊断书 □ 获取出院证 □ 知道服药方法、作用、注意事项
护患配合	□ 配合定时测量生命体征 □ 配合每日询问排便 □ 配合各种相关检查 □ 配合采集血标本 □ 接受疾病知识介绍 □ 接受用药指导 □ 中心静脉导管（CVC/PICC/PORT）维护 □ 接受化疗知识指导 □ 接受预防感染和出血指导 □ 接受保护性隔离措施 □ 接受心理护理 □ 接受基础护理 □ 有任何不适告知护士	□ 接受出院宣教 □ 办理出院手续 □ 获取出院带药 □ 知道预防感染、出血措施 □ 知道复印病历的方法 □ 接受中心静脉导管（PICC/PORT）院外维护指导 □ 签署中心静脉导管（PICC/PORT）带管出院协议
饮食	□ 遵医嘱饮食	□ 普通饮食 □ 避免进生、冷、硬、辛辣和刺激饮食
排泄	□ 尿便异常时及时告知医护人员	□ 尿便异常时及时就诊
活动	□ 根据病情适当活动 □ 有出血倾向者卧床休息，减少活动	□ 适当活动，避免疲劳 □ 注意保暖，避免感冒 □ 注意安全，减少出血
签字执行时间		

3．淋巴瘤临床健康教育表单（普适版）

适用对象：第一诊断为淋巴瘤

患者姓名：__________性别：__________年龄：__________住院号：__________

住院日期：______年______月______日　　出院日期：______年______月______日

标准住院日：侵袭性外周T细胞淋巴瘤、套细胞淋巴瘤28天内

伯基特（Burkitt）淋巴瘤30天内（其他分型淋巴瘤按照实际住院日执行）

时间	住院第1～2天	化疗前
健康宣教	□ 热情接待患者及家属，介绍自己，介绍其责任护士、主管医生、护士长姓名 □ 介绍病房环境、设施和设备，引导患者熟悉病房环境，如水房、浴室、卫生间、处置间、护士站、医生办公室等，消除患者对陌生环境的紧张和不适感 □ 介绍规章制度（作息、探视、陪护、请假、安全制度），取得患者配合 □ 介绍自助缴费、查询报告方法 □ 入院、危险因素及老年评估，对于有危险因素的患者加强跌倒、坠床等安全宣教，悬挂警示标志 □ 评估患者及家属对健康教育的需求和接受能力 □ 耐心向患者解释留取相关化验标本的方法及标本放置位置，告知患者B超、CT、骨髓穿刺、淋巴结活检等检查的目的、方法及注意事项 □ 积极主动沟通，了解患者需要，尽量满足患者，做好心理安慰，减轻患者入院后焦虑情绪	□ 讲解疾病相关知识 □ 做好基础护理 □ 做好心理护理 □ 指导患者进行正确的休息与饮食 □ 指导漱口及坐浴，讲解预防感染、出血等知识 □ 根据患者静脉条件，宣教相关静脉导管知识。对于使用留置针的患者，告知患者及家属留置期间密切观察局部情况，定时更换避免感染。需要留置中心静脉导管（CVC/PICC/PORT）的患者，术前需签署中心静脉导管（CVC/PICC/PORT）置管知情同意书、发放中心静脉导管（CVC/PICC/PORT）维护手册，并进行中心静脉导管（CVC/PICC/PORT）相关知识宣教 □ 安全宣教：确保患者安全，必要时加用床档，血细胞计数偏低患者严格卧床休息
效果评价	□ 掌握 □ 基本掌握 其他：	□ 掌握 □ 基本掌握 其他：
护士签名时间		

时间	化疗阶段	出院日
健康宣教	□ 饮食宣教 -嘱患者进食高热量、高蛋白质、高维生素、清淡、易消化饮食。血细胞计数低时进低菌饮食，饮食不要过热，不要吃带刺坚硬食品 □ 用药宣教 -嘱患者密切观察血管情况，如有异常，及时告知护士。若发生药液外渗，安抚患者情绪，停止输液，及时处置 -嘱患者根据医生说明正确服药，不得自行停药减药，出现任何不适应及时通知医护人员，向患者做好输血相关知识宣教 □ 预防感染宣教：减少探视人员，患者应保持良好个人卫生，注意手卫生，保持病室环境清洁、整齐、按时通风，保证饮食卫生等 □ 预防出血宣教：告知患者保证充足休息，减少活动，血小板＜20×10^9/L或有出血倾向的患者嘱其绝对卧床休息，用软毛牙刷刷牙，不要挖鼻孔，不要留长指甲，密切观察患者出血情况 □ 针对陪护人员宣教 -减少探视陪护人员，陪护人员进入病房要求戴口罩、洗手，不要坐病床，不要将衣物放在病床上 -陪护人员与患者分开进餐 -陪护人员不要互串病房	□ 指导患者办理出院手续（结账、复印、带药） □ 有出院带药的患者为其备好出院带药并告知药物的使用方法 □ 指导患者出院后合理饮食与休息 □ 告知患者遵医嘱定期监测血常规，定期门诊随访，按时服药，按时进行巩固治疗 □ 携带PICC出院宣教 -沐浴：可以淋浴，用保鲜膜保护，淋浴时可以举起置管侧手臂，避免淋湿 -活动：可以做煮饭、洗碗等一般家务。可以做握拳、伸展等柔和的动作。严禁游泳、打球、抱小孩、拖地、拄拐杖、托举哑铃等剧烈运动。严禁提5kg以上重物 -医疗活动：严禁在置管侧手臂测血压。禁止推注对比剂（耐高压导管除外） -按时到医院进行维护，若有问题及时处置 □ 向患者发放出院指导，告知患者联系方式
效果评价	□ 掌握 □ 基本掌握 其他：	□ 掌握 □ 基本掌握 其他：
护士签名时间		

（王 雯 田 菲）

第四节 霍奇金淋巴瘤护理

霍奇金淋巴瘤（Hodgkin lymphoma，HL）是淋巴瘤的一种独特类型，为青年人中最常见的恶性肿瘤之一。病初发生于一组淋巴结，以颈部淋巴结和锁骨上淋巴结常见，然后扩散到其他淋巴结，晚期可侵犯血管，累及脾、肝、骨髓和消化道等。病理学特征在霍奇金淋巴瘤为瘤组织内含有淋巴细胞、嗜酸性粒细胞、浆细胞和特异性的里-斯（Reed-Steinberg）细胞，HL按照病理类型分为结节性富含淋巴细胞型和经典型，后者包括淋巴细胞为主型、结节硬化型、混合细胞型和淋巴细胞消减型。

一、护理评估

（一）患者评估

1. 现病史　记录患者患病情况及经过，了解患者的起病方式、发病时间，有无明确病因与诱因，主要症状与体征及其特点。

2. 既往史　了解患者既往的相关辅助检查、有无其他疾病，用药和其他治疗情况、了解患者既往手术史，食物、药物过敏史及长期用药史。

3. 个人史　了解患者有无吸烟、饮酒史，有无药物、化学毒物、放射线接触史等。记录患者年龄、职业、文化程度、饮食、尿便、视力、听力及睡眠等一般状况。

4. 家族史　了解患者家族肿瘤病史及遗传病史；询问其他重要脏器疾病史。

5. 婚育史　了解患者婚姻状况及生育史。

6. 心理-社会支持状况　了解患者精神状况、心理状态及社会支持情况。

（二）病情评估

1. 症状与体征　评估生命体征（体温、脉搏、呼吸、血压）、营养状况、意识状态及有无疼痛。了解患者有无发热、发热的程度和热型特点。了解疾病相关症状及体征，如有无肝、脾、淋巴结增大，有无发热、盗汗、皮肤瘙痒，有无感染灶等。

2. 实验室检查　了解疾病诊断、分型、血常规、骨髓象、免疫学检查、细胞遗传学等检查。

3. 高危因素评估　对患者自理能力、跌倒坠床风险及压力性损伤风险等高危因素进行筛查、评估。

二、护理

（一）一般护理

1. 休息与活动　视患者病情状况、体力情况，合理安排活动。高热患者宜卧床休息，血小板＜20×10^9/L时嘱患者绝对卧床休息。

2. 饮食护理　由于发热、化疗等因素导致食欲差、消耗大，应给予高热量、高蛋白质、高维生素、清淡、易消化饮食。食物应多样化，避免进食油腻、生冷和容易产气的食物。有口腔及咽喉部溃疡者可进食牛奶、麦片粥及淡味食物。若患者存在肠梗阻、消化道出血等疾病，应予以禁食。

（二）病情观察及护理

1. 发热、消瘦、盗汗等全身症状　观察患者有无乏力、发热、头晕、头痛、失眠、记忆力下降、呼吸困难、心悸、气促、体重下降、局部压迫等症状。具体护理措施参见第一章第二节“血液系统疾病常见症状护理”。

2. 皮肤瘙痒、皮疹　观察患者周身有无颜色改变、皮疹和皮肤瘙痒等。皮肤瘙痒为霍奇金淋巴瘤特异性表现，评估瘙痒为全身性或局部性。保持皮肤清洁，用温水清洗皮肤，重点清洁皮肤皱褶处，预防感染。保持床单清洁干燥，以减少对皮肤刺激。患者应勤换内衣，穿宽松柔软棉质衣物。有皮疹、皮肤瘙痒的患者要剪短指甲，不宜过度搔抓，以免皮肤破损而感染。放疗后照射区的皮肤在辐射作用下一般都有轻度损伤，对刺激的耐受非常低，易发生二次皮肤损伤，故应避免局部皮肤受到强冷或热的刺激，尽量不用热水袋、冰袋，沐浴水温37～40℃为宜。外出时避免阳光直接照射，不要用有刺激性的化学物品，如肥皂、乙醇、油膏、胶布等。

3. 咽淋巴环病变可引起吞咽困难，造成进食困难，应耐心细致地为患者提供生活护理，并向其讲解进食困难的原因，消除患者的恐惧心理。吞咽困难时，选择软食、半流质饮食，严重者可给予流食、鼻饲或静脉高营养，以补充机体需要量。

4. 上腔静脉综合征　是血液内科常见的急性并发症之一，是由于肿大的淋巴结直接侵犯或压迫上腔静脉致静脉回流受阻，使上腔静脉或两侧无名静脉显著狭窄或阻塞，导致血液回心脏受阻，引起的以急性呼吸困难和面颈部肿胀为特点的综合征。一旦发生上腔静脉综合征，需监测患者生命体征变化及病情变化。

（1）密切关注缺氧程度，有无呼吸困难、发绀及意识变化，特别是血氧饱和度变化，必要时应及时给予氧疗；每日定时监测臂围和面部及四肢肿胀、静脉扩张等情况。

（2）重症患者取坐位并双下肢下垂，以减少下肢的静脉回流，减轻胸闷、气促等症状。

（3）避免经上肢静脉输液包括经外周中心静脉导管的置入，宜采取下肢静脉或股静脉穿刺置管输液。

（三）用药护理

向患者及家属讲解相关用药的注意事项及不良反应，有任何不适及时告知医务人员。

1. 多柔比星　常见不良反应有骨髓抑制、口腔溃疡、恶心、呕吐、心脏毒性。第一次用药时，宜缓慢输注。告知患者及家属讲解该药物第一次应用时易出现过敏反应，如胸闷、呼吸困难等，如有异常情况，及时告知医护人员。该药物对心脏影响较大，用药前需检测心脏功能，用药期间注意观察心脏毒性。

2. 博莱霉素　常见不良反应有恶心、呕吐、口腔炎、皮肤反应、药物热、食欲减退、脱发、色素沉着、指甲变色、指（趾）红斑、硬结、肿胀及脱皮等。肺炎样症状及肺纤维化症状，表现为呼吸困难、咳嗽、啰音、间质水肿等。用药期间应注意检查肺部，如出现肺炎样变应停药。

3．长春新碱 用药时注意观察毒性反应（如口腔炎、指尖发麻、四肢痛、直立性低血压等）及胃肠道反应（如恶心、呕吐等），给予对症处理。

4．达卡巴嗪 该药对光和热极不稳定，遇光或热易变红，在水中不稳定，放置后溶液变浅红色，需临时配置，溶解后立即注射，尽量避光。达卡巴嗪的不良反应多为胃肠道反应、骨髓抑制、流感样症状等，遵嘱予对症处理。

5．程序性死亡［蛋白］-1（programmed death 1，PD-1）抑制剂 药品必须存贮于2～8℃冰箱内，在PD-1配置过程中禁止摇晃药瓶，使用前将药瓶恢复至常温（25℃或以下），用0.9%氯化钠溶液进行配置，现配现用，将输注时间控制在30～60分钟内。药品输注过程中对患者进行细致的观察，按时监测生命体征，及时发现输液反应及药品副作用。常见的不良反应包括发热、瘙痒、皮疹、腹泻、结肠炎、甲状腺功能减退、甲状腺功能亢进和肺炎等。

6．维布妥昔单抗 是一种靶向CD30的单克隆抗体偶联药物。必须存贮于2～8℃冰箱，并将药瓶保存于原包装盒中，避光。每瓶单次必须使用10.5ml注射用水复溶，沿瓶壁加入液体，轻轻旋转药瓶直至复溶，不得振摇，现用现配。输注前遵医嘱给予抗过敏药物，输注时观察患者输注反应，30分钟以上静脉给药。只能通过专门的静脉通路给药，不可与其他药物混合。

（四）静脉护理

化疗是霍奇金淋巴瘤患者重要的治疗方式之一。评估患者病情状况、静脉血管条件、治疗方案等，正确合理地选择血管通路。在治疗过程中，护士需要加强对血管通路的观察及护理。

（五）放疗护理

放疗是霍奇金淋巴瘤的主要治疗手段之一。要保护放疗照射区域皮肤，勿用力摩擦或热敷，保持皮肤清洁，剪短指甲，不宜过度搔抓，以免皮肤破损而感染。放疗后1周可出现乏力、头晕、食欲减退、恶心、呕吐、口中无味或变味、失眠或嗜睡等，一般于放疗结束后大多自行缓解，嘱患者以休息为主；对症状较重的患者可给予对症处理，在急性放疗反应消退前，应避免进食煎炸、辛辣和过热食物，多食蔬菜、水果，适当多饮水，保持大便通畅。放射线容易造成唾液腺损伤，导致口腔黏膜充血水肿，解决口腔黏膜反应是最重要的一环，放疗1个月前应洁齿和拔除龋齿，并治疗口腔疾病，拔牙后待伤口痊愈后方能放疗。照射前应禁食，照射后静卧休息，加强口腔卫生，饭后用软毛牙刷刷牙，每天于早、中、晚饭后及晚睡前漱口。密切观察患者口腔黏膜变化，出现口腔溃疡时注意保护创面，控制感染，促进再生修复。

（六）心理护理

关心体贴患者，耐心与患者交谈，通过交谈确认患者对疾病知识的了解程度和对疾病、未来生活的顾虑，给予清楚、充分的解释和说明，鼓励患者积极接受治疗。

三、健康教育

1．疾病知识介绍 使用患者可以理解的方式讲解疾病的基本知识、诊断治疗方法、副作用及处理方法等，使患者对疾病有一个科学的了解。

2．休息与活动　保证充分休息、睡眠，适当参与活动。

3．饮食指导　护理人员应根据医嘱要求及患者饮食习惯，为其制订个性化的饮食计划，确保饮食的科学性和合理性，注意少食多餐，食用新鲜果蔬，提升患者抵抗力。

4．心理指导　指导和鼓励患者认识、表达自己的情绪，采取转移注意力、深呼吸等放松方法，确立新的生活目标，建立新的生活方式等，减轻焦虑抑郁等负性情绪，以乐观积极的态度对待要面临的各种治疗。

5．用药指导　护理人员应做好指导和护理工作，向患者及其家属说明用药方案、给药途径、用法用量及相关注意事项等，向患者讲解药品相关不良反应，告知患者如有不适，及时告知医护人员。指导患者正确面对化疗所带来的乏力、脱发等不良反应。

6．出院指导

（1）向家属讲解家庭护理对患者康复的重要性，帮助患者树立战胜疾病的信心。

（2）指导患者坚持随访，通过定期随访针对性解决患者相关疑问，有效解决出院患者的护理问题，提高随访效果。告知患者如有不适，如疲乏无力、发热、盗汗、消瘦等及时就诊。

（3）出院后保持居住环境清洁，注意个人卫生，皮肤瘙痒者避免抓痒，以免皮肤破损。避免受凉感冒，继发感染。沐浴时避免水温过高，宜选用温和的沐浴液。

（4）携带PICC出院的患者每7天导管维护一次，到二级以上医疗机构进行导管维护，使用输液港的患者每月维护一次。导管处如有异常情况，及时到医院处理。

（5）坚持用药，注意出院后严格遵医嘱服药，不能自行调整剂量，定期复诊，定期复查血常规、肝肾功能等，如发现病情变化应及时就诊。

（6）康复指导，向患者及家属介绍随着治疗方法的改进，该疾病的缓解率不断提高，鼓励患者院外也要配合治疗，康复期要保持心情舒畅、营养充足，适当锻炼身体，以提高机体免疫力。

四、临床路径护理表单

1．霍奇金淋巴瘤临床护理表单（首次入院）

适用对象：第一诊断为霍奇金淋巴瘤（首次入院）

患者姓名：__________性别：__________年龄：__________住院号：__________

住院日期：____年__月__日　　出院日期：____年__月__日　　标准住院日：19天内

时间	入院诊察阶段（1～10天）	化疗阶段（1～8天）
健康宣教	□ 入院宣教：介绍病房环境、设施、医院相关制度、主管医生和护士 □ 告知各项检查的目的及注意事项 □ 介绍骨髓穿刺的目的、方法和注意事项 □ 介绍淋巴结活检的目的、方法和注意事项 □ 指导饮食、卫生、活动等 □ 安全宣教 □ 做好心理护理 □ 介绍输血的注意事项 □ 介绍自助缴费、查询报告方法	□ 讲解疾病相关知识 □ 中心静脉导管（CVC/PICC/PORT）置管介绍 □ 化疗相关宣教：包括药物相关知识、作用、副作用及化疗过程中注意事项 □ 指导漱口及坐浴，讲解预防感染和出血等知识 □ 饮食指导：适当多饮水、低菌饮食（必要时） □ 介绍输血的注意事项 □ 安全宣教
护理处置	□ 准确核对患者信息，协助患者佩戴腕带 □ 入院评估：询问病史、相关查体、血常规、检查皮肤黏膜有无出血、营养状况、血管情况等；疼痛评估及危险因素评估；监测和记录生命体征 □ 卫生处置：剪指（趾）甲，沐浴（条件允许时），更换病号服 □ 完成各项化验检查的准备和留取（加急化验及时采集标本并送检）	□ 中心静脉导管（CVC/PICC/PORT）置管术，术前签署知情同意书、发放维护手册 □ 中心静脉导管（CVC/PICC/PORT）导管维护 □ 遵医嘱予以化疗药物 □ 遵医嘱予以血液制品（需要时） □ 遵医嘱详记24小时出入量（必要时） □ 遵医嘱予以心电监护（需要时） □ 针对高危因素持续护理评估 □ 完成相关护理文书的书写
基础护理	□ 执行分级护理 □ 晨晚间护理 □ 安全护理	□ 执行分级护理 □ 晨晚间护理 □ 安全护理 □ 口腔护理 □ 肛周护理
专科护理	□ 执行血液病护理常规 □ 观察病情 □ 输血护理（需要时） □ 心理护理	□ 观察患者病情变化 □ 观察病情、用药后的副作用 □ 输血护理（需要时） □ 心理护理
重点医嘱	□ 详见医嘱执行单	□ 详见医嘱执行单
病情变异记录	□ 无　□ 有，原因： 1. 2.	□ 无　□ 有，原因： 1. 2.
签名执行时间		

时间	出院日
健康宣教	□ 出院宣教：用药、饮食、卫生、休息指导，监测血常规、生化等 □ 中心静脉导管（CVC/PICC/PORT）带管出院宣教 □ 指导办理出院手续 □ 告知患者联系方式 □ 指导关注科室公众号 □ 定期随访
护理处置	□ 领取出院带药 □ 协助整理患者用物 □ 协助取下患者腕带 □ 发放出院指导宣教材料 □ 指导患者院外导管维护及换药 □ 完成出院评估 □ 床单位终末消毒
基础护理	□ 安全护理（护送出院）
专科护理	□ 预防感染和出血指导 □ 心理护理
重点医嘱	□ 详见医嘱执行单
病情变异记录	□ 无 □ 有，原因： 1. 2.
签名执行时间	

2．霍奇金淋巴瘤临床患者表单（首次入院）

适用人群：第一诊断为霍奇金淋巴瘤（首次入院）

患者姓名：__________性别：__________年龄：__________住院号：__________

住院日期：____年__月__日　出院日期：____年__月__日　标准住院日：19天内

时间	入院诊察阶段（1～10天）	化疗阶段（1～8天）
医患配合	□ 收集资料，包括既往史、用药史、过敏史 □ 请明确告知既往用药情况 □ 配合完成化验：血常规、生化等 □ 配合骨髓穿刺、骨髓活检、淋巴结活检等 □ 配合进行相关检查：PET/CT、全身增强CT、心电图等 □ 签署相关知情同意书 □ 有任何不适请告知医生	□ 配合相关检查 □ 配合化疗 □ 配合用药 □ 有任何不适请告知医生
护患配合	□ 配合测量体温、脉搏、呼吸、血压、身高、体重 □ 配合完成入院护理评估 □ 接受入院宣教（环境介绍、病室规定、探视陪护制度、送餐订餐制度、贵重物品保管等） □ 接受骨髓穿刺、活检宣教 □ 配合采集血、留取尿标本 □ 配合各项检查（需要空腹的请遵照执行） □ 接受预防感染和出血指导 □ 有任何不适告知护士	□ 配合测量体温、脉搏、呼吸 □ 配合每日询问排便 □ 配合采集血标本 □ 接受疾病知识介绍 □ 接受用药指导 □ 配合护士选择静脉通路，接受中心静脉导管（CVC/PICC/PORT）置管 □ 接受中心静脉导管（CVC/PICC/PORT）维护 □ 接受预防感染和出血指导 □ 接受保护性隔离措施 □ 接受心理护理 □ 接受基础护理 □ 有任何不适告知护士
饮食	□ 遵医嘱饮食	□ 遵医嘱饮食
排泄	□ 尿便异常时及时告知医护人员	□ 尿便异常时及时告知医护人员
活动	□ 根据病情适当活动 □ 有出血倾向者卧床休息，减少活动	□ 根据病情适当活动 □ 有出血倾向者卧床休息，减少活动
签名执行时间		

时间	出院日
医患配合	□ 接受出院前指导 □ 知道复查时间 □ 获取出院诊断书 □ 获取出院证 □ 知道服药方法、作用、注意事项
护患配合	□ 接受出院宣教 □ 办理出院手续 □ 获取出院带药 □ 知道预防感染、出血措施 □ 知道复印病历的方法 □ 接受中心静脉导管（PICC/PORT）院外维护指导 □ 签署中心静脉导管（PICC/PORT）院外带管协议
饮食	□ 普通饮食 □ 避免进生、冷、硬、辛辣和刺激饮食
排泄	□ 尿便异常（出血时）及时就诊
活动	□ 适当活动，避免疲劳 □ 注意保暖，避免感冒 □ 注意安全，减少出血
签名执行时间	

3．霍奇金淋巴瘤临床健康教育表单（首次入院）

适用对象：第一诊断为霍奇金淋巴瘤（首次入院）

患者姓名：__________性别：__________年龄：__________住院号：__________

住院日期：____年__月__日　　出院日期：____年__月__日　　标准住院日：19天内

时间	入院诊察阶段（1～10天）	化疗阶段（1～8天）
健康宣教	□ 热情接待患者及家属，介绍自己，介绍其责任护士、主管医生、护士长姓名 □ 介绍病房环境、设施和设备。引导患者熟悉病房环境，如水房、浴室、卫生间、处置间、护士站、医生办公室等。消除患者对陌生环境的紧张和不适感 □ 介绍规章制度（作息、探视、陪护、请假、安全制度），取得患者配合 □ 介绍自助缴费、查询报告方法 □ 入院、危险因素及老年评估，对于有危险因素的患者，加强跌倒、坠床等安全宣教，悬挂警示标志 □ 评估患者及家属对健康教育的需求和接受能力 □ 耐心向患者解释留取相关化验标本的方法，以及标本放置位置。告知患者B超、CT、骨髓穿刺及活检等检查的目的、方法及注意事项 □ 积极主动沟通，了解患者需要，尽量满足患者，做好心理安慰，减轻患者入院后焦虑情绪	□ 讲解疾病相关知识 □ 根据患者静脉条件，选择合适的静脉通路。需要留置中心静脉导管（CVC/PICC/PORT）的患者，术前需签署中心静脉导管置管知情同意书，发放中心静脉导管维护手册，并进行中心静脉导管相关知识宣教 □ 用药宣教 -嘱患者密切观察血管情况，如有异常，及时告知护士。若发生药液外渗，安抚患者情绪，停止输液，及时处置 -嘱患者根据医生说明正确服药，不得自行停药减药，出现任何不适应及时通知医护人员，向患者做好输血相关知识宣教 □ 饮食宣教：嘱患者进食高热量、高蛋白质、高维生素、清淡、易消化饮食 □ 做好心理护理 □ 预防感染宣教：减少探视人员，患者应保持良好个人卫生，注意手卫生，保持病室环境清洁、整齐、按时通风，保证饮食卫生等。指导正确漱口及坐浴 □ 预防出血宣教：告知患者保证充足休息，减少活动，血小板＜20×10^9/L或有出血倾向的患者嘱其绝对卧床休息，用软毛牙刷刷牙，不要挖鼻孔，不要留长指甲，密切观察患者出血情况 □ 针对陪护人员宣教：疫情期间禁止探视，固定一人陪护，陪护人员进入病房要求戴口罩、洗手，不要坐病床，不要将衣物放在病床上。陪护人员不要互串病房
效果评价	□ 掌握 □ 基本掌握 其他：	□ 掌握 □ 基本掌握 其他：
护士签名时间		

时间	出院日
健康宣教	患者诊断明确第一疗程治疗结束 □ 指导患者办理出院手续（结账、复印、带药） □ 有出院带药的患者为其备好出院带药，并告知药物的使用方法 □ 指导患者出院后合理饮食与休息 □ 指导患者定期门诊随访 □ 告知患者遵医嘱定期监测血常规，定期门诊随访，按时服药，按时进行治疗 □ 携带PICC出院宣教 -沐浴：可以淋浴，用保鲜膜保护，淋浴时可以举起置管侧手臂，避免淋湿 -活动：可以做煮饭、洗碗等一般家务；可以做握拳、伸展等柔和的动作；严禁游泳、打球、抱小孩、拖地、拄拐杖、托举哑铃等剧烈运动；严禁提5kg以上重物 -医疗活动：严禁在置管侧手臂测血压。禁止推注对比剂（耐高压导管除外） -以下情况需及时去医院就诊：感觉气短或胸痛。体温＞38℃。置管侧手臂麻木、手臂或颈部肿胀，臂围明显增大。输液接头脱落，敷贴松脱。导管体内部分滑出体外。穿刺点渗血，且按压无效，穿刺点局部红肿、疼痛、有分泌物。导管破损断裂。导管回血 -按时到医院进行维护，若有问题及时处置 □ 向患者发放出院指导，告知患者联系方式
效果评价	□ 掌握 □ 基本掌握 其他：
护士签名时间	

4．霍奇金淋巴瘤临床护理表单（非首次入院）

适用对象：第一诊断为霍奇金淋巴瘤（非首次入院）

患者姓名：__________性别：__________年龄：__________住院号：__________

住院日期：____年__月__日　　出院日期：____年__月__日　　标准住院日：12天内

时间	化疗前评估阶段（1～3天）	化疗阶段（1～8天）
健康宣教	□ 入院宣教：介绍病房环境、设施、医院相关制度、主管医生和护士 □ 告知各项检查的目的及注意事项 □ 指导饮食、卫生、活动等 □ 安全宣教 □ 做好心理护理 □ 介绍输血的注意事项	□ 讲解疾病相关知识 □ 化疗相关宣教：包括药物相关知识、作用、副作用及化疗过程中注意事项 □ 指导漱口及坐浴，讲解预防感染和出血等知识 □ 饮食指导：适当多饮水、低菌饮食（必要时） □ 介绍输血的注意事项 □ 安全宣教
护理处置	□ 准确核对患者信息，协助患者佩戴腕带 □ 入院评估：询问病史、相关查体、血常规、检查皮肤黏膜有无出血、营养状况、血管情况等；疼痛评估及危险因素评估；监测和记录生命体征 □ 卫生处置：剪指（趾）甲，沐浴（条件允许时），更换病号服 □ 完成各项化验检查的准备和留取（加急化验及时采集标本并送检）	□ PICC维护 □ 遵医嘱予以化疗药物 □ 遵医嘱予以抗菌药物（需要时） □ 遵医嘱予以血液制品（需要时） □ 遵医嘱详记24小时出入量（必要时） □ 遵医嘱予以心电监护（需要时） □ 针对高危因素持续护理评估 □ 完成相关护理文书的书写
基础护理	□ 执行分级护理 □ 晨晚间护理 □ 安全护理	□ 执行分级护理 □ 晨晚间护理 □ 安全护理 □ 口腔护理 □ 肛周护理
专科护理	□ 执行血液病护理常规 □ 观察病情 □ 输血护理（需要时） □ 心理护理	□ 观察患者病情变化 □ 观察病情、用药后的副作用 □ 输血护理（需要时） □ 心理护理
重点医嘱	□ 详见医嘱执行单	□ 详见医嘱执行单
病情变异记录	□ 无　□ 有，原因： 1. 2.	□ 无　□ 有，原因： 1. 2.
签名执行时间		

时间	出院日
健康宣教	□ 出院宣教：用药、饮食、卫生、休息、监测血常规、生化等 □ PICC带管出院宣教 □ 指导办理出院手续 □ 告知患者联系方式 □ 指导关注科室公众号 □ 定期随访
护理处置	□ 领取出院带药 □ 协助整理患者用物 □ 协助取下患者腕带 □ 发放出院指导宣教材料 □ 指导患者院外导管维护及换药 □ 完成出院评估 □ 床单位终末消毒
基础护理	□ 安全护理
专科护理	□ 预防感染和出血指导 □ 心理护理
重点医嘱	□ 详见医嘱执行单
病情变异记录	□ 无 □ 有，原因： 1. 2.
签名执行时间	

5．霍奇金淋巴瘤临床患者表单（非首次入院）

适用人群：第一诊断为霍奇金淋巴瘤（非首次入院）

患者姓名：__________性别：__________年龄：__________住院号：__________

住院日期：____年__月__日　出院日期：____年__月__日　标准住院日：12天内

时间	化疗前评估阶段（1～3天）	化疗阶段（1～8天）
医患配合	□ 收集资料，包括既往史、用药史、过敏史 □ 请明确告知既往用药情况 □ 配合完成化验：血常规、生化等 □ 配合骨髓穿刺 □ 配合进行相关检查：PET/CT、全身增强CT、心电图等 □ 签署相关知情同意书 □ 有任何不适请告知医生	□ 配合相关检查 □ 配合化疗 □ 配合用药 □ 有任何不适请告知医生
护患配合	□ 配合测量体温、脉搏、呼吸、血压、身高、体重 □ 配合完成入院护理评估 □ 接受入院宣教（环境介绍、病室规定、探视陪护制度、送餐订餐制度、贵重物品保管等） □ 接受骨髓穿刺、活检宣教 □ 配合采集血、留取尿标本 □ 配合各项检查（需要空腹的请遵照执行） □ 接受预防感染和出血指导 □ 接受PICC维护 □ 有任何不适告知护士	□ 配合测量体温、脉搏、呼吸 □ 配合每日询问大便 □ 配合采集血标本 □ 接受疾病知识介绍 □ 接受用药指导 □ 接受PICC维护 □ 接受预防感染和出血指导 □ 接受保护性隔离措施 □ 接受心理护理 □ 接受基础护理 □ 有任何不适告知护士
饮食	□ 遵医嘱饮食	□ 遵医嘱饮食
排泄	□ 尿便异常时及时告知医护人员	□ 尿便异常时及时告知医护人员
活动	□ 根据病情适当活动 □ 有出血倾向者卧床休息，减少活动	□ 根据病情适当活动 □ 有出血倾向者卧床休息，减少活动
签名执行时间		

时间	出院日
医患配合	□ 接受出院前指导 □ 知道复查时间 □ 获取出院诊断书 □ 获取出院证 □ 知道服药方法、作用、注意事项
护患配合	□ 接受出院宣教 □ 办理出院手续 □ 获取出院带药 □ 知道预防感染、出血措施 □ 知道复印病历的方法 □ 接受PICC院外维护指导 □ 签署PICC院外带管协议
饮食	□ 普通饮食 □ 避免进生、冷、硬、辛辣和刺激饮食
排泄	□ 尿便异常（出血时）及时就诊
活动	□ 适当活动，避免疲劳 □ 注意保暖，避免感冒 □ 注意安全，减少出血
签名执行时间	

6. 霍奇金淋巴瘤临床健康教育表单（非首次入院）

适用对象：第一诊断为霍奇金淋巴瘤（非首次入院）

患者姓名：__________性别：__________年龄：__________住院号：__________

住院日期：____年__月__日　　出院日期：____年__月__日　　标准住院日：12天内

时间	化疗前评估阶段（1～3天）	化疗阶段（1～8天）
健康宣教	□ 热情接待患者及家属，介绍自己，介绍其责任护士、主管医生、护士长姓名 □ 入院、危险因素及老年评估，对于有危险因素的患者，加强跌倒、坠床等安全宣教，悬挂警示标志 □ 评估患者及家属对健康教育的需求和接受能力 □ 积极主动沟通，了解患者需要，尽量满足患者，做好心理安慰，减轻患者入院后焦虑情绪	□ 讲解疾病相关知识 □ 根据患者静脉条件，宣教相关静脉导管（留置针、PICC、CVC、输液港）知识 □ 用药宣教 -嘱患者密切观察血管情况，如有异常，及时告知护士。若发生药液外渗，安抚患者情绪，停止输液，及时处置 -嘱患者根据医生说明正确服药，不得自行停药减药，出现任何不适应及时通知医护人员，向患者做好输血相关知识宣教 □ 饮食宣教：嘱患者进食高热量、高蛋白质、高维生素、清淡、易消化饮食 □ 做好心理护理 □ 预防感染宣教：减少探视人员，患者应保持良好个人卫生，注意手卫生，保持病室环境清洁、整齐、按时通风，保证饮食卫生等。指导正确漱口及坐浴 □ 预防出血宣教：告知患者保证充足休息，减少活动，血小板＜20×10^9/L或有出血倾向的患者嘱其绝对卧床休息，用软毛牙刷刷牙，不要挖鼻孔，不要留长指甲，密切观察患者出血情况 □ 针对陪护人员宣教：疫情期间禁止探视，固定一人陪护，陪护人员进入病房要戴口罩、洗手，不要坐病床，不要将衣物放在病床上，陪护人员不要互串病房
效果评价	□ 掌握 □ 基本掌握 其他：	□ 掌握 □ 基本掌握 其他：
护士签名时间		

<table>
<tr><th>时间</th><th>出院日</th></tr>
<tr><td>健康宣教</td><td>□ 指导患者办理出院手续（结账、复印、带药）
□ 有出院带药的患者为其备好出院带药，并告知药物的使用方法
□ 指导患者出院后合理饮食与休息
□ 指导其定期门诊随访
□ 告知患者遵医嘱定期监测血常规，定期门诊随访，按时服药，按时进行治疗
□ 携带PICC出院宣教：
-沐浴：可以淋浴，用保鲜膜保护，淋浴时可以举起置管侧手臂，避免淋湿
-活动：可以做煮饭、洗碗等一般家务；可以做握拳、伸展等柔和的动作；严禁游泳、打球、抱小孩、拖地、拄拐杖、托举哑铃等剧烈活动；严禁提5kg以上重物
-医疗活动：严禁在置管侧手臂测血压。禁止推注对比剂（耐高压导管除外）
-以下情况需及时去医院就诊：感觉气短或胸痛。体温>38℃。置管侧手臂麻木、手臂或颈部肿胀，臂围明显增大。输液接头脱落，敷贴松脱。导管体内部分滑出体外。穿刺点渗血且按压无效，穿刺点局部红肿、疼痛、有分泌物。导管破损断裂。导管回血
-按时到医院进行维护，若有问题及时处置
□ 向患者发放出院指导，告知患者联系方式</td></tr>
<tr><td>效果评价</td><td>□ 掌握
□ 基本掌握
其他：</td></tr>
<tr><td>护士签名时间</td><td></td></tr>
</table>

（王 雯 田 菲）

第五节 弥漫性大B细胞淋巴瘤护理

弥漫大B细胞淋巴瘤（diffuse large B-cell lymphoma，DLBCL）是最常见的非霍奇金淋巴瘤类型，其病因不明，可能与免疫缺陷和环境因素有关。临床典型表现为浅表部分淋巴结进行性肿大，表面光滑，质地坚硬。

一、评估

（一）患者评估

1. 现病史　记录患者患病情况及经过，了解患者的起病方式、发病时间，有无明确病因与诱因，主要症状与体征及其特点。

2. 既往史　了解患者既往的相关辅助检查、有无其他疾病，用药和其他治疗情况、了解患者既往手术史，食物、药物过敏史及长期用药史。

3. 个人史　了解患者有无吸烟、饮酒史，有无药物、化学毒物、射线接触史等。记录患者年龄、职业、文化程度、饮食、尿便、视力、听力及睡眠等一般状况。

4. 家族史　了解患者家族肿瘤病史及遗传病史。

5. 婚育史　了解患者婚姻状况及生育史。

6. 心理-社会支持状况　了解患者精神状况、心理状态及社会支持情况。

（二）病情评估

1. 症状与体征　评估生命体征（体温、脉搏、呼吸、血压）、营养状况及意识状态。了解患者有无发热、发热的程度和热型特点。有无淋巴结（Waldeyer环）、肝、脾增大，结外受累病灶，贫血、出血、感染等相关症状（包括初始时间、累及范围、大小及相关治疗情况等）。注意是否有发热、盗汗、体重减轻等B症状。

2. 实验室检查　血常规、骨髓象、免疫学检查、细胞遗传学等检查。

3. 高危因素评估　对患者自理能力、跌倒坠床风险及压力性损伤风险等高危因素进行筛查、评估。

二、护理

（一）一般护理

1. 休息与活动　视患者病情状况、体力情况，合理安排活动。高热患者宜卧床休息；纵隔淋巴结肿大者出现憋气，可取半坐卧位，必要时予氧气吸入。

2. 饮食护理　由于发热、化疗等因素导致食欲差、消耗大，应给予高热量、高蛋白质、高维生素、清淡、易消化饮食，适当多饮水。改变不良的饮食习惯，忌生冷、油腻。咽淋巴结病变者进流质饮食，严重吞咽困难者给予鼻饲饮食。

（二）病情观察及护理

1. 发热、盗汗、体重减轻等症状　由于机体免疫功能的衰竭和肿瘤疾病的进展，或伴有发热等消耗性因素，患者常出现多汗、夜间盗汗及体重进行性下降。护理时注意观察有无发热、盗汗、体重减轻等症状，给予相应的护理措施。

2. 贫血、乏力等全身症状　观察患者有无疲乏、困倦、软弱无力、皮肤黏膜苍白，头晕、头痛、失眠、记忆力下降、呼吸困难、心悸、气促等症状。具体护理措施参见第一章第二节“血液系统疾病常见症状护理”。

3. 淋巴结肿大引起的压迫症状　纵隔淋巴结肿大可引发上腔静脉压迫症，出现咳嗽、呼吸困难等症状。若患者不能平卧，应采取坐位或半卧位，从而使呼吸顺畅，减少体力消耗。严重呼吸困难的患者遵医嘱给予氧气吸入。咽淋巴环病变可引起吞咽困难，造成进食困难，护士要耐心细致地为患者提供生活护理，并向其讲解进食困难的原因，消除患者的恐惧心理。吞咽困难时，选择软食、半流质饮食，严重者可给予流食、鼻饲或静脉高营养，以补充机体需要量。

4. 中枢神经系统、骨髓浸润　弥漫大B细胞淋巴瘤癌细胞扩散较快，易侵犯中枢神经系统及骨髓，出现头痛、呕吐、贫血等症状。严密监测生命体征变化，配合医生给予降颅压处理，如静脉输注甘露醇及甘油果糖等。加强安全防护，防止患者发生跌倒坠床、进食水呛咳等。

5. 肿瘤溶解综合征　观察是否有恶心、呕吐、呼吸短促、心律不齐、尿液混浊、嗜睡、关节不适临床症状。注意有无高钾、高尿酸、高磷、低钙、肾功能异常。

（1）高白细胞及高肿瘤负荷者，注意用药期间相关不良反应的观察及护理。

（2）严格水化利尿：遵医嘱严格给予碱化利尿液体，注意出入量，定期测量体重，必要时严格记录24小时出入量，对于出入不平衡者，遵嘱予利尿剂等处理。

（3）高尿酸血症的护理：高尿酸血症为肿瘤溶解综合征的特征性表现之一，多数患者无明显症状，主要表现为少尿、无尿及发展为氮质血症，严重者因尿路堵塞而致急性肾功能不全，若不及时处理，可危及生命。因此，化疗前应充分水化，嘱患者适当多饮水，必要时遵医嘱给予别嘌醇缓释片口服。化疗后注意观察尿色、尿比重及全身水肿情况及出入量是否平衡。

（4）高钾、低钙、高磷等电解质紊乱的护理：注意观察电解质情况，如有异常，遵医嘱予以对应处理。

（三）用药护理

向患者及家属讲解相关用药的注意事项及不良反应，有任何不适及时告知医务人员。

1. 利妥昔单抗　B细胞淋巴瘤目前的一线治疗方案是以抗CD20单抗为基础的免疫化疗。利妥昔单抗是一种靶向CD20的单克隆抗体，该药物属于蛋白质品生物制剂，化疗时需严密观察药物治疗效果及不良反应，及时给予相应措施，尤其是第一次使用时。利妥昔单抗应避光保存在2～8℃冰箱，因利妥昔单抗不含防腐剂和抑菌剂，配制时须严格执行无菌操作，一定要现用现配。第一次用药时，过敏反应的发生率较高，需使用心电监护，观察血压、血氧等变化。严格控制液体输注速度，使用输液泵控制输液速度，准确输入药量，告知患者及家属不得随意调节滴速，身体不适需立即告知医护人员。

2. 多柔比星　告知患者该药物第一次应用时易出现过敏反应，如胸闷、呼吸困难等。该药物对心脏影响较大，用药前需检测心脏功能，用药期间注意观察心脏毒性。告知患者及家属如有异常情况，及时告知医护人员。

3. 环磷酰胺　用药期间加强碱化水化，使用美司钠解救，避免发生出血性膀胱炎。大剂量应用该药时，还应严格记录24小时出入量，测量体重。详细告知患者及家属如何正确记录24小时出入量。

4. 长春碱类　该药物易出现消化道反应、骨髓抑制及周围神经炎如指（趾）尖麻木、四肢疼痛、肌肉震颤、反射消失、头痛等。少数患者可有直立性低血压、脱发、失眠等。告知患者若有以上不良反应，及时告知医务人员。

5. 依托泊苷　若静脉滴注过速（＜30分钟），可有低血压、喉痉挛等过敏反应。临床输注时应注意滴速。

6. 顺铂　该药具有肾脏毒性，需充分水化，保持每日尿量2000～3000ml。用药过程中注意血钾、血镁变化，在水化期间，应加强巡视，监测输液速度，杜绝液体快速输入。

7. 阿糖胞苷　患者可能出现阿糖胞苷综合征，其主要表现为发热、肌痛、骨痛、偶尔胸痛、斑丘疹、结膜炎和不适。皮质激素能预防和治疗此综合征。

8. 吉西他滨　常见皮疹、瘙痒和流感样症状，还可引起轻度困倦，患者在用药期间应禁止驾驶和操纵机器。延长输液时间和增加给药频率都可能增加本药毒性，输注时应严格控制输液时间。

9. 奥沙利铂　该药物易出现胃肠道反应、骨髓抑制及外周感觉神经病变。可引起视觉异常，特别是短暂性视觉丧失，影响患者驾驶或操纵机械的能力。使用5%葡萄糖溶液稀释，不得用盐溶液配置或稀释，当与氟尿嘧啶合用时，必须先于氟尿嘧啶使用。

10. 异环磷酰胺　该药骨髓抑制较重，具有泌尿道毒性，用药期间应同时联合使用美司钠，须大量饮水、水化及利尿。药物不稳定，须现用现配。

（四）静脉护理

化疗是弥漫性大B细胞淋巴瘤患者重要的治疗方式之一。评估患者病情状况、静脉血管条件、治疗方案等，正确合理地选择血管通路。在治疗过程中，护士需要加强对血管通路的观察及护理。

（五）心理护理

关心体贴患者，耐心与患者交谈，通过交谈确认患者对疾病知识的了解程度和对疾病、未来生活的顾虑，给予清楚、充分解释和说明，鼓励患者积极接受治疗。创造相互尊重、信任和合作的氛围，认真听取患者提出的问题，并耐心给予解答，帮助患者树立战胜疾病的信心。

三、健康教育

1. 疾病知识介绍　向患者讲解疾病知识，指导患者对症状、体征的自我观察，说明用药的作用和不良反应，消除患者的顾虑。

2. 休息与活动 保证充分休息、睡眠，适当参与活动，如散步、打太极拳、体操、慢跑等，以提高机体免疫力。

3. 饮食指导 护理人员应根据患者饮食习惯，为其制订个性化的饮食计划，确保饮食的科学性和合理性，注意少食多餐，食用新鲜果蔬，提升患者抵抗力。

4. 用药指导 护理人员应做好指导和护理工作，向患者及其家属说明用药方案、给药途径、用法用量及相关注意事项等，向患者讲解药品相关不良反应，告知患者如有不适，及时告知医护人员。指导患者正确面对化疗所带来的乏力、脱发等不良反应。

5. 心理指导 向患者和家属讲解近年来由于治疗方法的改进，使淋巴瘤的缓解率不断提高，不少患者已达到完全治愈，鼓励患者配合治疗、增强信心，克服治疗中的不良反应。

6. 出院指导

（1）向家属讲解家庭护理对患者康复的重要性，帮助患者树立战胜疾病的信心。

（2）指导患者坚持随访，通过定期随访针对性解决患者相关疑问，有效解决出院患者的护理问题，提高随访效果。告知患者如有不适，如疲乏无力、发热、盗汗、消瘦等及时就诊。

（3）出院后保持居住环境清洁，注意个人卫生，皮肤瘙痒者避免抓痒，以免皮肤破损。避免受凉感冒，继发感染。沐浴时避免水温过高，宜选用温和的沐浴液。

（4）携带PICC出院的患者每7天导管维护一次，到二级以上医疗机构进行导管维护，使用输液港的患者每月维护一次。导管处如有异常情况，及时到医院处理。

（5）坚持用药，注意出院后严格遵医嘱服药，不能自行调整剂量，定期复诊，定期复查血常规、肝肾功能等，如发现病情变化应及时就诊。

（6）康复指导，向患者及家属介绍随着治疗方法的改进，该疾病的缓解率不断提高，鼓励患者院外也要配合治疗，康复期要保持心情舒畅、营养充足，适当锻炼身体，以提高机体免疫力。

四、临床路径护理表单

1．弥漫大B细胞淋巴瘤临床护理表单（首次入院）

适用对象：第一诊断为弥漫大B细胞淋巴瘤（首次入院）

患者姓名：__________性别：__________年龄：__________住院号：__________

住院日期：____年__月__日　出院日期：____年__月__日　标准住院日：18天内

时间	入院诊察阶段（1～10天）
健康宣教	□ 入院宣教：介绍病房环境、设施、医院相关制度、主管医生和护士 □ 告知骨髓穿刺、淋巴结活检等各项检查的目的及注意事项 □ 疾病知识相关宣教 □ 指导饮食、卫生、活动等 □ 指导漱口和坐浴的方法，预防感染 □ 安全宣教 □ 中心静脉导管（CVC/PICC/PORT）置管介绍、维护宣教 □ 心理护理，减轻患者入院后焦虑、紧张的情绪 □ 介绍输血的注意事项
护理处置	□ 入院护理评估：询问病史、相关查体、血常规、检查皮肤黏膜有无出血、营养状况、血管情况等；危险因素评估 □ 监测和记录生命体征 □ 建立护理记录（病危、重患者） □ 卫生处置：剪指（趾）甲，沐浴（条件允许时），更换病号服 □ 完成各项化验检查留取并及时送检 □ 中心静脉导管（CVC/PICC/PORT）置管，介绍置管术，术前签署置管知情同意书 □ 遵医嘱予以抗菌药物（需要时） □ 遵医嘱予以血液制品输入（需要时）
基础护理	□ 根据患者病情和生活自理能力确定护理级别（遵医嘱执行） □ 晨晚间护理 □ 安全护理 □ 口腔护理 □ 肛周护理
专科护理	□ 执行血液病护理常规 □ 观察病情、用药后的副作用 □ 输血护理（需要时） □ 心理护理
重点医嘱	□ 详见医嘱执行单
病情变异记录	□ 无　□ 有，原因： 1. 2.
签名执行时间	

时间	化疗阶段（2～7天）	出院日
健康宣教	□ 化疗宣教 -告知用药及注意事项 -化疗期间患者饮食、卫生 -化疗期间嘱患者适当多饮水 -陪护家属健康指导 □ 骨髓抑制期宣教：预防感染和出血，维护病室环境清洁、整齐 □ 介绍药物作用、副作用 □ 心理指导 □ 中心静脉导管（CVC/PICC/PORT）维护	□ 出院宣教：用药、饮食、卫生、休息指导，监测血常规、生化等 □ 中心静脉导管（PICC/PORT）带管出院相关宣教 □ 指导办理出院手续 □ 告知患者联系方式 □ 定期门诊随访
护理处置	□ 遵医嘱完成相关化验检查 □ 遵医嘱予以心电监护（需要时） □ 中心静脉导管（CVC/PICC/PORT）维护 □ 遵嘱予以预防性用药和化疗药物的输入	□ 为患者领取出院带药 □ 协助整理患者用物 □ 发放出院指导卡 □ 发放中心静脉导管院外维护手册 □ 床单位终末消毒
基础护理	□ 执行分级护理 □ 晨晚间护理 □ 安全护理 □ 口腔护理 □ 肛周护理	□ 安全护理（护送出院）
专科护理	□ 观察患者病情变化，重点观察体温变化，有无黏膜和皮肤出血，尿量，尿色，化疗副作用如恶心、呕吐、脱发等，在使用利妥昔单抗的过程中有无胸闷憋气、血压下降等过敏反应 □ 感染、出血护理 □ 输血护理（需要时） □ 化疗护理 □ 心理护理	□ 预防感染和出血指导 □ 心理护理
重点医嘱	□ 详见医嘱执行单	□ 详见医嘱执行单
病情变异记录	□ 无 □ 有，原因： 1. 2.	□ 无 □ 有，原因： 1. 2.
签名执行时间		

2．弥漫大B细胞淋巴瘤临床患者表单（首次入院）

适用人群：第一诊断为弥漫性大B细胞淋巴瘤（首次入院）

患者姓名：__________性别：__________年龄：__________住院号：__________

住院日期：____年__月__日　　出院日期：____年__月__日　　标准住院日：18天内

时间	入院诊察阶段（1～10天）
医患配合	□ 收集资料，包括既往史、用药史、过敏史 □ 请明确告知既往用药情况 □ 有任何不适请告知医生 □ 签署相关知情同意书 □ 配合完成相关检查（骨髓穿刺、骨髓活检、淋巴结活检、B超、心电图、胸片等） □ 配合完成化验：血常规、生化等 □ 配合用药
护患配合	□ 配合测量体温、脉搏、呼吸、血压、身高、体重 □ 配合完成入院护理评估 □ 接受入院宣教（环境介绍、病室规定、探视陪护制度、订餐制度、贵重物品保管等） □ 配合采集血、留取尿标本 □ 配合护士选择静脉通路，接受中心静脉导管（CVC/PICC/PORT）置管 □ 接受用药指导 □ 接受预防感染和出血指导 □ 有任何不适告知护士
饮食	□ 遵医嘱饮食
排泄	□ 尿便异常时及时告知医护人员
活动	□ 根据病情适当活动 □ 有出血倾向者卧床休息，减少活动
签名执行时间	

时间	化疗阶段（2～7天）	出院日
医患配合	□ 配合相关检查 □ 配合用药 □ 配合化疗 □ 有任何不适请告知医生	□ 接受出院前指导 □ 知道复查时间 □ 获取出院诊断书 □ 获取出院证 □ 知道服药方法、作用、注意事项
护患配合	□ 配合定时测量生命体征 □ 配合每日询问排便 □ 配合各种相关检查 □ 配合采集血标本 □ 接受疾病知识介绍 □ 接受用药指导 □ 接受中心静脉导管维护 □ 接受化疗知识指导 □ 接受预防感染和出血指导 □ 接受保护性隔离措施 □ 接受心理护理 □ 接受基础护理 □ 有任何不适告知护士	□ 接受出院宣教 □ 办理出院手续 □ 获取出院带药 □ 知道预防感染、出血的措施 □ 知道复印病历的方法 □ 接受PICC/PORT院外维护指导 □ 签署PICC/PORT院外带管协议
饮食	□ 遵医嘱饮食	□ 普通饮食 □ 避免进生、冷、硬、辛辣和刺激饮食
排泄	□ 尿便异常时及时告知医护人员	□ 尿便异常（出血时）及时就诊
活动	□ 根据病情适当活动 □ 有出血倾向者卧床休息，减少活动	□ 适当活动，避免疲劳 □ 注意保暖，避免感冒 □ 注意安全，减少出血
签名执行时间		

3. 弥漫大B细胞淋巴瘤临床健康教育表单（首次入院）

适用对象：第一诊断为弥漫大B细胞淋巴瘤（首次入院）

患者姓名：__________性别：__________年龄：__________住院号：__________

住院日期：____年__月__日　出院日期：____年__月__日　标准住院日：18天内

时间	入院诊察阶段（1～10天）
健康宣教	□ 热情接待患者及家属，介绍自己，介绍其责任护士、主管医生、护士长姓名 □ 介绍病房环境、设施和设备。引导患者熟悉病房环境，如水房、浴室、卫生间、处置间、护士站、医生办公室等。消除患者对陌生环境的紧张和不适感 □ 介绍规章制度（作息、探视、陪护、请假、安全制度），取得患者配合 □ 介绍自助缴费、查询报告方法 □ 入院、危险因素及老年评估，对于有危险因素的患者，加强跌倒、坠床等安全宣教，悬挂警示标志 □ 评估患者及家属对健康教育的需求和接受能力 □ 耐心向患者解释留取相关化验标本的方法，以及标本放置位置。告知患者B超、CT、骨髓穿刺等检查的目的、方法及注意事项 □ 积极主动沟通，了解患者需要，尽量满足患者，做好心理安慰，减轻患者入院后焦虑情绪 □ 讲解疾病相关知识 □ 做好基础护理 □ 做好心理护理 □ 指导患者进行正确的休息与饮食 □ 指导漱口及坐浴，讲解预防感染、出血等相关知识 □ 根据患者静脉条件，宣教相关静脉导管知识。需要留置中心静脉导管（CVC/PICC/PORT）的患者，术前需签署置管知情同意书、发放维护手册，并进行导管相关知识宣教 □ 安全宣教：确保患者安全，必要时加用床档，血常规偏低患者严格卧床休息
效果评价	□ 掌握 □ 基本掌握 其他：
护士签名时间	

时间	化疗阶段（2～7天）	出院日
健康宣教	□ 用药宣教 -嘱患者密切观察血管情况，如有异常，及时告知护士。若发生药液外渗，停止输液，及时处置 -嘱患者根据医生说明正确服药，不得自行停药、减药，出现任何不适应及时通知医护人员，向患者做好输血相关知识宣教 □ 饮食宣教 嘱患者进食高热量、高蛋白质、高维生素、清淡、易消化饮食 □ 做好心理护理 □ 预防感染宣教：减少探视人员，患者应保持良好个人卫生，注意手卫生，保持病室环境清洁、整齐、按时通风，保证饮食卫生，指导正确漱口及坐浴 □ 预防出血宣教：告知患者保证充足休息，减少活动，血小板＜20×10^9/L或有出血倾向的患者嘱其绝对卧床休息，用软毛牙刷刷牙，不要挖鼻孔，不要留长指甲，密切观察患者出血情况 □ 中心静脉导管（CVC/PICC/PORT）导管宣教 □ 针对陪护人员宣教：疫情期间禁止探视，固定一人陪护，陪护人员进入病房要求戴口罩、洗手，不要坐病床，不要将衣物放在病床上。陪护人员不要互串病房	□ 指导患者办理出院手续（结账、复印、带药） □ 有出院带药的患者为其备好出院带药，并告知药物的使用方法 □ 指导患者出院后合理饮食与休息 □ 指导其定期门诊随访 □ 告知患者遵医嘱定期监测血常规，定期门诊随访，按时服药，按时进行治疗 □ 携带PICC/PORT导管出院相关宣教 □ 向患者发放出院指导，告知患者联系方式
效果评价	□ 掌握 □ 基本掌握 其他：	□ 掌握 □ 基本掌握 其他：
护士签名时间		

4. 弥漫大B细胞淋巴瘤临床护理表单（非首次入院）

适用对象：第一诊断为弥漫大B细胞淋巴瘤（非首次入院）

患者姓名：__________性别：__________年龄：__________住院号：__________

住院日期：____年__月__日　出院日期：____年__月__日　标准住院日：11天内

时间	化疗前评估阶段（1～3天）	化疗阶段（2～7天）
健康宣教	□ 完善相关检查 □ 指导饮食、卫生、活动等 □ 安全宣教 □ 做好心理护理 □ 介绍输血的注意事项 □ 介绍自助缴费、查询报告方法 □ 中心静脉导管（CVC/PICC/PORT）等导管相关评估	□ 中心静脉导管（CVC/PICC/PORT）维护 □ 化疗相关宣教：包括药物相关知识、作用、副作用及化疗过程中注意事项 □ 指导漱口及坐浴，预防感染和出血 □ 饮食指导：适当多饮水、低菌饮食（必要时） □ 介绍输血的注意事项 □ 安全宣教
护理处置	□ 准确核对患者信息，协助患者佩戴腕带 □ 入院评估：询问病史、相关查体、血常规、检查皮肤黏膜有无出血、营养状况、血管情况等；疼痛评估及危险因素评估；监测和记录生命体征 □ 卫生处置：剪指（趾）甲，沐浴（条件允许时），更换病号服 □ 完成各项化验检查的准备和留取（加急化验及时采集标本并送检）	□ 中心静脉导管置管术，术前签署置管知情同意书、发放维护手册 □ 中心静脉导管（CVC/PICC/PORT）维护 □ 遵医嘱予以化疗药物 □ 遵医嘱予以抗菌药物、血液制品（需要时） □ 遵医嘱详记24小时出入量（必要时） □ 遵医嘱予以心电监护、用药观察 □ 针对高危因素持续护理评估 □ 完成相关护理文书的书写
基础护理	□ 执行分级护理 □ 晨晚间护理 □ 安全护理	□ 执行分级护理 □ 晨晚间护理 □ 安全护理 □ 口腔护理 □ 肛周护理
专科护理	□ 执行血液病护理常规 □ 观察病情 □ 输血护理（需要时） □ 心理护理	□ 观察患者病情变化 □ 观察病情、用药后的副作用 □ 输血护理（需要时） □ 心理护理
重点医嘱	□ 详见医嘱执行单	□ 详见医嘱执行单
病情变异记录	□ 无　□ 有，原因： 1. 2.	□ 无　□ 有，原因： 1. 2.
签名执行时间		

时间	出院日
健康宣教	□ 出院宣教：用药、饮食、卫生、休息指导，监测血常规、生化等 □ PICC/PORT 带管出院宣教 □ 指导办理出院手续 □ 告知患者联系方式 □ 指导关注科室公众号 □ 定期随访
护理处置	□ 领取出院带药 □ 协助整理患者用物 □ 协助取下患者腕带 □ 发放出院指导宣教材料 □ 指导患者院外导管维护及换药 □ 完成出院评估 □ 床单位终末消毒
基础护理	□ 安全护理（护送出院）
专科护理	□ 预防感染和出血指导 □ 心理护理
重点医嘱	□ 详见医嘱执行单
病情变异记录	□ 无　□ 有，原因： 1. 2.
签名执行时间	

5. 弥漫大B淋巴瘤患者临床患者表单（非首次入院）

适用人群：第一诊断为弥漫大B淋巴瘤（非首次入院）

患者姓名：＿＿＿＿＿性别：＿＿＿＿＿年龄：＿＿＿＿＿住院号：＿＿＿＿＿

住院日期：＿＿年＿月＿日　出院日期：＿＿年＿月＿日　标准住院日：11天内

时间	化疗前评估阶段（1～3天）	化疗阶段（2～7天）
医患配合	□ 收集资料，包括既往史、用药史、过敏史 □ 请明确告知既往用药情况 □ 配合完成化验：血常规、生化等 □ 配合骨髓穿刺 □ 配合进行相关检查：心电图，心脏彩超，颈、胸、腹、盆腔CT（平扫或增强）和PET/CT，颅脑、脊髓或软组织等部位累及时行局部增强MRI等，胃镜（可疑胃部受累者）和肠镜（可疑肠道受累者） □ 签署相关知情同意书 □ 有任何不适请告知医生	□ 配合相关检查 □ 配合化疗 □ 配合用药 □ 有任何不适请告知医生
护患配合	□ 配合测量体温、脉搏、呼吸、血压、身高、体重 □ 配合完成入院护理评估 □ 接受入院宣教（环境介绍、病室规定、探视陪护制度、送餐订餐制度、贵重物品保管等） □ 接受骨髓穿刺、活检宣教 □ 配合采集血、留取尿标本 □ 配合各项检查（需要空腹的请遵照执行） □ 接受预防感染和出血指导 □ 接受中心静脉导管（CVC/PICC/PORT）维护 □ 有任何不适告知护士	□ 配合测量体温、脉搏、呼吸 □ 配合每日询问排便 □ 配合采集血标本 □ 接受疾病知识介绍 □ 接受用药指导 □ 接受中心静脉导管（CVC/PICC/PORT）维护 □ 接受预防感染和出血指导 □ 接受保护性隔离措施 □ 接受心理护理 □ 接受基础护理 □ 有任何不适告知护士
饮食	□ 遵医嘱饮食	□ 遵医嘱饮食
排泄	□ 尿便异常时及时告知医护人员	□ 尿便异常时及时告知医护人员
活动	□ 根据病情适当活动 □ 有出血倾向者卧床休息，减少活动	□ 根据病情适当活动 □ 有出血倾向者卧床休息，减少活动
签名执行时间		

时间	出院日
医患配合	□ 接受出院前指导 □ 知道复查时间 □ 获取出院诊断书 □ 获取出院证 □ 知道服药方法、作用、注意事项
护患配合	□ 接受出院宣教 □ 办理出院手续 □ 获取出院带药 □ 知道预防感染、出血措施 □ 知道复印病历的方法 □ 接受 PICC/PORT 院外维护指导 □ 签署 PICC/PORT 院外带管协议
饮食	□ 普通饮食 □ 避免进生、冷、硬、辛辣和刺激饮食
排泄	□ 尿便异常特别是出血时及时就诊
活动	□ 适当活动，避免疲劳 □ 注意保暖，避免感冒 □ 注意安全，减少出血
签名执行时间	

6．弥漫大B细胞淋巴瘤临床健康教育表单（非首次入院）

适用对象：第一诊断为弥漫大B细胞淋巴瘤（非首次入院）

患者姓名：__________性别：__________年龄：__________住院号：__________

住院日期：____年__月__日　出院日期：____年__月__日　标准住院日：11天内

时间	化疗前评估阶段（1～3天）	化疗阶段（2～7天）	出院日
健康宣教	□ 热情接待患者及家属，介绍自己，介绍其责任护士、主管医生、护士长姓名 □ 入院、危险因素及老年评估，对于有危险因素的患者，加强跌倒、坠床等安全宣教，悬挂警示标志 □ 评估患者及家属对健康教育的需求和接受能力 □ 积极主动沟通，了解患者需要，尽量满足患者，做好心理安慰，减轻患者入院后焦虑情绪 □ 评估静脉条件，根据患者自身静脉条件进行相关导管知识宣教 □ 安全宣教：确保患者安全，必要时加用床档，血常规偏低患者严格卧床休息 □ 做好基础护理 □ 做好心理护理	□ 用药宣教 -嘱患者密切观察血管情况，如有异常及时告知护士。若发生药液外渗，安抚患者情绪，停止输液，及时处置 -嘱患者根据医生说明正确服药，不得自行停药减药，出现任何不适应及时通知医护人员，向患者做好输血相关知识宣教 □ 饮食宣教：嘱患者进食高热量、高蛋白质、高维生素、清淡、易消化饮食 □ 做好心理护理 □ 预防感染宣教：减少探视人员，患者应保持良好个人卫生，注意手卫生，保持病室环境清洁、整齐、按时通风，保证饮食卫生，指导正确漱口及坐浴 □ 预防出血宣教：告知患者保证充足休息，减少活动，血小板＜20×10^9/L或有出血倾向的患者嘱其绝对卧床休息，用软毛牙刷刷牙，不要挖鼻孔，不要留长指甲，密切观察患者出血情况 □ 针对陪护人员宣教：疫情期间禁止探视，固定一人陪伴，陪护人员进入病房要求戴口罩、洗手，不要坐病床，不要将衣物放在病床上。陪护人员不要互串病房 □ 静脉留置针、PICC、CVC等静脉通路相关宣教	□ 指导患者办理出院手续（结账、复印、带药） □ 有出院带药的患者为其备好出院带药，并告知药物的使用方法 □ 指导患者出院后合理饮食与休息 □ 指导其定期门诊随访 □ 告知患者遵医嘱定期监测血常规，定期门诊随访，按时服药，按时进行巩固治疗 □ 携带PICC/PORT导管出院宣教 □ 向患者发放出院指导，告知患者联系方式
效果评价	□ 掌握 □ 基本掌握 其他：	□ 掌握 □ 基本掌握 其他：	□ 掌握 □ 基本掌握 其他：
护士签名时间			

（王　雯　田　菲）

第六节 慢性淋巴细胞白血病护理

慢性淋巴细胞白血病（chronic lymphocytic leukemia，CLL），简称慢淋，主要发生在中老年人群的一种具有特定免疫表型特征的成熟B淋巴细胞克隆增殖性肿瘤，以淋巴细胞在外周血、骨髓、脾和淋巴结聚集为特征。CLL患者的中位生存期约为10年，中国发病率低，西方国家发病率较高，亚洲人群中2006—2015年的性别比例为1.21～2.63，以男性为主。随着诊断技术的提高和国民生活方式的改变，我国新诊断的CLL患者呈现逐年增多的态势。

一、护理评估

（一）患者评估

1. 现病史　记录患者患病情况及经过，了解患者的起病方式、发病时间，有无明确病因与诱因，主要症状与体征及其特点。

2. 既往史　了解患者既往的相关辅助检查、有无其他疾病、用药和其他治疗情况，了解患者既往手术史，食物、药物过敏史及长期用药史。

3. 个人史　了解患者有无吸烟、饮酒史，有无药物、化学毒物、放射线接触史等。记录患者年龄、职业、文化程度、饮食、尿便、视力、听力及睡眠等一般状况。

4. 家族史　了解患者家族肿瘤病史及遗传病史。

5. 婚育史　了解患者婚姻状况及生育史。

6. 心理-社会支持状况　了解患者精神状况、心理状态及社会支持情况。

（二）病情评估

1. 症状与体征　有无贫血表现；有无咳嗽、咳痰、牙龈肿痛、口腔溃疡或其他感染征象等；有无皮肤瘀斑、牙龈出血、口腔血疱、鼻出血、视物模糊等；有无骨关节疼痛、皮下肿块及发热、盗汗、体重减轻（B症状）；浅表淋巴结大小、质地、活动度、有无压痛，有无纵隔、肠系膜或腹膜后淋巴结肿大引起的气管、上腔静脉、胆道和/或输尿管受压的症状，有无肝、脾增大情况。有无结缔组织病的相关表现如皮疹、关节疼痛、口干舌燥、雷诺现象等，以及溶血的相关表现。

2. 实验室检查　血常规、骨髓象、免疫学检查、细胞遗传学等检查。

3. 高危因素评估　对患者自理能力、跌倒坠床风险及压力性损伤风险等高危因素进行筛查、评估。

二、护理

（一）一般护理

1. 休息与活动　视患者病情状况、体力情况，合理安排活动。高热患者宜卧床休息，血小板＜20×10^9/L时嘱患者绝对卧床休息。巨脾的患者要保护好脾区，防止巨脾受到压迫或撞击而发生意外，饭后要调整体位，减少巨脾对消化道的压迫症状。

2．饮食护理　由于发热、化疗等因素导致食欲差、消耗大，应给予高热量、高蛋白质、高维生素、清淡、易消化饮食。食物应多样化，避免进食油腻、生冷和容易产气的食物。有口腔及咽喉部溃疡者可进食牛奶、麦片粥及淡味食物。若患者存在肠梗阻、消化道出血等疾病，应予以禁食。

（二）病情观察及护理

1．监测生命体征的变化　出现异常，及时遵医嘱给予对症处理。

2．贫血、乏力等全身症状　观察患者有无疲乏、困倦、软弱无力、皮肤黏膜苍白、头晕、头痛、失眠、记忆力下降、呼吸困难、心悸、气促等症状。具体护理措施参照第一章第二节“血液系统疾病常见症状护理”。

3．溶血症状　观察尿色、巩膜、皮肤黄疸等情况。严重贫血、急性溶血、慢性溶血合并危象的患者应绝对卧床休息。溶血患者应注意保暖，防止受凉。注意室内温度，忌用冷水洗浴。急性溶血期间避免食用酸性食品和冰冷食物，有利于保护肾脏。

4．结缔组织病　观察患者有无易疲劳、肌痛、关节痛、手指肿胀；观察患者是否有雷诺现象，观察指（趾）端、鼻尖、耳、面颊等部位皮肤颜色变化，皮肤感觉是否有麻木、疼痛或其他异常，皮肤温度是否有变化。指导患者注意四肢末端保暖，避免接触冷水和冰冷物体，应选择柔软、宽松无弹性衣服、鞋袜，避免衣物过紧影响四肢血液循环。

（三）用药护理

化疗时可能会产生局部不良反应（如静脉炎），过敏反应，消化道反应，毒性反应及器官损害等，护理人员在用药期间注意不良反应的观察，遵嘱予对症处理。向患者及家属讲解相关用药的注意事项及不良反应，有任何不适及时告知医务人员。

1．氟达拉滨　主要副作用为神经毒性（常见周围神经病，少见精神错乱，罕见昏迷和焦虑不安）、骨髓抑制、肿瘤细胞溶解综合征、自身免疫性溶血性贫血及其他（胃肠道反应、肺炎、视觉障碍）等。

2．环磷酰胺　主要副作用为骨髓抑制、胃肠道反应、脱发、出血性膀胱炎、心脏毒性、生殖毒性。

3．利妥昔单抗　主要副作用为发热、寒战、荨麻疹、支气管痉挛、舌或喉部肿胀感、呼吸困难、恶心、呕吐、颜面潮红、病变部位疼痛、血压不稳、心率不稳等。乙肝患者DNA定量升高者，给予抗病毒治疗，降至正常时再使用利妥昔单抗并注意监测DNA定量。

4．苯达莫司汀　主要副作用为骨髓抑制、恶心、呕吐、感染等。该药应现用现配，每瓶添加5ml无菌注射用水溶解，溶解后的溶液必须在30分钟内转移至输液袋内，静脉输注60～120分钟，室温和室内光照条件下不超过3小时。

5．苯丁酸氮芥　主要副作用为骨髓抑制、消化道反应、荨麻疹、抽搐、肌肉痉挛等。该药为口服给药，2～8℃存储，不得冷冻。

6．伊布替尼　最常发生的不良反应是骨髓抑制、腹泻、骨骼肌肉疼痛、皮疹等；室性快速性心律失常、房颤、房扑；视物模糊、视觉灵敏度减退；乙型肝炎再激活。注意维拉帕米、胺碘酮、葡萄柚汁、氟康唑、环丙沙星、红霉素、西咪替丁、环孢素、伊马替尼等同时使用时，伊布替尼需遵医嘱减量。病情需要同时使用伊曲康唑、酮康唑、克拉霉素、地尔硫䓬、蛋白酶抑制剂时，需遵医嘱暂停服用伊布替尼。

7．糖皮质激素　在激素治疗过程中，应注意观察血压、血糖的异常变化，骨质疏松、电解质紊乱等不良反应发生。注意有无呕血、黑便等消化道系统出血症状。告知患者需坚持长期服药，严格按医嘱执行，不可自行停药或增减药量，并说明服药后可出现满月脸、痤疮、多毛等现象。

（四）静脉护理

评估患者病情状况、静脉血管条件、治疗方案等，正确合理地选择血管通路。在治疗过程中，护士需要加强对血管通路装置的观察及护理。

（五）心理护理

要关心体贴患者，耐心与患者交谈，通过交谈确认患者对疾病知识的了解程度和对疾病、未来生活的顾虑，给予清楚、充分解释和说明，鼓励患者积极接受治疗。创造相互尊重、信任和合作的氛围，认真听取患者提出的问题，并耐心给予解答，帮助患者树立战胜疾病的信心。

三、健康教育

1．疾病知识介绍　使用患者可以理解的方式讲解疾病方面的基本知识、诊断治疗方法、副作用及处理方法等，并用恰当的语言及时、耐心地回答患者提出的各种问题，纠正不正确的认知，使患者对疾病有一个科学的了解，接受治疗过程中带来的不良反应，使患者的信息需求得到满足。CLL患者年龄偏大，要耐心与患者交谈，注意说话音量使患者能够听清。

2．休息与活动　保证充分休息、睡眠，适当参与活动，如散步、打太极拳、体操、慢跑等，以提高机体免疫力。

3．饮食指导　护理人员应根据患者饮食习惯，为其制订个性化的饮食计划，确保饮食的科学性和合理性，注意少食多餐，食用新鲜果蔬，提升患者抵抗力。

4．用药指导　向患者讲解治疗期间药品使用注意事项及不良反应。告知患者如有不适，及时告知医护人员。葡萄柚汁会影响伊布替尼的血药浓度，服用伊布替尼期间禁食葡萄柚及相关食物。

5．心理指导　向患者和家属讲解虽然本病无法治愈，但随着治疗方法的改进，生存时间不断延长，鼓励患者配合治疗、增强信心，克服治疗中的不良反应。

6．出院指导

（1）向家属讲解家庭护理对患者康复的重要性，帮助患者树立战胜疾病的信心。

（2）指导患者坚持随访，通过定期随访针对性解决患者相关疑问，有效解决出院患者的护理问题，提高随访效果。告知患者如有不适，如疲乏无力、发热、盗汗、消瘦等及时就诊。

（3）出院后保持居住环境清洁，注意个人卫生，皮肤瘙痒者避免抓痒，以免皮肤破损。避免受凉感冒，继发感染。沐浴时避免水温过高，宜选用温和的沐浴液。

（4）携带PICC出院的患者每7天导管维护一次，到二级以上医疗机构进行导管维护，使用输液港的患者每月维护一次。导管处如有异常情况，及时到医院处理。

（5）坚持用药，注意出院后严格遵医嘱服药，不能自行调整剂量，定期复诊，定期复查血常规、肝肾功能等，如发现病情变化应及时就诊。

（6）康复指导，向患者及家属介绍随着治疗方法的改进，该疾病的缓解率不断提高，鼓励患者在院外要配合治疗，康复期保持心情舒畅、营养充足，适当锻炼身体，以提高机体免疫力。

四、临床路径护理表单

1. 慢性淋巴细胞白血病临床护理表单（有治疗指征）

适用对象：第一诊断为慢性淋巴细胞白血病（有治疗指征）

患者姓名：__________性别：__________年龄：__________住院号：__________

住院日期：____年__月__日　　出院日期：____年__月__日　　标准住院日：7天内

时间	住院第1天	住院第2天
健康宣教	□ 入院宣教：介绍病房环境、设施、医院相关制度、主管医生和护士 □ 告知各项检查的目的及注意事项 □ 指导饮食、卫生、活动等 □ 安全宣教 □ 做好心理安慰，减轻患者入院后焦虑、紧张的情绪 □ 介绍自助缴费、查询报告方法	□ 讲解疾病相关知识 □ 指导漱口及坐浴，讲解预防感染和出血等知识 □ 介绍骨髓穿刺的目的、方法和注意事项 □ 做好用药指导 □ 安全输血的注意事项 □ 安全宣教
护理处置	□ 准确核对患者信息，协助患者佩戴腕带 □ 入院护理评估：询问病史、相关查体、血常规、检查皮肤黏膜有无出血、营养状况、血管情况等，危险因素评估 □ 监测和记录生命体征 □ 建立护理记录（病危、重患者） □ 卫生处置：剪指（趾）甲，沐浴（条件允许时），更换病号服 □ 完成各项化验检查的准备（加急化验及时采集标本并送检）	□ 完成各项化验标本的留取并及时送检 □ 遵医嘱完成相关检查 □ 遵医嘱予以抗菌药物（需要时） □ 遵医嘱予以血液制品（需要时） □ 针对高危因素持续护理评估 □ 完成相关护理文书的书写
基础护理	□ 根据患者病情和生活自理能力确定护理级别（遵医嘱执行） □ 晨晚间护理 □ 安全护理	□ 执行分级护理 □ 晨晚间护理 □ 安全护理 □ 口腔护理 □ 肛周护理
专科护理	□ 执行血液病护理常规 □ 观察病情 □ 感染、出血护理 □ 输血护理（需要时） □ 心理护理	□ 观察患者病情变化，重点观察有无出血倾向 □ 感染、出血护理 □ 输血护理（需要时） □ 心理护理
重点医嘱	□ 详见医嘱执行单	□ 详见医嘱执行单
病情变异记录	□ 无　□ 有，原因： 1. 2.	□ 无　□ 有，原因： 1. 2.
签名执行时间		

时间	化疗前（一般住院第3天）	化疗过程中（一般住院第4～7天）
健康宣教	□ PICC置管介绍 □ 讲解疾病相关知识 □ 介绍药物作用、副作用 □ 安全输血的注意事项 □ 心理指导	□ 化疗宣教 -告知用药及注意事项 -化疗期间患者饮食、卫生 -化疗期间嘱患者适当多饮水 -陪护家属健康指导 □ 指导漱口及坐浴，讲解预防感染和出血等知识 □ 饮食指导：适当多饮水、低菌饮食（必要时） □ 介绍输血的注意事项 □ 安全宣教
护理处置	□ PICC置管术，术前签署PICC置管知情同意书、发放PICC维护手册 □ 遵医嘱完成相关化验检查 □ 遵医嘱及时给予对症治疗 □ 遵医嘱予以抗菌药物（需要时） □ 遵医嘱予以血液制品（需要时）	□ PICC维护 □ 遵医嘱复查血常规、血生化、电解质等 □ 遵医嘱予以化疗药物 □ 遵医嘱予以抗菌药物（需要时） □ 遵医嘱予以血制品（需要时） □ 遵医嘱详记24小时出入量（必要时） □ 遵医嘱予以心电监护（需要时） □ 针对高危因素持续护理评估 □ 完成相关护理文书的书写
基础护理	□ 执行分级护理 □ 晨晚间护理 □ 安全护理 □ 口腔护理 □ 肛周护理	□ 执行分级护理 □ 晨晚间护理 □ 安全护理 □ 口腔护理 □ 肛周护理
专科护理	□ 观察患者病情变化，重点观察有无出血倾向、化疗副作用，有无胸闷憋气、胸痛等 □ 感染、出血护理 □ 输血护理（需要时） □ 心理护理	□ 观察患者病情变化，重点观察有无出血倾向、化疗副作用，有无胸闷憋气、胸痛等 □ 观察病情、用药后的副作用 □ 感染、出血的护理 □ 输血护理（需要时） □ 心理护理
重点医嘱	□ 详见医嘱执行单	□ 详见医嘱执行单
病情变异记录	□ 无 □ 有，原因： 1. 2.	□ 无 □ 有，原因： 1. 2.
签名执行时间		

时间	化疗结束	出院日
健康宣教	□ 指导漱口及坐浴，讲解预防感染和出血等知识 □ 饮食指导：低菌饮食（必要时） □ 介绍输血的注意事项 □ 安全宣教 □ 心理指导	□ 出院宣教：用药、饮食、卫生、休息、监测血常规、生化等 □ 指导办理出院手续 □ 告知患者联系方式 □ 定期门诊随访，伊布替尼服用期间可门诊或日间病房随诊
护理处置	□ PICC 维护 □ 监测体温、血压、体重等 □ 遵医嘱复查血常规、血生化、电解质等 □ 遵医嘱及时给予对症治疗（必要时） □ 遵医嘱予以血制品（需要时） □ 遵医嘱停抗生素	□ 监测血常规、血生化、电解质等 □ 为患者领取出院带药 □ 协助整理患者用物 □ 协助取下患者腕带 □ 发放出院指导宣教材料 □ 指导患者院外导管维护及换药 □ 完成出院评估 □ 床单位终末消毒
基础护理	□ 执行分级护理 □ 晨晚间护理 □ 安全护理 □ 口腔护理 □ 肛周护理	□ 安全护理（护送出院）
专科护理	□ 观察患者病情变化 □ 感染、出血护理 □ 输血护理（需要时） □ 心理护理	□ 预防感染和出血指导 □ 心理护理
重点医嘱	□ 详见医嘱执行单	□ 详见医嘱执行单
病情变异记录	□ 无　□ 有，原因： 1. 2.	□ 无　□ 有，原因： 1. 2.
签名执行时间		

2. 慢性淋巴细胞白血病临床患者表单（有治疗指征）

适用对象：第一诊断为慢性淋巴细胞白血病（有治疗指征）

患者姓名：__________性别：__________年龄：__________住院号：__________

住院日期：____年__月__日　出院日期：____年__月__日　标准住院日：7天内

时间	入院第1天	入院第2天
医患配合	□ 接受询问病史、收集资料，请务必详细告知既往史、用药史、过敏史 □ 请明确告知既往用药情况 □ 配合进行体格检查 □ 有任何不适请告知医生 □ 配合进行相关检查 □ 签署相关知情同意书	□ 配合完成相关检查（B超、心电图、胸片等） □ 配合完成化验：血常规、生化等 □ 配合骨髓穿刺、活检等 □ 配合用药 □ 有任何不适请告知医生
护患配合	□ 配合测量体温、脉搏、呼吸、血压、身高、体重 □ 配合完成入院护理评估（回答护士询问病史、过敏史、用药史） □ 接受入院宣教（环境介绍、病室规定、探视陪护制度、送餐订餐制度、贵重物品保管等） □ 配合采集血、尿标本 □ 配合护士选择静脉通路 □ 接受用药指导 □ 接受预防感染和出血指导 □ 有任何不适请告知护士	□ 配合测量体温、脉搏、呼吸 □ 配合每日询问排便 □ 配合各项检查（需要空腹的请遵照执行） □ 配合采集血标本 □ 接受疾病知识介绍 □ 接受骨髓穿刺、活检宣教 □ 接受用药指导 □ 接受预防感染和出血指导 □ 接受心理护理 □ 接受基础护理 □ 有任何不适请告知护士
饮食	□ 遵医嘱饮食	□ 遵医嘱饮食
排泄	□ 尿便异常时及时告知医护人员	□ 尿便异常时及时告知医护人员
活动	□ 根据病情适当活动 □ 有出血倾向者卧床休息，减少活动	□ 根据病情适当活动 □ 有出血倾向者卧床休息，减少活动
签名执行时间		

时间	化疗前（一般住院第3天）	化疗过程中（一般住院第4～7天）
医患配合	□ 配合相关检查 □ 配合用药 □ 有任何不适请告知医生	□ 配合相关检查 □ 配合用药 □ 配合化疗 □ 有任何不适请告知医生
护患配合	□ 配合定时测量生命体征 □ 配合每日询问排便 □ 配合PICC置管，术前签署PICC置管知情同意书 □ 配合各种相关检查 □ 配合采集血标本 □ 接受疾病知识介绍 □ 接受用药指导 □ 接受化疗知识指导 □ 接受预防感染和出血指导 □ 接受心理护理 □ 接受基础护理 □ 有任何不适请告知护士	□ 配合定时测量生命体征 □ 配合每日询问排便 □ 配合PICC维护 □ 配合各种相关检查 □ 配合采集血标本 □ 接受疾病知识介绍 □ 接受用药指导 □ 接受化疗知识指导 □ 接受预防感染和出血指导 □ 配合记录24小时出入量 □ 接受心理护理 □ 接受基础护理 □ 有任何不适请告知护士
饮食	□ 遵医嘱饮食	□ 遵医嘱饮食
排泄	□ 尿便异常时及时告知医护人员	□ 尿便异常（出血时）及时就诊
活动	□ 根据病情适当活动 □ 有出血倾向者卧床休息，减少活动	□ 适当活动，避免疲劳 □ 注意保暖，避免感冒 □ 注意安全，减少出血
签名执行时间		

时间	化疗结束	出院日
医患配合	□ 配合相关检查 □ 配合用药 □ 有任何不适请告知医生	□ 接受出院前指导 □ 遵医嘱出院后用药 □ 知道复查时间 □ 获取出院诊断书
护患配合	□ 配合定时测量生命体征 □ 配合每日询问排便 □ 配合各种相关检查 □ 配合采集血标本 □ 接受疾病知识介绍 □ 接受用药指导 □ 接受预防感染和出血指导 □ 接受心理护理 □ 接受基础护理 □ 有任何不适请告知护士	□ 接受出院宣教 □ 办理出院手续 □ 获取出院带药 □ 知道服药方法、作用、注意事项 □ 知道预防感染、出血措施 □ 知道复印病历的方法
饮食	□ 遵医嘱饮食	□ 普通饮食 □ 避免进生、冷、硬、辛辣和刺激饮食
排泄	□ 尿便异常时及时告知医护人员	□ 尿便异常（出血时）及时就诊
活动	□ 根据病情适当活动 □ 有出血倾向者卧床休息，减少活动	□ 适当活动，避免疲劳 □ 注意保暖，避免感冒 □ 注意安全，减少出血
签名执行时间		

3．慢性淋巴细胞白血病临床健康教育表单（有治疗指征）

适用对象：第一诊断为慢性淋巴细胞白血病（有治疗指征）

患者姓名：＿＿＿＿＿性别：＿＿＿＿＿年龄：＿＿＿＿＿住院号：＿＿＿＿＿

住院日期：＿＿年＿月＿日　出院日期：＿＿年＿月＿日　标准住院日：7天内

时间	入院第1天	入院第2天
健康宣教	□ 热情接待患者及家属，介绍自己，介绍其责任护士、主管医生、护士长姓名 □ 介绍病房环境、设施和设备。引导患者熟悉病房环境，如水房、浴室、卫生间、处置间、护士站、医生办公室等。消除患者对陌生环境的紧张和不适感 □ 介绍规章制度（作息、探视、陪护、请假、安全制度），取得患者配合 □ 介绍自助缴费、查询报告方法 □ 入院、危险因素及老年评估，对于有危险因素的患者加强跌倒、坠床等安全宣教，悬挂警示标志 □ 评估患者及家属对健康教育的需求和接受能力 □ 耐心向患者解释留取相关化验标本的方法，以及标本放置位置。告知患者B超、CT、骨髓穿刺及活检等检查的目的、方法及注意事项 □ 积极主动沟通，了解患者需要，尽量满足患者，做好心理安慰，减轻患者入院后焦虑情绪	□ 讲解疾病相关知识 □ 嘱患者根据医生说明正确服药，不得自行停药、减药，出现任何不适应及时通知医护人员，向患者做好输血相关知识宣教 □ 饮食宣教：嘱患者进食高热量、高蛋白质、高维生素、清淡、易消化饮食 □ 做好心理护理 □ 预防感染宣教：减少探视人员，患者应保持良好个人卫生，注意手卫生，保持病室环境清洁、整齐、按时通风，保证饮食卫生等 □ 预防出血宣教：告知患者保证充足休息，减少活动，血小板＜20×10^9/L或有出血倾向的患者嘱其绝对卧床休息，用软毛牙刷刷牙，不要挖鼻孔，不要留长指甲，密切观察患者出血情况 □ 针对陪护人员宣教：疫情期间禁止探视，固定一人陪护，陪护人员进入病房要求戴口罩、洗手，不要坐病床，不要将衣物放在病床上。陪护人员不要互串病房
效果评价	□ 掌握 □ 基本掌握 其他：	□ 掌握 □ 基本掌握 其他：
护士签名时间		

时间	化疗前（一般住院第3天）	化疗过程中（一般住院第4～7天）
健康宣教	□ 讲解疾病相关知识 □ 根据患者静脉条件，选择合适的静脉通路。需要留置PICC的患者，术前需签署PICC置管知情同意书、发放PICC维护手册，并进行PICC相关知识宣教 □ 饮食宣教：嘱患者进食高热量、高蛋白质、高维生素、清淡、易消化饮食 □ 做好心理护理 □ 预防感染宣教：减少探视人员，患者应保持良好个人卫生，注意手卫生，保持病室环境清洁、整齐、按时通风，保证饮食卫生等 □ 预防出血宣教：告知患者保证充足休息，减少活动，血小板＜20×10^9/L或有出血倾向的患者嘱其绝对卧床休息，用软毛牙刷刷牙，不要挖鼻孔，不要留长指甲，密切观察患者出血情况 □ 针对陪护人员宣教：疫情期间禁止探视，固定一人陪护，陪护人员进入病房要求戴口罩、洗手，不要坐病床，不要将衣物放在病床上。陪护人员不要互串病房	□ 讲解疾病相关知识 □ 用药宣教 -嘱患者密切观察血管情况，如有异常，及时告知护士。若发生药液外渗，安抚患者情绪，停止输液，及时处置 -嘱患者根据医生说明正确服药，不得自行停药减药，出现任何不适应及时通知医护人员，向患者做好输血相关知识宣教 □ 饮食宣教：嘱患者进食高热量、高蛋白质、高维生素、清淡、易消化饮食 □ 做好心理护理 □ 预防感染宣教：减少探视人员，患者应保持良好个人卫生，注意手卫生，保持病室环境清洁、整齐、按时通风，保证饮食卫生等 □ 预防出血宣教：告知患者保证充足休息，减少活动，血小板＜20×10^9/L或有出血倾向的患者嘱其绝对卧床休息，用软毛牙刷刷牙，不要挖鼻孔，不要留长指甲，密切观察患者出血情况 □ 针对陪护人员宣教：疫情期间禁止探视，固定一人陪护，陪护人员进入病房要求戴口罩、洗手，不要坐病床，不要将衣物放在病床上。陪护人员不要互串病房
效果评价	□ 掌握 □ 基本掌握 其他：	□ 掌握 □ 基本掌握 其他：
护士签名时间		

时间	化疗结束	出院日
健康宣教	□ 饮食宣教：嘱患者进食高热量、高蛋白质、高维生素、清淡、易消化饮食 □ 做好心理护理 □ 预防感染宣教：减少探视人员，患者应保持良好个人卫生，注意手卫生，保持病室环境清洁、整齐、按时通风，保证饮食卫生等 □ 预防出血宣教：告知患者保证充足休息，减少活动，血小板＜20×10^9/L或有出血倾向的患者嘱其绝对卧床休息，用软毛牙刷刷牙，不要挖鼻孔，不要留长指甲，密切观察患者出血情况 □ 针对陪护人员宣教：疫情期间禁止探视，固定一人陪护，陪护人员进入病房要求戴口罩、洗手，不要坐病床，不要将衣物放在病床上。陪护人员不要互串病房	□ 指导患者办理出院手续（结账、复印、带药） □ 有出院带药的患者为其备好出院带药并告知药物的使用方法 □ 指导患者出院后合理饮食与休息 □ 指导其定期门诊随访 □ 告知患者遵医嘱定期监测血常规，定期门诊随访，按时服药，按时进行治疗 □ 携带PICC出院相关宣教 □ 向患者发放出院指导，告知患者联系方式，便于电话咨询医生和预约下次治疗
效果评价	□ 掌握 □ 基本掌握 其他：	□ 掌握 □ 基本掌握 其他：
护士签名时间		

4．慢性淋巴细胞白血病（有治疗指征，且拟行化疗）临床护理表单

适用对象：第一诊断为慢性淋巴细胞白血病（有治疗指征），拟行后续FCR/BR化疗

患者姓名：__________性别：__________年龄：__________住院号：__________

住院日期：____年__月__日　　出院日期：____年__月__日　　标准住院日：7天内

时间	住院第1天	住院第2天
健康宣教	□ 入院宣教：介绍病房环境、设施、医院相关制度、主管医生和护士 □ 告知各项检查的目的及注意事项 □ 指导饮食、卫生、活动等 □ 安全宣教 □ 做好心理安慰	□ 宣教疾病知识 □ 指导漱口及坐浴，讲解预防感染和出血等知识 □ 介绍骨髓穿刺的目的、方法和注意事项 □ 做好用药指导 □ 安全输血的注意事项 □ 安全宣教
护理处置	□ 准确核对患者信息，协助患者佩戴腕带 □ 入院护理评估：询问病史、相关查体、血常规、检查皮肤黏膜有无出血、营养状况、血管情况等，危险因素评估 □ 监测和记录生命体征 □ 建立护理记录（危重患者） □ 卫生处置：剪指（趾）甲，沐浴（条件允许时），更换病号服 □ 完成各项化验检查的准备（加急化验及时采集标本并送检）	□ 完成各项化验标本的留取并及时送检 □ PICC维护 □ 遵医嘱完成相关检查 □ 遵医嘱予以抗菌药物（需要时） □ 遵医嘱予以血液制品（需要时） □ 针对高危因素持续护理评估 □ 完成相关护理文书的书写
基础护理	□ 根据患者病情和生活自理能力确定护理级别（遵医嘱执行） □ 晨晚间护理 □ 安全护理 □ 口腔护理 □ 肛周护理	□ 执行分级护理 □ 晨晚间护理 □ 安全护理 □ 口腔护理 □ 肛周护理
专科护理	□ 执行血液病护理常规 □ 观察病情、用药后的副作用 □ 感染、出血护理 □ 输血护理（需要时） □ 心理护理	□ 观察患者病情变化，重点观察有无出血倾向 □ 感染、出血护理 □ 输血护理（需要时） □ 心理护理
重点医嘱	□ 详见医嘱执行单	□ 详见医嘱执行单
病情变异记录	□ 无　□ 有，原因： 1. 2.	□ 无　□ 有，原因： 1. 2.
签名执行时间		

时间	化疗（一般住院第3～6天）
健康宣教	□ 化疗宣教 -告知用药及注意事项 -化疗期间患者饮食、卫生 -化疗期间嘱患者适当多饮水 -陪护家属健康指导 □ 指导漱口及坐浴，讲解预防感染和出血等知识 □ 饮食指导：适当多饮水、低菌饮食（必要时） □ 介绍输血的注意事项 □ 安全宣教
护理处置	□ PICC维护 □ 遵医嘱复查血常规、血生化、电解质等 □ 遵医嘱予以化疗药物 □ 遵医嘱予以抗菌药物（需要时） □ 遵医嘱予以血制品（需要时） □ 遵医嘱详记24小时出入量（必要时） □ 遵医嘱予以心电监护（需要时） □ 针对高危因素持续护理评估 □ 完成相关护理文书的书写
基础护理	□ 执行分级护理 □ 晨晚间护理 □ 安全护理 □ 口腔护理 □ 肛周护理
专科护理	□ 观察患者病情变化，重点观察有无出血倾向、化疗副作用，有无胸闷憋气、胸痛等 □ 观察病情、用药后的副作用 □ 感染、出血的护理 □ 输血护理（需要时） □ 心理护理
重点医嘱	□ 详见医嘱执行单
病情变异记录	□ 无 □ 有，原因： 1. 2.
签名执行时间	

时间	化疗结束	出院日
健康宣教	□ 指导漱口及坐浴，讲解预防感染和出血等知识 □ 饮食指导：低菌饮食（必要时） □ 介绍输血的注意事项 □ 安全宣教 □ 心理指导	□ 出院宣教：用药、饮食、卫生、休息、监测血常规、生化等 □ 指导办理出院手续 □ 告知患者科室联系电话 □ 定期门诊随访，伊布替尼服用期间可门诊或日间病房随诊
护理处置	□ PICC 维护 □ 监测体温、血压、体重等 □ 遵医嘱复查血常规、血生化、电解质等 □ 遵医嘱及时给予对症治疗（必要时） □ 遵医嘱予以血制品（需要时） □ 遵医嘱停抗生素	□ 监测血常规、血生化、电解质等 □ 为患者领取出院带药 □ 协助整理患者用物 □ 发放出院指导卡 □ 床单位终末消毒
基础护理	□ 执行分级护理 □ 晨晚间护理 □ 安全护理 □ 口腔护理 □ 肛周护理	□ 安全护理（护送出院）
专科护理	□ 观察患者病情变化 □ 感染、出血护理 □ 输血护理（需要时） □ 心理护理	□ 预防感染和出血指导 □ 心理护理
重点医嘱	□ 详见医嘱执行单	□ 详见医嘱执行单
病情变异记录	□ 无 □ 有，原因： 1. 2.	□ 无 □ 有，原因： 1. 2.
签名执行时间		

5. 慢性淋巴细胞白血病（有治疗指征，且拟行化疗）临床患者表单

适用对象：第一诊断为慢性淋巴细胞白血病（有治疗指征），拟行后续FCR/BR化疗

患者姓名：__________性别：__________年龄：__________住院号：__________

住院日期：____年__月__日　　出院日期：____年__月__日　　标准住院日：7天内

时间	入院第1天	入院第2天
医患配合	□ 接受询问病史、收集资料，请务必详细告知既往史、用药史、过敏史 □ 请明确告知既往用药情况 □ 配合进行体格检查 □ 有任何不适请告知医生 □ 配合进行相关检查，颈、胸、腹、盆CT（第2次FCR/BR化疗前），心电图，腹部B超，超声心动等 □ 签署相关知情同意书	□ 配合完成化验：血常规、生化等 □ 配合骨髓穿刺、活检等 □ 配合输血 □ 配合用药 □ 有任何不适请告知医生
护患配合	□ 配合测量体温、脉搏、呼吸、血压、身高、体重 □ 配合完成入院护理评估（回答护士询问病史、过敏史、用药史） □ 接受入院宣教（环境介绍、病室规定、探视陪护制度、送餐订餐制度、贵重物品保管等） □ 配合采集血、留取尿标本 □ 配合各项检查（需要空腹的请遵照执行） □ 接受预防感染和出血指导 □ 接受PICC维护 □ 有任何不适告知护士	□ 配合测量体温、脉搏、呼吸 □ 配合每日询问排便 □ 配合采集血标本 □ 接受疾病知识介绍 □ 接受用药指导 □ 接受PICC维护 □ 接受预防感染和出血指导 □ 接受保护性隔离措施 □ 接受心理护理 □ 接受基础护理 □ 有任何不适告知护士
饮食	□ 遵医嘱饮食	□ 遵医嘱饮食
排泄	□ 尿便异常时及时告知医护人员	□ 尿便异常时及时告知医护人员
活动	□ 根据病情适当活动 □ 有出血倾向者卧床休息，减少活动	□ 根据病情适当活动 □ 有出血倾向者卧床休息，减少活动
签名执行时间		

时间	化疗（住院第3～6天）	化疗结束	出院日
医患配合	□ 配合相关检查 □ 配合用药 □ 配合化疗 □ 有任何不适请告知医生	□ 配合相关检查 □ 配合用药 □ 有任何不适请告知医生	□ 接受出院前指导 □ 遵医嘱出院后用药 □ 知道复查时间 □ 获取出院诊断书
护患配合	□ 配合定时测量生命体征 □ 配合每日询问排便 □ 配合PICC维护 □ 配合各种相关检查 □ 配合采集血标本 □ 接受疾病知识介绍 □ 接受用药指导 □ 接受化疗知识指导 □ 接受预防感染和出血指导 □ 配合记录24小时出入量 □ 接受心理护理 □ 接受基础护理 □ 有任何不适请告知护士	□ 配合定时测量生命体征 □ 配合每日询问排便 □ 配合各种相关检查 □ 配合采集血标本 □ 接受疾病知识介绍 □ 接受用药指导 □ 接受预防感染和出血指导 □ 接受心理护理 □ 接受基础护理 □ 有任何不适请告知护士	□ 接受出院宣教 □ 办理出院手续 □ 获取出院带药 □ 知道服药方法、作用、注意事项 □ 知道预防感染、出血措施 □ 知道复印病历的方法
饮食	□ 遵医嘱饮食	□ 遵医嘱饮食	□ 普通饮食 □ 避免进生、冷、硬、辛辣和刺激饮食
排泄	□ 尿便异常（出血时）及时就诊	□ 尿便异常时及时告知医护人员	□ 尿便异常（出血时）及时就诊
活动	□ 适当活动，避免疲劳 □ 注意保暖，避免感冒 □ 注意安全，减少出血	□ 根据病情适当活动 □ 有出血倾向者卧床休息，减少活动	□ 适当活动，避免疲劳 □ 注意保暖，避免感冒 □ 注意安全，减少出血
签名执行时间			

6．慢性淋巴细胞白血病（有治疗指征，且拟行化疗）临床健康教育表单

适用对象：第一诊断为慢性淋巴细胞白血病（有治疗指征），拟行后续FCR/BR化疗

患者姓名：__________性别：__________年龄：__________住院号：__________

住院日期：____年__月__日　出院日期：____年__月__日　标准住院日：7天内

时间	入院第1天	入院第2天	化疗过程中（一般住院第3～6天）
健康宣教	□ 热情接待患者及家属，介绍自己，介绍其责任护士、主管医生、护士长姓名 □ 介绍病房环境、设施和设备。引导患者熟悉病房环境，如水房、浴室、卫生间、处置间、护士站、医生办公室等。消除患者对陌生环境的紧张和不适感 □ 介绍规章制度（作息、探视、陪护、请假、安全制度），取得患者配合 □ 介绍自助缴费、查询报告方法 □ 入院、危险因素及老年评估，对于有危险因素的患者加强跌倒、坠床等安全宣教，悬挂警示标志 □ 评估患者及家属对健康教育的需求和接受能力 □ 耐心向患者解释留取相关化验标本的方法，以及标本放置位置。告知患者B超、CT、骨髓穿刺等检查的目的、方法及注意事项 □ 积极主动沟通，了解患者需要，尽量满足患者，做好心理安慰，减轻患者入院后焦虑情绪	□ 讲解疾病相关知识 □ 嘱患者根据医生说明正确服药，不得自行停药减药，出现任何不适应及时通知医护人员，向患者做好输血相关知识宣教 □ 饮食宣教：嘱患者进食高热量、高蛋白质、高维生素、清淡、易消化饮食 □ 做好心理护理 □ 预防感染宣教：减少探视人员，患者应保持良好个人卫生，注意手卫生，保持病室环境清洁、整齐、按时通风，保证饮食卫生等 □ 预防出血宣教：告知患者保证充足休息，减少活动，血小板＜20×10^9/L或有出血倾向的患者嘱其绝对卧床休息，用软毛牙刷刷牙，不要挖鼻孔，不要留长指甲，密切观察患者出血情况 □ 针对陪护人员宣教：疫情期间禁止探视，固定一人陪护，陪护人员进入病房要求戴口罩、洗手，不要坐病床，不要将衣物放在病床上。陪护人员不要互串病房	□ 讲解疾病相关知识 □ 用药宣教 -嘱患者密切观察血管情况，如有异常，及时告知护士。若发生药液外渗，安抚患者情绪，停止输液，及时处置 -嘱患者根据医生说明正确服药，不得自行停药减药，出现任何不适应及时通知医护人员，向患者做好输血相关知识宣教 □ 饮食宣教：嘱患者进食高热量、高蛋白质、高维生素、清淡、易消化饮食 □ 做好心理护理 □ 预防感染宣教：减少探视人员，患者应保持良好个人卫生，注意手卫生，保持病室环境清洁、整齐、按时通风，保证饮食卫生等 □ 预防出血宣教：告知患者保证充足休息，减少活动，血小板＜20×10^9/L或有出血倾向的患者嘱其绝对卧床休息，用软毛牙刷刷牙，不要挖鼻孔，不要留长指甲，密切观察患者出血情况 □ 针对陪护人员宣教：疫情期间禁止探视，固定一人陪护，陪护人员进入病房要求戴口罩、洗手，不要坐病床，不要将衣物放在病床上。陪护人员不要互串病房
效果评价	□ 掌握 □ 基本掌握 其他：	□ 掌握 □ 基本掌握 其他：	□ 掌握 □ 基本掌握 其他：
护士签名时间			

时间	化疗结束	出院日
健康宣教	□ 饮食宣教：嘱患者进食高热量、高蛋白质、高维生素、清淡、易消化饮食 □ 做好心理护理 □ 预防感染宣教：减少探视人员，患者应保持良好个人卫生，注意手卫生，保持病室环境清洁、整齐、按时通风，保证饮食卫生等 □ 预防出血宣教：告知患者保证充足休息，减少活动，血小板＜20×10^9/L或有出血倾向的患者嘱其绝对卧床休息，用软毛牙刷刷牙，不要挖鼻孔，不要留长指甲，密切观察患者出血情况 □ 针对陪护人员宣教：疫情期间禁止探视，固定一人陪护，陪护人员进入病房要求戴口罩、洗手，不要坐病床，不要将衣物放在病床上。陪护人员不要互串病房	□ 指导患者办理出院手续（结账、复印、带药） □ 有出院带药的患者为其备好出院带药，并告知药物的使用方法 □ 指导患者出院后合理饮食与休息 □ 指导其定期门诊随访 □ 告知患者遵医嘱定期监测血常规，定期门诊随访，按时服药，按时进行巩固治疗 □ 携带PICC出院相关宣教 □ 向患者发放出院指导，告知患者联系方式，便于电话咨询和预约下次治疗
效果评价	□ 掌握 □ 基本掌握 其他：	□ 掌握 □ 基本掌握 其他：
护士签名时间		

（王　雯　马春霞　田　菲）

第七节 多发性骨髓瘤护理

多发性骨髓瘤（multiple myeloma，MM），又称浆细胞骨髓瘤，是单克隆浆细胞恶性增殖性疾病，是浆细胞肿瘤中最常见的一种类型。其特征是克隆性浆细胞在骨髓内恶性增殖、浸润骨骼及软组织，并分泌大量单克隆免疫球蛋白（M蛋白）或其多肽链亚单位，正常免疫球蛋白减少，引起多发性骨骼破坏、病理性骨折、骨痛、贫血、出血、高钙血症、肾功能损害、感染及高黏滞血症等一系列临床表现。

一、护理评估

（一）患者评估

1. 现病史　记录患者患病情况及经过，了解患者的起病方式、发病时间，有无明确病因与诱因，主要的症状与体征及其特点。

2. 既往史　了解患者既往有无其他疾病，如高血压、糖尿病、心脑血管疾病等及肝炎等传染病史。了解患者既往手术史，食物、药物过敏史。

3. 个人史　了解患者有无吸烟、饮酒史，有无药物、化学毒物、射线接触史等。记录患者年龄、职业、文化程度、饮食、尿便、视力、听力及睡眠等一般状况。

4. 家族史　了解患者家族肿瘤病史及遗传病史。

5. 婚育史　了解患者婚姻状况及生育史。

6. 心理-社会支持状况　了解患者精神状况、心理状态及社会支持情况。

（二）病情评估

1. 症状与体征　评估生命体征（体温、脉搏、呼吸、血压）、营养状况及意识状态。了解患者有无发热、发热的程度和热型的特点。了解疾病相关症状及体征，如有无贫血、出血、血栓、感染、骨痛、骨折、肢端麻木及髓外浸润等症状及体征；有无感染灶；有无肾损害症状；有无高黏滞综合征、淀粉样变性和雷诺现象；有无周围神经病变，如手指麻木、感觉异常等。

2. 实验室检查　了解疾病诊断、血常规、骨髓象、免疫学检查、细胞遗传学等检查结果。

3. 高危因素评估　对患者自理能力、跌倒坠床风险及压力性损伤风险等高危因素进行筛查、评估。

二、护理

（一）一般护理

1. 饮食指导　给予高热量、高蛋白质、高维生素、清淡、易消化饮食。食物应多样化，加强营养，避免进食油腻、生冷和容易产气的食物。肾功能不全的患者应用低蛋白低盐饮食。

2．休息与活动

（1）一般状况良好的患者，可以进行适当活动，适度活动可促进肢体血液循环和血钙在骨骼沉积，减轻骨骼脱钙，但绝对禁止剧烈活动。注意劳逸结合，尤其是中老年人，避免过度劳累、做剧烈运动和快速转体等动作。

（2）骨质破坏明显的患者应绝对卧床休息，应用硬板床，忌用弹性床垫以防病理性骨折发生。卧床休息时，保持患者舒适的卧位，避免坠床、受伤。

（3）卧床患者，注意轴线翻身，加强皮肤护理，预防压力性损伤的发生。

（4）存在急性肾衰竭的患者应绝对卧床休息以减轻肾脏负担。

（二）病情观察

1．观察骨髓瘤细胞对骨髓和其他组织器官浸润和破坏的表现

（1）骨痛、骨骼变形和病理性骨折：多发生于腰背部，其次是胸骨和四肢骨，骨折常发生于肋骨、胸骨下部和上腰椎。

1）有骨痛患者，评估疼痛的部位、性质、程度，按医嘱给予镇静镇痛药，并通过语言沟通，观察患者的面色、体态及生命体征等客观判断疼痛缓解的程度。骨痛患者可使用靠背架和夹板支撑疼痛部位。

2）患者活动障碍时，应帮助患者在适合范围内进行活动，注意安全防摔伤骨折，活动后注意适当的休息。卧床期间应鼓励患者进行被动肢体活动，以减少骨骼脱钙。

（2）骨骼肿块：观察肋骨、颅骨及锁骨等红骨髓集中部位有无肿块。骨髓瘤细胞浸润骨骼时可引起局部肿块，发生率高达90%，好发于肋骨、锁骨、胸骨及颅骨，胸、肋、锁骨连接处出现串珠样结节者为本病的特征。

（3）神经压迫或浸润：观察患者有无手足麻木、烧灼感、截瘫、偏瘫、神经根痛等症状。多发性骨髓瘤疾病本身和药物的应用均会诱发周围神经炎病变，其症状和体征表现为疼痛，肢体远端感觉异常或感觉丧失，运动性神经病变，深腱反射减弱，自主运动神经病变。四肢麻木严重的患者应有专人24小时守护，床铺加用床档，防止坠床，呼叫器和经常使用的物品放于床头患者伸手可及处。下床活动时防止跌倒，感觉异常的患者注意保暖，天凉时戴手套，穿棉袜，避免接触过冷、过热物体。不用水果刀等锐利器具，防止划伤。不可自己调试洗脚水、触摸暖气管等，防止烫伤，用手轻揉按摩，以缓解症状。

（4）高钙血症：观察患者有无厌食、恶心、呕吐、多尿、剧咳、脱水乃至意识障碍等表现。监测脉搏、血压、肌肉强度及神志状态，做好相应的对症护理。

2．骨髓瘤细胞生成异常单克隆免疫球蛋白（M蛋白）增多所致的表现

（1）高黏滞血症：观察有无头痛、视物模糊、耳鸣、意识障碍或肢体麻木和冠状动脉供血不足等症状。嘱患者改变体位时动作缓慢，预防跌倒。

（2）出血倾向：观察患者有无皮肤、黏膜、脏器等出血症状，警惕重要脏器出血，为了避免增加出血的危险或加重出血，应做好患者的休息与饮食指导，积极采取预防出血的护理措施。若血小板计数＜50×10^9/L，应减少活动，增加卧床休息时间；严重出血或血小板计数＜20×10^9/L者，必须绝对卧床休息，协助做好生活护理。指导患者勿用力

擤鼻，避免用手抠鼻痂和外力撞击鼻部；指导患者用软毛牙刷刷牙，忌用牙签剔牙。尽量避免食用煎炸、带刺或含骨头的食物及带壳的坚果类食品、质硬的水果（如甘蔗）等。进食时要细嚼慢咽，避免口腔黏膜损伤；若患者发生消化道出血应禁食，出血停止后给予冷、温流质，以后给予半流质、软食、普食。

（3）感染：观察患者有无发热、感染伴随症状及体征，警惕感染性休克。按医嘱给予抗感染治疗，对患者及家属耐心仔细做好预防感染知识的健康教育工作。

3．肾功能损害　观察患者有无体液过多的表现，尿量有无改变，有无少尿或无尿，有无四肢水肿、晨起眼睑肿胀等。肾功能检测指标有无异常。监测腹围，观察有无腹水。

（1）坚持“量出为入”的原则，准确记录24小时出入量，同时将出入量的记录方法、内容告诉患者，以便得到患者的充分配合。如发现尿量减少、尿中泡沫增多、尿色改变、颜面或下肢水肿等症状应及时告知医护人员。患者出现水肿，应注意皮肤护理，防止压力性损伤的产生。

（2）遵医嘱予以用药：水化、碱化、利尿，以避免肾功能不全；避免使用静脉对比剂及肾毒性药物；长期接受双膦酸盐治疗的患者应定期监测肾功能。

（3）若患者发生急性肾衰竭，参见第四章第五节“急性肾衰竭护理”。

4．化疗相关不良反应的观察与护理

（1）神经毒性：神经毒性主要表现为周围神经病变，常对称发生，患者感觉疼痛、灼痛、麻木、感觉过敏。

1）嘱患者注意保暖，冬天穿保暖袜子和戴手套，用温水洗脸，每晚用温水泡脚，局部按摩。做好安全防护，防止意外伤发生。

2）四肢麻木严重的患者，应有专人24小时守护，床铺加用床档，防止坠床，呼叫器和经常使用的物品放于床头患者伸手可及处。下床活动时防止跌倒。

3）感觉异常者注意保暖，天凉时戴手套，穿棉袜，避免接触过冷、过热物体。不用水果刀等锐利器具，防止划伤。不可自己调试洗脚水、触摸暖气管等，防止烫伤，用手轻揉按摩，以缓解症状。根据医嘱补充B族维生素，营养神经。

（2）消化系统反应

1）准确记录恶心、呕吐的次数、量，以及腹泻次数、量。

2）根据饮食习惯选择患者喜欢的食物，忌辛辣、油炸及刺激性食物，宜清淡、易消化饮食，少量多餐。勤漱口，保持口腔清洁、卫生。

3）腹痛、腹泻：注意监测排便次数、形状及水电解质指标。根据病情和医嘱，给予禁食、流质、半流质或软食，必要时给予药物处理。由于排便次数增多，会对肛周皮肤产生损伤，要加强肛周皮肤护理，指导患者排便后应用温水清洗肛周，保持清洁干燥，涂无菌凡士林或抗生素软膏以保护肛周皮肤，促进损伤处愈合。

4）便秘：预防性选用食疗或及时采用润肠药物，可减轻便秘症状。指导患者饮食中适当增加粗纤维饮食，如芹菜、香蕉，多饮水，鼓励适当活动，做腹部按摩，每日评估患者排便情况，如有大便质硬情况，给予开塞露肛门注入。

（3）带状疱疹

1）遵医嘱给予抗病毒治疗。

2）注意患者皮肤卫生，修剪指甲，每日更换衣裤。在治疗过程中，如患者局部皮肤出现疼痛，应注意观察局部有无皮疹。保持皮肤清洁，并嘱患者穿全棉柔软衣裤，勿用碱性肥皂、热水泡洗，避免抓伤，忌食辛辣、油炸食物。

（4）感染：多发性骨髓瘤患者易发生反复感染。应保持病室安静、整洁，空气清新，定时通风、空气消毒。做好患者个人防护，戴口罩，加强患者口腔、肛周护理，减少探视及陪护人员，避免交叉感染。护理人员需观察患者有无发热、感染伴随症状及体征，按医嘱给予抗感染治疗等。

（三）用药护理

遵医嘱正确给药，并严密观察药物治疗效果及不良反应，如长期应用糖皮质激素会引起身材外形的变化、胃肠道反应或出血、诱发感染、骨质疏松等。应向患者进行必要的解释和指导，如餐后服药、自我监测粪便颜色、预防感染、监测骨密度或遵医嘱预防性用药等。皮下给药时，注意观察注射部位皮肤状况，有无发红等症状，如有任何不适及时告知医务人员。

1．硼替佐米　皮下注射时患者注射部位皮肤可能会出现发红等症状，注意观察皮肤状况，如有皮肤、腹泻等不良反应及时告知医务人员。

2．来那度胺　最常见的不良反应为血小板减少症和中性粒细胞减少症。其他较常见的不良反应还包括腹泻、瘙痒、皮疹等。该药物主要为患者出院带药，需要对患者进行用药指导。告知患者如若有不良反应及时就医。

3．糖皮质激素　不能自行减量或停药。长期应用糖皮质激素会引起身材外形变化、胃肠道反应或出血、诱发感染、升高血压和血糖、骨质疏松等。应向患者进行必要的解释和指导，如餐后服药、自我监测粪便颜色、预防感染、监测血压血糖水平、监测骨密度或遵医嘱预防性用药等。注意预防骨质疏松及化学性股骨头坏死，按照医嘱补钙。

4．达雷妥尤单抗　是目前广泛应用的CD38单克隆抗体。本药可能引起严重的输注相关反应，包括支气管痉挛、呼吸困难、缺氧、高血压、喉水肿和肺水肿、寒战等。在整个输注过程中应密切监测患者的输注反应，尤其是首次输注时。每次输注前1～3小时给予患者输注前用药（皮质激素、对乙酰氨基酚和苯海拉明），必须使用聚氨酯、聚丁二烯、PVC、PP或PE输液装置，输液器应配备孔径为0.22μm或0.2μm的聚醚砜过滤器。

5．双膦酸盐　是一类骨吸收抑制药，具有抗生物降解特性，易沉积于骨质，抑制破骨细胞活性，减少骨质吸收和破坏，包括氯膦酸二钠、帕米膦酸和唑来膦酸。部分患者可出现流感样症状，表现为发热、关节痛、肌肉疼痛、一过性骨痛等，2～3天自行缓解。开始治疗前应做口腔检查，治疗过程中避免口腔感染，尤其避免进行拔牙等牙槽外科手术。用药期间应加强巡视，注意患者有无发热、寒战、乏力、食欲缺乏、腹泻、头痛及骨骼、关节、肌肉疼痛等不适症状。

（四）静脉护理

静脉给药时，遵医嘱正确给药，注意给药剂量、给药途径及给药时间等。评估患者病情状况、静脉血管条件、治疗方案等，正确合理地选择血管通路。在治疗过程中，护士需要加强对血管通路的观察及护理。

（五）心理护理

由于骨髓瘤患者大多为中老年人，骨痛及周围神经病变等症状可降低生活质量，导致患者易出现心烦、抑郁等不良情绪，护理人员要关注患者的心理状况，给予患者关心和帮助，对患者提出的疑虑给予耐心解答。

三、健康教育

1. 疾病知识介绍　向患者讲解疾病知识，指导患者对症状体征的自我观察，说明用药的作用和不良反应，消除患者的顾虑。

2. 休息与活动　保证充分休息、睡眠，一般情况良好的患者可以适当参与活动，但避免从事剧烈的活动和工作，注意劳逸结合。存在急性肾衰竭的患者应绝对卧床休息。有骨质破坏的患者应睡硬板床，不睡弹性床，避免坠床、跌倒导致骨折。

3. 饮食指导　选择高蛋白（如牛奶、鸡蛋、牛肉、鱼等）、高维生素（新鲜水果和蔬菜最佳）、清淡、易消化的饮食。避免食用过多油腻、坚硬、辛辣、刺激性食物。便秘的患者可多食富含纤维素食物，如粗粮及香蕉等新鲜水果和蔬菜。

4. 用药指导　坚持合理的治疗可缓解临床症状并延长生存期，要向患者说明治疗方案的简要概括，嘱其必须遵医嘱、按时、按剂量、按疗程服药，不可自行减量或停药，以免加重病情。告知患者双膦酸盐使用过程避免口腔侵袭性操作。

5. 心理指导　避免各种不良情绪，使患者可以安心养病。患者家属给予患者物质、情感支持，使其树立正确的心态，积极配合护理及治疗。

6. 出院指导

（1）卧床患者应用硬板床，忌用弹性床垫以防病理性骨折发生，保持皮肤清洁干燥，定时翻身，注意轴线翻身，预防压力性损伤的发生。除医嘱必须卧床的患者外，鼓励患者适当活动，以防骨骼进一步脱钙，必要时搀扶或提供辅助器件，如拐杖，活动时注意安全，避免跌倒，减少不必要的损伤。

（2）注意个人卫生，避免受凉感冒，继发感染。

（3）携带PICC出院的患者每7天导管维护一次，到二级以上医疗机构进行导管维护，使用输液港的患者每月维护一次。如有异常，及时来医院处理。

（4）存在周围神经病变的患者，嘱其保持床单位整洁、干燥、无渣屑，防止感觉障碍的身体部位受压或机械性刺激。避免高温或过冷刺激，慎用热水袋或冰袋，防止烫伤、冻伤。避免因足底感觉减退导致跌倒及摔伤。

（5）坚持用药，定期复诊、随访。定期复查血常规、肝肾功能等，如出现疲乏、无力、疼痛加剧、骨折、消瘦、病情变化应及时就诊。

四、临床路径护理表单

1. 多发性骨髓瘤临床护理表单

适用对象：第一诊断为多发性骨髓瘤

患者姓名：__________性别：__________年龄：__________住院号：__________

住院日期：____年__月__日　　出院日期：____年__月__日　　标准住院日：30天内

时间	住院第1～2天	化疗前（住院第3～5天）
健康宣教	□ 入院宣教：介绍病房环境、设施、医院相关制度、主管医生和护士 □ 告知各项检查的目的及注意事项 □ 指导饮食、卫生、活动等 □ 安全宣教 □ 留置针相关宣教 □ 做好心理护理 □ 介绍输血的注意事项 □ 介绍自助缴费、查询报告方法	□ 讲解疾病相关知识 □ 指导饮食、卫生、活动等 □ 指导漱口及坐浴，讲解预防感染和出血等知识 □ 介绍输血的注意事项 □ 告知各项检查的目的及注意事项 □ 安全宣教
护理处置	□ 准确核对患者信息，协助患者佩戴腕带 □ 入院评估：询问病史、检查皮肤黏膜有无出血、血常规、营养状况等；疼痛及危险因素评估；外周静脉留置针及中心静脉导管相关评估 □ 监测和记录生命体征 □ 建立危重患者护理记录（病危、重患者） □ 卫生处置：剪指（趾）甲，沐浴（条件允许时），更换病号服 □ 完成各项化验检查的准备和留取（加急化验及时采集标本并送检）	□ 完成各项化验标本的留取并及时送检 □ 遵医嘱完成相关化验检查 □ 完成相关护理文书的书写 □ 遵医嘱予以抗菌药物（需要时） □ 遵医嘱予以血液制品输入（需要时） □ 针对高危因素持续护理评估 □ 中心静脉导管（CVC/PICC/PORT）置管术，术前签署知情同意书、发放维护手册（需要时）
基础护理	□ 遵医嘱执行相应级别护理 □ 晨晚间护理 □ 安全护理 □ 口腔护理 □ 肛周护理	□ 执行分级护理 □ 晨晚间护理 □ 安全护理 □ 口腔护理 □ 肛周护理
专科护理	□ 执行血液病护理常规 □ 观察病情、用药后的副作用 □ 输血护理（需要时） □ 心理护理	□ 观察患者病情变化 □ 观察病情、用药后的副作用 □ 输血护理（需要时） □ 心理护理
重点医嘱	□ 详见医嘱执行单	□ 详见医嘱执行单
病情变异记录	□ 无　□ 有，原因： 1. 2.	□ 无　□ 有，原因： 1. 2.
签名执行时间		

时间	化疗过程中（一般住院第6～18天）	化疗结束	出院日
健康宣教	□ 化疗相关宣教：包括药物相关知识、作用、副作用及应用硼替佐米过程中注意事项 □ 指导漱口及坐浴，讲解预防感染、出血等知识 □ 饮食指导：适当多饮水、低菌饮食（需要时） □ 静脉化疗时讲解血管保护相关知识指导 □ 指导休息与活动 □ 安全宣教	□ 指导漱口及坐浴，讲解预防感染、出血等知识 □ 饮食指导：适当多饮水、低菌饮食（需要时） □ 指导休息与活动 □ 安全宣教	□ 出院宣教：用药、饮食、卫生、休息指导，监测血常规、生化等 □ PICC/PORT带管出院宣教 □ 指导办理出院手续 □ 告知患者科室联系电话 □ 指导关注科室公众号 □ 定期随访
护理处置	□ 完成相关化验的留取并及时送检 □ 遵医嘱详记24小时出入量（需要时） □ 完成相关护理文书的书写 □ 遵医嘱予以药物的输入 □ 遵医嘱予以心电监护（需要时）	□ 完成相关化验的留取并及时送检 □ 遵医嘱详记24小时出入量、尿pH等（需要时） □ 完成相关护理文书的书写	□ 领取出院带药 □ 协助整理患者用物 □ 协助取下患者腕带 □ 发放出院指导宣教材料 □ 指导患者院外导管维护及换药（需要时） □ 完成出院评估 □ 床单位终末消毒
基础护理	□ 执行分级护理 □ 晨晚间护理 □ 安全护理 □ 口腔护理 □ 肛周护理 □ 心理护理	□ 执行分级护理 □ 晨晚间护理 □ 安全护理 □ 口腔护理 □ 肛周护理 □ 心理护理	□ 安全护理（护送出院）
专科护理	□ 观察患者病情变化 □ 感染、出血护理 □ 输血护理（需要时） □ 化疗护理 □ 心理护理	□ 观察患者病情变化，化疗后的副作用 □ 感染、出血护理 □ 输血护理（需要时） □ 心理护理	□ 预防感染和出血指导 □ 心理护理
重点医嘱	□ 详见医嘱执行单	□ 详见医嘱执行单	□ 详见医嘱执行单
病情变异记录	□ 无 □ 有，原因： 1. 2.	□ 无 □ 有，原因： 1. 2.	□ 无 □ 有，原因： 1. 2.
签名执行时间			

2．多发性骨髓瘤临床患者表单

适用对象：第一诊断为多发性骨髓瘤

患者姓名：__________性别：__________年龄：__________住院号：__________

住院日期：____年__月__日　出院日期：____年__月__日　标准住院日：30天内

时间	入院第1～2天	化疗前（住院第3～5天）
医患配合	□ 收集资料，包括既往史、用药史、过敏史 □ 请明确告知既往用药情况 □ 有任何不适告知医生 □ 配合完成相关检查 □ 签署相关知情同意书	□ 配合完成相关检查（B超、心电图、胸片等） □ 配合完成化验：血常规、生化等 □ 配合骨髓穿刺、骨髓活检、淋巴结活检等 □ 配合用药 □ 有任何不适请告知医生
护患配合	□ 配合测量体温、脉搏、呼吸、血压、身高、体重 □ 配合完成入院护理评估 □ 接受入院宣教（环境介绍、病室规定、探视陪护制度、送餐订餐制度、贵重物品保管等） □ 配合完成相关检查 □ 配合护士选择静脉通路 □ 接受疾病知识介绍 □ 接受用药指导 □ 接受预防感染和出血指导 □ 接受心理护理 □ 接受基础护理 □ 有任何不适请告知护士	□ 配合测量体温、脉搏、呼吸 □ 配合每日询问排便 □ 配合各项检查（需要空腹的请遵照执行） □ 配合采集血标本 □ 接受疾病知识介绍 □ 接受骨髓穿刺、活检宣教 □ 接受用药指导 □ 接受中心静脉导管（CVC/PICC/PORT）维护 □ 接受预防感染和出血指导 □ 接受心理护理 □ 接受基础护理 □ 有任何不适告知护士
饮食	□ 遵医嘱饮食 □ 肾功能不全患者应遵医嘱低钠低蛋白饮食，但应摄取优质蛋白	□ 遵医嘱饮食 □ 肾功能不全患者应遵医嘱低钠低蛋白饮食，但应摄取优质蛋白
排泄	□ 尿便异常时及时告知医护人员 □ 准确记录24小时尿量（需要时）	□ 尿便异常时及时告知医护人员 □ 准确记录24小时尿量（需要时）
活动	□ 有末梢神经炎的患者限制活动范围，预防跌倒 □ 有病理性骨折的患者卧床休息，减少活动 □ 有溶骨性病变的患者适当活动注意安全	□ 有末梢神经炎的患者限制活动范围，预防跌倒 □ 有病理性骨折的患者卧床休息，减少活动 □ 有溶骨性病变的患者适当活动注意安全
签名执行时间		

时间	化疗过程中（一般住院第6～18天）	化疗结束	出院日
医患配合	□ 配合相关检查 □ 配合用药 □ 配合化疗 □ 有任何不适告知医生	□ 接受出院前指导 □ 知道复查时间 □ 获取出院诊断书 □ 获取出院证 □ 知道服药方法、作用、注意事项	□ 接受出院前指导 □ 知道复查时间 □ 获取出院诊断书 □ 获取出院证 □ 知道服药方法、作用、注意事项
护患配合	□ 配合定时测量生命体征 □ 配合每日询问排便 □ 配合各种相关检查 □ 配合采集血标本 □ 接受疾病知识介绍 □ 接受用药指导 □ 接受化疗知识指导 □ 接受预防感染和出血指导 □ 接受保护性隔离措施 □ 接受心理护理 □ 接受基础护理 □ 有任何不适告知护士	□ 接受出院宣教 □ 办理出院手续 □ 获取出院带药 □ 知道预防感染、出血措施 □ 知道复印病历的方法 □ 接受PICC/PORT院外维护指导 □ 签署PICC/PORT院外带管协议	□ 接受出院宣教 □ 办理出院手续 □ 获取出院带药 □ 知道预防感染、出血措施 □ 知道复印病历的方法 □ 接受PICC/PORT院外维护指导 □ 签署PICC/PORT院外带管协议
饮食	□ 遵医嘱饮食 □ 肾功能不全患者应遵医嘱低钠低蛋白饮食，但应摄取优质蛋白	□ 肾功能不全患者应遵医嘱低钠低蛋白饮食，但应摄取优质蛋白 □ 肾功能正常者可选用普通饮食 □ 避免进生、冷、硬、辛辣和刺激饮食	□ 肾功能不全患者应遵医嘱低钠低蛋白饮食，但应摄取优质蛋白 □ 肾功能正常者可选用普通饮食 □ 避免进生、冷、硬、辛辣和刺激饮食
排泄	□ 尿便异常时及时告知医护人员	□ 尿便异常时及时告知医护人员	□ 尿便异常时及时告知医护人员
活动	□ 有末梢神经炎的患者限制活动范围，预防跌倒 □ 有病理性骨折的卧床休息，减少活动 □ 有溶骨性病变的患者适当活动注意安全	□ 适当活动，避免疲劳 □ 注意保暖，避免感冒 □ 注意安全，减少出血	□ 适当活动，避免疲劳 □ 注意保暖，避免感冒 □ 注意安全，减少出血
签名执行时间			

3．多发性骨髓瘤临床健康教育表单

适用对象：第一诊断为多发性骨髓瘤

患者姓名：＿＿＿＿＿性别：＿＿＿＿＿年龄：＿＿＿＿＿住院号：＿＿＿＿＿

住院日期：＿＿年＿月＿日　出院日期：＿＿年＿月＿日　标准住院日：30天内

时间	住院第1～2天	化疗前（住院第3～5天）
主要健康宣教工作	□ 热情接待患者及家属，介绍自己，介绍其责任护士、主管医生、护士长姓名 □ 介绍病房环境、设施和设备。引导患者熟悉病房环境，如水房、浴室、卫生间、处置间、护士站、医生办公室等。消除患者对陌生环境的紧张和不适感 □ 介绍规章制度（作息、探视、陪护、请假、安全制度），取得患者配合 □ 入院、危险因素及老年评估，对于有危险因素的患者，加强跌倒、坠床等安全宣教，悬挂警示标志 □ 评估患者及家属对健康教育的需求和接受能力 □ 介绍骨痛、骨折相关知识 □ 耐心向患者解释留取相关化验标本的方法及标本放置位置。告知患者B超、CT、骨髓穿刺等检查的目的、方法及注意事项 □ 积极主动沟通，了解患者需要，尽量满足患者，做好心理安慰，减轻患者入院后焦虑情绪 □ 介绍自助缴费、查询报告方法	□ 讲解疾病相关知识 □ 做好基础护理 □ 做好心理护理 □ 指导患者进行正确的休息与饮食 □ 指导漱口及坐浴，讲解预防感染、出血等知识 □ 根据患者静脉条件，宣教相关静脉导管知识 □ 安全宣教：确保患者安全，必要时加用床档，血细胞计数偏低患者严格卧床休息
效果评价	□ 掌握 □ 基本掌握 其他：	□ 掌握 □ 基本掌握 其他：
护士签名时间		

时间	化疗过程中（一般住院第6～18天）	化疗结束	出院日
主要健康宣教工作	□ 做好基础护理 □ 简介疾病知识（患者知情情况下，向患者讲解疾病相关知识） □ 化疗宣教 -基础宣教：指导患者注意休息，保持病室环境整洁干净，注意个人卫生及饮食卫生，食用清淡、易消化饮食，避免辛辣刺激不洁饮食，嘱患者勤漱口，适当多饮水 -皮肤护理：嘱患者在皮下注射硼替佐米时密切观察注射部位皮肤的红肿、硬结等变化。如有异常立即告知护士 □ 用药宣教：嘱咐患者根据医生说明正确服药，不得自行停药、减药，出现任何不适应及时通知医护人员，向患者做好输血相关知识宣教 □ 饮食宣教：嘱患者进食高热量、高蛋白质、高维生素、清淡、易消化饮食	□ 骨髓抑制期宣教 -预防感染：减少探视人员，患者应保持良好个人卫生，注意手卫生，保持病室环境清洁、整齐、按时通风，保证饮食卫生等 -预防出血：告知患者保证充足休息，减少活动，血小板＜10×10^9/L或有出血倾向的患者嘱其绝对卧床休息，用软毛牙刷刷牙，不要挖鼻孔，不要留长指甲，密切观察患者出血情况，若出现不适及时通知医护人员 -饮食指导：饮食不要过热，不要吃带刺、坚硬食品，吃易消化食物，尽量不吃零食，必要时遵医嘱低菌饮食 -保持排便正常：保证每天排便1次 □ 陪护人员宣教 -减少探视陪护人员，疫情期间禁止探视，固定一人陪护，陪护人员进入病房要求戴口罩、洗手，不要坐病床，不要将衣物放在病床上 -陪护人员与患者分开进食 -陪护人员不要互串病房	□ 待患者血常规恢复、身体状况良好后，医生允许出院，协助患者做好出院手续 □ 做好出院宣教，出院后注意休息和饮食，劳逸结合 □ 要定期复查，告知患者联系方式，方便联系 □ 对于携带PICC/PORT出院的患者，发放带管院外说明，讲解带管出院的注意事项，注意填写导管维护手册。如有疼痛、发红等不适，及时就医 □ 遵医嘱合理服用药，不得擅自停药、减药 □ 保持心情舒畅，避免情绪波动 □ 注意天气变化适当增减衣服，预防感冒 □ 尽量不去公共场所活动，避免交叉感染 □ 指导患者填写患者住院期间满意度调查表，吸取宝贵意见建议，促进优质护理服务质量的不断提高
效果评价	□ 掌握 □ 基本掌握 其他：	□ 掌握 □ 基本掌握 其他：	□ 掌握 □ 基本掌握 其他：
护士签名时间			

（王　雯　田　菲）

第八节 阵发性睡眠性血红蛋白尿症护理

阵发性睡眠性血红蛋白尿症（paroxysmal nocturnal hemoglobinuria，PNH）是获得性造血干/祖细胞*PIG-A*基因突变所致克隆性疾病。临床以慢性持续性血管内溶血阵发性加重、高风险血栓形成和骨髓衰竭为主要特征。

一、护理评估

（一）患者评估

1. 一般情况评估　包括年龄、职业、文化程度等一般资料，饮食、排泄、睡眠、作息情况等。

2. 专科情况评估　患者有无面色、口唇、甲床、黏膜等苍白/苍黄、疲乏无力、活动后心悸、气促、头晕等贫血表现；有无发热、咳嗽、咳痰、牙龈肿痛、口腔溃疡或其他感染表现；有无皮肤瘀点/瘀斑、齿龈出血、口腔血疱、鼻出血、视物模糊等出血表现。

3. 评估患病及治疗经过　了解就诊原因、始发症状/体征；相关治疗及用药情况；入院时患者是否携带静脉导管或其他导管。

4. 既往史　既往有无高血压、心脏病、糖尿病等疾病史；有无手术史、有害物质接触史；有无输血史、过敏史及其他用药史等。

5. 心理-社会状况　患者是否了解疾病相关知识及治疗情况；是否有悲伤、绝望、恐惧等负面情绪，家庭成员情况及经济状况等。

（二）病情评估

1. 症状与体征　除一般贫血、感染、出血情况评估，还要注重专科病情评估。

（1）溶血状态评估：是否出现尿色加深（酱油色或浓茶色）、出现时间、持续时间、发作频率；是否伴有发热、腰痛、腹痛症状；近期是否出现感冒、劳累等易引起血红蛋白尿发作的诱因；有无黄疸及肝脾增大。

（2）血栓栓塞情况评估：有无血栓栓塞症表现，PNH患者血栓可出现在任何部位，但多见于腹部、脑部及下肢静脉。

（3）平滑肌功能评估：有无吞咽困难、胃胀、食管痉挛、勃起障碍等平滑肌功能障碍表现。

（4）其他并发症及合并症评估：有无贫血性心脏病、胆石症及肾功能不全等并发症的发生。

2. 实验室检查　患者近期血常规、尿常规、便常规检测结果；溶血检查相关结果；了解肝肾功能、电解质、血清铁等检查结果。

3. 高危因素评估　对患者自理能力、跌倒坠床及压力性损伤等高危因素进行筛查、评估。

二、护理

（一）一般护理

1. 溶血严重时，遵医嘱执行危/重症护理规范。

2. 严重贫血、高热、急性溶血、慢性溶血合并溶血危象或再障危象的患者应绝对卧床休息。慢性轻度或中度溶血性贫血的患者可适当下床活动。

3. 保持皮肤、黏膜、口腔、毛发、会阴及肛周清洁卫生，预防感染。

4. 给予高蛋白、高维生素、含铁饮食，注意饮食卫生，在血红蛋白尿发作时避免食用酸性食品，有助碱化尿液，保护肾脏。

5. 消除患者因尿色异常引起的恐惧心理，安慰鼓励患者积极配合治疗。

6. 密切观察体温、脉搏、呼吸、血压、神志变化。

7. 治疗期间鼓励患者多饮水。

（二）病情观察

1. 贫血表现　绝大部分患者有不同程度的贫血，常为中、重度。观察患者有无头晕乏力、皮肤黏膜苍白等贫血表现。根据贫血程度指导患者活动和休息。轻度贫血或者贫血可耐受情况下，患者可适度活动，以不引起疲劳为主；中、重度贫血时，患者应卧床休息或绝对卧床休息，防止晕厥、跌倒，确保患者安全。

2. 血红蛋白尿　典型的血红蛋白尿呈酱油色或浓茶色。观察患者尿色、尿量，注意血红蛋白尿发作时间和程度，以及伴随症状，如发热、头痛、腰痛、腹痛、排尿不畅、尿道刺痛等。引起血红蛋白尿发作的因素有感冒、感染、劳累、手术、应激、创伤等，指导患者避免有可能诱发溶血加重的因素。准确记录尿色和尿量的变化，特别是出现尿色由浅变深的情况，要及时通知主管医生。

3. 出血表现　观察并及早识别患者有无出血表现，如皮肤瘀点瘀斑、牙龈出血、鼻腔出血、女性月经过多等，甚至有些患者会出现眼底出血、消化道出血、脑出血等。轻度出血给予一般出血护理常规，各项操作动作轻柔，同时严密观察出血部位、出血量，要警惕重要脏器出血，必要时做好抢救准备。

4. 血栓形成　是该病的一个显著特征，也是患者致残或致死的主要原因。血栓可发生在任何部位，观察患者有无相应肢体、脏器等血管栓塞表现，如肢体肿胀、疼痛，急慢性腹痛、严重头痛、呕吐、抽搐、意识水平改变等。

5. 肾脏表现　观察患者尿量变化，关注尿常规、血生化及肾功能检查结果，及早发现因反复发作血红蛋白尿而引起的急性肾衰竭。

6. 黄疸和脾大　观察有无皮肤、巩膜、黏膜黄染及脾大等情况。准确记录皮肤、巩膜、黏膜等黄染程度，出现黄疸加重、尿色加深等情况，应及时反馈给主管医生，并根据医嘱实施治疗。

（三）用药护理

1. 接受糖皮质激素治疗的患者，治疗期间注意血压、血糖监测；注意胃黏膜保护及预防骨质疏松。

2. 针对血红蛋白尿，遵医嘱给予碱化利尿药物治疗。保持尿量在100ml/h以上，尿少者给予利尿药，警惕急性肾衰竭。患者腰酸背痛时，可给予局部热敷，温度不超过60℃，有助于缓解症状。

3. 针对血栓形成，观察患者有无血栓栓塞症或血栓形成倾向，需要时遵医嘱给予抗凝治疗，同时做好病情观察。

（四）心理护理

稳定患者心理，疏导不良情绪，减轻紧张感，建立对抗疾病的自信心，指导患者如有病情变化及时与医护人员沟通。

三、健康教育

1. 疾病知识介绍　指导患者自我观察尿色变化、发作时间及伴随症状等。积极预防并发症。急性溶血期间避免食用酸性食品和冰冷食物，有利于保护肾脏。急性溶血发作或严重贫血者应绝对卧床休息以减少耗氧。

2. 疾病预防指导　积极避免诱发或加重溶血的因素。指导患者做好个人防护，预防控制感染；指导饮食，加强营养；保持心态平和，避免情绪过度紧张。

3. 病情监测指导　指导患者对贫血、溶血及相关症状、体征和药物不良反应的自我监测等，包括头晕、头痛、心悸、气促等症状，生命体征，皮肤黏膜有无苍白及黄染，有无尿量减少、浓茶样或酱油色尿；糖皮质药物长时间或大剂量使用会造成向心性肥胖、满月脸、皮肤紫纹等，告知患者随着药物逐渐减停可慢慢恢复，减轻心理压力。

4. 出院指导　指导患者学会自我护理，注意观察巩膜有无黄染、尿色变化。遵医嘱服药，定期复查。做好个人防护，预防感冒、避免感染。指导饮食、休息与活动，勿过度劳累。

四、临床路径护理表单

1．初治阵发性睡眠性血红蛋白尿症临床护理表单

适用对象：第一诊断为初治阵发性睡眠性血红蛋白尿症

患者姓名：__________性别：__________年龄：__________住院号：__________

住院日期：____年__月__日　出院日期：____年__月__日　标准住院日：14天内

时间	住院第1天	住院第2天
健康宣教	□ 入院宣教：介绍病房环境、设施、医院相关制度、主管医生和护士 □ 告知各项检查的目的及注意事项 □ 安全宣教 □ 指导饮食、卫生、活动等 □ 指导漱口和坐浴的方法 □ 介绍自助缴费、查询报告方法 □ 做好心理护理，减轻患者紧张、焦虑情绪 □ 介绍骨髓穿刺目的、方法和注意事项	□ 宣教疾病知识 □ 告知各项检查的目的及注意事项 □ 做好用药指导 □ 指导饮食、卫生、活动等 □ 安全宣教
护理处置	□ 准确核对患者信息，协助佩戴腕带 □ 入院护理评估：询问病史、相关查体、血常规、检查皮肤及黏膜状况、营养状况、血管情况等；危险因素评估（必要时悬挂警示牌） □ 监测和记录生命体征 □ 建立护理记录（一般、危/重症） □ 完成各项化验检查的准备（加急化验及时采集标本并送检） □ 告知相关影像学检查前的注意事项	□ 完成各项化验检查标本的留取并及时送检 □ 遵医嘱完成相关检查 □ 陪同患者完成相关影像学检查 □ 针对高危因素持续护理评估 □ 遵医嘱给予相关药物：补液、碱化利尿、糖皮质激素（需要时）、抗生素（有感染时）、其他药物
基础护理	□ 根据患者病情和生活自理能力确定护理级别（遵医嘱） □ 卫生处置：剪指（趾）甲，沐浴（条件允许时），更换病号服 □ 晨、晚间护理 □ 安全护理 □ 口腔护理 □ 肛周护理	□ 执行分级护理 □ 晨、晚间护理 □ 安全护理 □ 口腔护理 □ 肛周护理
专科护理	□ 执行血液病护理常规 □ 病情观察（贫血、溶血、感染、血栓） □ 遵医嘱给药及药物副作用观察 □ 输血护理（需要时） □ 心理护理	□ 观察患者病情变化，重点观察患者有无溶血、贫血、血栓等表现 □ 对症护理（尿色加深、头晕乏力、感染发热等） □ 输血护理（需要时） □ 心理护理
重点医嘱	□ 详见医嘱执行单	□ 详见医嘱执行单
病情变异记录	□ 无　□ 有，原因： 1. 2.	□ 无　□ 有，原因： 1. 2.
签名执行时间		

时间	住院第3～6天
健康宣教	□ 介绍疾病治疗、护理知识 □ 告知活动时注意事项，特别是根据血常规和溶血程度，适度活动，保证安全 □ 介绍药物作用、副作用及注意事项（特别是糖皮质激素类） □ 安全宣教 □ 告知各项检查的目的及注意事项 □ 静脉保护相关宣教（静脉输液、静脉采血）
护理处置	□ 遵医嘱完成相关化验检查 □ 遵医嘱用药 □ 遵医嘱给予对症治疗 □ 遵医嘱做好血压、血糖监测 □ 注意保护静脉，做好静脉选择
基础护理	□ 执行分级护理 □ 晨、晚间护理 □ 生活、心理护理 □ 安全护理 □ 肛周护理 □ 口腔护理
专科护理	□ 随时观察患者病情变化情况 □ 治疗期间嘱患者多饮水 □ 输血护理（需要时） □ 抗凝治疗的护理（需要时）
重点医嘱	□ 详见医嘱执行单
病情变异记录	□ 无　□ 有，原因： 1. 2.
签名执行时间	

时间	住院第7～14天	出院日
健康宣教	□ 安全宣教 □ 卫生宣教 □ 免疫抑制剂用药宣教（需要时） □ 心理护理指导	□ 出院宣教：用药、饮食、卫生、休息、定期复查项目、复查日期等 □ 指导办理出院手续 □ 指导协助办理病历邮寄（需要时） □ 告知患者科室联系电话 □ 指导关注科室公众号 □ 定期门诊随访
护理处置	□ 遵医嘱完成相关化验检查 □ 遵医嘱用药 □ 遵医嘱给予对症处理 □ 遵医嘱监测患者体温、血压、体重等 □ 注意保护静脉，做好静脉选择	□ 为患者领取出院带药 □ 发放出院指导宣教材料 □ 协助整理患者用物 □ 协助取下患者腕带 □ 完成出院评估 □ 床单位终末消毒
基础护理	□ 执行分级护理 □ 晨、晚间护理 □ 安全护理 □ 肛周护理 □ 口腔护理	□ 安全护理（护送出院）
专科护理	□ 随时观察患者病情变化情况 □ 治疗期间嘱患者多饮水 □ 输血护理（需要时） □ 免疫抑制治疗的护理（需要时）	□ 指导患者观察自身临床表现，发现异常及时就诊 □ 预防感染、出血指导 □ 心理护理
重点医嘱	□ 详见医嘱执行单	□ 详见医嘱执行单
病情变异记录	□ 无 □ 有，原因： 1. 2.	□ 无 □ 有，原因： 1. 2.
签名执行时间		

2．初治阵发性睡眠性血红蛋白尿症临床患者表单

适用对象：第一诊断为初治阵发性睡眠性血红蛋白尿症

患者姓名：__________性别：__________年龄：__________住院号：__________

住院日期：____年__月__日　　出院日期：____年__月__日　　标准住院日：14天内

时间	住院第1天	住院第2天
医患配合	□ 接受询问病史（特别是贫血、尿色改变等相关症状）、收集资料 □ 详细告知既往史、个人史、用药史、过敏史等情况 □ 配合进行体格检查 □ 配合完成化验检查 □ 配合进行相关检查（胸片、心电图、B超等） □ 签署相关知情同意书 □ 有任何不适请告知医生	□ 配合完成相关检查（B超、心电图、胸片等） □ 配合完成化验检查 □ 配合完成骨髓穿刺、活检等 □ 配合医生治疗、用药 □ 有任何不适请告知医生
护患配合	□ 配合护士查对信息、佩戴腕带 □ 配合测量体温、脉搏、呼吸、血压、身高、体重 □ 配合完成入院护理评估（回答护士询问病史、个人史、过敏史、用药史等） □ 接受入院宣教（环境介绍、病房管理规定、探视陪护制度、送餐订餐制度、个人物品保管、自助缴费及查询等） □ 配合采集血标本及尿便标本 □ 接受安全指导（特别是溶血严重时预防晕倒、磕碰等） □ 接受静脉通路治疗相关宣教（需要时） □ 配合输血治疗（需要时） □ 有任何不适请告知护士	□ 配合测量体温、脉搏、呼吸、血压、血氧 □ 配合各项检查（需空腹项目请遵照执行） □ 配合采集临床各类标本 □ 接受疾病知识介绍 □ 接受用药指导 □ 接受静脉通路治疗相关宣教（需要时） □ 配合输血治疗（需要时） □ 配合完成高危因素持续护理评估 □ 接受骨髓穿刺、活检宣教 □ 接受心理护理 □ 接受基础护理 □ 接受安全护理 □ 有任何不适请告知护士
饮食	□ 遵医嘱饮食 □ 确保饮食卫生	□ 遵医嘱饮食 □ 确保饮食卫生
排泄	□ 排尿异常时及时告知医护人员（特别是尿色改变情况） □ 排便异常及时告知医护人员	□ 排尿异常时及时告知医护人员（特别是尿色改变情况） □ 排便异常及时告知医护人员
活动	□ 根据病情适当活动 □ 有眩晕症状的患者应卧床休息，减少活动 □ 溶血严重时绝对卧床休息	□ 根据病情适当活动 □ 有眩晕症状的患者应卧床休息，减少活动 □ 溶血严重时绝对卧床休息
签名执行时间		

时间	住院第3～6天	住院第7～14天	出院日
医患配合	□ 配合医生制订的治疗方案 □ 签署相关治疗知情同意书 □ 配合完成相关检查 □ 配合医生治疗用药 □ 有任何不适请告知医生	□ 配合医生制订的治疗方案 □ 签署相关治疗知情同意书 □ 配合完成相关检查 □ 配合医生治疗用药 □ 有任何不适请告知医生	□ 接受出院前指导 □ 出院后遵医嘱用药 □ 知道出院后注意事项，如返院复诊时间、地点、发生紧急情况时的处理等 □ 获取出院诊断证明书
护患配合	□ 配合完成静脉采血及其他化验检查 □ 配合完成高危因素持续护理评估 □ 配合完成各项诊疗护理操作 □ 配合完成血压、血糖监测（需要时） □ 配合输血治疗（需要时） □ 有任何不适请告知护士	□ 配合完成静脉采血及其他化验检查 □ 配合完成高危因素持续护理评估 □ 配合完成各项诊疗护理操作 □ 配合完成血压、血糖监测（需要时） □ 配合输血治疗（需要时） □ 有任何不适请告知护士	□ 接受出院宣教 □ 办理出院手续 □ 获取出院带药 □ 知道服药方法及注意事项 □ 知道复印及邮寄病历的方法 □ 知道院外防感染、自我防护的方法 □ 配合护士取下腕带
饮食	□ 遵医嘱饮食 □ 确保饮食卫生 □ 治疗期间多饮温水	□ 遵医嘱饮食 □ 确保饮食卫生 □ 治疗期间多饮温水	□ 正常饮食 □ 确保饮食卫生，避免进食生冷辛辣和刺激饮食
排泄	□ 排尿异常时及时告知医护人员（特别是尿色改变情况） □ 排便异常及时告知医护人员 □ 维持肛周、尿道口清洁	□ 排尿异常时及时告知医护人员（特别是尿色改变情况） □ 排便异常及时告知医护人员 □ 维持肛周、尿道口清洁	□ 有排尿和/或排便异常情况及时就诊，特别是出现尿色加深情况
活动	□ 根据病情适当活动 □ 有眩晕症状的患者应卧床休息，减少活动	□ 根据病情适当活动 □ 有眩晕症状的患者应卧床休息，减少活动	□ 劳逸结合、避免过度劳累 □ 避免人员聚集处活动，注意保暖，预防感冒
签名执行时间			

3. 初治阵发性睡眠性血红蛋白尿症临床健康教育表单

适用对象：第一诊断为初治阵发性睡眠性血红蛋白尿症

患者姓名：__________性别：__________年龄：__________住院号：__________

住院日期：____年__月__日　　出院日期：____年__月__日　　标准住院日：14天内

时间	住院第1天	住院第2天
主要健康宣教工作	□ 做好患者及家属入院接待工作，介绍科主任、护士长、主治医生、管床医生及责任护士 □ 介绍病房环境：医生办公室、护士站、病房（包含病房设施、卫生间设施、呼叫系统等）、水房（包含使用规定、注意事项等）、标本放置处、就餐地点（在线订餐服务）、自助查询缴费处等 □ 介绍规章制度（作息、探视、陪护、请假、安全制度），取得患者理解与配合 □ 准确核对患者腕带信息，并做好住院期间腕带正确佩戴宣教，保障患者身份识别安全 □ 建立家属联系册（确保通信设备保持通畅） □ 完成入院评估及危险因素评估，并做好高风险情况（压疮、跌倒、疼痛、自理能力缺陷等）的预防及宣教 □ 积极沟通、了解需求、提供帮助，消除患者对陌生环境的紧张和不适感 □ 耐心向患者介绍留取相关化验标本的方法及注意事项 □ 骨髓穿刺宣教，使患者知晓骨髓穿刺目的、方法和注意事项等，能配合检查治疗	□ 疾病相关知识宣教 □ 告知各项检查的目的及注意事项 □ 卫生宣教：指导患者维持个人卫生清洁，并知晓正确漱口及坐浴方法 □ 饮食宣教：给予饮食宣教指导，进食洁净、营养均衡饮食，治疗期间多饮水 □ 安全宣教：根据贫血程度指导患者活动和休息。轻度贫血或者贫血可耐受情况下，患者可适度活动，以不引起疲劳为主；中、重度贫血及溶血严重期间，严格卧床休息，给予床档保护，家属陪护，防止晕厥、跌倒 □ 用药宣教：指导患者按照医嘱正确服药，不得擅自停药、减药，如有疑问应立即与医护人员联系 □ 静脉治疗宣教：向患者介绍静脉输液方式的选择（留置针、PICC）、要求及输液的注意事项等 □ 安全输血宣教（需要时）
效果评价	□ 掌握 □ 基本掌握 其他：	□ 掌握 □ 基本掌握 其他：
护士签名时间		

时间	住院第3～6天	住院第7～14天	出院日
主要健康宣教工作	□ 指导患者做好病情观察：重点观察有无溶血、贫血、血栓等表现，出现身体不适及时告知医务人员 □ 用药及药物副作用宣教：糖皮质激素类、抗生素（感染患者）、抗凝药物（有血栓形成高危风险患者）、脏器保护类药物（保肝、保护胃黏膜）、碱化利尿药物等，患者知晓药物使用，并了解药物作用和相关副作用，有任何不适及时告知医务人员，护理人员做好用药观察，并做好患者心理护理，使之消除紧张焦虑情绪，积极配合治疗 □ 做好住院期间各项静脉采血化验检查告知，注意穿刺针眼及周围皮肤的观察和保护 □ 静脉通路管理宣教：留置针和/或PICC相关注意事项，包括肢体活动、留置时间、贴膜更换、局部保护与观察、意外情况预防及处置等 □ 完成高危因素持续护理评估，并给予相应安全宣教 □ 住院期间患者卫生、饮食、安全方面的持续宣教 □ 安全输血宣教（需要时） □ 做好患者生活护理 □ 做好患者心理护理	□ 用药宣教：向患者讲解应用糖皮质激素的作用，并观察有无副作用，同时做好体温、血压、体重监测，遵医嘱做好血糖监测，告知患者用药期间有任何不适及时通知医务人员，勿擅自处理 □ 对症护理及宣教：尿色加深、头晕乏力、感染发热等 □ 安全输血宣教（需要时） □ 免疫抑制治疗宣教（需要时） □ 住院期间患者卫生、饮食、安全方面的持续宣教 □ 做好患者生活护理 □ 做好患者心理护理	□ 指导患者办理出院手续，告知病历复印及邮寄的方法 □ 有出院带药的患者为其备好出院带药，并告知药物的使用方法 □ 指导合理用药，不可随意调整药物剂量或擅自停药，提高患者正确用药依从性 □ 患者静脉通路的合理处置：治疗结束后及时移除不必要的导管，并做好针眼处观察及宣教，避免感染和出血；若患者需携带PICC出院，做好带管出院注意事项及定期换药维护告知 □ 指导患者定期门诊随访 □ 指导患者定期监测血常规、血生化、电解质 □ 指导患者发生紧急情况时的处理方法 □ 健康生活方式指导：规律作息、劳逸结合、戒烟戒酒、营养均衡、情绪平稳、避免感冒、预防感染 □ 指导患者填写住院期间满意度调查，促进优质护理质量不断改善 □ 指导患者关注医院、科室微信公众号，知晓科室联系方式，如遇紧急情况可电话/网络咨询医生
效果评价	□ 掌握 □ 基本掌握 其他：	□ 掌握 □ 基本掌握 其他：	□ 掌握 □ 基本掌握 其他：
护士签名时间			

（李昕砾）

第九节 再生障碍性贫血护理

再生障碍性贫血（aplastic anemia，AA），是多种病因引起的造血干细胞数量减少及功能障碍的血液病。简称再障，又称骨髓造血功能衰竭症。主要表现为骨髓造血功能低下、全血细胞减少及所致的贫血、出血、感染综合征。临床常根据患者的病情、血常规、骨髓象及预后，分为重型再障（SAA）和非重型再障（NSAA）。

一、护理评估

（一）患者评估

1．现病史　详细了解患者的起病方式、发病时间，有无明确病因与诱因，贫血、出血、感染等症状，严重程度及相关治疗情况等。

2．既往史　了解患者既往有无其他疾病、相关辅助检查、手术史及治疗情况；了解患者有无食物、药物过敏史。

3．个人史　了解患者有无射线或化学物品、药品等接触史及有无巨细胞病毒、肝炎病毒等感染史；女性患者需了解月经周期及月经量、妊娠史，是否为妊娠状态，之前妊娠状态时有无合并再生障碍性贫血病史。记录患者年龄、职业、文化程度、饮食、尿便、视力、听力及睡眠等一般状况。

4．家族史　了解有无再生障碍性贫血家族遗传史。

5．心理-社会支持状况　了解患者精神状况、心理状态及社会支持情况。

（二）病情评估

1．症状与体征　评估患者一般状态，包括生命体征、意识状态、面容与外貌、营养状态等；评估患者有无皮肤黏膜苍白、疲乏无力、头晕、心悸、气短等贫血的表现，并评估贫血程度；评估患者有无发热、呼吸道感染、泌尿系感染及口腔、肛周等感染的症状和体征；评估患者有无皮肤黏膜出血点和瘀斑，有无眼底、口腔、鼻腔出血，是否存在呕血、黑便、血尿及月经量过多及颅内出血的症状和体征。

2．实验室检查　了解疾病诊断、血常规、骨髓象、血生化、免疫学检查、溶血初筛检查、细菌和真菌培养＋药敏、输血前相关检查等检查结果。

3．高危因素评估　对患者自理能力、跌倒坠床风险及压力性损伤风险等高危因素进行筛查、评估。

二、护理

（一）一般护理

1．保持病室安静、整洁、安全、舒适，温湿度适宜，通风良好。

2．鼓励患者进食高蛋白、高热量、富含维生素的清淡食物，并保持食物的清洁。已有感染或发热的患者，应鼓励多饮水。

3．根据患者贫血及缺氧的耐受程度、出血及感染情况，合理安排休息与活动。

（二）病情观察

1．注意观察患者的贫血表现及程度，如有疲乏无力、头晕、体力活动时气急、心悸等，应注意卧床休息以减少氧耗，并加用床档保护，预防跌倒，协助生活护理，密切观察患者的生命体征并详细记录。

2．注意观察患者有无齿龈、鼻腔黏膜、皮肤及消化系统出血表现，尤其要观察有无重要脏器出血如颅内出血等症状。嘱患者勿抓挠皮肤，卧床休息，避免磕碰。如出现鼻出血、牙龈出血及眼底出血及时给予对症处理，少量鼻出血可给予1∶1000盐酸肾上腺素棉球填塞压迫止血，大量鼻出血需请耳鼻喉科医生会诊行鼻腔填塞术；齿龈出血可用冰盐水漱口，并用1∶1000盐酸肾上腺素棉球贴敷出血处；眼底出血者嘱患者不可揉擦眼球，避免出血加重。

3．观察患者有无感染表现，如出现发热，应遵医嘱留取细菌培养及药敏试验，观察常见感染灶（呼吸道、口腔、肛周等）相关的症状和体征，查找感染部位，及时给予有效的治疗和护理。

4．观察慢性再生障碍性贫血患者有无贫血进行性加重、急性发作表现。

（三）用药护理

1．抗胸腺细胞球蛋白（ATG）/抗淋巴细胞球蛋白（ALG） 对于应用ATG/ALG治疗的患者，用药前需做过敏试验；用药过程中应用糖皮质激素防止过敏反应，密切观察有无寒战、胸闷、喉头痉挛等情况，监测生命体征变化，必要时给予心电监护，监测心率、血压、血氧饱和度；静脉滴注ATG不宜过快，每日剂量应维持滴注12～16小时。用药期间维持PLT＞10×10^9/L，因ATG/ALG具有抗血小板活性的作用，血小板悬液输注需要量可能会增加，防止加重出血风险。给予保护性隔离，加强基础护理，严格执行消毒隔离制度，预防出血和感染。

2．环孢素（CsA） 应用环孢素治疗期间需定期监测环孢素血药浓度，根据血药浓度调整用药剂量，使环孢素谷值（C_0）维持在成人200～400ng/ml，儿童150～250ng/ml。监测肝肾功能，必要时同时服用保肝药物，预防肝细胞损伤。定期监测骨髓象、血常规、T细胞免疫学改变及药物不良反应等，以利于用药剂量及疗程的调整。严格遵医嘱服药，不可擅自停药或改变服药剂量。指导患者口服环孢素时应避开就餐时间，一般推荐餐前1小时以上或餐后2小时以上服用，注意不要与高钾食物、药品及保钾利尿药同用，并注意避免与有肾毒性的药物（如氨基糖苷类、两性霉素B等）一起使用，以免加重肾脏损害。因伏立康唑会使环孢素浓度升高，应用时需加强监测环孢素血药浓度。

3．雄性激素 观察应用雄性激素的患者是否有水肿、痤疮、毛发增多、停经（女性患者）等症状，安慰患者并做好解释工作，告知在停药后上述症状可逐渐消退。同时应注意个人卫生，避免局部感染。

4．环磷酰胺（CTX） 对于应用大剂量环磷酰胺的患者，于应用第0、3、6、9小时给予美司钠解救，同时碱化利尿，监测尿pH使之维持6.5以上。治疗前需停用CsA 1周以上，治疗后1个月可再次加用口服CsA。嘱患者多饮水，并观察有无血尿、膀胱刺激征等出血性膀胱炎的表现。

5. 艾曲波帕　艾曲波帕为血小板受体激动剂，服药期间需观察患者有无胃肠道不适、尿路感染、皮肤瘙痒及周围性水肿等不良反应。定期监测肝功能，以免发生肝脏损伤，必要时给予保肝治疗；加强监测血小板计数，评估深静脉血栓风险，预防静脉血栓栓塞症。

（四）静脉护理

1. 合理选择血管通路　综合评估患者的病情、治疗方案和血管情况等，为患者合理选择静脉通路装置，用药期间需加强对静脉通路的观察及护理。如需静脉化疗，应首选中心静脉导管。如使用外周留置针输注化疗药物，24小时需更换留置针及穿刺部位，并需加强巡视，确认有无回血，是否通畅。输注化疗药前、后应用生理盐水冲洗静脉管路，以减少化疗药对局部血管的刺激。

2. 多数化疗药物对局部组织刺激性较大，对血管有腐蚀性，如发生外渗，会引起静脉及周围组织炎症，甚至坏死。输注过程中如有药液外渗，应立即停止输注，由穿刺处回抽数毫升液体后再拔针。抬高患肢，遵医嘱用2%利多卡因、地塞米松及生理盐水做局部封闭，并以50%硫酸镁湿敷，做好护理记录，加强巡视和观察。

（五）输血护理

1. 严格执行输血查对制度。

2. 输入血液内不得随意加入其他药品，输血前后及连续输注不同供血者血液之间，需用0.9%氯化钠注射液冲洗管路。

3. 输血前将血袋内的成分轻轻混匀，避免剧烈震荡。输血过程中应先慢后快，根据病情和年龄调整输注速度。急性大量失血需快速输血时，根据病情和医嘱调整输注速度；年老体弱、婴幼儿及左心功能障碍者速度宜慢，每分钟1～2ml。

4. 输血的全过程中应密切观察患者有无输血反应，如发现异常情况应立即停止输血，通知医生及时处理，并保留余血以供检查分析原因。

5. 详细记录患者输血情况。

（六）心理护理

再生障碍性贫血病程长，部分患者病情重，容易产生悲观、焦虑及抑郁等负面情绪，影响治疗的依从性。医务人员应关爱、鼓励患者，注意观察患者情绪变化，向患者讲解疾病相关知识，了解其家庭成员及关系，帮助患者建立良好的社会支持系统，使其树立战胜疾病的信心，提高其坚持治疗的依从性。

三、健康教育

1. 疾病知识介绍　向患者讲解AA的发病诱因、治疗方法及预后等疾病相关知识，增强患者及家属的信心，使其积极配合治疗和护理。

2. 疾病预防指导　指导患者根据病情适度活动，养成良好生活习惯，保持良好睡眠及休息。指导患者进食富含维生素、高蛋白、营养丰富的饮食，避免进食刺激性食物，预防消化道出血及感染。保持清洁、舒适的休养环境，避免到人群密集的场所，避免交叉感染。

3．病情监测指导 指导患者对贫血、出血、感染的症状体征及药物不良反应进行自我监测，具体包括有无头晕、头痛、心悸、气促等贫血症状，感冒、咳嗽、咳痰、尿频、尿急、肛周疼痛等常见感染灶的症状，皮肤黏膜出血点或瘀斑、黑便、血尿、阴道出血等出血表现。若有上述症状或加重，应及时到医院就诊。

4．出院指导 出院时指导患者学会休息与活动的自我调节，注意观察出血、贫血及感染的特征性表现，学会自我护理。坚持服药治疗，不可自行更改或停用药物，定期复查血常规并定期复诊。

四、临床路径护理表单

1. 初治再生障碍性贫血临床护理表单

适用对象：第一诊断为初治再生障碍性贫血

患者姓名：__________性别：__________年龄：__________住院号：__________

住院日期：____年__月__日　　出院日期：____年__月__日　　标准住院日：NSAA 21天内，SAA 72天内

时间	住院第1天	住院第2天
健康宣教	□ 入院宣教：介绍病房环境、设施、医院相关制度、主管医生和护士 □ 告知各项检查的目的及注意事项 □ 安全宣教 □ 指导饮食、卫生、活动等	□ 宣教疾病知识 □ 做好心理安慰，减轻患者入院后焦虑、紧张的情绪 □ 介绍骨髓穿刺+活检的目的、方法和注意事项 □ 做好用药指导
护理处置	□ 入院护理评估：询问病史、相关查体、血常规、凝血、粪便及尿色、检查皮肤黏膜有无出血、营养状况等；危险因素评估 □ 监测和记录生命体征 □ 建立护理记录（病危、重患者）、记录出入量 □ 卫生处置：剪指（趾）甲，沐浴，更换病号服 □ 完成各项化验检查的准备	□ 完成各项化验检查标本的留取并及时送检 □ 遵医嘱完成相关检查
基础护理	□ 根据患者病情和生活自理能力确定护理级别（遵医嘱执行） □ 晨晚间护理 □ 安全护理	□ 执行分级护理 □ 晨晚间护理 □ 安全护理
专科护理	□ 执行血液病护理常规 □ 病情观察 □ 成分输血的护理（必要时） □ 心理护理	□ 观察患者病情变化、网织红细胞的变化 □ 贫血的观察 □ 出血的观察 □ 感染的观察 □ 成分输血的护理（必要时） □ 心理护理
重点医嘱	□ 详见医嘱执行单	□ 详见医嘱执行单
病情变异记录	□ 无　□ 有，原因： 1. 2.	□ 无　□ 有，原因： 1. 2.
签名执行时间		

时间	住院第3～7天	住院第8～20天
健康宣教	□ 介绍疾病治疗、护理知识 □ 告知活动时注意事项 □ 介绍免疫抑制剂的作用、副作用 □ 告知雄激素作用、副作用及注意事项 □ 告知静脉插管的必要性及注意事项 □ 告知成分输血的注意事项（必要时） □ 告知心电监护的注意事项（必要时）	□ 告知活动时注意事项 □ 告知饮食注意事项 □ 告知CsA的作用、副作用及注意事项 □ 告知影像学检查、病原微生物培养、血培养等注意事项（必要时） □ 告知成分输血的注意事项（必要时） □ 告知造血生长因子的注意事项（必要时） □ 告知入住层流室的注意事项（行强烈免疫抑制剂治疗患者） □ 告知HLA配型的注意事项（符合造血干细胞移植条件者）
护理处置	□ 遵医嘱完成相关检查 □ 遵医嘱及时给予对症治疗 □ 静脉插管术（条件允许时）及静脉插管维护	□ 遵医嘱完成相关检查 □ 遵医嘱及时给予对症治疗 □ 静脉插管维护、换药
基础护理	□ 执行分级护理 □ 晨晚间护理 □ 安全护理	□ 执行分级护理 □ 晨晚间护理 □ 安全护理
专科护理	□ 密切观察病情变化，尤其观察出血、贫血及感染情况 □ 生命体征监测，必要时做好重症记录 □ 免疫抑制治疗的护理 □ 口服雄激素的护理 □ 成分输血的护理（必要时） □ 心理护理	□ 密切观察病情变化，注意观察体温、血压、体重等 □ 注意肛周及口腔护理 □ 成分输血的护理（必要时） □ 免疫抑制剂的护理 □ 心理与生活护理
重点医嘱	□ 详见医嘱执行单	□ 详见医嘱执行单
病情变异记录	□ 无　□ 有，原因： 1. 2.	□ 无　□ 有，原因： 1. 2.
签名执行时间		

时间	住院第21～71天	出院日 （NSAA第21天，SAA第72天）
健康宣教	□ 介绍疾病治疗、护理知识 □ 告知活动时注意事项 □ 告知饮食的注意事项 □ 介绍药物作用、副作用 □ 告知造血生长因子的注意事项（必要时） □ 告知成分输血的注意事项（必要时）	□ 出院宣教：用药、饮食、休息指导，监测血常规、血生化、电解质、CsA血药浓度、复查日期等 □ 指导办理出院手续 □ 告知患者科室联系电话 □ 定期门诊随访
护理处置	□ 遵医嘱完成相关检查 □ 遵医嘱及时给予对症治疗 □ 静脉插管维护、换药	□ 为患者领取出院带药 □ 发放出院指导卡 □ 协助整理患者用物 □ 床单位终末消毒
基础护理	□ 执行分级护理 □ 晨晚间护理 □ 安全护理	□ 安全护理（护送出院）
专科护理	□ 随时观察患者病情变化 □ 生命体征监测，必要时做好重症记录 □ 成分输血的护理（必要时） □ 心理护理 □ 指导患者生活护理	□ 预防出血、贫血、感染指导 □ 心理护理 □ 指导患者生活护理
重点医嘱	□ 详见医嘱执行单	□ 详见医嘱执行单
病情变异记录	□ 无　□ 有，原因： 1. 2.	□ 无　□ 有，原因： 1. 2.
签名执行时间		

2．初治再生障碍性贫血临床患者表单

适用对象：第一诊断为初治再生障碍性贫血

患者姓名：__________性别：__________年龄：__________住院号：__________

住院日期：____年__月__日　　出院日期：____年__月__日　　标准住院日：NSAA 21天内，SAA 72天内

时间	住院第1天	住院第2天
医患配合	□ 接受询问病史、收集资料，请务必详细告知既往史、用药史、过敏史 □ 配合进行体格检查 □ 有任何不适请告知医护人员 □ 配合进行相关检查 □ 签署知情同意书	□ 配合完成相关检查（B超、心电图、胸片等） □ 配合完成化验：血常规、生化及出凝血检查等 □ 配合骨髓穿刺＋活检等检查 □ 配合用药 □ 有任何不适请告知医生
护患配合	□ 配合测量体温、脉搏、呼吸、血压、身高、体重 □ 配合完成入院护理评估（回答护士询问病史、过敏史、用药史） □ 接受入院宣教（环境介绍、病室规定、探视陪护制度、送餐订餐制度、贵重物品保管等） □ 配合输注成分血（必要时） □ 有任何不适请告知护士	□ 配合测量体温、脉搏、呼吸，配合检查皮肤、黏膜、眼底等情况，告知粪便颜色 □ 配合各项检查（需要空腹的请遵照执行） □ 配合采集血、尿、便标本 □ 接受疾病知识介绍 □ 接受用药指导 □ 配合输注成分血（必要时） □ 接受心理护理 □ 接受基础护理 □ 有任何不适请告知护士
饮食	□ 遵医嘱饮食 □ 高蛋白、高热量、富含维生素的清淡食物，避免生、冷、硬饮食	□ 遵医嘱饮食 □ 高蛋白、高热量、富含维生素的清淡食物，避免生、冷、硬饮食
排泄	□ 尿便异常时及时告知医护人员	□ 尿便异常时及时告知医护人员
活动	□ 根据病情适当活动 □ 重度贫血，PLT＜30×10^9/L应卧床休息，减少活动	□ 根据病情适当活动 □ 重度贫血，PLT＜30×10^9/L应卧床休息，减少活动
签名执行时间		

时间	住院第3～7天	住院第8～20天
医患配合	□ 配合相关检查 □ 配合用药 □ 配合各种治疗 □ 有任何不适请告知医生	□ 配合相关检查 □ 配合用药 □ 配合各种治疗 □ 有任何不适请告知医生
护患配合	□ 配合定时测量生命体征，配合检查皮肤、黏膜、眼底等情况，告知大便颜色 □ 配合各种相关检查 □ 配合采集血尿标本 □ 配合选择静脉输液途径 □ 接受输液、服药等治疗 □ 接受疾病知识介绍和用药指导 □ 配合输注成分血（必要时） □ 接受基础护理 □ 接受心理护理 □ 有任何不适请告知护士	□ 配合定时测量生命体征，配合检查皮肤、黏膜、眼底等情况，告知大便颜色 □ 配合各种相关检查 □ 配合采集血尿标本 □ 配合选择静脉输液途径 □ 接受输液、服药等治疗 □ 接受疾病知识介绍和用药指导 □ 配合输注成分血（必要时） □ 接受基础护理 □ 接受心理护理 □ 有任何不适请告知护士
饮食	□ 遵医嘱饮食 □ 避免生、冷、硬、辛辣和刺激饮食	□ 遵医嘱饮食 □ 洁净饮食，避免生、冷、硬、辛辣和刺激饮食
排泄	□ 尿便异常时及时告知医护人员	□ 尿便异常时及时告知医护人员
活动	□ 根据病情适当活动 □ 重度贫血，PLT＜30×10^9/L应卧床休息，减少活动	□ 根据病情适当活动 □ 重度贫血，PLT＜30×10^9/L应卧床休息，减少活动
签名执行时间		

时间	住院第21～71天	出院日 （NSAA第21天，SAA第72天）
医患配合	□ 配合相关检查 □ 配合用药 □ 配合各种治疗 □ 有任何不适请告知医生	□ 配合相关检查 □ 配合用药 □ 配合各种治疗 □ 有任何不适请告知医生
护患配合	□ 配合定时测量生命体征，配合检查皮肤、黏膜、眼底等情况，告知粪便颜色 □ 配合各种相关检查 □ 配合采集血尿标本 □ 配合选择静脉输液途径 □ 接受输液、服药等治疗 □ 接受疾病知识介绍和用药指导 □ 配合输注成分血（必要时） □ 接受基础护理 □ 接受心理护理 □ 有任何不适请告知护士	□ 接受出院宣教 □ 办理出院手续 □ 获取出院带药 □ 知道服药方法、作用、注意事项 □ 知道预防出血、感染措施 □ 知道复印病历的方法
饮食	□ 遵医嘱饮食 □ 洁净饮食，避免生、冷、硬、辛辣和刺激饮食	□ 正常饮食 □ 避免生、冷、硬、辛辣和刺激饮食
排泄	□ 尿便异常时及时告知医护人员	□ 尿便异常（出血时）及时就诊
活动	□ 根据病情适当活动 □ 重度贫血，PLT＜30×10^9/L应卧床休息，减少活动	□ 适当活动，避免劳累 □ 注意保暖
签名执行时间		

3．初治再生障碍性贫血临床健康教育表单

适用对象：第一诊断为初治再生障碍性贫血

患者姓名：__________性别：__________年龄：__________住院号：__________

住院日期：____年__月__日　出院日期：____年__月__日　标准住院日：NSAA 21天内，SAA 72天内

时间	住院第1天	住院第2天
主要健康宣教工作	患者明确诊断前 □ 热情接待患者及家属，介绍自己，介绍其责任护士、主管医生、护士长、科主任姓名 □ 介绍病房环境、设施和设备。引导患者熟悉病房环境，如同室病友、水房、卫生间、标本放置处、护士站、医生办公室、就餐地点等，消除患者对陌生环境的紧张和不适感 □ 介绍规章制度（作息、探视、陪护、请假、安全制度），取得患者配合 □ 入院及危险因素评估；建立家属联系册 □ 积极主动沟通，了解患者需要，尽量满足患者 □ 耐心向患者介绍留取相关化验的方法及标本放置位置 □ 向患者介绍静脉输液方式的选择及输液的注意事项	患者明确诊断前 □ 注意观察患者的病情变化 □ 做好基础护理 □ 做好心理护理 □ 指导患者进行正确的休息与饮食 □ 指导患者按照医嘱正确服药，不得擅自停药、减药，如有疑问应立即与医护人员联系 □ 对于留有留置针的患者进行宣教，告知患者及家属留置针保留期间密切观察局部情况，定时更换，避免感染 □ 安全护理：确保患者安全，必要时加用床档，血细胞计数偏低患者严格卧床休息 □ 指导患者及家属维护病房环境，不要在病房、楼道吸烟，不要在病房内使用各种电器，以免发生意外
效果评价	□ 掌握 □ 基本掌握 其他：	□ 掌握 □ 基本掌握 其他：
护士签名时间		

时间	住院第3～7天	住院第8～20天
主要健康宣教工作	患者明确诊断后 □ 做好基础护理 □ 注意观察患者病情变化 □ 对于给予成分血治疗的患者做好输注血制品的健康宣教工作 □ 血小板＜50×10^9/L的患者嘱其避免强体力活动，避免碰撞；血小板＜10×10^9/L的患者嘱其绝对卧床休息，进软食 □ 指导患者进食高蛋白、高热量、高维生素、易消化、清淡饮食，有消化道出血者禁食或进温、凉饮食 □ 对于应用雄性激素出现水肿、痤疮、毛发增多、停经（女性患者）等症状的患者做好解释工作并安慰患者，告知在停药后上述症状可逐渐消退。同时应注意个人卫生，避免局部感染 □ 向患者讲解ATG/ALG治疗的目的、方法和注意事项，消除患者的紧张情绪，指导患者采取保护性隔离，注意个人卫生，预防感染	患者明确诊断后 □ 做好基础护理 □ 注意观察患者病情变化 □ 对于给予成分血治疗的患者做好输注血制品的健康宣教工作 □ 血小板＜50×10^9/L的患者嘱其避免强体力活动，避免碰撞；血小板＜10×10^9/L的患者嘱其绝对卧床休息，进软食 □ 洁净饮食，指导患者进食高蛋白、高热量、高维生素、易消化、清淡饮食，有消化道出血者禁食或进温、凉饮食 □ 指导患者口服环孢素时应避开就餐时间，一般推荐餐前1小时以上或餐后2小时以上服用，注意不要与高钾食物、药品及保钾利尿药同用，并注意避免与有肾毒性的药物（如氨基糖苷类、两性霉素B等）一起使用，以免加重肾脏损害。环孢素治疗期间需监测血药浓度，以调整用药剂量 □ 向患者讲解ATG/ALG治疗的目的、方法和注意事项，消除患者的紧张情绪，指导患者采取保护性隔离，注意个人卫生，预防感染
效果评价	□ 掌握 □ 基本掌握 其他：	□ 掌握 □ 基本掌握 其他：
护士签名时间		

时间	住院第21～71天	出院日 （NSAA第21天，SAA第72天）
主要健康宣教工作	患者明确诊断后 □ 做好基础护理 □ 注意观察患者病情变化 □ 对于给予丙球或成分血治疗的患者做好输注血制品的健康宣教工作 □ 血小板＜50×10⁹/L的患者嘱其避免强体力活动，避免碰撞；血小板＜10×10⁹/L的患者嘱其绝对卧床休息，进软食 □ 洁净饮食，指导患者进食高蛋白、高热量、高维生素、易消化、清淡饮食，有消化道出血者禁食或进温、凉饮食 □ 指导患者口服环孢素时应避开就餐时间，一般推荐餐前1小时以上或餐后2小时以上服用，注意不要与高钾食物、药品及保钾利尿药同用，并注意避免与有肾毒性的药物（如氨基糖苷类、两性霉素B等）一起使用，以免加重肾脏损害。环孢素治疗期间需监测血药浓度，以调整用药剂量 □ 向患者讲解ATG/ALG治疗的目的、方法和注意事项，消除患者的紧张情绪，指导患者采取保护性隔离，注意个人卫生，预防感染	患者明确诊断后 □ 指导患者办理出院手续 □ 指导患者出院后合理饮食与休息 □ 有出院带药的患者为其备好出院带药，并告知药物的使用方法 □ 指导其定期门诊随访 □ 嘱其定期监测血常规、血生化、电解质、CsA血药浓度 □ 嘱其日常生活要规律，情绪稳定，适当活动，避免劳累 □ 嘱其避免接触有害物质、辐射及服用对骨髓有影响的药物 □ 指导其发生紧急情况时的处理方法 □ 出院患者携带联系卡，如遇紧急情况可电话咨询医生
效果评价	□ 掌握 □ 基本掌握 其他：	□ 掌握 □ 基本掌握 其他：
护士签名时间		

4．复诊再生障碍性贫血临床护理表单

适用对象：第一诊断为复诊再生障碍性贫血

患者姓名：________性别：________年龄：________住院号：________

住院日期：____年__月__日　出院日期：____年__月__日　标准住院日：2天

时间	住院第1天	住院第2天（出院日）
健康宣教	□ 入院宣教：介绍病房环境、设施、医院相关制度、主管医生和护士 □ 告知各项检查的目的及注意事项 □ 介绍骨髓穿刺目的、方法和注意事项 □ 介绍自助缴费、查询报告方法 □ 安全宣教 □ 心理护理	□ 出院宣教：用药、饮食、休息、监测血常规、血生化、电解质、CsA血药浓度、下次复查日期等 □ 指导办理出院手续 □ 指导协助办理病历邮寄（需要时） □ 告知患者科室联系电话 □ 定期门诊随访
护理处置	□ 核对患者信息，佩戴住院腕带 □ 监测和记录生命体征 □ 完成必要的入院评估 □ 完成各项化验检查的准备（加急化验及时采集标本并送检） □ 告知相关影像学检查前的注意事项 □ 静脉通路维护（携带管路入院患者）	□ 为患者领取出院带药 □ 发放出院指导宣教材料 □ 协助整理患者用物 □ 协助取下患者腕带 □ 完成出院评估 □ 床单位终末消毒
基础护理	□ 根据患者病情和生活自理能力确定护理级别（遵医嘱） □ 卫生处置，协助整理用物、更换病号服 □ 晨晚间护理 □ 安全护理 □ 口腔护理，特别是针对长期口服环孢素所造成的牙龈增生问题 □ 肛周护理	□ 安全护理（护送出院）
专科护理	□ 执行血液病护理常规 □ 病情观察（特别是贫血、出血、感染等情况） □ 遵医嘱给药及副作用观察（需要时） □ 输血护理（需要时） □ 静脉通路护理（如有）	□ 预防出血、贫血、感染指导 □ 心理护理 □ 指导患者生活护理
重点医嘱	□ 详见医嘱执行单	□ 详见医嘱执行单
病情变异记录	□ 无　□ 有，原因： 1. 2.	□ 无　□ 有，原因： 1. 2.
签名执行时间		

5. 复诊再生障碍性贫血临床患者表单

适用对象：第一诊断为复诊再生障碍性贫血

患者姓名：__________性别：__________年龄：__________住院号：__________

住院日期：____年__月__日　出院日期：____年__月__日　标准住院日：2天

时间	住院第1天	住院第2天（出院日）
医患配合	□ 接受询问病史、收集资料，告知既往史、用药史、过敏史等 □ 配合进行体格检查 □ 配合完成化验及影像检查 □ 签署知情同意书 □ 有任何不适请告知医护人员	□ 接受出院前指导 □ 配合用药 □ 知晓出院后注意事项，如返院复诊时间、地点、发生紧急情况时的处理等 □ 有任何不适请告知医生
护患配合	□ 配合护士查对信息、佩戴住院腕带 □ 配合测量体温、脉搏、呼吸、血压、身高、体重 □ 配合完成入院护理评估（回答护士询问病史、过敏史、用药史） □ 接受入院宣教（环境介绍、病室规定、探视陪护制度、送餐订餐制度、贵重物品保管等） □ 配合输注成分血（需要时） □ 接受住院安全指导（特别是防跌倒、防感染、防出血） □ 有任何不适请告知护士	□ 接受出院宣教 □ 办理出院手续 □ 获取出院带药 □ 知道服药方法、作用、注意事项 □ 知道预防出血、感染措施 □ 知道复印病历的方法 □ 配合护士取下住院腕带
饮食	□ 遵医嘱饮食 □ 注意饮食卫生	□ 正常饮食 □ 注意饮食卫生 □ 避免生、冷、硬、辛辣和刺激饮食
排泄	□ 尿便异常时及时告知医护人员	□ 尿便异常（出血时）及时就诊
活动	□ 根据病情适当活动	□ 适当活动，避免劳累 □ 注意保暖，预防感冒
签名执行时间		

6．复诊再生障碍性贫血临床健康教育表单

适用对象：第一诊断为复诊再生障碍性贫血

患者姓名：________性别：________年龄：________住院号：________

住院日期：____年__月__日　出院日期：____年__月__日　标准住院日：2天

时间	住院第1天	住院第2天（出院日）
主要健康宣教工作	□ 做好患者及家属入院接待工作，介绍科主任、护士长、主治医生、管床医生及责任护士 □ 介绍病房环境：医生办公室、护士站、病房（包含病房设施、卫生间设施、呼叫系统等）、水房（包含使用规定、注意事项等）、标本放置处、就餐地点（在线订餐服务）、自助查询缴费处等 □ 介绍病房规章制度（作息、探视、陪护、请假、安全制度），取得患者理解与配合 □ 准确核对患者腕带信息，并做好住院期间腕带正确佩戴宣教，保障患者身份识别安全 □ 建立家属联系册（确保通信设备保持通畅） □ 完成入院评估及危险因素评估，并做好高风险情况（压疮、跌倒、疼痛、自理能力缺陷等）的预防及宣教 □ 积极沟通、了解需求、提供帮助，消除患者的紧张和不适感 □ 向患者介绍留取相关化验标本的方法及注意事项 □ 骨髓穿刺宣教，使患者知晓骨髓穿刺目的、方法和注意事项等，能配合检查治疗	□ 指导患者办理出院手续，告知病历复印及邮寄方法 □ 发放出院带药（如有），并告知药物使用方法 □ 指导合理用药，不可随意调整药物剂量或擅自停药，提高患者正确用药依从性 □ 指导患者定期门诊随访。嘱定期监测血常规、血生化、电解质、CsA血药浓度 □ 指导患者发生紧急情况时的处理方法 □ 健康生活方式指导：规律作息、劳逸结合、戒烟戒酒、营养均衡、情绪平稳、避免感冒、预防感染 □ 指导患者填写住院期间满意度调查，促进优质护理质量不断改善 □ 指导患者关注医院、科室微信公众号，知晓科室联系方式，如遇紧急情况可电话/网络咨询医生
效果评价	□ 掌握 □ 基本掌握 其他：	□ 掌握 □ 基本掌握 其他：
护士签名时间		

（李秋环　李昕砾）

第十节 纯红细胞再生障碍性贫血护理

纯红细胞再生障碍性贫血（pure red-cell anemia，PRCA）指红系造血衰竭所致单一贫血性疾病。主要表现为血红蛋白水平降低、网织红细胞减少及骨髓红系前体细胞极度减少或缺如。

一、护理评估

（一）患者评估

1. 一般情况评估　患者年龄、职业、文化程度；饮食、排泄、睡眠、作息状况；了解就诊原因、始发症状/体征；入院时是否携带静脉导管或其他导管。

2. 专科情况评估　有无面色苍白、乏力、心悸、气短、活动耐量下降、精神萎靡、食欲低下等贫血表现；有无发热感染症状；有无皮肤瘀点/瘀斑、齿龈出血、口腔血疱、鼻出血、视物模糊等出血表现；有无身体发育迟缓；有无体格异常，包括：颅面畸形、身材矮小、拇指畸形、蹼状颈、泌尿生殖系统异常及心脏异常等；有无肝脾、淋巴结增大；女性询问妊娠状态。

3. 既往史　有无胸腺瘤或其他血液系统肿瘤；有无用药史、输血史、手术史；有无化学物质接触史。

4. 心理-社会状况　了解患者精神状况、心理状态及社会支持情况。

（二）病情评估

1. 症状与体征　评估生命体征、意识状态、面容与外貌、营养状态等；评估贫血的程度，特别是重度贫血时，患者有无呼吸困难、心力衰竭等表现；有无铁过载；是否存在慢性肾功能不全。

2. 实验室检查　患者近期血常规，特别是血红蛋白、网织红细胞百分数和绝对值、血清铁蛋白指标。

3. 高危因素评估　对患者自理能力、跌倒坠床及压力性损伤等高危因素进行筛查、评估。

二、护理

（一）一般护理

1. 评估贫血严重程度，根据患者血红蛋白指标及对缺氧的耐受程度，合理安排休息与活动。

2. 做好安全教育，特别是在贫血严重时期（Hb＜60g/L），防止因缺血缺氧所造成的黑矇、晕厥、跌倒等意外伤害。

3. 鼓励患者合理饮食、营养均衡，并确保食物的清洁卫生。

（二）病情观察

绝大部分PRCA患者有不同程度的贫血，常为中、重度，要做好患者贫血相关的症状观察与护理。轻度贫血或者贫血可耐受情况下，患者可适度活动，以不引起疲劳为主；中、重度贫血时，患者应卧床休息或绝对卧床休息，防止晕厥、跌倒，确保患者安全；需要时遵医嘱给予对症输血治疗及护理。

（三）用药护理

在本病治疗上，主要给予糖皮质激素、环孢素等药物，要做好相关用药的观察及护理工作。糖皮质激素应用期间，注意监测患者体重、血压和血糖波动情况，长时间或大剂量使用会造成向心性肥胖、满月脸、皮肤紫纹等表现，告知患者随着药物逐渐减停可慢慢恢复，减轻心理负担。使用环孢素期间患者可能会出现肌肉震颤、牙龈增生、食欲减退、恶心、呕吐、多毛、痤疮等情况，应做好观察，并给予相应的指导和护理。为确保药物浓度监测的准确性，告知患者环孢素每日固定时间服用，用药期间避免食用西柚。

（四）输血护理

血制品输注过程中要严密观察输血反应，严格执行安全输血管理制度，做好各环节的护理核对工作；输血过程中加强患者巡视并详细记录，保障输血安全。知晓输血反应，一旦患者出现发热、过敏及其他输血反应时，要及时给予对症处理或抢救处置。

（五）心理护理

引导患者正确认知疾病，缓解焦虑紧张情绪，帮助树立战胜疾病的信心，积极配合治疗。

三、健康教育

1．疾病知识指导　介绍疾病知识及目前主要诊疗方法，增强患者及家属的信心，以积极配合治疗和护理。

2．疾病预防指导　积极避免诱发或加重贫血的因素，合理安排休息与活动，避免过度劳累。指导患者饮食，加强营养；保持心态平和，避免情绪过度紧张。

3．病情监测指导　主要是贫血临床表现（如头晕、头痛、心悸、气促等）和药物不良反应的自我监测。长期服用糖皮质激素的患者注意监测血压及血糖波动情况，监测有无骨质疏松及股骨头病变情况发生；服用环孢素要定期抽血化验血常规、肝肾功能、监测药物浓度等；长期输注红细胞患者，定期监测血清铁蛋白水平，如果有铁过载情况要遵医嘱进行祛铁治疗。

4．出院指导　指导患者学会自我护理，遵医嘱用药，特别是服用环孢素的患者，应告知不可擅自在不同商品名或制剂的环孢素之间转换使用，如需转换，要咨询医生。不擅自更改剂量，定期复诊。做好个人防护，预防感冒、避免感染。指导饮食、休息与活动，勿过度劳累。

四、临床路径护理表单

1. 初治纯红细胞再生障碍性贫血临床护理表单

适用对象：第一诊断为初治纯红细胞再生障碍性贫血

患者姓名：__________性别：__________年龄：__________住院号：__________

住院日期：____年__月__日　出院日期：____年__月__日　标准住院日：21天内

时间	住院第1天	住院第2天
健康宣教	□ 入院宣教：介绍病房环境、设施、医院相关制度、主管医生和护士 □ 告知各项检查的目的及注意事项 □ 住院安全宣教 □ 指导饮食、卫生、活动等 □ 介绍及指导漱口和坐浴的方法 □ 介绍骨髓穿刺目的、方法和注意事项 □ 告知成分输血的注意事项（需要时）	□ 宣教疾病知识 □ 做好心理安慰，减轻患者入院后焦虑、紧张的情绪 □ 告知各项检查的目的及注意事项 □ 用药指导 □ 介绍自助缴费、查询报告方法
护理处置	□ 准确核对患者信息，协助佩戴腕带 □ 入院护理评估：询问病史、相关查体、血常规、检查皮肤及黏膜状况、营养状况、血管情况等；危险因素评估（必要时悬挂警示牌） □ 监测和记录生命体征 □ 建立护理记录（一般、危/重症） □ 完成各项化验检查的准备（加急化验及时采集标本并送检） □ 告知相关影像学检查前的注意事项	□ 完成各项化验检查标本的留取并及时送检 □ 遵医嘱完成相关检查 □ 陪同患者完成相关影像学检查 □ 针对高危因素持续护理评估 □ 遵医嘱用药或输血
基础护理	□ 根据患者病情和生活自理能力确定护理级别（遵医嘱） □ 卫生处置：剪指（趾）甲，沐浴（条件允许时），更换病号服 □ 晨晚间护理 □ 安全护理 □ 口腔护理 □ 肛周护理	□ 执行分级护理 □ 晨、晚间护理 □ 安全护理 □ 口腔护理 □ 肛周护理
专科护理	□ 执行血液病护理常规 □ 病情观察（贫血严重程度） □ 成分输血的护理（需要时） □ 静脉补液的护理（需要时） □ 心理护理	□ 观察患者病情变化（贫血有无进行性加重） □ 成分输血的护理（需要时） □ 静脉补液的护理（需要时） □ 心理护理
重点医嘱	□ 详见医嘱执行单	□ 详见医嘱执行单
病情变异记录	□ 无　□ 有，原因： 1. 2.	□ 无　□ 有，原因： 1. 2.
签名执行时间		

时间	住院第3～5天
健康宣教	□介绍疾病治疗、护理知识 □告知活动时注意事项，特别是根据贫血程度，合理安排休息及活动 □介绍药物作用、副作用及注意事项 □持续住院期间安全宣教 □ 告知各项检查的目的及注意事项 □静脉保护相关宣教（静脉输液、输血及静脉采血）
护理处置	□遵医嘱完成相关化验检查 □遵医嘱用药 □遵医嘱给予对症治疗 □遵医嘱做好血压、血糖等监测 □注意保护静脉
基础护理	□执行分级护理 □晨晚间护理 □生活护理 □安全护理 □肛周护理 □口腔护理 □心理护理
专科护理	□随时观察患者病情变化情况 □免疫抑制治疗的护理 □输血护理（需要时） □静脉管路护理（外周或中心静脉通路）
重点医嘱	□详见医嘱执行单
病情变异记录	□无 □有，原因： 1. 2.
签名执行时间	

时间	住院第6～20天	住院第21天（出院日）
健康宣教	□ 介绍疾病治疗、护理知识 □ 安全宣教 □ 卫生宣教 □ 用药宣教（特别是加用环孢素时，指导患者准时服药，以确保药物浓度监测的准确性） □ 成分输血的注意事项（需要时）	□ 出院宣教：用药、饮食、休息、监测血常规和血生化、复查日期等 □ 指导办理出院手续 □ 指导协助办理病历邮寄（需要时） □ 告知患者科室联系电话 □ 指导关注科室公众号 □ 定期门诊随访
护理处置	□ 遵医嘱给予对症治疗 □ 遵医嘱完成相关影像学检查 □ 遵医嘱完成血、尿、便等标本留取 □ 做好静脉通路选择和保护	□ 为患者领取出院带药 □ 发放出院指导宣教材料 □ 协助整理患者用物 □ 协助取下患者腕带 □ 完成出院评估 □ 床单位终末消毒
基础护理	□ 执行分级护理 □ 晨晚间护理 □ 安全护理 □ 肛周护理 □ 口腔护理	□ 安全护理（护送出院）
专科护理	□ 随时观察患者病情，尤其贫血程度 □ 成分输血的护理（需要时） □ 饮食、卫生、安全指导 □ 心理护理 □ 输血护理（需要时） □ 免疫抑制治疗的护理（需要时）	□ 指导患者观察自身贫血表现，发现异常及时就诊 □ 生活指导、预防感染 □ 心理护理
重点医嘱	□ 详见医嘱执行单	□ 详见医嘱执行单
病情变异记录	□ 无 □ 有，原因： 1. 2.	□ 无 □ 有，原因： 1. 2.
签名执行时间		

2．初治纯红细胞再生障碍性贫血临床患者表单

适用对象：第一诊断为初治纯红细胞再生障碍性贫血

患者姓名：__________性别：__________年龄：__________住院号：__________

住院日期：____年__月__日　　出院日期：____年__月__日　　标准住院日：21天内

时间	住院第1天	住院第2天
医患配合	□ 接受询问病史、收集资料，请详细告知既往史、用药史、过敏史及饮食习惯 □ 配合进行体格检查 □ 配合完成化验检查 □ 配合进行相关检查（胸片、心电图、B超等） □ 签署相关知情同意书 □ 有任何不适请告知医生	□ 配合完成相关检查（B超、心电图、胸片等） □ 配合完成化验检查 □ 配合完成骨髓穿刺、活检等 □ 配合医生治疗、用药 □ 有任何不适请告知医生
护患配合	□ 配合护士查对信息、佩戴腕带 □ 配合测量体温、脉搏、呼吸、血压、身高、体重 □ 配合完成入院护理评估（回答护士询问病史、个人史、过敏史、用药史等） □ 接受入院宣教（环境介绍、病房管理规定、探视陪护制度、送餐订餐制度、个人物品保管、自助缴费及查询等） □ 配合采集血标本及尿便标本 □ 配合选择静脉输液途径（需要时） □ 接受静脉通路治疗相关宣教（需要时） □ 配合输注成分血（需要时） □ 接受安全指导（特别是贫血严重时防晕倒磕碰等） □ 有任何不适请告知护士	□ 配合测量体温、脉搏、呼吸、血压、血氧（需要时） □ 配合各项检查（需要空腹的请遵照执行） □ 配合采集血、尿、便标本 □ 接受疾病知识介绍 □ 接受用药指导 □ 接受贫血状态下活动与休息指导 □ 接受静脉通路治疗相关宣教（需要时） □ 配合成分输血治疗（需要时） □ 配合完成高危因素持续护理评估 □ 接受骨髓穿刺、活检宣教 □ 接受心理护理 □ 接受基础护理 □ 有任何不适请告知护士
饮食	□ 遵医嘱饮食 □ 确保饮食卫生	□ 遵医嘱饮食 □ 确保饮食卫生
排泄	□ 尿便异常时及时告知医护人员 □ 维持肛周、尿道口清洁	□ 尿便异常时及时告知医护人员 □ 维持肛周、尿道口清洁
活动	□ 根据病情（贫血程度）适当活动 □ 重度贫血患者应卧床休息，减少活动	□ 根据病情（贫血程度）适当活动 □ 重度贫血患者应卧床休息，减少活动
签名执行时间		

时间	住院第3～5天	住院第6～20天	住院第21天（出院日）
医患配合	□ 配合医生制订的治疗方案 □ 签署相关治疗知情同意书 □ 配合完成相关检查 □ 配合医生治疗用药 □ 有任何不适请告知医生	□ 配合医生制订的治疗方案 □ 签署相关治疗知情同意书 □ 配合完成相关检查 □ 配合医生治疗用药 □ 有任何不适请告知医生	□ 接受出院前指导 □ 院外遵医嘱用药 □ 知道复查时间 □ 获取出院诊断书
护患配合	□ 配合完成静脉采血及其他化验检查 □ 配合完成高危因素持续护理评估 □ 配合完成各项诊疗护理操作 □ 配合完成血压、血糖监测（需要时） □ 配合成分输血治疗（需要时） □ 有任何不适请告知护士	□ 配合定时测量生命体征 □ 配合完成静脉采血及其他化验检查 □ 配合采集尿、便标本 □ 接受输液、服药等治疗及用药指导 □ 配合完成各项诊疗护理操作 □ 配合完成高危因素持续护理评估 □ 有任何不适请告知护士	□ 接受出院宣教 □ 办理出院手续 □ 获取出院带药 □ 知道服药方法、作用、注意事项 □ 知道贫血程度及日常活动注意事项 □ 知道复印及邮寄病历方法 □ 配合护士取下腕带
饮食	□ 遵医嘱饮食 □ 确保饮食卫生	□ 遵医嘱饮食 □ 确保饮食卫生	□ 正常饮食 □ 确保饮食卫生，避免进食生、冷、辛辣和刺激饮食
排泄	□ 尿便异常时及时告知医护人员 □ 维持肛周、尿道口清洁	□ 尿便异常时及时告知医护人员 □ 维持肛周、尿道口清洁	□ 尿便异常及时就诊
活动	□ 根据病情适当活动 □ 重度贫血，卧床休息，减少活动	□ 根据病情适当活动 □ 重症贫血患者应卧床休息，减少活动	□ 劳逸结合、避免过度劳累 □ 注意个人防护，预防感冒
签名执行时间			

3．初治纯红细胞再生障碍性贫血临床健康教育表单

适用对象：第一诊断为初治纯红细胞再生障碍性贫血

患者姓名：＿＿＿＿＿＿性别：＿＿＿＿＿＿年龄：＿＿＿＿＿＿住院号：＿＿＿＿＿＿

住院日期：＿＿年＿月＿日　出院日期：＿＿年＿月＿日　标准住院日：21天内

时间	住院第1天	住院第2天
主要健康宣教工作	□ 做好患者及家属入院接待工作，介绍科主任、护士长、主治医生、管床医生及责任护士 □ 介绍病房环境：医生办公室、护士站、病房（包含病房设施、卫生间设施、呼叫系统等）、水房（包含使用规定、注意事项等）、标本放置处、就餐地点（在线订餐服务）、自助查询缴费处等 □ 介绍规章制度（作息、探视、陪护、请假、安全制度），取得患者理解与配合 □ 准确核对患者腕带信息，并做好住院期间腕带正确佩戴宣教，保障患者身份识别安全 □ 完成入院评估及危险因素评估，并做好高风险情况（压疮、跌倒、疼痛、自理能力缺陷等）的预防及宣教 □ 建立家属联系册（确保通信设备保持通畅） □ 积极沟通、了解需求、提供帮助，消除患者对陌生环境的紧张和不适感 □ 向患者介绍留取相关化验标本的方法及注意事项 □ 骨髓穿刺宣教，使患者知晓骨髓穿刺目的、方法和注意事项等，能配合检查治疗 □ 介绍静脉输液通路选择及注意事项（需要时） □ 介绍成分输血注意事项（需要时）	□ 疾病知识宣教 □ 告知检查的目的及注意事项 □ 安全宣教：根据贫血程度指导患者活动和休息。轻度贫血或者贫血可耐受情况下，患者可适度活动，以不引起疲劳为主；中、重度贫血及溶血严重期间，严格卧床休息，给予床档保护，家属陪护，防止晕厥、跌倒 □ 针对入院评估存在的高风险情况（压疮、跌倒、疼痛、自理能力缺陷等）给予持续安全宣教 □ 卫生宣教：指导患者维持个人卫生清洁，并知晓正确漱口及坐浴方法 □ 饮食宣教：指导进食洁净、营养均衡饮食，避免进食辛辣、刺激食物 □ 静脉治疗宣教：向患者介绍静脉输液方式的选择（留置针、PICC）、要求及输液的注意事项等 □ 安全输血宣教（需要时）
效果评价	□ 掌握 □ 基本掌握 其他：	□ 掌握 □ 基本掌握 其他：
护士签名时间		

时间	住院第3～5天	住院第6～20天	住院第21天（出院日）
主要健康宣教工作	□ 指导患者做好病情观察，特别是有无乏力、心悸、活动后气促等贫血加重表现，出现不适及时告知医务人员 □ 用药宣教：免疫抑制药物（糖皮质激素、环孢素等）、支持治疗药物（护肝、护胃、补液药物等），使患者知晓药物作用、副作用、注意事项等，告知有任何不适及时反馈医务人员；护理人员做好用药观察，并做好患者心理护理，使之消除紧张焦虑情绪，积极配合治疗 □ 做好住院期间患者各项检查化验告知，知晓检查目的，取得配合 □ 静脉通路管理宣教：留置针和/或PICC相关注意事项，包括肢体活动、留置时间、贴膜更换、局部保护与观察、意外情况预防及处置等 □ 完成高危因素持续护理评估，并给予相应安全宣教 □ 住院期间患者卫生、饮食、安全方面的持续宣教 □ 安全输血宣教（需要时） □ 安全输液宣教（需要时）	□ 用药宣教：特别是服用环孢素期间的注意事项，强调剂量准确、服药时间准确，以保障后续静脉抽血化验环孢素浓度的准确性 □ 正确留取及配合采集化验标本（血标本、尿便标本等）宣教及注意事项 □ 对症护理及宣教：贫血严重，特别是Hb＜60g/L时，指导患者卧床休息 □ 高危因素持续护理评估，并给予相应安全宣教 □ 住院期间患者卫生、饮食、安全方面的持续宣教 □ 静脉通路维护及管理宣教 □ 安全输血宣教（需要时） □ 安全输液宣教（需要时） □ 影像学检查宣教（需要时）	□ 指导患者办理出院手续，告知病历复印及邮寄的方法 □ 有出院带药的患者为其备好出院带药，并告知药物的使用方法 □ 指导合理用药，不可随意调整药物剂量或擅自停药，提高患者正确用药依从性 □ 患者静脉通路的合理处置：治疗结束后及时移除不必要的导管，并做好针眼处观察及宣教，避免感染和出血；若患者需携带PICC出院，做好带管出院注意事项及定期换药维护告知 □ 指导定期门诊随访 □ 指导定期监测血常规、血生化及电解质 □ 健康生活方式指导：规律作息、劳逸结合、戒烟戒酒、营养均衡、情绪平稳、避免感冒、预防感染 □ 指导患者填写住院期间满意度调查，促进优质护理质量不断改善 □ 指导患者关注医院、科室微信公众号，知晓科室联系方式，如遇紧急情况可电话/网络咨询医生
效果评价	□ 掌握 □ 基本掌握 其他：	□ 掌握 □ 基本掌握 其他：	□ 掌握 □ 基本掌握 其他：
护士签名时间			

（李昕砾）

第十一节 巨幼细胞贫血护理

巨幼细胞贫血（megaloblastic anemia，MA）是血细胞中脱氧核糖核酸（DNA）合成及复制速度减慢，影响骨髓造血功能所致一类贫血。病因以体内维生素B_{12}和/或叶酸缺乏最常见。根据缺乏物质的种类，可分为单纯叶酸缺乏性贫血、单纯维生素B_{12}缺乏性贫血、叶酸和维生素B_{12}同时缺乏性贫血。我国巨幼细胞性贫血具有地区性，多以叶酸缺乏为主，患病率可达5.3%。其治疗以原发病的治疗（如胃肠道疾病、自身免疫性疾病等）和补充缺乏的营养物质为主。

一、护理评估

（一）患者评估

1．现病史　详细了解患者症状（贫血、舌炎、味觉消失及神经系统症状）初始时间、严重程度及相关治疗情况。

2．既往史　了解患者有无恶性肿瘤、溶血性贫血、甲状腺功能亢进、肾功能不全、胃病及小肠炎症（特别是空肠段）等病史。

3．个人史　了解患者有无长期、慢性腹泻，是否长期吸烟、酗酒，是否有偏食及不良烹饪习惯，有无特殊药物服用史或理化物质接触史。了解女性患者月经情况及生育史。

4．心理－社会支持状况　了解患者精神状况、心理状态及社会支持情况。

（二）病情评估

1．症状与体征　评估患者有无头晕、气促、心悸、呼吸困难；面色、甲床等皮肤黏膜有无苍白；有无舌痛、舌乳头萎缩、味觉消失等改变；询问有无食欲缺乏、腹胀、便秘等消化道不适；有无手足麻木、下肢步态不稳等神经系统症状；有无出血和感染的表现；有无尿量与尿色的改变。

2．实验室检查　呈大细胞贫血，红细胞系统明显增多，呈典型的巨幼改变。

二、护理

（一）一般护理

1．纠正不良饮食习惯　指导患者养成均衡规律的进食习惯，减少刺激性强的饮食摄入。增加含叶酸和维生素B_{12}丰富的食物摄取，如新鲜水果、蔬菜、谷类和肉类食品。科学合理烹饪，减少食物中叶酸的破坏。

2．根据贫血的程度及疾病进展情况，与患者一起制订休息与活动计划，逐渐提高患者活动耐力。

（二）病情观察

1．观察患者贫血的程度，有无头晕、乏力、活动后心悸气短，重度贫血者以卧床休息为主，给予氧气吸入，改善组织缺氧。

2. 观察患者有无腹胀、腹泻或便秘的症状，及时报告医生。出现食欲减退、舌炎、舌质绛红、“牛肉舌”的表现，指导患者少量多餐、细嚼慢咽，进食温凉、易消化的软食，给予漱口水保持口腔清洁以减少感染的机会，促进患者舒适，增加患者食欲。

3. 观察患者有无出现肢端对称性麻木、共济失调、触痛觉障碍、行走困难等神经系统症状。注意让患者卧床休息，勤翻身按摩，促进血液循环，注意肢体保暖；活动时给予拐杖、助行器或家属协助，防止跌倒。

（三）用药护理

正确补充叶酸和维生素B_{12}，观察患者用药疗效及不良反应。肌内注射维生素B_{12}时注意观察是否有过敏反应发生，一旦过敏，立即停药并给予抗过敏治疗，注意观察有无低血钾的表现并遵医嘱进行预防性补钾。

（四）心理护理

向患者介绍相关疾病知识，加强患者对疾病的认知与理解程度，降低患者紧张情绪，减轻焦虑心理，配合治疗。

三、健康教育

1. 疾病知识指导　指导患者知晓疾病的病因、临床表现及治疗护理等知识，坚持正规及正确用药，定期门诊复查血常规。

2. 疾病预防指导　指导患者采取科学合理的烹饪方式，烹调时不宜温度过高或时间过长。均衡饮食，纠正不良饮食习惯，对高危人群应预防性补充叶酸及维生素B_{12}。指导注意个人卫生，预防感冒，粒细胞低下时避免去公共场所。

3. 病情监测指导　指导患者进行自我监测，包括头晕、乏力、皮肤黏膜苍白等贫血的一般症状，以及有无舌痛、舌炎、下肢步态不稳等巨幼细胞贫血的特殊症状，并注意药物不良反应的监测，如单用叶酸治疗的患者需警惕神经系统症状的发生或加重，严重巨幼细胞贫血的患者需定期监测血清钾浓度，预防低血钾的发生。

4. 出院指导　告知患者合理饮食的重要性，注意休息与活动，加强个人卫生，注意保暖，预防损伤和感染。

四、临床路径护理表单

1. 巨幼细胞贫血临床护理表单

适用对象：第一诊断为巨幼细胞贫血

患者姓名：__________性别：__________年龄：__________住院号：__________

住院日期：____年__月__日　出院日期：____年__月__日　标准住院日：10天内

时间	住院第1天	住院第2天
健康宣教	□ 入院宣教：介绍病房环境、设施、医院相关制度、主管医生和护士 □ 告知各项检查的目的及注意事项 □ 安全宣教 □ 指导饮食、卫生、活动等 □ 告知成分输血的注意事项（必要时）	□ 宣教疾病知识 □ 做好心理安慰，减轻患者入院后焦虑、紧张的情绪 □ 介绍骨髓穿刺+活检的目的、方法和注意事项 □ 做好用药指导 □ 告知成分输血的注意事项（必要时）
护理处置	□ 入院护理评估：病史，相关查体，血常规，尿量及尿色，皮肤黏膜有无苍白、出血和感染的表现，舌乳头、味觉有无改变，有无手足麻木、下肢步态不稳等神经系统症状，营养状况，女性患者月经情况和妊娠分娩史；危险因素评估 □ 建立护理记录（病危、重患者） □ 卫生处置：剪指（趾）甲，沐浴，更换病号服 □ 完成各项化验检查的准备	□ 完成各项化验检查标本的留取并及时送检 □ 遵医嘱完成相关检查
基础护理	□ 根据患者病情和生活自理能力确定护理级别（遵医嘱执行） □ 晨晚间护理 □ 安全护理	□ 执行分级护理 □ 晨晚间护理 □ 安全护理
专科护理	□ 执行血液病护理常规 □ 病情观察 □ 成分输血的护理（必要时） □ 静脉补液的护理（必要时） □ 胃镜检查的护理（必要时） □ 心理护理	□ 观察患者病情变化 □ 贫血的观察 □ 尿色的观察 □ 成分输血的护理（必要时） □ 静脉补液的护理（必要时） □ 心理护理
重点医嘱	□ 详见医嘱执行单	□ 详见医嘱执行单
病情变异记录	□ 无　□ 有，原因： 1. 2.	□ 无　□ 有，原因： 1. 2.
签名执行时间		

时间	住院第3～9天	住院第10天（出院日）
健康宣教	□ 介绍疾病治疗、护理知识 □ 告知活动时注意事项 □ 介绍补充叶酸、维生素B_{12}的作用、副作用及注意事项 □ 成分输血的注意事项（必要时）	□ 出院宣教：用药、饮食、休息、监测血常规和血生化、复查日期等 □ 指导办理出院手续 □ 告知患者科室联系电话 □ 定期门诊随访
护理处置	□ 遵医嘱完成相关检查 □ 遵医嘱及时给予对症治疗 □ 遵医嘱及时给予对因治疗（必要时） □ 注意保护静脉，做好静脉选择	□ 为患者领取出院带药 □ 发放出院指导卡 □ 协助整理患者用物 □ 床单位终末消毒
基础护理	□ 执行分级护理 □ 晨晚间护理 □ 安全护理	□ 安全护理（护送出院）
专科护理	□ 随时观察患者情况，尤其观察贫血、消化道、神经系统等情况，尿量及尿色变化情况 □ 成分输血的护理（必要时） □ 饮食指导 □ 心理与生活护理	□ 预防贫血指导 □ 预防消化道不适症状指导 □ 预防神经系统不适症状指导 □ 心理护理 □ 指导患者生活护理
重点医嘱	□ 详见医嘱执行单	□ 详见医嘱执行单
病情变异记录	□ 无 □ 有，原因： 1. 2.	□ 无 □ 有，原因： 1. 2.
签名执行时间		

2．巨幼细胞贫血临床患者表单

适用对象：第一诊断为巨幼细胞贫血

患者姓名：__________性别：__________年龄：__________住院号：__________

住院日期：____年__月__日　出院日期：____年__月__日　标准住院日：10天内

时间	住院第1天	住院第2天
医患配合	□ 接受询问病史、收集资料，请详细告知既往史、用药史、过敏史及饮食习惯 □ 配合进行体格检查 □ 有任何不适请告知医生 □ 配合进行相关检查 □ 签署相关知情同意书	□ 配合完成相关检查（B超、心电图、胸片等） □ 配合完成化验：血常规、生化及出凝血检查等 □ 配合骨髓穿刺＋活检等检查 □ 配合用药 □ 有任何不适请告知医生
护患配合	□ 配合测量体温、脉搏、呼吸、血压、身高、体重 □ 配合完成入院护理评估（回答护士询问病史、过敏史、用药史及饮食习惯） □ 接受入院宣教（环境介绍、病室规定、探视陪护制度、送餐订餐制度、贵重物品保管等） □ 配合选择静脉输液途径 □ 配合输注成分血（必要时） □ 配合静脉补液治疗（必要时） □ 配合胃肠X线及胃镜检查（必要时） □ 有任何不适请告知护士	□ 配合测量体温、脉搏、呼吸 □ 配合各项检查（需要空腹的请遵照执行） □ 配合采集血、尿、便标本 □ 接受疾病知识介绍 □ 接受用药指导 □ 接受贫血预防指导 □ 配合选择静脉输液途径 □ 配合输注成分血（必要时） □ 配合静脉补液治疗（必要时） □ 接受心理护理 □ 接受基础护理 □ 有任何不适请告知护士
饮食	□ 遵医嘱饮食 □ 采取科学合理的烹饪方式，烹调时不宜温度过高或时间过长，均衡饮食	□ 遵医嘱饮食 □ 采取科学合理的烹饪方式，烹调时不宜温度过高或时间过长，均衡饮食
排泄	□ 尿便异常时及时告知医护人员	□ 尿便异常时及时告知医护人员
活动	□ 根据病情适当活动 □ 重症贫血患者应卧床休息，减少活动	□ 根据病情适当活动 □ 重症贫血患者应卧床休息，减少活动
签名执行时间		

时间	住院第3～9天	住院第10天（出院日）
医患配合	□ 配合相关检查 □ 配合用药 □ 配合各种治疗 □ 有任何不适请告知医生	□ 接受出院前指导 □ 遵医嘱出院后用药 □ 知道复查时间 □ 获取出院诊断书
护患配合	□ 配合定时测量生命体征、每日观察尿色 □ 配合各种相关检查 □ 配合采集血尿标本 □ 配合选择静脉输液途径 □ 接受输液、服药等治疗 □ 接受疾病知识介绍和用药指导 □ 配合输注成分血（必要时） □ 配合病因治疗（必要时） □ 接受预防贫血措施 □ 接受基础护理 □ 接受心理护理 □ 有任何不适请告知护士	□ 接受出院宣教 □ 办理出院手续 □ 获取出院带药 □ 知道服药方法、作用、注意事项 □ 知道预防贫血措施 □ 知道复印病历的方法
饮食	□ 遵医嘱饮食 □ 采取科学合理的烹饪方式，烹调时不宜温度过高或时间过长，均衡饮食	□ 合理烹饪，纠正偏食 □ 避免生、冷、硬、辛辣和刺激饮食
排泄	□ 尿便异常时及时告知医护人员	□ 尿便异常及时就诊
活动	□ 根据病情适当活动 □ 重症贫血患者应卧床休息，减少活动	□ 适当活动，避免疲劳
签名执行时间		

3. 巨幼细胞贫血临床健康教育表单

适用对象：第一诊断为巨幼细胞贫血

患者姓名：__________性别：__________年龄：__________住院号：__________

住院日期：____年__月__日　　出院日期：____年__月__日　　标准住院日：10天内

时间	住院第1天	住院第2天
主要健康宣教工作	患者明确诊断前 □ 热情接待患者及家属，介绍自己，介绍其责任护士、主管医生、护士长、科主任姓名 □ 介绍病房环境、设施和设备；引导患者熟悉病房环境，如同室病友、水房、卫生间、标本放置处、护士站、医生办公室、就餐地点等，消除患者对陌生环境的紧张和不适感 □ 介绍规章制度（作息、探视、陪护、请假、安全制度），取得患者配合 □ 入院及危险因素评估。建立家属联系册 □ 积极主动沟通，了解患者需要，尽量满足患者 □ 耐心向患者介绍留取相关化验的方法及标本放置位置 □ 向患者介绍静脉输液方式的选择及输液的注意事项	患者明确诊断前 □ 注意观察患者的病情变化 □ 指导患者配合做好基础护理 □ 指导患者保持轻松、积极的心理状态 □ 指导患者进行正确的休息与饮食 □ 指导患者按照医嘱正确服药，不得擅自停药、减药，如有疑问应立即与医护人员联系 □ 对于留有留置针的患者进行宣教，告知患者及家属留置针保留期间密切观察局部情况，定时更换，避免感染 □ 安全护理：确保患者安全，必要时加用床档，血细胞计数偏低患者严格卧床休息 □ 指导患者及家属维护病房环境，不要在病房、楼道吸烟，不要在病房内使用各种电器，以免发生意外
效果评价	□ 掌握 □ 基本掌握 其他：	□ 掌握 □ 基本掌握 其他：
护士签名时间		

<table>
<tr><th>时间</th><th>住院第3～9天</th><th>住院第10天（出院日）</th></tr>
<tr><td>主要健康宣教工作</td><td>患者明确诊断后
□ 做好基础护理
□ 注意观察患者病情变化
□ 向患者介绍叶酸及维生素B_{12}作用和副作用，指导患者坚持用药，勿擅自停药或减量，注意观察有无低血钾的表现并遵医嘱进行预防性补钾
□ 对于给予成分输血治疗的患者做好输注血制品的健康宣教工作
□ 血红蛋白＜60g/L的患者嘱其卧床休息
□ 指导患者进食高蛋白、高维生素、易消化饮食，有消化道出血者禁食或进温凉饮食
□ 指导患者采取科学合理的烹饪方式，烹调时不宜温度过高或时间过长，均衡饮食
□ 对于出现腹胀、腹泻或便秘症状的患者，及时报告医生。对于出现食欲减退、舌炎、舌质绛红、“牛肉舌”表现的患者，指导患者少量多餐、细嚼慢咽，进食温凉、易消化的软食，给予漱口水保持口腔清洁以减少感染的机会。对于出现肢端对称性麻木、共济失调、触痛觉障碍、行走困难等神经系统症状的患者，指导患者卧床休息，勤翻身按摩，促进血液循环，注意肢体保暖；指导活动时给予拐杖、助行器或家属协助，防止跌倒</td><td>患者明确诊断后
□ 指导患者办理出院手续
□ 指导患者出院后均衡饮食与休息
□ 有出院带药的患者为其备好出院带药，并告知药物的使用方法
□ 指导其定期门诊随访
□ 嘱其定期监测血常规、血生化
□ 指导其发生紧急情况时的处理方法
□ 出院患者携带联系卡，如遇紧急情况可电话咨询医生</td></tr>
<tr><td>效果评价</td><td>□ 掌握
□ 基本掌握
其他：</td><td>□ 掌握
□ 基本掌握
其他：</td></tr>
<tr><td>护士签名时间</td><td></td><td></td></tr>
</table>

（李秋环）

第十二节 自身免疫性溶血性贫血护理

自身免疫性溶血性贫血（autoimmune hemolytic anemia，AIHA）是机体免疫功能紊乱，产生自身抗体和/或补体吸附于红细胞表面，使红细胞破坏而引起的一种溶血性贫血。根据抗体作用于红细胞膜所需的最适温度，可分为温抗体型和冷抗体型。

一、护理评估

（一）患者评估

1．一般情况评估　患者年龄、职业、文化程度；饮食、排泄、睡眠、作息状况；了解就诊原因、始发症状/体征；入院时是否携带静脉导管或其他导管。

2．专科情况评估　有无面色苍白、乏力、心悸、气短、活动耐量下降、精神萎靡、食欲低下等贫血表现；有无关节肿痛、脱发、皮疹、口腔溃疡等风湿免疫系统症状；有无脾大、黄疸、血红蛋白尿等溶血症状。

3．既往史　了解患者就诊原因、始发症状或体征；了解患者自身免疫性疾病史及其他重要脏器疾病史；有无寒冷环境暴露史；是否有放射线接触史及特殊用药史、输血史、手术史；有无化学物质接触史。

4．心理－社会状况　了解患者精神状况、心理状态及社会支持情况。

（二）病情评估

1．症状与体征　评估患者发病时间，溶血及贫血的程度，是否存在血红蛋白尿、黄疸及脾大。评估患者寒冷环境下耳郭、鼻尖及手指是否发绀，在受凉后是否发作血红蛋白尿。

2．实验室检查　血红蛋白减少呈现正细胞正色素贫血，网织红细胞增多。

二、护理

（一）一般护理

1．休息与活动　急性大量溶血患者要绝对卧床休息，严密观察患者神志、尿量及尿色的变化，详细记录出入量。

2．饮食护理　给予高蛋白、高维生素、高热量、易消化的饮食。

3．患者应注意保暖，防止受凉。注意室内温度，忌用冷水洗浴。

（二）病情观察及护理

1．注意观察患者生命体征、黄疸、血红蛋白尿、腰酸背痛、贫血及脾大等表现。

2．观察患者贫血表现，如虚弱、乏力、头晕、体力活动时气急、心悸等，严格卧床并加用床档保护，密切观察患者的生命体征并详细记录。

3．观察患者尿色、尿量及酸碱度的变化，是否同时伴有寒战、发热、腹痛、呕吐、腹泻等症状，及时报告医生。

4. 准确记录巩膜、皮肤黄染程度，黄疸可致皮肤瘙痒，注意患者皮肤的清洁及保湿，用温水进行擦浴，指导患者勿抓挠。

5. 各种血制品要复温至室温下方可给患者输入，输注过程中要严密观察并详细记录。

（三）用药护理

1. 糖皮质激素 自身免疫性溶血性贫血其治疗主要是应用糖皮质激素，如糖皮质激素无效，可应用免疫抑制剂治疗或脾切除术。应用糖皮质激素时应严格、准确遵医嘱服用药物，不可随意调整剂量。应用糖皮质激素可诱发感染、出现痤疮、消化道溃疡、高血压、糖尿病、骨质疏松等副作用，时刻观察患者的用药副作用并及时对症处理。

2. 免疫治疗（环磷酰胺等）应用环磷酰胺等药物进行免疫抑制治疗期间鼓励患者多饮水，利尿，预防出血性膀胱炎，严格记录24小时出入量，同时评估患者病情状况、静脉条件等，正确合理地选择血管通路。

（四）血浆置换

对血浆置换的患者在治疗前应准确计算置换量，置换过程中，严密监测患者生命体征，记录数据，置换后严格按压穿刺点，指导患者避免剧烈活动。

（五）输血治疗

对于溶血危象或自身免疫性溶血性贫血暴发型出现心肺功能障碍者，对慢性型经治疗贫血无好转时也可输血。输血前应详查有无同种异型抗体、自身抗体血型抗原的特异性及交叉配血试验。因输血后可能加重溶血，故应严格掌握输血指征。

（六）心理护理

向患者介绍该疾病，使其正确认识疾病，减少恐惧感，提高患者对疾病治疗的积极性，以期获得最佳治疗效果。

三、健康教育

1. 疾病知识介绍 向患者讲解疾病知识，说明用药的作用和不良反应，消除患者的顾虑。

2. 疾病预防指导 指导患者饮食，加强营养。急性溶血期间避免食用酸性食品和冰冷食物，以利于保护肾脏。急性溶血发作或严重贫血者应绝对卧床休息以减少耗氧。

3. 病情监测指导 指导患者对贫血、溶血及相关症状或体征和药物不良反应的自我监测等，包括头晕、头痛、心悸、气促等，皮肤黏膜有无苍白及黄染，有无尿量减少、浓茶样或酱油样尿。

4. 出院指导 出院时指导患者学会自我护理，注意观察巩膜有无黄染及尿色变化。坚持服药治疗，定期复诊。

四、临床路径护理表单

1. 自身免疫性溶血性贫血临床护理表单

适用对象：第一诊断为自身免疫性溶血性贫血

患者姓名：________性别：________年龄：________住院号：________

住院日期：____年__月__日 出院日期：____年__月__日 标准住院日：28天内

时间	住院第1天	住院第2天
健康宣教	□ 入院宣教：介绍病房环境、设施、医院相关制度、主管医生和护士 □ 告知各项检查的目的及注意事项 □ 血浆置换注意事项（必要时） □ 安全宣教 □ 指导饮食、卫生、活动等	□ 宣教疾病知识 □ 做好心理安慰，减轻患者入院后焦虑、紧张的情绪 □ 介绍骨髓穿刺的目的、方法和注意事项 □ 做好用药指导
护理处置	□ 入院护理评估：询问病史、相关查体、血常规、尿色、检查皮肤黏膜有无出血、营养状况等；危险因素评估 □ 监测和记录生命体征 □ 建立护理记录（病危、重患者）、记录出入量 □ 卫生处置：剪指（趾）甲，沐浴，更换病号服 □ 完成各项化验检查的准备	□ 完成各项化验检查标本的留取并及时送检 □ 遵医嘱完成相关检查
基础护理	□ 根据患者病情和生活自理能力确定护理级别（遵医嘱执行） □ 晨晚间护理 □ 安全护理	□ 执行分级护理 □ 晨晚间护理 □ 安全护理
专科护理	□ 执行血液病护理常规 □ 病情观察 □ 输注红细胞护理（必要时） □ 血浆置换护理（必要时） □ 心理护理	□ 观察患者病情变化、网织红细胞的变化 □ 溶血的观察 □ 尿色的变化 □ 输注红细胞护理（必要时） □ 心理护理
重点医嘱	□ 详见医嘱执行单	□ 详见医嘱执行单
病情变异记录	□ 无 □ 有，原因： 1. 2.	□ 无 □ 有，原因： 1. 2.
签名执行时间		

时间	住院第3～13天	住院第28天（出院日）
健康宣教	□ 介绍疾病治疗、护理知识 □ 告知活动时注意事项 □ 介绍药物作用、副作用 □ 告知激素作用、副作用及注意事项 □ 血浆置换注意事项（必要时） □ 输注红细胞注意事项（必要时）	□ 出院宣教：用药、饮食、休息、监测血常规及网织红细胞、复查日期等 □ 指导办理出院手续 □ 告知患者科室联系电话 □ 定期门诊随访
护理处置	□ 遵医嘱完成相关检查 □ 遵医嘱及时给予对症治疗 □ 注意保护静脉，做好静脉选择	□ 为患者领取出院带药 □ 发放出院指导卡 □ 协助整理患者用物 □ 床单位终末消毒
基础护理	□ 执行分级护理 □ 晨晚间护理 □ 安全护理	□ 安全护理（护送出院）
专科护理	□ 密切观察病情变化，尤其观察溶血情况，出入量及尿色变化情况 □ 生命体征监测，必要时做好重症记录 □ 输注红细胞护理（必要时） □ 血浆置换护理（必要时） □ 心理护理	□ 预防溶血指导 □ 心理护理
重点医嘱	□ 详见医嘱执行单	□ 详见医嘱执行单
病情变异记录	□ 无 □ 有，原因： 1. 2.	□ 无 □ 有，原因： 1. 2.
签名执行时间		

2．自身免疫性溶血性贫血临床患者表单

适用对象：第一诊断为自身免疫性溶血性贫血

患者姓名：＿＿＿＿＿性别：＿＿＿＿＿年龄：＿＿＿＿＿住院号：＿＿＿＿＿

住院日期：＿＿年＿月＿日　出院日期：＿＿年＿月＿日　标准住院日：28天内

时间	住院第1天	住院第2天
医患配合	□ 接受询问病史、收集资料，请务必详细告知既往史、用药史、过敏史 □ 请明确告知既往用药情况 □ 配合进行体格检查 □ 有任何不适请告知医生 □ 配合进行相关检查 □ 签署相关知情同意书	□ 配合完成相关检查（B超、心电图、胸片等） □ 配合完成化验：血常规、生化及出凝血检查等 □ 配合骨髓穿刺、活检等 □ 配合用药 □ 有任何不适请告知医生
护患配合	□ 配合测量体温、脉搏、呼吸、血压、身高、体重 □ 配合完成入院护理评估（回答护士询问病史、过敏史、用药史） □ 接受入院宣教（环境介绍、病室规定、探视陪护制度、送餐订餐制度、贵重物品保管等） □ 配合输注红细胞（必要时） □ 配合血浆置换（必要时） □ 有任何不适请告知护士	□ 配合测量体温、脉搏、呼吸，询问尿色 □ 配合各项检查（需要空腹的请遵照执行） □ 配合采集血标本、尿标本 □ 接受疾病知识介绍 □ 接受用药指导 □ 接受溶血预防指导 □ 配合输注红细胞（必要时） □ 接受心理护理 □ 接受基础护理 □ 有任何不适请告知护士
饮食	□ 遵照医嘱饮食 □ 重症溶血患者，注意忌酸饮食，避免生、冷、硬饮食	□ 遵照医嘱饮食 □ 重症溶血患者，注意忌酸饮食，避免生、冷、硬饮食
排泄	□ 尿便异常时及时告知医护人员	□ 尿便异常时及时告知医护人员
活动	□ 根据病情适当活动 □ 重症溶血患者应卧床休息，减少活动	□ 根据病情适当活动 □ 重症溶血患者应卧床休息，减少活动
签名执行时间		

时间	住院第3～13天	住院第28天（出院日）
医患配合	□ 配合相关检查 □ 配合用药 □ 配合各种治疗 □ 有任何不适请告知医生	□ 接受出院前指导 □ 遵医嘱出院后用药 □ 知道复查时间 □ 获取出院诊断书
护患配合	□ 配合定时测量生命体征，每日观察尿色 □ 配合各种相关检查 □ 配合采集血尿标本 □ 配合选择静脉输液途径 □ 接受输液、服药等治疗 □ 接受疾病知识介绍和用药指导 □ 配合输注红细胞（必要时） □ 配合血浆置换（必要时） □ 接受预防溶血措施 □ 接受基础护理 □ 接受心理护理 □ 有任何不适请告知护士	□ 接受出院宣教 □ 办理出院手续 □ 获取出院带药 □ 知道服药方法、作用、注意事项 □ 知道预防溶血措施 □ 知道复印病历的方法
饮食	□ 遵医嘱饮食 □ 避免进生、冷、硬、辛辣和刺激饮食	□ 正常饮食 □ 避免进生、冷、硬、辛辣和刺激饮食
排泄	□ 尿便异常时及时告知医护人员	□ 尿便异常（出血时）及时就诊
活动	□ 根据病情适当活动 □ 重症溶血患者应卧床休息，减少活动 □ 注意保暖	□ 适当活动，避免疲劳 □ 注意保暖，减少溶血发作
签名执行时间		

3. 自身免疫性溶血性贫血临床健康教育表单

适用对象：第一诊断为自身免疫性溶血性贫血

患者姓名：__________性别：__________年龄：__________住院号：__________

住院日期：____年__月__日　　出院日期：____年__月__日　　标准住院日：28天内

时间	住院第1天	住院第2天
主要健康宣教工作	患者明确诊断前 □ 热情接待患者及家属，介绍自己，介绍其责任护士、主管医生、护士长、科主任姓名 □ 介绍病房环境、设施和设备。引导患者熟悉病房环境，如同室病友、水房、卫生间、标本放置处、护士站、医生办公室、就餐地点等，消除患者对陌生环境的紧张和不适感 □ 介绍规章制度（作息、探视、陪护、请假、安全制度），取得患者配合 □ 入院及危险因素评估，建立家属联系册 □ 积极主动沟通，了解患者需要，尽量满足患者 □ 耐心向患者介绍留取相关化验的方法及标本放置位置 □ 向患者介绍静脉输液方式的选择及输液的注意事项	患者明确诊断前 □ 注意观察患者的病情变化 □ 做好基础护理 □ 做好心理护理 □ 指导患者进行正确的休息与饮食 □ 指导患者按照医嘱正确服药，不得擅自停药、减药，如有疑问应立即与医护人员联系 □ 对于留有留置针的患者进行宣教，告知患者及家属留置针保留期间密切观察局部情况，定时更换，避免感染 □ 安全护理：确保患者安全，必要时加用床档，血细胞计数偏低患者严格卧床休息 □ 指导患者及家属维护病房环境，不要在病房、楼道吸烟，不要在病房内使用各种电器，以免发生意外
效果评价	□ 掌握 □ 基本掌握 其他：	□ 掌握 □ 基本掌握 其他：
护士签名时间		

时间	住院第3～13天	住院第28天（出院日）
主要健康宣教工作	患者明确诊断后 □ 做好基础护理 □ 注意观察患者病情变化 □ 向长期应用糖皮质激素的患者讲解激素的作用和副作用，并观察其有无副作用，指导患者坚持用药，勿擅自停药或减量，若患者出现血糖水平升高、缺钙现象，及时通知医生并根据医嘱对症处理 □ 对于给予丙球或血小板治疗的患者做好输注血制品的健康宣教工作 □ 血小板＜50×10^9/L的患者嘱其避免强体力活动，避免碰撞；血小板＜10×10^9/L的患者嘱其绝对卧床休息，进软食 □ 指导患者进食高蛋白、高维生素、易消化的饮食，有消化道出血者禁食或进温凉饮食 □ 对于接受脾切除术的患者做好术前准备和术后护理 □ 对于接受免疫抑制剂治疗的患者指导其合理选择血管，应选择粗大、较直的血管，由远心端至近心端静脉穿刺，避免在同一处反复穿刺而损伤静脉。每次输注前应确保针头在静脉内，输注后用生理盐水冲管	患者明确诊断后 □ 指导患者办理出院手续 □ 指导患者出院后合理饮食与休息 □ 有出院带药的患者为其备好出院带药，并告知药物的使用方法 □ 指导患者定期门诊随访 □ 嘱患者定期监测血常规 □ 指导患者发生紧急情况时的处理方法 □ 出院患者携带联系卡，如遇紧急情况可电话咨询医生
效果评价	□ 掌握 □ 基本掌握 其他：	□ 掌握 □ 基本掌握 其他：
护士签名时间		

（郭　洁　李昕砾）

第十三节 缺铁性贫血护理

缺铁性贫血（iron-deficiency anemia，IDA）机体对铁的需求与供给失衡，导致体内贮存铁耗尽，继之红细胞内铁缺乏，血红蛋白合成减少而引起的一种小细胞低色素性贫血。常见于生育年龄的妇女和婴幼儿，为最多见的贫血类型。

一、护理评估

（一）患者评估

1. 一般情况评估　患者年龄、职业、文化程度；饮食、排泄、睡眠、作息状况；了解就诊原因、始发症状/体征。

2. 专科情况评估　评估患者有无乏力、易倦、头晕、头痛、眼花、耳鸣、心悸、气短、食欲差等贫血表现；是否存在精神行为异常，如烦躁、易怒、注意力不集中、异食癖；是否存在体力、耐力下降；儿童患者是否生长发育迟缓、智力低下；是否存在口腔炎、舌炎、舌乳头萎缩、口角皲裂、吞咽困难；是否存在毛发干枯、脱落，皮肤干燥、皱缩，指（趾）甲缺乏光泽、脆薄易裂，甚至匙状甲等组织缺铁症状。

3. 既往史　了解患者有无原发疾病，如消化性溃疡、肿瘤导致的黑便、血便或腹部不适，肠道寄生虫感染导致的腹痛或粪便性状改变，妇女月经过多，肿瘤性疾病的消瘦，血管内溶血的血红蛋白尿等。

4. 心理-社会状况　了解患者精神状况、心理状态及社会支持情况。

（二）病情评估

1. 症状与体征　评估患者贫血类型是否为小细胞低色素，评估患者贫血程度及是否存在缺铁性贫血特殊表现，如皮肤干燥、角化、无光泽，毛发干枯易脱落，指（趾）甲薄脆易裂，甚至出现反甲或匙状甲，黏膜损害及食欲下降、吞咽困难。儿童患者是否存在神经、精神系统异常。

2. 实验室检查　评估患者血清铁、总铁结合力及血清铁蛋白等水平。

二、护理

（一）一般护理

1. 注意观察患者生命体征及贫血程度。

2. 给予患者高铁、高维生素C饮食，纠正不良饮食习惯。指导患者选择含铁量丰富的食物及高蛋白饮食，如海带、木耳、豆类、动物内脏等，补充维生素C，促进铁的吸收，如水果、新鲜的绿叶蔬菜或口服维生素C片剂等。选择铁制炊具，烹调时加热时间不宜过久，对偏食及长期吃素食的人，改变其饮食习惯。

（二）病情观察

1. 协助患者积极寻找导致缺铁性贫血的根本原因，积极治疗原发病。

2．注意观察患者皮肤、指（趾）甲、舌、口腔及神经精神方面相关的异常症状及体征，及时通知医生并给予对症处理。

（三）用药护理

1．对于口服补铁患者，观察患者有无胃部不适，指导患者餐中或餐后服用补铁药物，并告知口服补铁的相关注意事项。

2．观察口服补铁患者牙齿是否变黑，指导患者应用吸管服用药品。

3．观察肌内注射铁剂患者注射局部是否存在疼痛及硬结，以及发热、头痛、皮疹甚至过敏性休克等副作用，应在不同部位轮流深部注射，并做好急救准备。

4．观察静脉补充铁剂患者局部注射部位情况，应注意输注速度，避免外渗，以免引起局部疼痛及静脉炎。

（四）心理护理

向患者耐心解释缺铁性贫血是完全可以治愈的，且治愈后对身体无不良影响，解除患者焦虑心理。

三、健康教育

1．疾病知识介绍　提高患者及家属对疾病的认识，使患者及家属能够主动参与疾病的治疗和康复过程中。

2．疾病预防指导　指导患者均衡饮食，保证足够的热量、蛋白质、维生素及相关营养素的摄入。对于易患人群可预防性补充，如婴幼儿及时添加蛋黄、肝泥等辅食；生长发育期的青少年注意补充含铁丰富的食物；妊娠或哺乳期女性应增加食物铁的补充。相关慢性病如慢性胃炎、长期腹泻、痔疮出血及月经过多等的预防及积极治疗是预防缺铁性贫血的关键。

3．病情监测指导　指导患者监测自觉症状（包括原发疾病的症状、贫血的一般症状及缺铁性贫血的特殊表现等）、静息状态下呼吸与心率的变化、有无水肿及尿量变化。

4．出院指导　出院时指导患者学会自我护理，积极治疗原发疾病，并注意观察贫血一般症状及缺铁性贫血特征性改变，坚持足量服药治疗，定期复诊。

四、临床路径护理表单

1．初诊缺铁性贫血临床护理表单

适用对象：第一诊断为初诊缺铁性贫血

患者姓名：__________性别：__________年龄：__________住院号：__________

住院日期：____年__月__日　　出院日期：____年__月__日　　标准住院日：10天内

时间	住院第1天	住院第2天
健康宣教	□ 入院宣教：介绍病房环境、设施、医院相关制度、主管医生和护士 □ 告知各项检查的目的及注意事项 □ 安全宣教 □ 指导饮食、卫生、活动等	□ 宣教疾病知识 □ 做好心理安慰，减轻患者入院后焦虑、紧张的情绪 □ 做好用药指导
护理处置	□ 入院护理评估：询问病史、相关查体、血常规、检查皮肤黏膜及营养状况等；危险因素评估 □ 监测和记录生命体征 □ 建立护理记录 □ 卫生处置：剪指（趾）甲，沐浴，更换病号服 □ 完成各项化验检查的准备	□ 完成各项化验检查标本的留取并及时送检 □ 遵医嘱完成相关检查
基础护理	□ 根据患者病情和生活自理能力确定护理级别（遵医嘱执行） □ 晨晚间护理 □ 安全护理	□ 执行分级护理 □ 晨晚间护理 □ 安全护理
专科护理	□ 执行血液病护理常规 □ 病情观察 □ 心理护理	□ 观察患者病情变化、网织红细胞的变化 □ 口服补铁指导 □ 肌内注射铁剂护理 □ 静脉补充铁剂护理 □ 心理护理
重点医嘱	□ 详见医嘱执行单	□ 详见医嘱执行单
病情变异记录	□ 无　□ 有，原因： 1. 2.	□ 无　□ 有，原因： 1. 2.
签名执行时间		

时间	住院第3～9天	住院第10天（出院日）
健康宣教	□ 介绍疾病治疗、护理知识 □ 告知活动时注意事项 □ 介绍口服补铁药物作用、副作用及注意事项 □ 告知肌内注射及静脉输注铁剂药物作用、副作用	□ 出院宣教：用药、饮食、休息、监测血常规及网织红细胞、复查日期等 □ 指导办理出院手续 □ 告知患者科室联系电话 □ 定期门诊随访
护理处置	□ 遵医嘱完成相关检查 □ 遵照医嘱及时给予对症治疗 □ 观察肌内注射局部情况 □ 注意保护静脉，做好静脉选择	□ 为患者领取出院带药 □ 发放出院指导卡 □ 协助整理患者用物 □ 床单位终末消毒
基础护理	□ 执行分级护理 □ 晨晚间护理 □ 安全护理	□ 安全护理（护送出院）
专科护理	□ 密切观察病情变化，生命体征监测 □ 口服补铁指导 □ 肌内注射铁剂护理 □ 静脉补充铁剂护理 □ 心理护理	□ 积极治疗原发疾病 □ 饮食指导 □ 心理护理
重点医嘱	□ 详见医嘱执行单	□ 详见医嘱执行单
病情变异记录	□ 无　□ 有，原因： 1. 2.	□ 无　□ 有，原因： 1. 2.
签名执行时间		

2．初诊缺铁性贫血临床患者表单

适用对象：第一诊断为初诊缺铁性贫血

患者姓名：__________性别：__________年龄：__________住院号：__________

住院日期：____年__月__日　出院日期：____年__月__日　标准住院日：10天内

时间	住院第1天	住院第2天
医患配合	□ 接受询问病史、收集资料，请务必详细告知既往史、用药史、过敏史 □ 请明确告知既往用药情况 □ 配合进行体格检查 □ 有任何不适请告知医生 □ 配合进行相关检查 □ 签署相关知情同意书	□ 配合完成相关检查（B超、心电图、胸片等） □ 配合完成化验：血常规、生化及出凝血检查等 □ 配合用药 □ 有任何不适请告知医生
护患配合	□ 配合测量体温、脉搏、呼吸、血压、身高、体重 □ 配合完成入院护理评估（回答护士询问病史、过敏史、用药史） □ 接受入院宣教（环境介绍、病室规定、探视陪护制度、送餐订餐制度、贵重物品保管等） □ 配合输注铁剂 □ 配合肌内注射铁剂 □ 有任何不适请告知护士	□ 配合测量体温、脉搏、呼吸 □ 配合各项检查（需要空腹的请遵照执行） □ 配合采集血标本、尿标本 □ 接受疾病知识介绍 □ 接受用药指导 □ 接受饮食指导 □ 接受心理护理 □ 接受基础护理 □ 有任何不适请告知护士
饮食	□ 遵医嘱饮食 □ 均衡饮食，保证足量能量、蛋白质及相关营养素的摄入	□ 遵医嘱饮食 □ 均衡饮食，保证足量能量、蛋白质及相关营养素的摄入
排泄	□ 尿便异常时及时告知医护人员	□ 尿便异常时及时告知医护人员
活动	□ 根据病情适当活动 □ 重症溶血患者应卧床休息，减少活动	□ 根据病情适当活动 □ 重症溶血患者应卧床休息，减少活动
签名执行时间		

时间	住院第3～9天	住院第10天（出院日）
医患配合	□ 配合相关检查 □ 配合用药 □ 配合各种治疗 □ 有任何不适请告知医生	□ 接受出院前指导 □ 遵医嘱出院后用药 □ 知道复查时间 □ 获取出院诊断书
护患配合	□ 配合定时测量生命体征、每日观察尿色 □ 配合各种相关检查 □ 配合采集血尿标本 □ 配合选择静脉输液途径 □ 接受输液、服药等治疗 □ 接受疾病知识介绍和用药指导 □ 配合输注红细胞（必要时） □ 配合血浆置换（必要时） □ 接受预防溶血措施 □ 接受基础护理 □ 接受心理护理 □ 有任何不适请告知护士	□ 接受出院宣教 □ 办理出院手续 □ 获取出院带药 □ 知道服药方法、作用、注意事项 □ 知道预防溶血措施 □ 知道复印病历的方法
饮食	□ 遵医嘱饮食 □ 均衡饮食，保证足量能量、蛋白质及相关营养素的摄入	□ 正常饮食 □ 均衡饮食，保证足量能量、蛋白质及相关营养素的摄入
排泄	□ 尿便异常时及时告知医护人员	□ 尿便异常（出血时）及时就诊
活动	□ 根据病情适当活动 □ 重症贫血患者应卧床休息，减少活动	□ 适当活动，避免疲劳
签名执行时间		

3．初诊缺铁性贫血临床健康教育表单

适用对象：第一诊断为初诊缺铁性贫血

患者姓名：__________性别：__________年龄：__________住院号：__________

住院日期：____年__月__日　　出院日期：____年__月__日　　标准住院日：10天内

时间	住院第1天	住院第2天
主要健康宣教工作	患者明确诊断前 □ 热情接待患者及家属，介绍自己，介绍其责任护士、主管医生、护士长、科主任姓名 □ 介绍病房环境、设施和设备，引导患者熟悉病房环境，如同室病友、水房、卫生间、标本放置处、护士站、医生办公室、就餐地点等，消除患者对陌生环境的紧张和不适感 □ 介绍规章制度（作息、探视、陪护、请假、安全制度），取得患者配合 □ 入院及危险因素评估，建立家属联系册 □ 积极主动沟通，了解患者需要，尽量满足患者 □ 耐心向患者介绍留取相关化验的方法及标本放置位置 □ 向患者介绍静脉输液方式的选择及输液的注意事项	患者明确诊断前 □ 注意观察患者的病情变化 □ 做好基础护理 □ 做好心理护理 □ 指导患者进行正确的休息与饮食 □ 指导患者按照医嘱正确服药，不得擅自停药、减药，如有疑问应立即与医护人员联系 □ 对于留有留置针的患者进行宣教，告知患者及家属留置针保留期间密切观察局部情况，定时更换，避免感染 □ 安全护理：确保患者安全，必要时加用床档，血细胞计数偏低患者严格卧床休息 □ 指导患者及家属维护病房环境，不要在病房、楼道吸烟，不要在病房内使用各种电器，以免发生意外
效果评价	□ 掌握 □ 基本掌握 其他：	□ 掌握 □ 基本掌握 其他：
护士签名时间		

时间	住院第3～9天	住院第10天（出院日）
主要健康宣教工作	患者明确诊断后 □ 做好基础护理 □ 注意观察患者病情变化 □ 向应用口服补铁的患者讲解药物服用的注意事项，并观察其有无副作用，指导患者坚持用药，勿擅自停药或减量 □ 对于肌内注射铁剂进行治疗的患者，观察注射局部是否有红肿硬结，指导患者保护局部皮肤 □ 观察静脉补充铁剂患者局部注射部位情况，指导患者保护静脉，避免外渗，以免引起局部疼痛及静脉炎 □ 指导患者均衡饮食，保证足量能量、蛋白质及相关营养素的摄入 □ 指导易患人群可预防性补充，如婴幼儿及时添加蛋黄、肝泥等辅食；生长发育期的青少年注意补充含铁丰富的食物；妊娠或哺乳期女性应增加食物铁的补充。相关慢性病如慢性胃炎、长期腹泻、痔疮出血及月经过多等的预防及积极治疗是预防缺铁性贫血的关键	患者明确诊断后 □ 指导患者办理出院手续 □ 指导患者积极治疗原发疾病 □ 指导患者出院后合理饮食与休息 □ 有出院带药的患者为其备好出院带药，并告知药物的使用方法 □ 指导患者定期门诊随访 □ 嘱患者定期监测血常规 □ 指导患者发生紧急情况时的处理方法 □ 出院患者携带联系卡，如遇紧急情况可电话咨询医生
效果评价	□ 掌握 □ 基本掌握 其他：	□ 掌握 □ 基本掌握 其他：
护士签名时间		

（郭　洁　李昕砾）

第十四节 其他全血细胞减少疾病护理

全血细胞减少指外周血中白细胞、血红蛋白及血小板减少，可由多种病因所致，常见疾病为再生障碍性贫血、骨髓增生异常综合征、急性白血病、急性造血功能停滞、脾功能亢进、骨髓纤维化、转移性肿瘤等。

一、护理评估

（一）患者评估

1．既往史　评估患者有无特殊药物服用史、有无射线接触史；有无全血细胞减少家族遗传史；评估患者有无乳腺癌、卵巢癌及其他肿瘤病史。询问患者父母有无近亲结婚情况，询问患者有无其他重要脏器疾病史。

2．评估患者现存的症状体征、检查、用药及治疗等情况。

（二）病情评估

1．症状与体征　评估患者一般状态，如生命体征、意识状态、营养状态等；评估患者有无贫血、出血、感染等相关症状，如疲乏无力、头晕、皮肤黏膜出血点、紫癜和瘀斑、发热等，评估患者是否有躯体畸形，询问患者出现相应症状的起始时间及严重程度。

2．实验室检查　评估患者外周血常规，WBC $< 4.0\times10^9$/L，PLT $< 100\times10^9$/L，男性Hb $<$ 120g/L，女性Hb $<$ 110g/L。

二、护理

（一）一般护理

1．及时做好各项专科检查和治疗护理，正确采集血液标本和体液标本。

2．给予患者高蛋白、高热量、富含维生素、无刺激和易消化饮食。

3．根据患者贫血及缺氧的耐受程度、出血及感染情况，合理安排休息与活动。

4．注意观察患者生命体征、意识状态、面容与外貌、营养状态及贫血程度。

（二）病情观察

1．观察全身皮肤黏膜有无瘀点和瘀斑，鼻腔、牙龈出血症状及关节腔和肌肉深部血肿现象。嘱患者勿抓挠皮肤，勿抠鼻，用软毛牙刷刷牙。

2．观察有无头晕、恶心、喷射性呕吐、视物模糊及血尿、黑便等出血症状。注意卧床休息，避免磕碰。

3．观察患者的贫血表现，如有虚弱、乏力、头晕、体力活动时气急、心悸等症状时严格卧床并加用床档保护，密切观察患者的生命体征并详细记录。

4．观察口腔、咽喉、会阴、肛周的皮肤黏膜有无红肿感染的征象。监测生命体征，查找感染部位，及时给予有效的治疗和护理。

（三）用药护理

1. 雄性激素　观察应用雄性激素的患者是否有水肿、痤疮、毛发增多、停经（女性患者）等症状，安慰患者并做好解释工作，告知在停药后上述症状可逐渐消退。同时应注意个人卫生，避免局部感染。

2. 环孢素　应用环孢素治疗期间需监测患者的血药浓度、骨髓象、血常规、T细胞免疫学改变及药物不良反应等，以利于用药剂量及疗程的调整。

（四）输血护理

对于输血的患者，注意观察生命体征，尿量及颜色、皮疹、腰痛的变化，注意有无发热、过敏、溶血、心衰等严重输血反应发生。

（五）心理护理

1. 向家属及患者介绍疾病有关知识，治疗药物剂量、副作用及可能出现的不良反应。

2. 使患者了解定期化验的必要性，以及患者所处的治疗阶段，使患者能积极配合治疗。

3. 定期召开患者家属座谈会，让患者及家属分享配合治疗成功经验，增加患者信心。

三、健康教育

1. 告知患者疾病的病因及目前主要的诊疗方法，以配合医疗和护理工作。

2. 指导患者进食高蛋白、高热量、富含维生素、无刺激和易消化饮食，避免进食粗硬食物。

3. 做好自我防护工作，避免发生出血、感染等症状，注意个人安全。

4. 做好贫血、出血、感染的症状体征和药物不良反应的自我监测，如有不适及时上报医护人员。

5. 出院指导　注意休息和营养补充，适当活动，劳逸结合。避免接触有毒、有害化学物质及放射性物质。做好自我防护，避免出血和感染的发生，按医嘱服药，不擅自停药或改剂量，如有不适，随时就诊。定期门诊复查。出现皮肤黏膜出血应及时就诊。

（郭　洁）

第十五节 其他溶血性疾病护理

溶血性贫血（hemolytic anemia，HA）是红细胞破坏速度增加（寿命缩短），超过骨髓造血的代偿能力而发生的贫血。骨髓有5～8倍的红系造血代偿潜力。如红细胞破坏速度在骨髓的代偿范围内，则虽有溶血，但不出现贫血，称溶血性疾病或溶血性状态。

一、护理评估

（一）患者评估

评估患者有无特殊药物服用史、有无寒冷环境暴露史；有无家族遗传史；评估患者有无肿瘤病史。询问患者父母有无近亲结婚情况，询问患者有无其他重要脏器疾病史。评估患者现存的症状体征、检验检查及用药治疗等情况。

（二）病情评估

1. 症状与体征　评估患者一般状态，包括生命体征、意识状态、营养状态等；评估患者尿色及有无贫血、出血、感染等相关症状，如疲乏无力、头晕、呼吸短促、皮肤黏膜出血点、瘀斑、发热等，评估患者是否有躯体畸形，询问患者出现相应症状的起始时间及严重程度；评估肝、脾及淋巴结肿大情况。

2. 急、慢性溶血性贫血的评估　急性溶血性贫血时可突然发病，伴背痛、胸闷、发热，甚至发生周围循环衰竭、少尿、无尿以至急性肾衰竭。慢性溶血性贫血时，常有不同程度的肝、脾增大和黄疸，病程中可因某种诱因而致病情加剧。

3. 实验室检查　血红蛋白减少，外周血涂片可见有核红细胞，网织红细胞增多。

二、护理

（一）一般护理

1. 及时做好各项专科检查和治疗护理，正确采集血液标本和体液标本。

2. 严重贫血、急性溶血、慢性溶血合并危象的患者应绝对卧床休息。

3. 给予高蛋白、高纤维素、高热量、易消化饮食。避免进食可能引起溶血的食物或氧化性药物；鼓励患者多饮水，勤排尿，以促进溶血后所产生的毒性物质排出。

4. 预防感染，尤其糖皮质激素和/或免疫抑制剂治疗期间，更应注意皮肤、口腔、肛周的护理。

5. 密切观察患者体温、脉搏、呼吸、血压等生命体征的变化，用药、输血的治疗效果及不良反应。

6. 患者应注意保暖，防止受凉，注意室内温湿度适宜，忌用冷水洗浴。

（二）病情观察

1. 了解检验检查结果，观察贫血表现，如虚弱、乏力、头晕、活动时心悸、气短等。急性溶血性贫血患者贫血症状突出，可发生晕厥、轻度昏迷和轻度全身衰竭症状，应严格卧床，密切观察患者生命体征并记录。

2．观察患者尿色，极少数患者可有血红蛋白尿，同时伴有寒战、发热、腹痛、呕吐、腹泻等，应警惕溶血危象的发生。

3．观察巩膜、皮肤黄染情况。

4．继发性自身免疫性溶血性贫血常伴有原发疾病的临床表现。

（三）对症护理

1．贫血时执行贫血护理规范。如贫血发展急剧，有晕厥或全身衰竭状态，需保持病房安静，患者严格卧床并予床档保护。

2．准确记录尿色、尿量，如尿色逐渐加深，甚至酱油样，说明溶血严重，及时报告医生。

3．准确记录巩膜、皮肤黄染程度。黄疸加重标志着溶血严重，结合尿色及性质，及时与医生联系，实施对症处理。

4．发热时执行发热护理规范。

（四）用药护理

向患者说明用药的作用和不良反应。指导正确用药，坚持用药，如糖皮质激素等，切不可自行停服或减量。

（五）输血护理

1．严格执行输血制度，各种血制品要复温至室温方可给患者输入，输注过程中要严密观察并记录。

2．注意观察患者生命体征，尿量及颜色、皮疹、腰痛的变化，注意有无发热、过敏、溶血、心衰等严重输血反应发生。出现输血反应时及时配合医生抢救，严格执行输血反应抢救流程。

（六）心理护理

1．向家属及患者介绍疾病有关知识，治疗药物剂量、副作用及可能出现的不良反应。

2．使患者了解定期化验的必要性，以及患者所处的治疗阶段，使其能积极配合治疗。

3．定期召开患者家属座谈会，让患者及家属分享配合治疗成功经验，增加患者信心。

4．加强护患沟通，倾听患者的心声，开展有针对性的心理咨询，教导患者掌握一定的心理应急方法，学会自我心理调节，提高心理承受力，保持良好的心理状态。

三、健康教育

1．讲解疾病知识，指导患者观察尿色及正确留取标本的方法。

2．指导患者饮食，加强营养。急性溶血期间避免食用酸性食品和冷冻食物，有利于保护肾脏。

3．急性溶血发作或严重贫血者应绝对卧床休息以减少耗氧。

4．出院时指导患者学会自我护理，注意观察巩膜有无黄染、尿色变化等。定期监测血压、血糖，观察有无黑便，定期复诊。

（吴桂彬）

第十六节 原发免疫性血小板减少症护理

原发免疫性血小板减少症（primary immune thrombocytopenia，PITP）是一种获得性自身免疫性出血性疾病，以无明显诱因的孤立性外周血血小板计数减少为主要特点。目前国内尚无基于人口基数的PITP全国性流行病学资料，国外报道的成人PITP年发病率为（2～10）/10万，60岁以上老年人是该病的高发群体，育龄期女性高于同年龄组男性。

一、护理评估

（一）患者评估

1. 一般情况　评估患者起病原因及是否有前驱感染病史及症状，出血部位及程度，黏膜出血应记录具体出血部位、范围及转归情况的详细描述。出现出血症状后第一次行血常规检查的结果，详细的用药及治疗反应，输注血小板疗效，出血症状改善及血小板变化的情况，血小板数量减低时是否伴有乏力，发病及治疗过程中是否发生血栓事件。注意当地医院免疫相关的检查结果。

2. 心理评估　观察患者是否存在因疾病所致紧张、焦虑、沮丧、抑郁等心理反应；评估患者性格特征、沟通能力和自我管理能力。

3. 社会支持评估　了解患者和家属对疾病治疗和护理、预后、复查及随访等知识的认知程度；评估照顾者对患者的关心和支持度，了解患者及照顾者的需求；了解患者医疗保险及家庭经济状况。

（二）病情评估

1. 生命体征　监测生命体征变化，有无血压及体温升高、脉搏和呼吸减慢、疼痛等异常。

2. 出血情况　PITP患者可能会出现明显的乏力。多数患者出血较轻且局限，但易反复发生，主要表现为皮肤、黏膜出血，如紫癜、外伤后不易止血和/或牙龈出血、鼻出血等。女性患者常以月经量过多为唯一的临床症状。尽管严重的内脏出血较少见，但部分患者可因感染等致病情突然加重而出现广泛且严重的皮肤、黏膜出血，甚至内脏出血，也可因高热、情绪激动、高血压等而诱发致命性的颅内出血。少数患者可无出血症状。长期的月经量过多可出现不同程度的贫血，出血量过多可引起血压降低或失血性休克，部分患者有血栓形成倾向。

二、护理

（一）一般护理

1. 休息与活动　若血小板计数＜20×10^9/L，应减少活动，增加卧床休息时间；严重出血或血小板计数＜10×10^9/L者，建议绝对卧床休息，协助患者做好各种生活护理。

2. 饮食护理　为了避免增加出血的危险或加重出血，应做好患者的休息与饮食指导，保持尿便通畅。若出血仅局限于皮肤黏膜，无须太多限制；鼓励患者进食高蛋白、高维生素、适量纤维、易消化的软食或半流质，禁食过硬、粗糙的食物。便秘者可酌情使用开塞露或缓泻药，以免排便时过于用力、腹压骤增而诱发内脏出血，尤其是颅内出血。

（二）病情观察

1. 出血的观察及护理　应注意观察患者出血的部位、范围和出血量，监测患者的自觉症状、情绪反应、生命体征、神志及血小板计数的变化等，及时发现新发的皮肤黏膜出血或内脏出血。对疑有严重而广泛的内脏出血或已发生颅内出血者，要迅速通知医生，配合救治。

2. 预防或避免加重出血　在患者日常活动、饮食及用药等方面预防或避免加重出血。

（三）应用糖皮质激素的护理

1. 患者应遵医嘱服用药物，不可随意调整剂量。用药一段时间后往往食欲增强，应注意饮食适当，不要过量，防止身体过于发胖。用药后，往往出现向心性肥胖、皮肤变薄、痤疮等外观的变化，通常停药后会慢慢恢复，对此要有心理准备。

2. 预防感染　用激素治疗后可诱发或加重感染，对于已患感染性疾病者，如结核病，要及时告知医生，以便同时采取抗感染的治疗措施，或必要时停用激素药。

3. 可出现消化道溃疡和出血、高血压、糖尿病、骨质疏松、精神失常等副作用，对于已有上述疾病者，应慎用或禁用。

（四）输成分血的护理

1. 出血明显者，遵医嘱输注浓缩血小板悬液、新鲜血浆或抗血友病球蛋白浓缩剂等。输注前必须认真核对；血小板取回后，应尽快输入。

2. 血制品输注过程中应避免剧烈冲击或振荡。

3. 输注过程要注意观察患者有无输血反应，如溶血反应、过敏反应等。

（五）脾切除术护理

1. 在脾切除术前，必须对PITP的诊断做出重新评估。脾切除术的指征：①糖皮质激素正规治疗无效，病程迁延6个月以上；②泼尼松治疗有效，但维持量大于30mg/d，有使用糖皮质激素的禁忌证；③对于切脾治疗无效或最初有效随后复发的患者应进一步检查是否存在副脾。

2. 全麻未清醒需平卧位头偏一侧，清醒时需低枕平卧位，术后6小时取半卧位，以利于引流，协助翻身时动作轻柔，协助患者进行四肢功能锻炼，术后1～3日视患者情况督促下床活动。

3. 保持管路固定并通畅，有效引流。准确记录引流液量及性质。

4. 遵医嘱为术后患者调整饮食，并做好健康指导。

（六）并发症护理

1. 感染的护理

（1）防止呼吸道感染：加强预防，嘱患者随天气的变化及时增减衣物。患者尽量不去人员密集的场所；防止中暑、受凉及交叉感染。保持室内空气新鲜、流通，保持适宜的温湿度。

（2）防止皮肤及口腔感染：由于使用激素能使机体的抵抗力和免疫力下降，皮肤损伤或口腔不洁时，患者易发感染。应该注意勤沐浴、洗手和洗足，以保持皮肤清洁。在沐浴时不宜过于用力，防止擦伤皮肤。防止刀、剪等锐利器具对皮肤造成损伤。注意口腔卫生，做到勤漱口。勤检查口腔，一旦发现有口腔炎症或溃疡，及时用硼酸或复方硼砂溶液漱口，并可用思密达和云南白药涂敷口腔溃疡处，促进溃疡尽快愈合。

（3）防止过度疲劳：鼓励病情稳定的患者多外出活动，以预防激素的高血凝副作用和骨质疏松并发症。患者夜间的睡眠时间一定要得到保证，每天不少于8小时，白天要有午睡，时间不少于0.5小时。如果患者活动后感到疲乏或劳累，应及时卧床休息，以缓解疲乏。此外，通过合理饮食来增强患者的体力和精力，这样可以有效减轻疲乏和劳累症状，并有利于增强患者机体的防御能力。

2. 颅内出血护理

（1）日常生活护理：患者卧位休息，保持床单位清洁、干燥，减少对皮肤的机械性刺激，定时给予翻身、拍背，按摩骨隆突受压处，预防压疮；做好尿便护理，保持外阴部皮肤清洁，预防尿路感染；注意口腔卫生，不能经口进食者应每天口腔护理2 ～ 3次，防止口腔感染；谵妄躁动者加床栏，必要时做适当的约束，防止坠床和自伤、伤人；慎用热水袋，防止烫伤。

（2）饮食护理：给予高维生素、高热量饮食，补充足够的水分；遵医嘱鼻饲流质者应定时喂食，保证足够的营养供给；进食时及进食后30分钟内抬高床头防止食物反流。

（3）保持呼吸道通畅：平卧头侧位或侧卧位，开放气道，取下活动性义齿，及时清除口鼻分泌物和吸痰，防止舌根后坠、窒息、误吸或肺部感染。

（4）病情监测：严密监测并记录生命体征及意识、瞳孔变化，观察有无恶心、呕吐及呕吐物的性状与量，准确记录出入水量，预防消化道出血和脑疝发生。

三、健康教育

1. 疾病知识指导　做好解释工作，让患者及家属了解疾病的发病机制。指导患者避免人为损伤而诱发或加重出血。保持充足的睡眠、情绪稳定和排便通畅，有效控制高血压等均是避免颅内出血的有效措施，必要时可予以药物治疗，如镇静药、安眠药或缓泻药等。

2. 用药指导　对于服用糖皮质激素者，指导其遵医嘱、按时、按量、按疗程用药，不可自行减量或停药，以免加重病情。为减轻药物的不良反应，应饭后服药，必要时可加用胃黏膜保护药或制酸药；注意预防各种感染。定期复查血常规，以了解血小板数目的变化，指导疗效的判断和治疗方案的调整。

3. 病情监测指导　皮肤黏膜出血的情况，如瘀点、瘀斑、牙龈出血、鼻出血等；有无内脏出血的表现，如月经量明显增多、呕血或便血、咯血、血尿、头痛、视力改变等。一旦发现皮肤黏膜出血加重或内脏出血的表现，应及时就医。

四、临床路径护理表单

1. 原发免疫性血小板减少症临床护理表单

适用对象：第一诊断为原发免疫性血小板减少症

患者姓名：__________性别：__________年龄：__________住院号：__________

住院日期：____年__月__日　出院日期：____年__月__日　标准住院日：14天内

时间	住院第1天	住院第2天
健康宣教	□ 入院宣教：介绍病房环境、设施、医院相关制度、主管医生和护士 □ 告知各项检查的目的及注意事项 □ 指导饮食、卫生、活动等 □ 安全宣教 □ 做好心理安慰，减轻患者入院后焦虑、紧张的情绪	□ 宣教疾病知识 □ 介绍骨髓穿刺的目的、方法、注意事项 □ 做好用药指导
护理处置	□ 入院护理评估：询问病史、相关查体、血常规、检查皮肤黏膜有无出血、营养状况等 □ 监测和记录生命体征 □ 建立护理记录（病危、重患者） □ 卫生处置：剪指（趾）甲，沐浴，更换病号服 □ 完成各项化验检查的准备	□ 完成各项化验检查标本的留取并及时送检 □ 遵医嘱完成相关检查
基础护理	□ 根据患者病情和生活自理能力确定护理级别（遵医嘱执行） □ 晨晚间护理 □ 安全护理	□ 执行分级护理 □ 晨晚间护理 □ 安全护理
专科护理	□ 执行血液病护理常规 □ 病情观察 □ 填写患者危险因素评估表（需要时） □ 心理护理	□ 观察患者病情变化 □ 出血的观察 □ 心理护理
重点医嘱	□ 详见医嘱执行单	□ 详见医嘱执行单
病情变异记录	□ 无　□ 有，原因： 1. 2.	□ 无　□ 有，原因： 1. 2.
签名执行时间		

时间	住院第3～13天	出院日
健康宣教	□ 介绍疾病治疗、护理知识 □ 告知活动时注意事项，减少出血 □ 介绍药物作用、副作用 □ 告知激素作用、副作用及注意事项 □ 指导患者输液、采血等拔针后按压至出血停止	□ 出院宣教：用药、饮食、休息、监测血常规、复查日期等 □ 指导办理出院手续 □ 告知患者科室联系电话 □ 定期门诊随访
护理处置	□ 遵医嘱完成相关检查 □ 遵医嘱及时给予对症治疗 □ 注意保护静脉，做好静脉选择	□ 为患者领取出院带药 □ 协助整理患者用物 □ 床单位终末消毒
基础护理	□ 执行分级护理 □ 晨晚间护理 □ 安全护理	□ 安全护理（护送出院）
专科护理	□ 密切观察病情变化，尤其观察出血情况 □ 生命体征监测，必要时做好重症记录 □ 心理护理	□ 预防出血指导 □ 心理护理
重点医嘱	□ 详见医嘱执行单	□ 详见医嘱执行单
病情变异记录	□ 无　□ 有，原因： 1. 2.	□ 无　□ 有，原因： 1. 2.
签名执行时间		

2. 原发免疫性血小板减少症临床患者表单

适用对象：第一诊断为原发免疫性血小板减少症

患者姓名：__________性别：__________年龄：__________住院号：__________

住院日期：____年__月__日　　出院日期：____年__月__日　　标准住院日：14天内

时间	入院第1天	入院第2天
医患配合	□ 接受询问病史、收集资料，请务必详细告知既往史、用药史、过敏史 □ 请明确告知既往用药情况 □ 配合进行体格检查 □ 有任何不适请告知医生 □ 配合进行相关检查 □ 签署相关知情同意书	□ 配合完成相关检查（B超、心电图、胸片等） □ 配合完成化验（血常规、生化及出凝血检查等） □ 配合骨髓穿刺、活检等 □ 配合用药 □ 有任何不适请告知医生
护患配合	□ 配合测量体温、脉搏、呼吸、血压、身高、体重 □ 配合完成入院护理评估（回答护士询问病史、过敏史、用药史） □ 接受入院宣教（环境介绍、病室规定、探视陪护制度、送餐订餐制度、贵重物品保管等） □ 有任何不适请告知护士	□ 配合测量体温、脉搏、呼吸 □ 配合每日询问排便 □ 配合各项检查（需要空腹的请遵照执行） □ 配合采集血标本 □ 接受疾病知识介绍 □ 接受用药指导 □ 接受出血预防指导 □ 接受心理护理 □ 接受基础护理 □ 有任何不适请告知护士
饮食	□ 遵医嘱饮食 □ 有消化道出血倾向的进冷、流质饮食或禁食，避免生、硬饮食	□ 遵医嘱饮食 □ 有消化道出血倾向的进冷、流质饮食或禁食，避免生、硬饮食
排泄	□ 尿便异常时及时告知医护人员	□ 尿便异常时及时告知医护人员
活动	□ 根据病情适当活动 □ 有出血倾向者卧床休息，减少活动	□ 根据病情适当活动 □ 有出血倾向者卧床休息，减少活动
签名执行时间		

时间	住院第3～13天	出院日
医患配合	□ 配合相关检查 □ 配合用药 □ 配合各种治疗 □ 有任何不适请告知医生	□ 接受出院前指导 □ 遵医嘱出院后用药 □ 知道复查时间 □ 获取出院诊断书
护患配合	□ 配合测量体温、脉搏、呼吸 □ 配合每日询问排便 □ 配合完成相关检查 □ 配合完成标本留取 □ 配合选择静脉输液途径 □ 接受输液、服药等治疗 □ 接受疾病知识介绍和用药指导 □ 接受健康宣教 □ 接受预防出血措施 □ 接受基础护理 □ 接受心理护理 □ 有任何不适请告知护士	□ 接受出院宣教 □ 办理出院手续 □ 获取出院带药 □ 知道服药方法、作用、注意事项 □ 知道预防出血措施 □ 知道复印病历的方法
饮食	□ 遵医嘱饮食 □ 有消化道出血倾向的进冷、流质饮食或禁食，避免生、硬饮食	□ 正常饮食 □ 避免进生、冷、硬、辛辣和刺激饮食
排泄	□ 尿便异常时及时告知医护人员	□ 尿便异常（出血时）及时就诊
活动	□ 根据病情适当活动 □ 有出血倾向者卧床休息，减少活动	□ 适当活动，避免疲劳 □ 注意安全，减少出血
签名执行时间		

3．原发免疫性血小板减少症健康教育表单

适用对象：第一诊断为原发免疫性血小板减少症

患者姓名：＿＿＿＿＿性别：＿＿＿＿＿年龄：＿＿＿＿＿住院号：＿＿＿＿＿

住院日期：＿＿年＿月＿日　出院日期：＿＿年＿月＿日　标准住院日：14天内

时间	住院第1天	住院第2天
主要健康宣教工作	患者明确诊断前 □ 热情接待患者及家属，介绍自己，介绍其责任护士、主管医生、护士长、科主任姓名 □ 介绍病房环境、设施和设备，引导患者熟悉病房环境，如同室病友、水房、卫生间、标本放置处、护士站、医生办公室、就餐地点等，消除患者对陌生环境的紧张和不适感 □ 介绍规章制度（作息、探视、陪护、请假、安全制度），取得患者配合 □ 入院及危险因素评估，建立家属联系册 □ 积极主动沟通，了解患者需要，尽量满足患者 □ 耐心向患者介绍留取相关化验的方法及标本放置位置 □ 向患者介绍静脉输液方式的选择及输液的注意事项	患者明确诊断前 □ 注意观察患者的病情变化 □ 做好基础护理 □ 做好心理护理 □ 指导患者进行正确的休息与饮食 □ 指导患者按照医嘱正确服药，不得擅自停药、减药，如有疑问应立即与医护人员联系 □ 对于留有留置针的患者进行宣教，告知患者及家属留置针保留时间的使用时间及注意事项，应及时更换避免感染 □ 安全护理：确保患者安全，必要时加用床档，血细胞计数偏低患者，严格卧床休息 □ 指导患者及家属维护病房环境，不要在病房、楼道吸烟，不要在病房内使用各种电器，以免发生意外
效果评价	□ 掌握 □ 基本掌握 其他：	□ 掌握 □ 基本掌握 其他：
护士签名时间		

时间	住院第3～13天	出院日
主要健康宣教工作	患者明确诊断后 □ 做好基础护理 □ 注意观察患者病情变化 □ 向长期应用糖皮质激素的患者讲解激素的作用和副作用，并观察其有无副作用，指导患者坚持用药，勿擅自停药或减量，若患者出现血糖水平升高、缺钙现象及时通知医生并根据医嘱对症处理 □ 对于给予丙球或血小板治疗的患者做好输注血制品的健康宣教工作 □ 血小板＜50×10^9/L的患者嘱其避免强体力活动，避免碰撞；血小板＜10×10^9/L的患者嘱其绝对卧床休息，进软食 □ 指导患者进食高蛋白、高维生素、易消化的饮食，有消化道出血者禁食或进温凉饮食 □ 告知如何预防出血 □ 告知如何预防跌倒和坠床 □ 对于接受脾切除术的患者做好术前准备和术后护理 □ 对于接受免疫抑制剂治疗的患者指导其合理选择血管，应选择粗大、较直的血管，由远心端至近心端静脉穿刺，避免在同一处反复穿刺而损伤静脉。每次输注前应确保针头在静脉内，输注后用生理盐水冲管 □ 给予心理疏导，缓解患者紧张情绪	患者明确诊断后 □ 指导患者办理出院手续 □ 指导患者出院后合理饮食与休息 □ 有出院带药的患者为其备好出院带药，并告知药物的使用方法 □ 指导患者定期门诊随访 □ 嘱患者定期监测血常规 □ 指导患者发生紧急情况时的处理方法 □ 出院患者携带联系卡，如遇紧急情况可电话咨询医生
效果评价	□ 掌握 □ 基本掌握 其他：	□ 掌握 □ 基本掌握 其他：
护士签名时间		

（邵　帅）

第十七节 血栓性血小板减少性紫癜护理

血栓性血小板减少性紫癜（thrombotic thrombocytopenic purpura，TTP）是一种较少见的弥散性微血管血栓-出血综合征。临床以血小板减少性紫癜、微血管病性溶血、神经精神症状、肾损害和发热典型五联征表现为特征。

一、护理评估

（一）患者评估

1. 高危因素评估　评估患者有无诱发颅内出血的危险因素（情绪激动、睡眠欠佳、高热、便秘及高血压等）及颅内出血的早期表现（如突发头痛）；出血的主要伴随症状及体征。

2. 现病史评估　个人或家族中有无相关病史或类似病史等。注意询问患者出血的主要表现形式，发生的急缓、主要部位与范围；有无明确的原因或诱因；有无内脏出血及其严重程度；女性患者的月经情况，有无经量过多或淋漓不尽。

3. 心理评估　积极与患者沟通，消除患者对疾病的焦虑感。

4. 社会支持　了解患者和家属对疾病发生的相关因素、治疗和护理、预后、预防复发等知识的认知程度。评估照顾者与患者的关系，积极沟通。

（二）病情评估

1. 生命体征　监测患者生命体征，评估患者意识情况。

2. 出血情况　重点评估有无与出血相关的体征及特点。包括有无皮肤黏膜紫癜，其数目、大小及分布情况；有无鼻腔黏膜与牙龈出血；有无伤口渗血；关节有无肿胀、压痛、畸形及其功能障碍等。对于同时或突发主诉有头痛的患者，要注意检查瞳孔的性状、大小、对光反射是否存在，有无脑膜刺激征及其生命体征与意识状态的变化。

3. 活动情况　评估患者自理能力、肢体活动情况并判断患者有无压疮风险。

二、护理

（一）一般护理

1. 休息与活动　为了避免增加出血的危险或加重出血，应做好患者的休息与饮食指导，保持大小便通畅。若出血仅局限于皮肤黏膜，无须太多限制；若血小板计数 $<50\times10^9/L$，应减少活动，增加卧床休息时间；严重出血或血小板计数 $<20\times10^9/L$ 者，必须绝对卧床休息，协助做好各种生活护理。

2. 饮食护理　鼓励患者进食高蛋白、高维生素、适量纤维、易消化的软食或半流质，禁食过硬、粗糙的食物。便秘者可酌情使用开塞露或缓泻药，以免排便时过于用力、腹压骤增而诱发内脏出血，尤其颅内出血。

（二）病情观察

注意观察患者出血的发生部位、主要表现形式、发展或消退情况；及时发现新的出血、重症出血及出血先兆，并应结合患者的基础疾病及相关实验室或其他辅助检查结果，做出正确的临床判断，以利于及时护理与抢救配合。

（三）用药护理

正确执行医嘱，密切观察药物不良反应。长期使用糖皮质激素可引起医源性皮质醇增多症，出现身体外形的变化、胃肠道反应或出血、诱发或加重感染、骨质疏松等。应向患者进行必要的解释，并指导患者餐后服药、自我监测粪便颜色，积极采取措施预防各种感染，监测骨密度或遵医嘱预防性用药等。静注免疫抑制剂、大剂量免疫球蛋白时，要注意保护局部血管并密切观察，一旦发生静脉炎要及时处理。

（四）皮肤护理

重点在于避免人为的损伤而导致或加重出血。保持床单位平整，衣着轻软、宽松；避免肢体的碰撞或外伤。沐浴或清洗时，避免水温过高和过于用力擦洗皮肤；勤剪指甲，以免抓伤皮肤。高热患者禁用酒精擦拭降温。各项护理操作动作轻柔；尽可能减少注射次数；静脉穿刺时，应避免用力拍打及揉擦局部，结扎止血带不宜过紧和时间过长；注射或穿刺部位拔针后需适当延长按压时间，必要时局部加压包扎。此外，注射或穿刺部位应交替使用，以防局部血肿形成。

（五）出血护理

1. 鼻出血的预防与护理　保持室内相对湿度在50%～60%，当出血严重时，可用凡士林油纱条行后鼻腔填塞术，以保持黏膜湿润。由于行后鼻腔填塞术后，患者常被迫张口呼吸，应加强口腔护理，保持口腔湿润，增加患者舒适感，并可避免局部感染。

2. 口腔、牙龈出血的预防与护理　为防止牙龈和口腔黏膜损伤而导致或加重局部出血，应指导患者用软毛牙刷刷牙，忌用牙签剔牙；尽量避免食用煎炸、带刺或含尖硬骨头的食物、带硬壳的坚果类食品及质硬的水果（如甘蔗）等；进食时要细嚼慢咽，避免口腔黏膜的损伤。牙龈渗血时，可用凝血酶或0.1%肾上腺素棉球、明胶海绵片贴敷牙龈或局部压迫止血，并及时用生理盐水或1%过氧化氢清除口腔内陈旧血块，以免引起口臭而影响患者的食欲和情绪及可能继发的细菌感染。

3. 内脏出血的护理　月经量过多者，可遵医嘱给予止血治疗。

4. 眼底及颅内出血的预防与护理　保证充足睡眠，避免情绪激动、剧烈咳嗽和屏气用力等；伴高热患者需及时而有效地降温；伴有高血压者需监测血压。若突发视野缺损或视力下降，常提示眼底出血。应尽量让患者卧床休息，减少活动，避免揉擦眼，以免加重出血。若患者突然出现头痛、视物模糊、呼吸急促、喷射性呕吐，甚至昏迷，双侧瞳孔变形不等大、对光反射迟钝，则提示有颅内出血。

（六）成分输血或输注血浆制品的护理

出血明显者遵医嘱输注浓缩血小板悬液、新鲜血浆或抗血友病球蛋白浓缩剂等。输注前必须认真核对；血小板取回后，应尽快输入；新鲜血浆最好于采集后6小时内输完；输注过程中避免剧烈冲击或振荡，以免泡沫形成而影响注射。输注过程要注意观察患者有无输血反应，如溶血反应、过敏反应等。

（七）发热护理

1. 休息　卧床休息，采取舒适的体位，减少机体的消耗，必要时可吸氧。维持室温在20～24℃、湿度55%～60%，并经常通风换气。患者宜穿透气、棉质衣服，若有寒战应给予有效保暖。

2. 补充营养及水分　鼓励患者进食高热量、高维生素、营养丰富的半流饮食或软食，以补充机体基本需要和因发热所造成的额外消耗。指导患者摄取足够的水分以防止脱水，每天至少2000ml，必要时可遵医嘱静脉补液，维持水和电解质平衡。

3. 降温　高热患者可先给予物理降温，如冰敷前额及大血管经过的部位（颈部、腋窝和腹股沟）；有出血倾向者禁用酒精或温水拭浴，以防局部血管扩张而进一步加重出血。必要时遵医嘱给予药物降温。降温过程中，要密切监测患者体温与脉搏的变化及出汗情况，及时更换衣物，保持皮肤清洁、干燥，防受寒，并观察患者降温后的反应，避免发生虚脱。

4. 病情观察与诊治配合　定期监测体温并记录；同时还应注意观察感染灶的症状、体征及其变化情况；协助医生做好各种检验标本的采集及送检工作；遵医嘱正确配制和输注抗生素等药物，并注意其疗效与不良反应的观察和预防。

（八）血浆置换护理

1. 血浆置换前准备　根据患者身高、体重、血细胞比容、病情等数据，准确计算血浆置换量，以保证出入量平衡。积极预防抽搐、麻木等不良反应，置换前准备好10%葡萄糖酸钙注射液、5%葡萄糖注射液等药品。同时，对患者进行健康教育，说明血浆置换原理和治疗过程，强调该疗法的安全性和注意事项，安抚患者紧张、焦虑情绪，积极配合完成治疗。

2. 置换中监测　置换过程中，密切监测血压、心率、呼吸等生命体征，同时观察患者意识、面色、出入量情况，客观准确记录数据；做好保暖工作，及时测量患者体温。发现患者出现面色苍白、低血压、头晕、寒战等情况，应立即补充血浆或补液，调低分离速度，观察患者症状改善情况。发现患者出现手足抽搐、口唇麻木等情况，应立即通知医生，按医嘱给予10%葡萄糖酸钙注射液口服或与5%葡萄糖注射液静脉滴注。置换过程中各数据严格记录，并在置换结束后，告知医生，为下次血浆置换提供参考依据。

3. 血浆置换后护理　置换后严格按压穿刺点，并压迫止血≥30分钟，避免局部出血、瘀血。密切监测患者是否发生皮肤黏膜出血、鼻出血、视网膜出血等情况，及时处理。指导患者卧床休息，避免剧烈活动。做好管路维护。

（九）脾切除术护理

遵医嘱进行协助患者进行术前检查。术后对患者的各项生命体征、引流液等进行严密观察和准确记录，对患者疼痛程度进行评估，如不能耐受，遵医嘱给予用药。嘱患者注意个人卫生，协助患者翻身并指导进行被动活动。

（十）心理护理

该病患者病程长，病情较重，患者会产生不同程度的紧张、焦虑、失望等心理。患者家属要多关心，多安慰，多鼓励患者，生活上给予细心的照顾，帮助患者建立战胜疾病的信心。患者可以适当地听音乐、放松心情，保持心情舒畅。

三、健康教育

（一）预防出血

1. 牙龈及口腔黏膜出血的预防护理　要加强患者口腔护理，保持口腔清洁湿润，使用软毛牙刷刷牙，忌用牙签剔牙，禁食坚硬、带刺的食物，防止损伤口腔黏膜及牙龈。对于牙龈及口腔黏膜出血的患者，可用棉球、纱布或明胶海绵进行局部压迫止血，或者含漱去甲肾上腺素盐水进行止血（含漱时间一般为5～10分钟）。

2. 鼻出血的预防及护理　指导患者勿用力挖鼻孔和用力擤鼻。鼻腔干燥时，可用棉签蘸少许液体石蜡或金霉素眼膏轻轻涂擦，以防止干裂出血。少量出血时，嘱患者安静休息，避免情绪紧张，用棉球或明胶海绵填塞，同时可用冰袋对鼻进行局部冷敷（注意冷敷时间不宜超过30分钟）。止血后，将填塞物取出前可向鼻中滴入少量生理盐水进行湿润，然后由耳鼻喉科医生协助取出填塞物，患者不可自行拔出。

3. 眼底及颅内出血的预防及护理　患者尽量卧床休息，避免用眼过度诱发眼底出血，避免患者情绪激动，避免患者剧烈运动，避免用力排便等能引起颅内压升高导致颅内出血的因素。

4. 皮肤出血的预防及护理　不做剧烈、有对抗性的运动，不使用锐利工具，防止皮肤挤压和外伤，衣裤应宽大、柔软，剪短指甲，避免搔抓皮肤。活动时避免拖、拉、推等手法。保持皮肤清洁，勤更换衣、裤，保持床单平整、干燥整洁。

5. 消化道出血的预防及护理　禁食冷、硬等可增加胃肠蠕动的食物（如冰激凌、坚果、冷饮等），进食糊状饮食，少量多餐，以免加重胃负担，诱发出血。若发生出血，绝对卧床休息，禁食，观察呕吐物和大便的量、颜色、形状和次数并做好记录。

（二）饮食护理

重视饮食卫生，进食干净、卫生的食物，不吃剩菜、剩饭。进食高蛋白、高热量、高维生素、清淡、易消化的食物，避免进食生硬、粗糙带刺的食物。以软食或半流质软食为主，禁食生葱、生蒜、辣椒、粗纤维蔬菜及酸性大的水果等，以免引起消化道出血；采取少食多餐的方式，尽可能减少消化道出血；若患者发热，应多饮水，以补充热量和水分的消耗；患者要戒烟、忌酒。

（三）预防感染

1. 病室开窗通风2次/天，15～30分钟/次。
2. 患者及家属佩戴口罩，每4小时更换一次。
3. 限制家属探视时间。
4. 注意个人卫生，勤换洗内衣裤，勤剪指甲。
5. 选择合适的漱口水漱口。每天便后、睡前使用1∶20碘伏溶液坐浴。

四、临床路径护理表单

1．血栓性血小板减少性紫癜临床护理表单

适用对象：第一诊断为血栓性血小板减少性紫癜

患者姓名：__________性别：__________年龄：__________住院号：__________

住院日期：____年__月__日　出院日期：____年__月__日　标准住院日：14天内

时间	住院第1天	住院第2天
健康宣教	□ 入院宣教：介绍病房环境、设施、医院相关制度、主管医生和护士 □ 告知各项检查的目的及注意事项 □ 指导饮食、卫生、活动等 □ 安全宣教 □ 做好心理安慰，减轻患者入院后焦虑、紧张的情绪	□ 宣教疾病知识 □ 介绍骨髓穿刺的目的、方法、注意事项 □ 做好用药指导
护理处置	□ 入院护理评估：询问病史、相关查体、血常规、检查皮肤黏膜有无出血、营养状况等 □ 监测和记录生命体征 □ 建立护理记录（病危、重患者） □ 卫生处置：剪指（趾）甲，沐浴，更换病号服 □ 完成各项化验检查的准备	□ 完成各项化验检查标本的留取并及时送检 □ 遵医嘱完成相关检查
基础护理	□ 根据患者病情和生活自理能力确定护理级别（遵医嘱执行） □ 晨晚间护理 □ 安全护理	□ 执行分级护理 □ 晨晚间护理 □ 安全护理
专科护理	□ 执行血液病护理常规 □ 病情观察 □ 填写患者危险因素评估表（需要时） □ 心理护理	□ 观察患者病情变化 □ 导管相关护理 □ 心理护理
重点医嘱	□ 详见医嘱执行单	□ 详见医嘱执行单
病情变异记录	□ 无　□ 有，原因： 1. 2.	□ 无　□ 有，原因： 1. 2.
签名执行时间		

时间	住院第 3 ～ 13 天	出院日
健康宣教	□ 介绍疾病治疗、护理知识 □ 告知活动时注意事项，减少出血 □ 介绍药物作用、副作用 □ 告知激素作用、副作用及注意事项 □ 指导患者输液、采血等拔针后按压至出血停止	□ 出院宣教：用药、饮食、休息、监测血常规、复查日期等 □ 指导办理出院手续 □ 告知患者科室联系电话 □ 定期门诊随访
护理处置	□ 遵医嘱完成相关检查 □ 遵医嘱及时给予对症治疗 □ 注意保护静脉，做好静脉选择	□ 为患者领取出院带药 □ 协助整理患者用物 □ 床单位终末消毒
基础护理	□ 执行分级护理 □ 晨晚间护理 □ 安全护理	□ 安全护理（护送出院）
专科护理	□ 密切观察病情变化，尤其观察出血情况 □ 生命体征监测，必要时做好重症记录 □ 心理护理	□ 预防出血指导 □ 心理护理
重点医嘱	□ 详见医嘱执行单	□ 详见医嘱执行单
病情变异记录	□ 无　□ 有，原因： 1. 2.	□ 无　□ 有，原因： 1. 2.
签名执行时间		

2．血栓性血小板减少性紫癜临床患者表单

适用对象：第一诊断为血栓性血小板减少性紫癜

患者姓名：__________性别：__________年龄：__________住院号：__________

住院日期：____年__月__日　出院日期：____年__月__日　标准住院日：14天内

时间	住院第1天	住院第2天
医患配合	□ 接受询问病史、收集资料，请务必详细告知既往史、用药史、过敏史 □ 请明确告知既往用药情况 □ 配合进行体格检查 □ 有任何不适请告知医生 □ 配合进行相关检查 □ 签署相关知情同意书	□ 配合完成相关检查（B超、心电图、胸片等） □ 配合完成化验（血常规、生化及出凝血检查等） □ 配合骨髓穿刺、活检等 □ 配合用药 □ 有任何不适请告知医生
护患配合	□ 配合测量体温、脉搏、呼吸、血压、身高、体重 □ 配合完成入院护理评估（回答护士询问病史、过敏史、用药史） □ 接受入院宣教（环境介绍、病室规定、探视陪护制度、送餐订餐制度、贵重物品保管等） □ 有任何不适请告知护士	□ 配合测量体温、脉搏、呼吸 □ 配合每日询问排便 □ 配合各项检查（需要空腹的请遵照执行） □ 配合采集血标本 □ 接受疾病知识介绍 □ 接受用药指导 □ 配合完成各项治疗 □ 接受心理护理 □ 接受基础护理 □ 有任何不适请告知护士
饮食	□ 遵医嘱饮食 □ 有消化道出血倾向的进冷、流质饮食或禁食，避免生、硬饮食	□ 遵医嘱饮食 □ 有消化道出血倾向的进冷、流质饮食或禁食，避免生、硬饮食
排泄	□ 尿便异常时及时告知医护人员	□ 尿便异常时及时告知医护人员
活动	□ 注意血管通路安全 □ 卧床休息，减少活动	□ 注意血管通路安全 □ 卧床休息，减少活动
签名执行时间		

时间	住院第3～13天	出院日
医患配合	□ 配合相关检查 □ 配合用药 □ 配合完成治疗 □ 有任何不适需告知医生	□ 接受出院前指导 □ 遵医嘱出院后用药 □ 知道复查时间 □ 获取出院诊断书
护患配合	□ 配合定时测量生命体征 □ 配合每日询问排便 □ 配合各种相关检查 □ 配合采集血标本 □ 配合选择静脉血管通路 □ 接受输液、服药、血浆置换等治疗 □ 接受疾病知识介绍和用药指导 □ 接受健康教育 □ 接受基础护理 □ 接受心理护理 □ 有任何不适请告知护士	□ 接受出院宣教 □ 办理出院手续 □ 取走出院带药 □ 掌握服药方法、作用、注意事项
饮食	□ 遵医嘱饮食	□ 正常饮食 □ 避免进生、冷、硬、辛辣和刺激饮食
排泄	□ 尿便异常时及时告知医护人员	□ 尿便异常（出血时）及时就诊
活动	□ 根据病情适当活动 □ 注意管路安全	□ 适当活动，避免疲劳 □ 注意安全
签名执行时间		

3．血栓性血小板减少性紫癜健康教育表单

适用对象：第一诊断为血栓性血小板减少性紫癜

患者姓名：__________性别：__________年龄：__________住院号：__________

住院日期：____年__月__日　出院日期：____年__月__日　标准住院日：14天内

时间	住院第1天	住院第2天
主要健康宣教工作	患者明确诊断前 □ 热情接待患者及家属，介绍自己，介绍其责任护士、主管医生、护士长、科主任姓名 □ 介绍病房环境、设施和设备。引导患者熟悉病房环境，如同室病友、水房、卫生间、标本放置处、护士站、医生办公室、就餐地点等。消除患者对陌生环境的紧张和不适感 □ 介绍规章制度（作息、探视、陪护、请假、安全制度），取得患者配合 □ 入院及危险因素评估，建立家属联系册 □ 积极主动沟通，了解患者需要，尽量满足患者 □ 耐心向患者介绍留取相关化验的方法及标本放置位置 □ 向患者介绍静脉输液方式的选择及输液的注意事项	患者明确诊断前 □ 注意观察患者的病情变化 □ 做好基础护理 □ 做好心理护理 □ 指导患者进行正确的休息与饮食 □ 指导患者按照医嘱正确服药，不得擅自停药、减药，如有疑问应立即与医护人员联系 □ 对于留有中心静脉导管和留置针的患者进行宣教，告知患者及家属导管留置期间的使用时间及注意事项，应及时更换避免感染 □ 安全护理：确保患者安全，必要时加用床档，嘱患者卧床休息 □ 指导患者及家属维护病房环境，不要在病房、楼道吸烟，不要在病房内使用各种电器，以免发生意外
效果评价	□ 掌握 □ 基本掌握 其他：	□ 掌握 □ 基本掌握 其他：
护士签名时间		

时间	住院第3～13天	出院日
主要健康宣教工作	□ 做好基础护理 □ 注意观察患者病情变化 □ 向长期应用糖皮质激素的患者讲解激素的作用和副作用，并观察其有无副作用，指导患者坚持用药，勿擅自停药或减量，若患者出现血糖水平升高、缺钙现象及时通知医生并根据医嘱对症处理 □ 对于给予丙球或血小板治疗的患者做好输注血制品的健康宣教工作 □ 血小板＜50×10^9/L的患者嘱其避免强体力活动，避免碰撞；血小板＜10×10^9/L的患者嘱其绝对卧床休息，进软食 □ 指导患者进食高蛋白、高维生素、易消化的饮食，有消化道出血者禁食或进温凉饮食 □ 对于接受脾切除术的患者做好术前准备和术后护理 □ 对于接受免疫抑制剂治疗的患者指导其合理选择血管，应选择粗大、较直的血管，由远心端至近心端静脉穿刺，避免在同一处反复穿刺而损伤静脉。每次输注前应确保针头在静脉内，输注后用生理盐水冲管	□ 指导患者办理出院手续 □ 指导患者出院后合理饮食与休息 □ 有出院带药的患者为其备好出院带药，并告知药物的使用方法 □ 指导患者定期门诊随访 □ 嘱患者定期监测血常规 □ 指导患者发生紧急情况时的处理方法 □ 出院患者携带联系卡，如遇紧急情况可电话咨询医生
效果评价	□ 掌握 □ 基本掌握 其他：	□ 掌握 □ 基本掌握 其他：
护士签名时间		

（邵　帅）

第十八节 IgA血管炎护理

IgA血管炎（旧称过敏性紫癜）是一种由自身免疫复合物介导的系统性血管炎，主要是IgA沉积，属变应性系统性小血管炎综合征。希伯登（Heberden）在1802年首次报道该病，Schönlein在1837年认识到该病有紫癜、关节痛的临床表现。亨诺克（Henoch）分别在1874年和1899年发现该病还可累及胃肠道、肾。IgA血管炎是以皮肤瘀点、瘀斑为主，累及黏膜、关节及内脏的出血性疾病。IgA血管炎是较常见的儿童微血管变态反应性疾病，成人中也有报道，常见发病年龄为7～14岁，发病有明显季节性，以冬春季发病较多，多为自限性。部分患者有遗传背景。

一、护理评估

（一）患者评估

1．现病史评估

（1）可能的病因或诱因：如上呼吸道感染、药物、食物等。

（2）紫癜：最常见且多见于负重部位，如下肢远端伸侧，踝关节周围。亦可见于臀部，突出于皮表，对称分布，压之不褪色，单独或互相融合。

（3）自觉症状：有无发热、不适、腹痛、关节痛等，有无饮食、精神及睡眠不适等。腹型患者可有腹部压痛，反跳痛及肌紧张不明显。关节型可出现关节肿胀及触痛。

（4）诊疗经过、疗效及不良反应。

2．心理评估　观察患者是否存在因疾病所致紧张、焦虑、沮丧、抑郁等心理反应；评估患者性格特征、沟通能力和自我管理能力。

3．社会支持评估　了解患者和家属对疾病发生的相关因素、治疗和护理、预后、预防复发等知识的认知程度；评估患者家庭成员、家庭环境与经济状况及家属对患者的关心和支持度，了解照顾者的照顾需求；有无医疗保障、出院后就医条件及居住地的社区保健服务。

（二）病情评估

1．生命体征　监测生命体征变化，有无血压及体温升高、脉搏和呼吸减慢、疼痛等异常。

2．皮肤情况　有无类似皮肤病史、出血史及药物过敏史，有无家族史。

3．体格检查　体格检查应注意皮肤紫癜，有无其他皮疹，是否对称分布、腹部及关节情况，有无水肿。

4．实验室及其他检查评估　该病缺乏特异性实验室检查。出凝血功能的相关检查除出血时间可能延长外，其余均正常。肾型或混合型IgA血管炎可有血尿、蛋白尿、管型尿；肾功能受损时可出现血尿素氮水平升高、内生肌酐清除率下降等。消化道出血者粪便潜血试验阳性。

二、护理

（一）一般护理

1. 休息与活动　无论何种类型的患者，卧床均有助于症状的缓解，加快症状的消失，而行走等活动则可使症状加重或反复。因此，发作期患者应卧床休息，避免过早或过多的起床活动。

2. 饮食与营养　避免过敏性食物的摄取。发作期可根据病情选择清淡、少刺激、易消化的普食、软食或半流饮食。若有消化道出血，按消化道出血的饮食要求给予指导。

（二）病情观察与护理

1. 出血的护理

（1）本病主要表现为四肢皮肤紫癜，宜避免摄入与本病发病有关的药物或食物。

（2）遵医嘱规律用药：给药前做好相应的解释工作，以取得患者的充分理解和配合。使用糖皮质激素时，应向患者及家属说明可能出现的不良反应，应加强护理，预防感染；用环磷酰胺时，嘱患者多饮水，注意观察尿量及尿色改变；出血严重或禁食者，建立静脉通道，遵医嘱静脉补液，做好配血与输血的各项护理。

（3）密切观察患者紫癜的形状、数量、分布及消退的情况；有无新发出血、肾损害、关节活动障碍等表现；有无水肿及尿量、尿色的变化；有无粪便性质与颜色的变化等。

2. 疼痛（腹痛、关节痛）的护理

（1）对于腹痛的患者，注意评估疼痛的部位、性质、严重程度及其持续时间；有无伴随恶心、呕吐、腹泻、便血等症状。注意检查腹壁紧张度、有无压痛和反跳痛、局部包块和肠鸣音的变化等，如肠鸣音活跃或亢进，常提示肠道内渗出增加或有出血；出现局部包块者，特别是幼儿，要注意肠套叠。对于关节痛的患者，应评估受累关节的数目、部位、局部有无红肿、压痛与功能障碍等。

（2）对症护理：协助患者采取舒适体位，如腹痛者宜取屈膝平卧位等；关节肿痛者局部关节要制动，可给予湿冷敷镇痛，但禁止热敷肿胀的关节。必要时可遵医嘱使用消炎镇痛药；紫癜部位的皮肤避免抓挠、刺激。

三、健康教育

1. 疾病知识指导　向患者介绍本病的病因、临床表现及治疗的主要方法。说明本病为过敏性疾病，避免接触与发病有关的药物或食物，是预防IgA血管炎的重要措施。养成良好的个人卫生习惯，饭前便后要洗手，避免食用不洁食物，以预防寄生虫感染。注意休息、营养与运动，增强体质，预防上呼吸道感染。

2. 出院指导　教会患者对出血情况及伴随症状或体征的自我监测。一旦新发大量瘀点或紫癜、明显腹痛或便血、关节肿痛、血尿、水肿、泡沫尿，甚至少尿者，多提示病情复发或加重，应及时就诊。

四、临床路径护理表单

1．IgA血管炎临床护理表单

适用对象：第一诊断为IgA血管炎

患者姓名：________性别：________年龄：________住院号：________

住院日期：____年__月__日　　出院日期：____年__月__日　　标准住院日：10天内

时间	住院第1天	住院第2天
健康宣教	□ 入院宣教：介绍病房环境、设施、医院相关制度、主管医生和护士 □ 告知各项检查的目的及注意事项 □ 指导饮食、卫生、活动等 □ 安全宣教 □ 做好心理安慰，减轻患者入院后焦虑、紧张的情绪	□ 宣教疾病知识 □ 介绍骨髓穿刺的目的、方法、注意事项 □ 做好用药指导
护理处置	□ 入院护理评估：询问病史、相关查体、血常规、检查四肢及皮肤黏膜有无出血、营养状况等 □ 监测和记录生命体征 □ 卫生处置：剪指（趾）甲，沐浴，更换病号服 □ 完成各项化验检查的准备	□ 完成各项化验检查标本的留取并及时送检 □ 遵医嘱完成相关检查
基础护理	□ 根据患者病情和生活自理能力确定护理级别（遵医嘱执行） □ 晨晚间护理 □ 安全护理	□ 执行分级护理 □ 晨晚间护理 □ 安全护理
专科护理	□ 执行血液病护理常规 □ 病情观察 □ 填写患者危险因素评估表（需要时） □ 心理护理	□ 观察患者病情变化 □ 心理护理
重点医嘱	□ 详见医嘱执行单	□ 详见医嘱执行单
病情变异记录	□ 无　□ 有，原因： 1. 2.	□ 无　□ 有，原因： 1. 2.
签名执行时间		

时间	住院第3～9天	出院日
健康宣教	□ 介绍疾病治疗、护理知识 □ 告知活动时注意事项，减少出血 □ 介绍药物作用、副作用 □ 告知自我观察的注意事项 □ 指导患者输液、采血等拔针后按压至出血停止	□ 出院宣教：用药、饮食、休息、监测血常规、复查日期等 □ 指导办理出院手续 □ 告知患者科室联系电话 □ 定期门诊随访
护理处置	□ 遵医嘱完成相关检查 □ 遵医嘱及时给予对症治疗 □ 注意保护静脉，做好静脉选择	□ 为患者领取出院带药 □ 协助整理患者用物 □ 床单位终末消毒
基础护理	□ 执行分级护理 □ 晨晚间护理 □ 安全护理	□ 安全护理
专科护理	□ 密切观察病情变化，尤其观察出血情况 □ 生命体征监测，必要时做好重症记录 □ 心理护理	□ 预防出血指导 □ 心理护理
重点医嘱	□ 详见医嘱执行单	□ 详见医嘱执行单
病情变异记录	□ 无 □ 有，原因： 1. 2.	□ 无 □ 有，原因： 1. 2.
签名执行时间		

2．IgA血管炎临床患者表单

适用对象：第一诊断为IgA血管炎

患者姓名：__________性别：__________年龄：__________住院号：__________

住院日期：____年__月__日　出院日期：____年__月__日　标准住院日：10天内

时间	住院第1天	住院第2天
医患配合	□ 接受询问病史、收集资料，请务必详细告知既往史、用药史、过敏史 □ 请明确告知既往用药情况 □ 配合进行体格检查 □ 有任何不适请告知医生 □ 配合进行相关检查 □ 签署相关知情同意书	□ 配合完成相关检查（B超、心电图、胸片等） □ 配合完成化验（血常规、生化及出凝血检查等） □ 配合骨髓穿刺、活检等 □ 配合用药 □ 有任何不适请告知医生
护患配合	□ 配合测量体温、脉搏、呼吸、血压、身高、体重 □ 配合完成入院护理评估（回答护士询问病史、过敏史、用药史） □ 接受入院宣教（环境介绍、病室规定、探视陪护制度、送餐订餐制度、贵重物品保管等） □ 有任何不适请告知护士	□ 配合测量体温、脉搏、呼吸 □ 配合每日询问排便 □ 配合各项检查（需要空腹的请遵照执行） □ 配合采集血标本 □ 接受疾病知识介绍 □ 接受用药指导 □ 配合完成各项治疗 □ 接受心理护理 □ 接受基础护理 □ 有任何不适请告知护士
饮食	□ 遵医嘱饮食	□ 遵医嘱饮食
排泄	□ 尿便异常时及时告知医护人员	□ 尿便异常时及时告知医护人员
活动	□ 注意血管通路安全 □ 适当活动，避免磕碰	□ 注意血管通路安全 □ 适当活动，避免磕碰
签名执行时间		

时间	住院第3～9天	出院日
医患配合	□ 配合相关检查 □ 配合用药 □ 配合完成治疗 □ 有任何不适需告知医生	□ 接受出院前指导 □ 遵医嘱出院后用药 □ 知道复查时间 □ 获取出院诊断书
护患配合	□ 配合定时测量生命体征 □ 配合每日询问排便 □ 配合各种相关检查 □ 配合采集血标本 □ 配合选择静脉血管通路 □ 接受输液、服药、血浆置换等治疗 □ 接受疾病知识介绍和用药指导 □ 接受健康教育 □ 接受基础护理 □ 接受心理护理 □ 有任何不适请告知护士	□ 接受出院宣教 □ 办理出院手续 □ 取走出院带药 □ 掌握服药方法、作用、注意事项
饮食	□ 遵医嘱饮食	□ 正常饮食 □ 避免进生、冷、硬、辛辣和刺激饮食
排泄	□ 尿便异常时及时告知医护人员	□ 尿便异常（出血时）及时就诊
活动	□ 根据病情适当活动 □ 注意管路安全	□ 适当活动，避免疲劳 □ 注意安全
签名执行时间		

3. IgA血管炎健康教育表单

适用对象：第一诊断为IgA血管炎

患者姓名：__________性别：__________年龄：__________住院号：__________

住院日期：____年__月__日　出院日期：____年__月__日　标准住院日：10天内

时间	住院第1天	住院第2天
主要健康宣教工作	患者明确诊断前 □ 热情接待患者及家属，介绍自己，介绍其责任护士、主管医生、护士长、科主任姓名 □ 介绍病房环境、设施和设备，引导患者熟悉病房环境，如同室病友、水房、卫生间、标本放置处、护士站、医生办公室、就餐地点等，消除患者对陌生环境的紧张和不适感 □ 介绍规章制度（作息、探视、陪护、请假、安全制度），取得患者配合 □ 入院及危险因素评估，建立家属联系册 □ 积极主动沟通，了解患者需要，尽量满足患者 □ 耐心向患者介绍留取相关化验的方法及标本放置位置 □ 向患者介绍静脉输液方式的选择及输液的注意事项	患者明确诊断前 □ 注意观察患者的病情变化 □ 做好基础护理 □ 做好心理护理 □ 指导患者进行正确的休息与饮食 □ 指导患者按照医嘱正确服药，不得擅自停药、减药，如有疑问应立即与医护人员联系 □ 安全护理：确保患者安全，必要时加用床档，嘱患者卧床休息 □ 指导患者及家属维护病房环境，不要在病房、楼道吸烟，不要在病房内使用各种电器，以免发生意外
效果评价	□ 掌握 □ 基本掌握 其他：	□ 掌握 □ 基本掌握 其他：
护士签名时间		

时间	住院第3～9天	出院日
主要健康宣教工作	□ 做好基础护理 □ 注意观察患者病情变化 □ 向患者讲解药物的作用和副作用，并观察其有无副作用，指导患者遵医嘱用药，勿擅自停药或减量，若患者出现用药反应和不适及时通知医生并根据医嘱对症处理 □ 对于给予丙球或血小板治疗的患者做好输注血制品的健康宣教工作 □ 嘱患者着宽松衣物，勿抓挠 □ 指导患者进食高蛋白、高维生素、易消化的饮食，有消化道出血者禁食或进温凉饮食	□ 指导患者办理出院手续 □ 指导患者出院后合理饮食与休息 □ 有出院带药的患者为其备好出院带药并告知药物的使用方法 □ 指导其定期门诊随访 □ 嘱其定期监测血常规 □ 指导其发生紧急情况时的处理方法 □ 出院患者携带联系卡，如遇紧急情况可电话咨询医生
效果评价	□ 掌握 □ 基本掌握 其他：	□ 掌握 □ 基本掌握 其他：
护士签名时间		

（邵　帅）

第十九节 血友病护理

血友病（hemophilia）是一种X染色体连锁的隐性遗传性出血性疾病。主要包括血友病A（因子Ⅷ缺乏症）和血友病B（因子Ⅸ缺乏症），其中血友病A约占血友病的85%，血友病B约占15%，都是由相应的凝血因子基因突变所致。血友病以阳性家族史、幼年发病、自发或轻微外伤后出血不止、血肿形成、关节腔出血为特征。血友病发病率为（5～10）/10万。根据患者凝血因子活性水平，可将血友病分为轻型（5～40U/dl）、中间型（1～5U/dl）和重型（＜1U/dl）。

一、护理评估

（一）患者评估

1．治疗方案　了解患者既往治疗方案；了解按需治疗患者不同部位出血后的用药剂量、疗程；了解预防治疗患者用药频次及剂量。

2．身体健康状况评估　了解患者活动能力，是否存在靶关节、关节受限/畸形情况、关节/假肿瘤手术情况。

3．心理状态　评估患者是否有紧张、焦虑等心理反应，评估患者性格特征、沟通能力和自我管理能力。

（二）病情评估

1．监测生命体征变化，有无血压及体温升高、脉搏和呼吸减慢、疼痛等异常。

2．询问患者疾病发生、发展、表现及诊治经过。

3．评估出血部位、出血量、严重程度，有无潜在并发症及紧急处理事件。

4．评估有无肢体运动和感觉障碍，有无肢体血管、神经压迫症状。

5．中枢神经系统出血者判断有无意识障碍、严重程度。

6．动态评估患者实验室检查结果。

二、护理

（一）一般护理

1．休息与活动　血友病患者可进行非对抗性运动，如游泳、散步、骑自行车等，在未采取良好的预防措施时，注意避免身体进行强烈对抗和碰撞的运动，如足球、篮球、拳击等。有靶关节的患者运动前应咨询骨骼肌肉专业人员。

2．饮食与营养　合理膳食、营养均衡。避免因饮食不当引起口腔出血，甚至消化道出血，如食用坚硬、带刺类食物。避免饮食过剩造成肥胖而加重关节负荷。

3．安全防护　病区设有安全防护设施和安全警示标志。活动受限/关节畸形患者改变体位，如站立或行走时动作要缓慢，必要时可使用辅助工具，如拐杖、轮椅等。

（二）病情观察

观察患者的出血情况，及时发现急、重症患者，为有效救治、挽救患者生命赢得时间。观察内容包括患者的自觉症状、出血部位、严重程度、意识神态等。

（三）出血护理

1. 皮肤出血　局部可采用压迫止血法和冰敷辅助止血。

2. 鼻黏膜出血　出血时头部前倾，轻轻呼出脱落的血块，局部按压冷敷；出血加重或出血不止时，可使用凝血因子替代治疗，注意生命体征和贫血体征；非必须时应避免鼻部填塞，因取出填塞物时可能会损伤黏膜引起鼻黏膜出血。日常可通过使用保持鼻腔湿润的喷雾剂或生理盐水喷剂，预防/减少鼻黏膜出血。

3. 拔牙后出血　拔牙前需要咨询血液科医生凝血因子使用计划；拔牙后可使用含有氨基己酸或氨甲环酸的棉球局部按压；术后24小时内进软食，餐后可用淡盐水漱口，3～5天内仔细轻柔地清洁伤口周围，促进伤口愈合。

4. 关节/肌肉出血　早期足量足疗程使用凝血因子替代治疗，并采取辅助止血措施PRICE：①P（protection，保护），可使用石膏托或夹板使关节固定，保持静止；②R（rest，休息），肢体休息＞12小时，疼痛剧烈时可使肢体处于无痛体位，待疼痛减轻时可缓慢恢复到功能位；③I（ice，冰敷），家中常备冰包/袋，关节/肌肉出血伴随疼痛时，可用干纱布/薄毛巾包裹后放置于出血部位，最好在出血24小时内进行冰敷，每次不超过15分钟，间隔以4～6小时为宜，冰敷时注意冰袋不可直接接触皮肤，儿童患者可适当缩短冰敷时间，避免冻伤；④C（compression，加压），使用弹力绷带加压固定出血关节/肌肉，使用时需注意包扎松紧度，以能伸进一指为宜，过紧会导致循环不畅，过松达不到止血效果；⑤E（elevation，抬高），抬高患肢超过心脏位置。

5. 咽喉和颈部出血　头偏一侧避免误吸；立即建立静脉通路输注凝血因子；给予吸氧；备好抢救物品及药品，遵医嘱进行医疗救治。

6. 消化道及泌尿道出血　卧床休息，立即建立静脉通路输注凝血因子，严重者备好抢救物品及药物做好抢救准备；定期观察血红蛋白水平以防贫血或休克。消化道出血时禁食或遵医嘱温凉流食；泌尿道出血时注意观察尿色、尿量及有无疼痛症状，注意防止血栓和尿路梗阻。

7. 中枢神经系统出血　绝对卧床休息，立即建立静脉通路输注凝血因子；遵医嘱给予脱水剂；备好抢救物品及药品配合医生进行抢救；实施心电监护密切观察生命体征变化和意识情况；高流量吸氧；做好基础护理、皮肤护理、管路护理；避免一切可能诱发患者血压和颅内压增高的行为；保持病房安静，安慰患者，缓解其紧张恐惧心理。

（四）用药护理

一切药物均尽可能采用口服、静脉输注、皮下注射的方式进行，避免肌内注射。

1. 凝血因子　凝血因子通常在4～8℃冰箱内冷藏保存，使用时应复温，用药品自带的稀释液/灭菌注射用水/5%葡萄糖注射液进行溶解，以患者能够耐受的速度快速输入，输注过程中密切观察有无过敏反应。凝血因子的瓶体包装失去真空时禁止使用。

2. 去氨加压素（DDAVP）可经静脉、皮下、鼻腔给药，静脉给药时输注时间至少

30分钟，使用DDAVP时可有面红、轻度心动过速及一过性头痛等不良反应，要注意观察，必要时遵医嘱对症处理。有心血管病史的老年患者应谨慎使用；2岁以下幼儿及妊娠妇女慎用。

3. 其他药物　禁止使用含阿司匹林成分的药物及药物说明书中含“抑制血小板聚集”字样的药物。

（五）疼痛护理

可使用视觉模拟评分法动态评估疼痛程度；关节/肌肉出血疼痛时，可采用冰敷、固定减缓疼痛，也可使用镇痛药物控制疼痛，注意应用阿片类镇痛药控制疼痛时一定要在医生指导下应用，以减少药物依赖的产生；指导患者通过音乐疗法、转移注意力等方法减轻对疼痛的感知。

（六）活动指导

急性出血期应休息，避免活动；出血停止后患者可循序渐进进行活动，利于骨骼肌肉的恢复，避免对抗和碰撞类的活动，一旦出现不适应立即停止活动。

（七）饮食护理

合理膳食、营养均衡；避免食用质硬、多刺的食物，一旦出现消化道出血，遵医嘱禁食或温凉流食；避免营养过剩导致肥胖，从而加重关节负荷引起出血。

（八）心理护理

血友病是遗传性疾病，目前没有根治的方法，患者需要终身使用凝血因子，给家庭带来沉重的经济负担。患者及家庭成员的心理健康尤为重要，血友病综合关怀团队应提供更多的血友病相关信息，耐心提供关怀服务和援助，鼓励患者在家中或工作场所参加有益的休闲活动，与病友建立联系，相互扶持。

三、健康教育

1. 疾病知识介绍　向患者及家属介绍疾病发生的原因、遗传特点、临床表现、治疗方法、护理要点、家庭治疗等；指导患者及家属掌握预防出血的措施；介绍中心静脉输液工具；介绍基于药代动力学的个体化治疗。

2. 病情监测指导　患者应学会自我监测出血症状与体征，识别早期出血前兆。

3. 出血应急处理　指导患者掌握PRICE止血措施及常见部位出血的止血方法。患者血管条件允许者，鼓励患者或家属学习自我注射凝血因子技能，以应对出血事件，尽早开展家庭治疗。

4. 遗传咨询　对血友病患者家庭进行遗传咨询，建议疑似女性血友病携带者孕育前做好携带者基因检测。女性携带者孕前做好遗传咨询，孕后应尽早进行产前诊断，并遵守国家相关法律。

5. 出院指导

（1）预防治疗的患者遵医嘱用药，定期随访复查；按需治疗的患者出血后立即足量足疗程用药，严重出血时及时就医。

（2）避免外伤及对抗性活动。

（3）禁止肌内注射，确需肌内注射时应提前注射凝血因子预防出血。

（4）避免服用含阿司匹林成分的药物；因患其他疾病需要使用时，需要主管医生和血液科医生共同商议。

（5）指导患者办理血友病医疗保险。

（6）为患者提供当地血友病社会团体信息。

四、临床路径护理表单

1．血友病临床护理表单

适用对象：第一诊断为血友病

患者姓名：__________性别：__________年龄：__________住院号：__________

住院日期：____年__月__日　　出院日期：____年__月__日　　标准住院日：10天

时间	住院第1天	住院第2天
健康教育	□ 入院健康教育：介绍病房环境、设施、医院相关制度、主管医生和护士 □ 告知各项检查的目的及注意事项 □ 指导饮食、卫生、活动等 □ 讲解预防出血的注意事项 □ 应用凝血因子时，讲解凝血因子的治疗作用和副作用 □ 安全健康教育 □ 做好心理安慰，减轻患者入院后焦虑、紧张的情绪	□ 介绍疾病知识 □ 做好用药指导 □ 指导患者消除关节、肌肉、深部组织及内脏出血的诱发因素
护理措施	□ 入院护理评估：询问病史，相关查体，相关凝血化验，检查有无关节、肌肉、深部组织及内脏出血，营养状况等，危险因素评估 □ 向患者讲解静脉输液途径 □ 遵医嘱尽快给予凝血因子替代治疗，避免出血加重 □ 建立护理记录 □ 卫生处置：剪指（趾）甲，沐浴，更换病号服 □ 完成各项化验检查的准备	□ 完成各项化验检查标本的留取并及时送检 □ 遵医嘱完成相关检查 □ 遵医嘱给予凝血因子替代治疗，避免出血加重 □ 内脏及中枢神经系统出血时，保持静脉通路通畅，备好抢救物品、药品 □ 口腔黏膜出血可用EACA漱口水或凝血酶含漱，牙龈出血可用凝血酶棉球局部按压
基础护理	□ 根据患者病情和生活自理能力确定护理级别（遵医嘱执行） □ 晨晚间护理 □ 安全护理	□ 执行分级护理 □ 晨晚间护理 □ 安全护理
专科护理	□ 执行血液病一般护理 □ 出血护理：注意观察患者出血的部位、时间、诱因、治疗情况及出血部位的活动度、肢体围径、疼痛程度、皮肤温度等，给予对症护理 □ 关节、肌肉急性出血期采用PRICE法 □ 观察激素用药反应 □ 心理护理	□ 观察患者病情变化 □ 出血护理：注意观察患者出血的部位、时间、诱因、治疗情况及出血部位的活动度、肢体围径、疼痛程度、皮肤温度等 □ 关节、肌肉性出血期采用PRICE法 □ 必要时遵医嘱应用镇痛剂，切忌使用含阿司匹林成分的药物 □ 观察激素用药反应 □ 心理护理
重点医嘱	□ 详见医嘱执行单	□ 详见医嘱执行单
病情变异记录	□ 无　□ 有，原因： 1. 2.	□ 无　□ 有，原因： 1. 2.
签名执行时间		

时间	住院第3～9天	住院第10天（出院日）
健康教育	□ 介绍疾病治疗、护理知识 □ 饮食指导 □ 告知活动时注意事项，减少出血 □ 告知凝血因子作用、副作用及注意事项 □ 告知免疫抑制剂的作用、副作用及注意事项 □ 介绍药物作用、副作用 □ 指导患者输液、采血等拔针后按压至出血停止	□ 出院健康教育：用药、饮食、休息、监测凝血功能、复查日期等 □ 指导办理出院手续 □ 告知患者科室联系电话 □ 定期门诊随访 □ 指导患者避免外伤，避免应用含阿司匹林成分药物 □ 指导患者养成良好的生活习惯，注意饮食卫生，规律进食，少量多餐，细嚼慢咽，戒烟、戒酒，避免摄入刺激性食物 □ 为患者及家属做好血友病遗传咨询工作 □ 告知办理血友病医疗保险 □ 告知血友病社会团体
护理处置	□ 遵医嘱完成相关检查 □ 遵照医嘱及时给予对症治疗 □ 当出血停止后（肿胀、发热、疼痛减轻，儿童愿意且能自如地活动肢体），要尽早指导患者恢复关节的正常活动及适当锻炼，以预防关节周围的肌肉萎缩 □ 注意保护静脉，做好静脉选择	□ 为患者领取出院带药 □ 发放出院指导卡 □ 协助整理患者用物 □ 床单位终末消毒
基础护理	□ 执行分级护理 □ 晨晚间护理 □ 安全护理	□ 安全护理（护送出院）
专科护理	□ 注意观察患者出血的部位、时间、诱因、治疗情况及出血部位的活动度、肢体围径、疼痛程度、皮肤温度等 □ 生命体征监测，必要时做好重症记录 □ 心理护理：持续评估疾病对患者日常生活、工作的影响，患者对疾病预防及治疗的了解程度等	□ 预防出血指导 □ 心理护理
重点医嘱	□ 详见医嘱执行单	□ 详见医嘱执行单
病情变异记录	□ 无　□ 有，原因： 1. 2.	□ 无　□ 有，原因： 1. 2.
签名执行时间		

2．血友病临床患者表单

适用对象：第一诊断为血友病

患者姓名：__________性别：__________年龄：__________住院号：__________

住院日期：____年__月__日　　出院日期：____年__月__日　　标准住院日：10天

时间	入院第1天	入院第2天
医患配合	□ 接受询问病史、收集资料，请务必详细告知既往史、用药史、过敏史 □ 请明确告知既往用药情况 □ 配合进行体格检查 □ 配合进行相关检查 □ 有任何不适请告知医生 □ 签署相关知情同意书	□ 配合完成相关检查（胸片、心电图、出血部位影像学检查、脏器超声、关节超声或MRI、头颅CT等） □ 配合完成相关化验（血常规、尿常规、肝肾功能、电解质、血型、凝血因子活性、抑制物定性/定量） □ 有任何不适请告知医生
护患配合	□ 配合测量生命体征、身高、体重 □ 配合完成入院护理评估（回答护士询问病史、过敏史、用药史） □ 接受入院健康教育（环境介绍、病室规定、探视陪护制度、送餐订餐制度、贵重物品保管等） □ 有任何不适请告知护士 □ 配合选择静脉输液途径 □ 配合护士尽快应用凝血因子替代治疗 □ 有出血的患者配合护士采用局部止血措施	□ 配合测量生命体征 □ 配合每日询问排便 □ 配合各项检查（需要空腹的请遵照执行） □ 配合采集血标本 □ 接受疾病知识介绍 □ 接受用药指导 □ 有出血的患者配合护士采用局部止血措施 □ 接受出血预防指导 □ 接受心理护理 □ 接受基础护理 □ 有任何不适请告知护士
饮食	□ 遵医嘱饮食 □ 有口腔牙龈出血或消化道出血倾向时，进温凉流质饮食或禁食，避免生、硬饮食	□ 遵医嘱饮食 □ 有口腔牙龈出血或消化道出血倾向时，进温凉流质饮食或禁食，避免生、硬饮食
排泄	□ 尿便异常特别是有出血时及时告知医护人员	□ 尿便异常特别是有出血时及时告知医护人员
活动	□ 有关节、肌肉、深部组织及内脏出血的患者应制动，抬高患处 □ 有出血倾向时应限制活动，卧床休息，出血停止后逐渐增加活动量	□ 有关节、肌肉、深部组织及内脏出血的患者应制动，抬高患处 □ 有出血倾向时应限制活动，卧床休息，出血停止后逐渐增加活动量
签名执行时间		

时间	住院第3～9天	住院第10天（出院日）
医患配合	□ 配合相关检查 □ 配合用药 □ 配合各种治疗 □ 有任何不适请告知医生	□ 接受出院前指导 □ 遵医嘱出院后用药 □ 知道复查时间 □ 获取出院诊断书
护患配合	□ 配合定时测量生命体征 □ 配合每日询问排便 □ 配合各种相关检查 □ 配合采集血标本 □ 接受输液、服药等治疗 □ 接受疾病知识介绍和用药指导 □ 当有关节出血的患者出血停止后（关节肿胀、发热、疼痛减轻，儿童愿意且能自如地活动肢体），配合护士尽早开展恢复关节的正常活动及适当锻炼，以预防关节周围的肌肉萎缩 □ 接受预防出血措施 □ 接受基础护理 □ 接受心理护理 □ 有任何不适请告知护士	□ 接受出院健康教育 □ 办理出院手续 □ 获取出院带药 □ 知道服药方法、作用、注意事项 □ 知道预防出血措施，知道日常活动项目，避免剧烈的对抗性运动，注意控制体重减轻关节负荷 □ 知道复印病历的方法
饮食	□ 遵医嘱饮食 □ 有口腔牙龈出血或消化道出血倾向时，进温凉流食或禁食，避免生、硬饮食	□ 正常饮食 □ 避免进生、冷、硬、辛辣和刺激饮食
排泄	□ 尿便异常特别是有出血时及时告知医护人员	□ 尿便异常特别是有出血时及时就诊
活动	□ 有关节、肌肉、深部组织及内脏出血的患者应制动，抬高患处 □ 有出血倾向时应限制活动，卧床休息 □ 患者出血停止后要尽早恢复关节的正常活动及适当锻炼，以预防肌肉萎缩	□ 适当活动，避免疲劳 □ 注意安全，避免外伤，减少出血
签名执行时间		

3. 血友病临床健康教育表单

使用对象：第一诊断为血友病

患者姓名：__________性别：__________年龄：__________住院号：__________

住院日期：____年__月__日　　出院日期：____年__月__日　　标准住院日：10天

时间	住院第1天	住院第2天
主要健康宣教工作	患者明确诊断前 □ 热情接待患者及家属，介绍自己，介绍其责任护士、主管医生、护士长、科主任姓名 □ 介绍病房环境、设施和设备，引导患者熟悉病房环境，如同室病友、水房、卫生间、标本放置处、护士站、医生办公室、就餐等，消除患者对陌生环境的紧张和不适感 □ 介绍规章制度（作息、探视、陪护、请假、安全制度），取得患者配合 □ 入院及高危因素评估 □ 积极主动沟通，了解患者需要，尽量满足患者 □ 耐心向患者解释留取相关化验的方式方法及标本摆放位置 □ 向患者介绍静脉输液方式的选择及输液的注意事项 □ 入院即有局部出血的患者采取局部止血措施，包括制动、抬高患处、局部压迫包扎和冰袋冷敷；局部用凝血酶或明胶海绵贴敷等。口腔黏膜出血可口含EACA漱口水或凝血酶，牙龈出血可以应用凝血酶棉球局部按压 □ 嘱患者避免肌内注射和外伤	患者明确诊断前 □ 注意观察患者的病情变化 □ 做好基础护理 □ 做好心理护理 □ 指导患者进行正确的休息与饮食 □ 指导患者按照医嘱正确用药，如有疑问应立即与医护人员联系 □ 对于留有留置针的患者进行健康教育，告知患者及家属留置针保留期间密切观察局部情况，定时更换，避免感染 □ 安全护理：确保患者安全，必要时加用床档 □ 指导患者及家属维护病房环境，不要在病房、楼道吸烟，不要在病房内使用各种电器，以免发生意外 □ 有局部出血的患者采取局部止血措施，包括制动、抬高患处、局部压迫包扎和冰袋冷敷；局部用凝血酶或明胶海绵贴敷等。口腔黏膜出血可口含EACA漱口水或凝血酶，牙龈出血可以应用凝血酶棉球局部按压 □ 指导患者消除关节、肌肉、深部组织及内脏出血等的诱发因素
效果评价	□ 掌握 □ 基本掌握 其他：	□ 掌握 □ 基本掌握 其他：
护士签名时间		

时间	住院第3～9天	住院第10天（出院日）
主要健康宣教工作	患者明确诊断后 □ 做好基础护理 □ 注意观察患者病情变化 □ 有出血或出血倾向的患者遵医嘱补充凝血因子，做好输注血制品的健康教育工作，观察患者用药后的效果 □ 有局部出血的患者采取局部止血措施，包括制动、抬高患处、局部压迫包扎和冰袋冷敷；局部用凝血酶或明胶海绵贴敷等。口腔黏膜出血可口含EACA漱口水或凝血酶，牙龈出血可以应用凝血酶棉球局部按压 □ 当出血停止后（肿胀、发热、疼痛减轻，儿童愿意且能自如地活动肢体），要尽早指导患者恢复关节的正常活动及适当锻炼，以预防关节周围的肌肉萎缩 □ 指导患者进食高蛋白、高维生素、易消化的饮食，有消化道出血者禁食或进温凉流食 □ 做好预防出血的健康教育工作，嘱患者动作轻柔，剪短指甲，衣着宽松，谨防外伤及关节损伤 □ 对长久反复出血影响生活质量的患者应做好耐心劝慰，并指导其预防出血的方法，积极配合治疗和护理	患者明确诊断后 □ 指导患者办理出院手续 □ 指导患者养成良好的生活习惯，注意饮食卫生，规律进食，少量多餐，细嚼慢咽，戒烟、戒酒，避免摄入刺激性食物 □ 有出院带药的患者为其备好出院带药，并告知药物的使用方法 □ 指导其定期门诊随访 □ 嘱其定期监测关节超声、抑制物定性/定量、病毒学检查 □ 指导其发生紧急情况时的处理方法 □ 出院患者携带联系卡，如遇紧急情况可电话咨询医生 □ 为患者及家属做好血友病的遗传咨询工作 □ 指导患者避免外伤，避免应用含阿司匹林成分的药物及抑制血小板凝集的药物
效果评价	□ 掌握 □ 基本掌握 其他：	□ 掌握 □ 基本掌握 其他：
护士签名时间		

（陈玲玲）

第二十节 血管性血友病护理

血管性血友病（von Willebrand disease，vWD）是一种由血管性血友病因子（von Willebrand factor，vWF）异常所导致遗传性出血性疾病。以反复皮肤、黏膜出血为主要临床表现，不同患者出血的严重程度有所不同，同一患者的出血表现也可能随着时间的推移而变化。现已明确vWD是由vWF基因突变或vWF翻译后加工异常导致vWF数量或质量异常所致，在vWD患者中已发现数百种vWF基因突变类型。目前vWD分为三种类型：1型、2型（包括2A、2B、2N、2M）和3型。

一、护理评估

（一）患者评估

1. 治疗方案　了解患者既往出血后的治疗、用药情况。

2. 身体健康状况评估　了解关节出血患者的活动能力，女性患者月经过多情况，内脏及中枢神经系统出血患者的出血量、意识障碍。

3. 心理状态　评估患者是否有紧张、焦虑等心理反应，评估患者性格特征、沟通能力和自我管理能力。

（二）病情评估

1. 监测生命体征变化，有无血压及体温升高、脉搏和呼吸减慢、疼痛等异常。

2. 询问患者疾病发生、发展、表现及诊治经过。

3. 了解患者vWD分型。

4. 评估出血部位、出血量、严重程度，有无潜在并发症及紧急处理事件。可通过国际血栓与止血协会出血积分量表（ISTH/SSC-BAT）准确量化患者出血表现及预测病情。

5. 评估有无肢体运动和感觉障碍，有无肢体血管、神经压迫症状。

6. 中枢神经系统出血者判断有无意识障碍、严重程度。

7. 动态评估患者实验室检查结果。

二、护理

（一）一般护理

1. 休息与活动　vWD患者适当活动，急性出血期可减少活动，关节/肌肉出血时患肢应制动休息，内脏及中枢神经系统出血时应卧床休息。

2. 饮食与营养　合理膳食、营养均衡。避免因饮食不当引起口腔出血甚至消化道出血。

3. 安全防护　病区设有安全防护设施和安全警示标志。关节出血患者改变体位时动作要缓慢，必要时可使用辅助工具如轮椅、拐杖等。

（二）病情观察

观察患者的出血情况，有无关节、肌肉、内脏出血。观察内容包括患者的自觉症状、出血部位、严重程度、意识神态等。

（三）出血护理

1. 皮肤出血　局部可采用压迫止血法和冰敷辅助止血。

2. 鼻黏膜出血　出血时头部前倾，局部按压冷敷；出血加重或出血不止时可使用药物止血，注意生命体征和贫血体征；非必须时应避免鼻部填塞，因取出填塞物时可能会再次引起鼻黏膜出血。日常可通过使用保持鼻腔湿润的喷雾剂，预防、减少鼻黏膜出血，严重鼻出血时可考虑预防治疗。

3. 月经过多　月经开始时可使用新鲜冰冻血浆/冷沉淀/F Ⅷ浓缩物以控制出血，有效后逐渐减量。月经期注意局部卫生，避免盆浴或坐浴，劳逸结合，避免着凉。

4. 关节、肌肉出血　尽早给予药物治疗，并采取辅助止血措施PRICE（参见本章第十九节相关内容）。

（四）用药护理

1. 替代治疗　临床上较常见的输注制剂为新鲜冰冻血浆、冷沉淀及血浆源性F Ⅷ浓缩物；血液制品输注过程中注意观察患者生命体征，有无过敏反应，输注过程中加强巡视。血浆源性凝血因子应冷藏保存（4～8℃），使用时应复温，用药品自带的稀释液/灭菌注射用水/5%葡萄糖注射液进行溶解，以患者能够耐受的速度快速输入，输注过程中密切观察有无过敏反应。需要注意的是，配置时如发现瓶体包装失去真空时禁止使用。

2. 去氨加压素（DDAVP）　可经静脉、皮下、鼻腔给药，输注时间至少30分钟，无严重副作用，指导患者用药后24小时内限制摄入水量在1L以内，避免出现低钠血症和水钠潴留。有心血管病史的老年患者应谨慎使用；2岁以下幼儿及妊娠女性慎用。

3. 抗纤溶药物　经静脉输注，给药速度不宜过快；本品经尿排泄，输液时可适当增加饮水量。输液过程中患者出现恶心、呕吐、腹泻、瘙痒全身不适时，及时通知医生并给予处理。

（五）饮食指导

保持营养均衡，合理膳食，避免辛辣刺激性食物，少吃坚硬食物、多刺食物；口腔牙龈出血时可进软食；消化道出血时可禁食或遵医嘱进温凉流食。

三、健康教育

1. 疾病知识介绍　此病为遗传性出血性疾病，以皮肤黏膜出血为主，3型vWD症状较重，指导患者识别轻度出血和严重出血，告知患者常见出血后的处理措施，严重出血时须紧急就医。对于反复鼻出血患者可指导其到医院检查鼻黏膜状态以排除其他疾病；关节出血的患者急性期应卧床休息，日常生活中从事轻体力活动。

2. 病情监测指导　患者应学会自我监测出血症状与体征，识别早期出血前兆。

3. 出院指导　告知患者饮食、休息、复查时间，告知患者出血后紧急处理措施，指导患者预防出血。

四、临床路径护理表单

1. 血管性血友病临床护理表单

适用对象：第一诊断为血管性血友病

患者姓名：__________性别：__________年龄：__________住院号：__________

住院日期：____年__月__日　出院日期：____年__月__日　标准住院日：14天

时间	住院第1天	住院第2天
健康教育	□ 入院宣教：介绍病房环境、设施、医院相关制度、主管医生和护士 □ 告知各项检查的目的及注意事项 □ 指导饮食、卫生、活动等 □ 讲解预防出血的注意事项 □ 当应用血浆/血浆源性凝血因子时，讲解凝血因子治疗作用和副作用 □ 安全宣教 □ 做好心理安慰，减轻患者入院后焦虑、紧张的情绪	□ 介绍疾病知识 □ 做好用药指导 □ 指导患者消除关节、肌肉、深部组织及内脏出血的诱发因素
护理措施	□ 入院护理评估：询问病史、相关查体、相关凝血化验、检查有无关节、肌肉、深部组织及内脏出血、营养状况等；危险因素评估 □ 向患者讲解静脉输液途径 □ 遵医嘱尽快给予血浆/血浆源性凝血因子替代治疗，避免出血加重 □ 建立护理记录 □ 卫生处置：剪指（趾）甲，沐浴，更换病号服 □ 完成各项化验检查的准备	□ 完成各项化验检查标本的留取并及时送检 □ 遵医嘱完成相关检查 □ 遵医嘱给予血浆/血浆源性凝血因子替代治疗，避免出血加重 □ 内脏及中枢神经系统出血时，保持静脉通路通畅，备好抢救物品、药品 □ 口腔黏膜出血可用EACA漱口水或凝血酶含漱，牙龈出血可用凝血酶棉球局部按压
基础护理	□ 根据患者病情和生活自理能力确定护理级别（遵医嘱执行） □ 晨晚间护理 □ 安全护理	□ 执行分级护理 □ 晨晚间护理 □ 安全护理
专科护理	□ 执行血液病一般护理 □ 出血护理：注意观察患者出血的部位、时间、诱因、治疗情况及出血部位的活动度、肢体围径、疼痛程度、皮肤温度等，给予对症护理 □ 关节、肌肉出血期采用PRICE法 □ 心理护理	□ 观察患者病情变化 □ 出血护理：注意观察患者出血的部位、时间、诱因、治疗情况及出血部位的活动度、肢体围径、疼痛程度、皮肤温度等 □ 关节、肌肉出血期采用PRICE法 □ 心理护理
重点医嘱	□ 详见医嘱执行单	□ 详见医嘱执行单
病情变异记录	□ 无　□ 有，原因： 1. 2.	□ 无　□ 有，原因： 1. 2.
签名执行时间		

时间	住院第3～13天	住院第14天（出院日）
健康教育	□ 介绍疾病治疗、护理知识 □ 饮食指导 □ 告知活动时注意事项，减少出血 □ 告知血浆/血浆源性凝血因子作用、副作用及注意事项 □ 告知DDAVP作用、副作用及注意事项 □ 介绍药物作用、副作用 □ 指导患者输液、采血等拔针后按压至出血停止	□ 出院宣教：用药、饮食、休息、复查日期等 □ 指导办理出院手续 □ 告知患者科室联系电话 □ 定期门诊随访 □ 指导患者避免外伤 □ 指导患者养成良好的生活习惯，注意饮食卫生，规律进食，少量多餐，细嚼慢咽，戒烟、戒酒，避免摄入刺激性食物
护理处置	□ 遵医嘱完成相关检查 □ 遵医嘱及时给予对症治疗 □ 当出血停止后（肿胀、发热、疼痛减轻，儿童愿意且能自如地活动肢体），要尽早指导患者恢复关节的正常活动及适当锻炼，以预防关节周围的肌肉萎缩 □ 注意保护静脉，做好静脉选择	□ 为患者领取出院带药 □ 发放出院指导卡 □ 协助整理患者用物 □ 床单位终末消毒
基础护理	□ 执行分级护理 □ 晨晚间护理 □ 安全护理	□ 安全护理（护送出院）
专科护理	□ 注意观察患者出血的部位、时间、诱因、治疗情况及出血部位的活动度、肢体围径、疼痛程度、皮肤温度等 □ 生命体征监测，必要时做好重症记录 □ 心理护理：持续评估疾病对患者日常生活、工作的影响，患者对疾病预防及治疗的了解程度等	□ 预防出血指导 □ 心理护理
重点医嘱	□ 详见医嘱执行单	□ 详见医嘱执行单
病情变异记录	□ 无　□ 有，原因： 1. 2.	□ 无　□ 有，原因： 1. 2.
签名执行时间		

2．血管性血友病临床患者表单

适用对象：第一诊断为血管性血友病

患者姓名：__________性别：__________年龄：__________住院号：__________

住院日期：____年__月__日　　出院日期：____年__月__日　　标准住院日：14天

时间	入院第1天	入院第2天
医患配合	□ 接受询问病史、收集资料，请务必详细告知既往史、用药史、过敏史 □ 请明确告知既往用药情况 □ 配合进行体格检查 □ 配合进行相关检查 □ 有任何不适请告知医生 □ 签署相关知情同意书	□ 配合完成相关检查（胸片、心电图、出血部位影像学检查、脏器超声、关节超声或MRI、头颅CT等） □ 配合完成相关化验（血常规、尿常规、肝肾功能、电解质、血型、凝血因子活性、血管性血友病因子抗原/活性） □ 有任何不适请告知医生
护患配合	□ 配合测量生命体征、身高、体重 □ 配合完成入院护理评估（回答护士询问病史、过敏史、用药史） □ 接受入院宣教（环境介绍、病室规定、探视陪护制度、送餐订餐制度、贵重物品保管等） □ 有任何不适请告知护士 □ 配合选择静脉输液途径 □ 配合护士尽快应用血浆/血浆源性凝血因子替代治疗 □ 有出血的患者配合护士采用局部止血措施	□ 配合测量生命体征 □ 配合每日询问排便 □ 配合各项检查（需要空腹的请遵照执行） □ 配合采集血标本 □ 接受疾病知识介绍 □ 接受用药指导 □ 有出血的患者配合护士采用局部止血措施 □ 接受出血预防指导 □ 接受心理护理 □ 接受基础护理 □ 有任何不适请告知护士
饮食	□ 遵医嘱饮食 □ 有口腔牙龈出血或消化道出血倾向时，进温凉流质饮食或禁食，避免生、硬饮食	□ 遵医嘱饮食 □ 有口腔牙龈出血或消化道出血倾向时，进温凉流质饮食或禁食，避免生、硬饮食
排泄	□ 尿便异常特别是有出血时及时告知医护人员	□ 尿便异常特别是有出血时及时告知医护人员
活动	□ 有关节、肌肉、深部组织及内脏出血的患者应制动，抬高患处 □ 有出血倾向时应限制活动，卧床休息，出血停止后逐渐增加活动量	□ 有关节、肌肉、深部组织及内脏出血的患者应制动，抬高患处 □ 有出血倾向时应限制活动，卧床休息，出血停止后逐渐增加活动量
签字执行时间		

时间	入院第3～13天	入院第14天（出院日）
医患配合	□ 配合相关检查 □ 配合用药 □ 配合各种治疗 □ 有任何不适请告知医生	□ 接受出院前指导 □ 遵医嘱出院后用药 □ 知道复查时间 □ 获取出院诊断书
护患配合	□ 配合定时测量生命体征 □ 配合每日询问排便 □ 配合各种相关检查 □ 配合采集血标本 □ 接受输液、服药等治疗 □ 接受疾病知识介绍和用药指导 □ 当有关节出血的患者出血停止后（关节肿胀、发热、疼痛减轻，儿童愿意且能自如地活动肢体），配合护士尽早开展恢复关节的正常活动及适当锻炼，以预防关节周围的肌肉萎缩 □ 接受预防出血措施 □ 接受基础护理 □ 接受心理护理 □ 有任何不适请告知护士	□ 接受出院宣教 □ 办理出院手续 □ 获取出院带药 □ 知道服药方法、作用、注意事项 □ 知道预防出血措施，知道日常活动项目，避免剧烈的对抗性运动，注意控制体重减轻关节负荷 □ 知道复印病历的方法
饮食	□ 遵医嘱饮食 □ 有口腔牙龈出血或消化道出血倾向时，进温凉流质饮食或禁食，避免生、硬饮食	□ 正常饮食 □ 避免进生、冷、硬、辛辣和刺激饮食
排泄	□ 尿便异常特别是有出血时及时告知医护人员	□ 尿便异常特别是有出血时及时就诊
活动	□ 有关节、肌肉、深部组织及内脏出血的患者应制动，抬高患处 □ 有出血倾向时应限制活动，卧床休息 □ 患者出血停止后要尽早恢复关节的正常活动及适当锻炼，以预防肌肉萎缩	□ 适当活动，避免疲劳 □ 注意安全，避免外伤，减少出血
签字执行时间		

3．血管性血友病临床健康教育表单

使适用对象：第一诊断为血管性血友病

患者姓名：__________性别：__________年龄：__________住院号：__________

住院日期：____年__月__日　出院日期：____年__月__日　标准住院日：14天

时间	住院第1天	住院第2天
主要健康教育工作	患者明确诊断前 □ 热情接待患者及家属，介绍自己，介绍其责任护士、主管医生、护士长、科主任姓名 □ 介绍病房环境、设施和设备，引导患者熟悉病房环境，如同室病友、水房、卫生间、标本放置处、护士站、医生办公室、就餐等，消除患者对陌生环境的紧张和不适感 □ 介绍规章制度（作息、探视、陪护、请假、安全制度），取得患者配合 □ 入院及高危因素评估 □ 积极主动沟通，了解患者需要，尽量满足患者 □ 耐心向患者解释留取相关化验的方式方法及标本摆放位置 □ 向患者介绍静脉输液方式的选择及输液的注意事项 □ 入院即有局部出血的患者采取局部止血措施，包括制动、抬高患处、局部压迫包扎和冰袋冷敷；局部用凝血酶或明胶海绵贴敷等。口腔黏膜出血可口含EACA漱口水或凝血酶，牙龈出血可以应用凝血酶棉球局部按压 □ 嘱患者避免肌内注射和外伤	患者明确诊断前 □ 注意观察患者的病情变化 □ 做好基础护理 □ 做好心理护理 □ 指导患者进行正确的休息与饮食 □ 指导患者按照医嘱正确用药，如有疑问应立即与医护人员联系 □ 对于留有留置针的患者进行宣教，告知患者及家属留置针保留期间密切观察局部情况，定时更换，避免感染 □ 安全护理：确保患者安全，必要时加用床档 □ 指导患者及家属维护病房环境，不要在病房、楼道吸烟，不要在病房内使用各种电器，以免发生意外 □ 有局部出血的患者采取局部止血措施，包括制动、抬高患处、局部压迫包扎和冰袋冷敷；局部用凝血酶或明胶海绵贴敷等。口腔黏膜出血可口含EACA漱口水或凝血酶，牙龈出血可以应用凝血酶棉球局部按压 □ 指导患者消除关节、肌肉、深部组织及内脏出血等的诱发因素
效果评价	□ 掌握 □ 基本掌握 其他：	□ 掌握 □ 基本掌握 其他：
护士签名时间		

时间	住院第3～13天	入院第14天（出院日）
主要健康教育工作	患者明确诊断后 □ 做好基础护理 □ 注意观察患者病情变化 □ 有出血或出血倾向的患者遵医嘱补充凝血因子，做好输注血制品的健康宣教工作，观察患者用药后的效果 □ 有局部出血的患者采取局部止血措施，包括制动、抬高患处、局部压迫包扎和冰袋冷敷；局部用凝血酶或明胶海绵贴敷等。口腔黏膜出血可口含EACA漱口水或凝血酶，牙龈出血可以应用凝血酶棉球局部按压 □ 当出血停止后（肿胀、发热、疼痛减轻，儿童愿意且能自如地活动肢体），要尽早指导患者恢复关节的正常活动及适当锻炼，以预防关节周围的肌肉萎缩 □ 指导患者进食高蛋白、高维生素、易消化饮食，有消化道出血者禁食或进温凉流食 □ 做好预防出血的宣教工作，嘱患者动作轻柔，剪短指（趾）甲、衣着宽松，谨防外伤及关节损伤 □ 对长久反复出血影响生活质量的患者应做好耐心劝慰，并指导其预防出血的方法，积极配合治疗和护理	患者明确诊断后 □ 指导患者办理出院手续 □ 指导患者养成良好的生活习惯，注意饮食卫生，规律进食，少量多餐，细嚼慢咽，戒烟、戒酒，避免摄入刺激性食物 □ 有出院带药的患者为其备好出院带药，并告知药物的使用方法 □ 指导患者定期门诊随访 □ 嘱患者定期监测关节超声、抑制物定性/定量、病毒学检查 □ 指导其发生紧急情况时的处理方法 □ 出院患者携带联系卡，如遇紧急情况可电话咨询医生 □ 为患者及家属做好血管性血友病的遗传咨询工作 □ 指导患者避免外伤，避免应用含阿司匹林成分的药物及抑制血小板凝集的药物
效果评价	□ 掌握 □ 基本掌握 其他：	□ 掌握 □ 基本掌握 其他：
护士签名时间		

（陈玲玲）

第二十一节 骨髓增生异常综合征护理

骨髓增生异常综合征（myelodysplastic syndromes，MDS）是一种后天性的异质性克隆性疾病，其主要特点是造血干细胞及祖细胞的造血功能异常及恶性的转化。MDS患者自然病程和预后的差异性很大，发病率随年龄增长而增高，60岁以上的老年人其年发病率高达（20～50）/10万人。MDS患者治疗需综合考虑患者的年龄、一般状况、合并疾病、疾病预后危度分组及患者的治疗意愿等实施个体化的治疗方案。

一、护理评估

（一）患者评估

1. 一般情况　患者年龄，疾病史，既往是否有毒物、放射线接触史，有无输血史、家族中类似疾病史、烟酒史，是否偏食及相关的治疗的情况。

2. 心理-社会状况　评估患者对疾病相关知识及治疗的了解情况、精神状态等。

（二）病情评估

1. 症状与体征　发病时间，有无贫血、出血、感染及其他症状，有无肝、脾、淋巴结增大等体征。

2. 实验室检查　血常规、骨髓象、免疫学检查、细胞遗传学、基因突变检测及生化等检查。

二、护理

（一）一般护理

1. 保持病室环境清洁，定时空气消毒。患者白细胞减少时采取保护性隔离措施，有条件者入住层流洁净室，防止交叉感染。

2. 加强营养，提高患者机体抵抗力，饮食上应保持食物多样性，保证新鲜、卫生，避免刺激性、过敏性食物及辛辣、粗硬及带刺的食物。

3. 加强基础护理，患者出现贫血、出血、感染等症状时，参照第一章第二节“血液系统疾病常见症状护理”。

（二）病情观察

1. 观察有无贫血症状，如面色、乏力、气短等。指导患者充分卧床休息，保持舒适体位，根据贫血症状轻重指导患者做适量活动；严重贫血发生心悸、气促等症状时，及时对患者采取吸氧措施，缓解症状；严格遵照医嘱输入血制品。

2. 观察有无出血倾向，尤其注意内脏出血，如消化道、呼吸道、颅内出血的危象。根据患者血小板数值适当活动；各种操作应动作轻柔、防止组织损伤引起出血；保持大便通畅，避免排便用力，减少颅内出血概率。

3. 有无局部或全身感染的表现，如发热、寒战、疼痛。高热患者执行发热护理规范，避免酒精擦浴及应用引起白细胞减少的退热药物；患者疼痛应给予心理及药物治疗。

（三）用药护理

根据WHO或国际预后积分系统（IPSS、IPSS-R或WPSS）对患者进行风险性分层，从而实现患者的个体化治疗。相对低危组的治疗目标是改善造血、提高生活质量，包括支持治疗/祛铁、免疫调节剂、免疫抑制剂、生长因子、去甲基化治疗、造血干细胞移植；较高危组治疗目标是延缓疾病进展、延长生存期和治愈，患者可采用去甲基化药物、细胞毒药物联合化疗或异基因造血干细胞移植。

1. 化疗护理

（1）使用中心静脉导管输入化疗药物保护血管，做好导管护理，保证输液途径畅通。

（2）按时、准确输入化疗药物，联合化疗注意药物输注顺序，观察化疗药物引起的副作用。

（3）使用阿扎胞苷皮下注射时，严密观察患者注射部位皮肤反应情况，及时干预。

（4）饮食应选择清淡、易消化、富含营养的软食；处于骨髓抑制期患者饮食忌辛辣、刺激、带刺、生、冷、硬食物，水果新鲜、清洁。

（5）加强口腔护理，指导患者正确漱口，口腔黏膜有溃疡时外用重组牛碱性成纤维细胞生长因子凝胶等外涂，有真菌感染时可用抗真菌药物含漱。

（6）保持全身皮肤清洁，特别注意会阴、肛周清洁，防止肛周感染。

（7）严格执行无菌操作，避免交叉感染。

2. 祛铁治疗　祛铁治疗可有效降低血清铁蛋白（SF）水平及脏器中的铁含量。对于红细胞输注依赖的患者应定期监测SF水平，评价铁过载程度，对于预期寿命≥1年、总量超过80U、SF＞1000μg/L至少2个月、输血依赖的患者，可实施祛铁治疗，并以SF为主要监测及控制指标，告知患者祛铁期间尿色发红。

3. 免疫调节剂　常用药物包括沙利度胺和来那度胺，部分患者接受沙利度胺治疗后可改善红系造血，减轻或脱离输血依赖，但应密切观察沙利度胺不良反应，告知患者不良反应有口鼻黏膜干燥、倦怠、嗜睡、眩晕、皮疹、便秘、恶心、腹痛、面部水肿，可能会引起外周神经病变。最好安排睡前服药；用药后不宜驾驶和操作机器，周身神经病变其早期有手足麻木、麻刺感或灼烧样痛感，应立即就诊。

4. 去甲基化药物　DNA甲基化的可逆性和肿瘤特异性在临床上为抗肿瘤治疗提供了一种新的可能，目前去甲基化药物主要包括两种：阿扎胞苷（AZA）与地西他滨（DAC）。阿扎胞苷国内使用方法是皮下注射，应观察局部注射部位不良反应，告知患者不良反应的表现，出现2～3级疼痛是正常反应，如有特殊不适及时反馈护理人员。

5. 临床上经常应用的糖皮质激素代表药物　氢化可的松、泼尼松、地塞米松等，其常见的不良反应包括皮质醇增多的表现、骨质疏松、消化道溃疡或出血、发生感染及结核扩散、精神症状（尤其精神病家族史或原有精神病者）及低血钾、水肿。使用糖皮质激素期间定期监测血压及血糖；加强宣教，告知患者使用药物期间预防感染，防止过度疲劳，且不可擅自调整剂量或停药，需在医生指导下缓慢停药。

（四）心理护理

加强心理护理，提高患者对疾病的积极态度，使患者能够积极应对疾病的挑战。

三、健康教育

（一）疾病知识介绍

MDS病因未完全明确，目前认为可能是由生物、化学或物理因素引起基因突变、染色体异常，使某个恶变的细胞克隆性增殖。有家族遗传倾向者、接触工业反应剂及化学药品、既往有化疗病史及患有其他血液病者等相关人群易患MDS。

MDS不是白血病，但很容易发展为白血病。目前，越来越多的证据表明MDS与AML是两种临床与生物学特性不同的疾病。MDS有自己的临床和血液学特征，是一个独立的疾病实体，是一种多潜能造血干细胞疾病，属于骨髓衰竭性疾病之一。其中一部分患者表现为难以治愈的骨髓衰竭，一部分患者经过一段时间后，骨髓中原始细胞增多，转为急性髓系白血病。

（二）自我护理

1. 指导患者按照医嘱正确服药，不得擅自停药，如有疑问或不适应立即与医护人员联系。

2. 指导患者及家属预防感染注意事项，如减少探视人员，患者保持良好个人卫生，注意手卫生，病室要按时通风，保证饮食卫生等。

3. 指导患者做好自身预防出血方法，如用软毛牙刷刷牙，不要挖鼻孔，不要留长指甲，饮食不要过热，不要吃带刺、坚硬食品，吃易消化食物，自己观察皮肤出血情况，若有不适立即通知医护人员。

4. 化疗教育

（1）告知患者输注化疗药物的作用、副作用及主要注意事项。

（2）化疗期间嘱患者多饮水；对家属健康指导。

（3）指导进食高蛋白、高维生素、易消化的饮食，食物不要过热。

（4）保持排便通畅：告知患者保证每天排便1次，若有粪便干燥情况及早应用饮食或药物调整。

（5）告知患者PICC带管注意事项。

（6）多与患者交流，加强心理指导，解决患者需求，消除患者紧张心理。

5. 骨髓抑制期教育

（1）预防感染：减少人员探视；保持患者良好个人卫生；病室要按时通风、维护病室环境清洁、整齐；保证饮食卫生等。

（2）预防出血：告知患者保证充足休息，减少活动，血小板＜10×10^9/L或有出血倾向的患者嘱其绝对卧床休息。

（3）饮食指导：进高压/微波低菌饮食，饮食不要过热，不要吃带刺、坚硬食品，吃易消化食物，尽量不吃零食。

（4）减少探视陪护人员，陪护人员进入病房戴口罩、护理患者前后洗手。

（5）指导患者使用PICC的注意事项。

（三）出院指导

1. 出院后应坚持服药，不能擅自停药或改药。

2. 继续观察血常规变化，每周至少检查1～2次。

3. 避免到公共场所和人群密集的地方，减少交叉感染。

4. 适当休息，劳逸结合，避免过度劳累。

5. 饮食合理，戒烟戒酒。

6. 定期随访复查，出现身体不适或检查指标不正常，及时联系医院，到院就诊治疗。

四、临床路径护理表单

1. 骨髓增生异常综合征（伴原始细胞过多）临床护理表单

适用对象：第一诊断为骨髓增生异常综合征（伴原始细胞过多）

患者姓名：__________性别：__________年龄：__________住院号：__________

住院日期：____年__月__日　　出院日期：____年__月__日　　标准住院日：30天

时间	住院第1天	住院诊察阶段（2～10天）
健康宣教	□ 入院宣教：值班护士介绍病房环境、设施、医院相关制度、主管医生和责任护士 □ 告知各项检查的目的及注意事项 □ 指导饮食、卫生、活动等 □ 指导漱口和坐浴的方法 □ 安全宣教 □ 做好心理安慰，减轻患者入院后焦虑、紧张的情绪 □ 介绍骨髓穿刺的目的、方法和注意事项 □ 介绍自助缴费、查询报告方法	□ 宣教疾病知识 □ 介绍输血注意事项 □ 静脉输液途径介绍 □ PICC 置管宣教 □ 做好用药指导 □ 指导预防感染和出血
护理处置	□ 准确核对患者信息，协助患者佩戴腕带 □ 入院护理评估：询问病史、相关查体、血常规、检查皮肤黏膜有无出血、营养状况、血管情况等；危险因素评估（需要时） □ 监测和记录生命体征 □ 建立护理记录（一级护理、病重、危患者） □ 卫生处置：剪指（趾）甲，沐浴（条件允许时），更换病号服 □ 完成各项化验检查的准备（加急化验及时采集标本并送检）	□ 完成各项化验标本的留取并及时送检 □ 遵医嘱完成相关检查 □ PICC 置管术（条件允许时），术前签署 PICC 置管知情同意书 □ 发放 PICC 维护手册 □ 遵医嘱输入血制品（需要时） □ 遵医嘱给予相关药物（需要时） □ 根据患者病情持续高风险因素评估
基础护理	□ 根据患者病情和生活自理能力确定护理级别（遵医嘱执行） □ 晨、晚间护理 □ 安全护理 □ 口腔护理 □ 肛周护理	□ 执行分级护理 □ 晨晚间护理 □ 安全护理 □ 口腔护理 □ 肛周护理
专科护理	□ 执行血液病护理常规 □ 观察病情、用药后的副作用 □ 感染、出血 □ 输血护理、对症支持治疗（必要时） □ 心理护理	□ 观察患者病情变化，重点观察有无出血倾向 □ 感染、出血护理 □ 输血护理（需要时） □ 化疗知识宣教 □ 心理护理
重点医嘱	□ 详见医嘱执行单	□ 详见医嘱执行单
病情变异记录	□ 无　□ 有，原因： 1. 2.	□ 无　□ 有，原因： 1. 2.
签名执行时间		

时间	化疗用药阶段（3～14天）	化疗后观察阶段（14～28天）	出院日
健康宣教	□ 化疗宣教 -告知用药及注意事项 -化疗期间患者饮食、个人卫生 -化疗期间嘱患者适当多饮水 -陪护家属健康指导 □ 指导预防感染和出血 □ 介绍药物作用、副作用 □ 心理指导 □ 介绍PICC带管事项	□ 骨髓抑制期宣教：预防感染和出血，维护病室环境清洁、整齐 □ 指导高压饮食制作方法 □ 指导预防便秘，防止机械性肠梗阻发生 □ 心理指导 □ 发热护理的方法 □ 安全指导	□ 完成出院评估 □ 出院宣教：用药、饮食、卫生、休息、监测血常规、生化等 □ PICC带出院外宣教 □ 指导办理出院手续 □ 告知患者科室联系电话 □ 定期门诊随访 □ 关注科室微信平台、微信群加入方法
护理处置	□ 遵医嘱完成相关化验检查 □ 遵医嘱及时给予对症治疗 □ PICC维护 □ 遵医嘱准确记录24小时出入量（需要时） □ 执行保护性隔离措施 □ 遵医嘱及时准确完成化疗 □ 高风险因素评估（需要时）	□ 遵医嘱完成相关化验检查 □ 遵医嘱及时给予对症治疗 □ PICC维护 □ 执行保护性隔离措施 □ 遵医嘱准确记录24小时出入量（需要时） □ 高风险因素评估（需要时）	□ 为患者领取出院带药 □ 发放出院流程表 □ 协助整理患者用物 □ 填写出院带管记录 □ 发放PICC院外维护手册 □ 为患者取下腕带 □ 床单位终末消毒
基础护理	□ 一级护理 □ 晨晚间护理 □ 安全护理 □ 口腔护理 □ 肛周护理	□ 执行分级护理 □ 晨晚间护理 □ 安全护理 □ 口腔护理 □ 肛周护理	□ 安全护理（护送出院）
专科护理	□ 观察患者病情变化，重点观察有无出血倾向、化疗副作用、体温、血压、体重等 □ 感染、出血护理 □ 输血护理（需要时） □ 化疗护理 □ 心理护理	□ 观察患者病情变化，重点观察体温、血压、体重等 □ 感染、出血护理 □ 输血护理（需要时） □ 发热护理（需要时） □ 心理护理	□ 预防感染和出血指导 □ 心理护理 □ 院外用药指导
重点医嘱	□ 详见医嘱执行单	□ 详见医嘱执行单	□ 详见医嘱执行单
病情变异记录	□ 无　□ 有，原因： 1. 2.	□ 无　□ 有，原因： 1. 2.	□ 无　□ 有，原因： 1. 2.
签名执行时间			

2．骨髓增生异常综合征（伴原始细胞过多）临床患者表单

适用对象：第一诊断为骨髓增生异常综合征（伴原始细胞过多）

患者姓名：________性别：________年龄：________住院号：________

住院日期：____年__月__日　出院日期：____年__月__日　标准住院日：30天

时间	入院第1天	住院诊察阶段（2～10天）
医患配合	□ 接受询问病史、收集资料，请务必详细告知既往史、用药史、过敏史 □ 请明确告知既往用药情况 □ 配合进行体格检查 □ 签署相关知情同意书 □ 配合进行相关检查（B超、心电图、胸片等） □ 配合完成骨髓穿刺和活检 □ 配合进行相关化验标本采集（紧急时） □ 有任何不适请告知医生	□ 配合完成相关检查（B超、心电图、胸片等） □ 配合完成各种标本采集：血常规、生化等 □ 配合骨髓穿刺、活检等 □ 配合用药 □ 有任何不适请告知医生
护患配合	□ 配合护士核对信息并佩戴腕带 □ 配合测量体温、脉搏、呼吸、血压、身高、体重 □ 配合完成入院护理评估（回答护士询问病史、过敏史、用药史） □ 接受入院宣教（环境介绍、病室规定、探视陪护制度、送餐订餐制度、贵重物品保管等） □ 配合完成紧急化验标本采集：血常规、感染相关标志物、血型等 □ 接受预防感染和出血指导 □ 有任何不适请告知护士	□ 配合测量体温、脉搏、呼吸 □ 配合每日询问排便 □ 配合完成各项检查（需要空腹请遵照执行） □ 配合完成各种化验标本采集 □ 接受疾病知识介绍 □ 接受骨髓穿刺、活检宣教 □ 接受用药指导 □ 配合护士接受输液途径宣教，接受PICC置管宣教 □ 接受预防感染和出血指导 □ 接受心理护理 □ 接受基础护理 □ 有任何不适请告知护士
饮食	□ 遵医嘱饮食	□ 遵医嘱饮食
排泄	□ 尿便异常时及时告知医护人员	□ 尿便异常时及时告知医护人员
活动	□ 根据病情适当活动 □ 有出血倾向者卧床休息，减少活动	□ 根据病情适当活动 □ 有出血倾向者卧床休息，减少活动
签字执行时间		

时间	化疗用药阶段（3～14天）	化疗后观察阶段（14～28天）	出院日
医患配合	□ 配合相关检查 □ 配合用药 □ 配合化疗 □ 有任何不适请告知医生	□ 配合相关检查 □ 配合用药 □ 配合各种治疗 □ 有任何不适请告知医生	□ 接受出院前指导 □ 遵医嘱出院后用药 □ 知道复查时间 □ 获取出院诊断书
护患配合	□ 配合定时测量生命体征 □ 配合每日询问排便 □ 配合各种相关检查 □ 配合采集化验标本 □ 配合高风险因素评估（需要时） □ 接受疾病知识介绍 □ 接受用药指导 □ 接受PICC维护 □ 接受化疗知识指导 □ 接受预防感染和出血指导 □ 接受保护性隔离措施 □ 接受心理护理 □ 接受基础护理 □ 有任何不适请告知护士	□ 配合定时测量生命体征 □ 配合每日询问排便 □ 配合各种相关检查 □ 配合采集化验标本 □ 配合高风险因素评估（需要时） □ 接受疾病知识介绍 □ 接受用药指导 □ 接受PICC维护 □ 接受预防感染和出血指导 □ 接受保护性隔离措施 □ 接受心理护理 □ 接受基础护理 □ 有任何不适请告知护士	□ 接受出院评估 □ 出院宣教 □ 获取出院带药 □ 知道服药方法、作用、注意事项 □ 知道预防感染、出血措施 □ 知道复印病历的方法 □ 接受PICC院外维护指导 □ 签署PICC院外带管协议办理 □ 知道有何不适及时返院 □ 配合护士取下腕带 □ 知道关注科室微信平台、微信群加入方法 □ 办理出院手续
饮食	□ 遵医嘱高压饮食或软食	□ 高压饮食	□ 普通、新鲜饮食，注意饮食卫生 □ 避免进生、冷、硬、辛辣和刺激饮食
排泄	□ 尿便异常时及时告知医护人员	□ 尿便异常时及时告知医护人员	□ 尿便异常（出血时）及时就诊
活动	□ 根据病情适当活动 □ 有出血倾向者卧床休息，减少活动	□ 根据病情适当活动 □ 有出血倾向者卧床休息，减少活动	□ 适当活动，避免疲劳 □ 注意保暖，避免感冒 □ 注意安全，减少出血
签字执行时间			

3. 骨髓增生异常综合征（伴原始细胞过多）临床健康教育表单

适用对象：第一诊断为骨髓增生异常综合征（伴原始细胞过多）

患者姓名：__________性别：__________年龄：__________住院号：__________

住院日期：____年__月__日　　出院日期：____年__月__日　　标准住院日：30天

时间	住院第1天	住院第2天
健康宣教	患者诊断基本明确 □ 热情接待患者及家属，介绍自己，介绍其责任护士、主管医生、护士长姓名 □ 介绍病房环境、设施和设备，带领患者（条件允许时）或家属熟悉病房环境，如水房、卫生间、标本放置处、护士站、医生办公室，教会患者床头信号灯使用，告知家属就餐地点等，消除患者对陌生环境的紧张和不适 □ 介绍规章制度（作息、探视、陪护、请假、安全制度等）；告知病室环境要求（定时通风、床单位要求）；指导患者及家属维护病房环境，不要在病房、楼道、大厅吸烟，不要在病房内使用各种电器，以免发生意外，以取得患者及家属配合 □ 介绍留取相关化验的目的、方法及注意事项，以及标本放置位置 □ 指导饮食、卫生、活动等 □ 教会患者漱口和坐浴的方法 □ 安全宣教，告知患者如厕时不要锁门，门外要有人等候，防止晕倒，患者不能私自外出，需要外出检查必须经医生护士同意，并由陪检人员陪同 □ 介绍骨髓穿刺的目的及注意事项 □ 介绍自助缴费、查询报告的方法 □ 积极主动与患者沟通，了解患者需要，尽量满足患者；做好心理安慰，减轻患者入院后焦虑、紧张的情绪	患者诊断检查中、后 □ 向患者及家属宣教疾病相关知识 □ 向患者介绍静脉输液方式的选择及输液的注意事项 □ 指导患者按照医嘱正确服药，不得擅自停药，如有疑问或不适应立即与医护人员联系 □ 指导患者及家属预防感染注意事项，如减少探视人员，患者保持良好个人卫生，注意手卫生，病室要按时通风，保证饮食卫生等 □ 指导患者做好自身预防出血方法，如用软毛牙刷刷牙，不要挖鼻孔，不要留长指甲，饮食不要过热，不要吃带刺、坚硬食品，吃易消化食物，自己观察皮肤出血情况，若有不适立即通知医护人员 □ 安全指导：确保患者安全，必要时加用床档，血小板＜10×10^9/L 或有出血倾向的患者嘱其绝对卧床休息 □ 介绍骨髓穿刺的目的、方法和注意事项：告知患者骨髓穿刺后针眼处按压30分钟，无菌敷料覆盖3天，保持干燥，若敷料松动及时告知医护人员给予更换，需要沐浴时局部用防水敷贴覆盖 □ 做好患者的基础护理、心理护理 □ 完成 PICC 置管宣教（必要时） □ 进一步完成化疗宣教 □ 向患者介绍输血注意事项
效果评价	□ 掌握 □ 基本掌握 其他：	□ 掌握 □ 基本掌握 其他：
护士签名时间		

时间	住院第3～14天	住院第14～28天	出院日
健康宣教	患者诊断明确，治疗中 □ 化疗宣教 －告知患者输注化疗药物的作用、副作用及主要注意事项 －化疗期间嘱患者多饮水；对家属健康指导 －指导进食高蛋白、高维生素、易消化的饮食，食物不要过热 －保持大便通畅：告知患者保证每天排便1次，若有排便干燥情况及早应用饮食或药物调整 □ 指导预防感染和出血 □ 心理指导：多与患者交流，解决患者需求，消除患者紧张心理 □ PICC带管注意事项 －按压穿刺点20～30分钟，血小板减少可延长按压时间 －反复做有力度的握拳松拳动作，若有不适立即通知医护人员 －置管后2～3天睡眠时避免压迫穿刺侧手臂 －每日观察穿刺处贴膜是否完好，针眼有无红肿渗液 －穿衣服先穿置管侧手臂，脱衣服时后脱置管侧手臂	患者诊断明确，治疗恢复中 □ 骨髓抑制期宣教 －预防感染：减少探视人员，患者保持良好个人卫生、注意手卫生、病室要按时通风、维护病室环境清洁、整齐，保证饮食、卫生等 －预防出血：告知患者保证充足休息，减少活动，血小板 < 10×10^9/L或有出血倾向的患者嘱其绝对卧床休息，用软毛牙刷刷牙，不要挖鼻孔，不要留长指甲，密切观察患者出血情况，告知患者若出现不适时及时通知医护人员 －饮食指导：进高压/微波低菌饮食，饮食不要过热，不要吃带刺、坚硬食品，吃易消化食物、尽量不吃零食 －保持大便正常：保证每天大便1次 □ 针对陪护人员宣教 －减少探视陪护人员，陪护人员进入病房要戴口罩、洗手，不要坐病床，不要将衣物放在病床上 －陪护人员与患者分开进餐 －陪护人员不要互串病房 □ 心理指导：多与患者交流，多询问，给予关心 □ 指导患者使用PICC的观察	患者诊断明确，本次疗程治疗结束 □ 指导患者办理出院手续（复印病历、带药、结账） □ 有出院带药的患者为其备好出院带药，并告知药物的使用方法 □ 完成患者出院评估 □ 指导患者出院后合理饮食与休息 □ 指导其定期门诊随访 □ 告知患者遵医嘱定期监测血常规，定期门诊随访，按时服药，按时进行巩固治疗 □ PICC带出院外宣教：必须定时到医院进行维护；置管侧手臂不要做重体力工作；若有问题及时与医生联系（必要时） □ 向患者发放出院指导，告知患者科室联系电话，有急事可电话咨询医生
效果评价	□ 掌握 □ 基本掌握 其他：	□ 掌握 □ 基本掌握 其他：	□ 掌握 □ 基本掌握 其他：
护士签名时间			

（李俊杰　赵金影）

第二十二节 原发性骨髓纤维化护理

原发性骨髓纤维化（primary myelofibrosis，PMF）是骨髓增殖性肿瘤（myeloproliferative neoplasms，MPN）的一种，临床特点是起病缓慢，脾常明显增大，骨髓穿刺常干抽，骨髓增生低下，发病平均年龄为65岁，发病率为6/10万。临床治疗以改善患者生活质量、缓解相关症状为主。

一、护理评估

（一）患者评估

1．一般情况　患者年龄，发病时间，有无血栓栓塞病史，有无心血管高危因素（如高血压、高血脂、糖尿病、吸烟和充血性心力衰竭），一年内体重变化，有无输血史和家族史类似疾病史。

2．心理－社会状况　评估患者对疾病相关知识及治疗的了解情况、心理状态、家庭成员及经济状况等。

（二）病情评估

1．症状与体征　评估患者有无贫血，肝、脾、淋巴结增大，症状性髓外造血、体质性症状，采用骨髓增殖性肿瘤总症状量表（MPN-SAF-TSS，简称MPN-10）对患者进行症状性负荷评估，内容包括疲劳、早饱感、腹部不适、皮肤瘙痒、骨痛、活动力下降、注意力下降、体重下降、不能解释的发热、盗汗等症状。

2．实验室检查　血常规、骨髓象、生化及肝、脾超声或CT等检查，有条件的单位推荐做MRI测定患者脾脏容积。

二、护理

（一）一般护理

1．注意观察患者生命体征、贫血、感染、脾大及体质性症状等表现。

2．加强营养，给予高热量、高蛋白、高维生素、易消化的固态饮食，少量多餐，适当减少液态饮食摄入，保持排便通畅。

3．对于脾大引起的腹胀、水肿、严重贫血及有出血倾向等症状的患者，加强安全护理，预防脾破裂引发大出血的危险。

（二）病情观察及护理

1．观察皮肤水肿，指导患者应穿棉质、宽松衣服。

2．需要化疗的患者，给予静脉导管选择、药物副作用、预防感染等宣教，保障患者顺利治疗。

3．若无明显骨痛，患者可根据自身情况适当运动，如散步等。

4．对于进行药物治疗的患者，应该定期进行复查，观察疾病恢复情况。

5．对于可引起门静脉高压的患者，应戒烟限酒。

（三）用药护理

1．治疗原则　如果没有明显的临床症状并且无明显的贫血（Hb＜100g/L）、无明显的脾大（触诊左缘肋下≤10cm）、白细胞计数升高（＞25×10^9/L）或显著血小板计数升高（＞1000×10^9/L），可以仅观察、监测病情变化。

2．贫血　血红蛋白水平低于100g/L时应开始贫血治疗。药物治疗包括糖皮质激素、雄激素、促红细胞生成素（EPO）和免疫调节剂。在注射干扰素治疗期间，做好发热、寒战护理；在用药期间定期进行病情复查，遵医嘱及时调节药量。

3．脾大　脾大被认为是脾脏摄血和髓外造血的结果。PMF的患者都有不同程度脾大，应注意保护脾脏，避免磕碰。

（1）药物治疗：芦可替尼是临床一线用药，其次是羟基脲，常见的不良反应以贫血、血小板和中性粒细胞减少、感染较明显，尤其是用药初期（24周内）。用药过程中定时监测血常规，预防感染，并用MPN-10量表进行自我症状评估，调整药物剂量。

（2）脾切除术：严密观察术后并发症的发生，包括手术部位出血、血栓形成、膈下脓肿、肝脏加速增大、血小板计数极度增高和伴原始细胞过多的白细胞增多。

（3）放疗：脾是对射线较敏感的器官之一，其主要不良反应是血细胞减少，护理人员还应加强对照射部位的观察。

4．体质性症状的管理　PMF患者除遵医嘱服药外，其生活质量的高低取决于患者对自身体质性症状的管理。自我管理主要体现在两方面：一是体质性症状的管理；二是服药的依从性。

5．异基因造血干细胞移植（allo-HSCT）　Allo-HSCT是目前唯一可能治愈PMF的治疗方法。

（四）心理护理

PMF患者病程长，进展缓慢，护士应给予心理护理，帮助患者克服不良情绪，积极配合医护人员的治疗和护理。

三、健康教育

（一）疾病知识介绍

PMF起病隐匿，进展缓慢，部分患者诊断时无自觉症状或仅表现乏力、多汗、消瘦、体重减轻及脾大引起上腹闷胀感等，严重的患者可有骨痛、发热、贫血、出血。患者常因常规查体或体检中发现脾大或因其他疾病检查时发现本病，亦有误诊为脾功能亢进或肝硬化者。

（二）自我护理

1．体质性症状护理与教育

（1）指导患者规律中等运动，保证夜间睡眠时间。

（2）保证饮食摄入量，尤其是早餐，饮食多样，以固体食物为主。减少产气食物摄入，如萝卜、豆制品等，避免辛辣、刺激、不洁饮食。

（3）发热时保证饮水量，及时更换潮湿衣物。

（4）观察脾的变化。

（5）保持大便通畅：告知患者保证每天排便1次，若有粪便干燥情况及早应用饮食或药物调整。

2. 治疗教育与护理

（1）指导患者注意休息，保持病室环境整洁、干净，注意个人卫生及饮食卫生。

（2）用药指导：观察药物副作用如有胃肠道、呼吸、心脏等不适，应反馈医生及时处理。

（3）针对患者常用药物，向其解释使用方法、作用及副作用，如芦可替尼漏服后不可补服，按照原方案按时口服下一次药物。

（4）向入组临床试验用药的患者讲解试验用药的流程及注意事项，指导患者配合定时用药及采血等过程。

3. 指导患者PICC带管时注意事项。

4. 指导患者减少造成脾破裂的活动如坐矮凳、久蹲起立、排便等体位改变，保持大便通畅，活动幅度不要过大过猛，做增加腹压的动作时要按压腹部减轻压力。

（三）出院指导

1. 指导患者正确服药，定期门诊随访，监测血常规、生化等。

2. 居家护理要注意保护脾脏，预防脾破裂，减轻压迫症状。

3. 日常生活、饮食起居应有规律，劳逸结合，饮食应有节制。

4. 避免、排除不良情绪的影响，保持乐观、活泼的心理状态。

5. 出院后病情趋于稳定时，可适当进行锻炼活动，如缓跑、打太极拳等以通畅气血、调节身心。

四、临床路径护理表单

1. 原发性骨髓纤维化临床护理表单

适用对象：第一诊断为原发性骨髓纤维化

患者姓名：＿＿＿＿＿性别：＿＿＿＿＿年龄：＿＿＿＿＿住院号：＿＿＿＿＿

住院日期：＿＿年＿月＿日　出院日期：＿＿年＿月＿日　标准住院日：10天内

时间	住院第1天	住院第2天
健康宣教	□ 入院宣教：值班护士介绍病房环境、设施、医院相关制度、主管医生和责任护士 □ 告知各项检查的目的及注意事项 □ 指导饮食、卫生、活动等 □ 指导漱口和坐浴的方法 □ 安全宣教 □ 做好心理安慰，减轻患者入院后焦虑、紧张的情绪 □ 介绍自助缴费、查询报告方法	□ 宣教疾病知识 □ 介绍骨髓穿刺的目的、方法和注意事项 □ 做好用药指导 □ 介绍输血注意事项 □ 指导预防感染和出血
护理处置	□ 准确核对患者信息，协助患者佩戴腕带 □ 入院护理评估：询问病史、相关查体、血常规、检查皮肤黏膜有无出血、营养状况、血管情况等；危险因素评估 □ 监测和记录生命体征 □ 建立护理记录（一级护理、病重、危患者） □ 卫生处置：剪指（趾）甲，沐浴（条件允许时），更换病号服 □ 完成各项化验检查的准备（加急化验及时采集标本并送检）	□ 完成各项化验标本的留取并及时送检 □ 遵医嘱完成相关检查 □ 遵医嘱输入血制品（需要时） □ 遵医嘱给予相关药物（需要时） □ 根据患者病情持续高危因素评估
基础护理	□ 根据患者病情和生活自理能力确定护理级别（遵医嘱执行） □ 晨、晚间护理 □ 安全护理 □ 口腔护理 □ 肛周护理	□ 执行分级护理 □ 晨晚间护理 □ 安全护理 □ 口腔护理 □ 肛周护理
专科护理	□ 执行血液病护理常规 □ 观察病情、用药后的副作用 □ 感染、出血护理 □ 输血护理、对症支持治疗（必要时） □ 心理护理	□ 观察患者病情变化，重点观察有无出血倾向 □ 感染、出血护理 □ 输血护理（需要时） □ 心理护理
重点医嘱	□ 详见医嘱执行单	□ 详见医嘱执行单
病情变异记录	□ 无　□ 有，原因： 1. 2.	□ 无　□ 有，原因： 1. 2.
签名执行时间		

时间	住院第3～9天	住院第10天（出院日）
健康宣教	□ 用药宣教 -告知用药方法及注意事项 -用药期间患者饮食、个人卫生 -用药期间嘱患者适当多饮水 -对陪护家属健康指导 □ 指导预防感染和出血 □ 介绍体质性症状护理措施 □ 心理指导	□ 完成出院评估 □ 出院宣教：用药、饮食、卫生、休息、监测血常规、生化等 □ 指导办理出院手续 □ 告知患者科室联系电话 □ 定期门诊随访 □ 关注科室微信平台、微信群加入方法
护理处置	□ 遵医嘱完成相关化验检查 □ 遵医嘱及时给予对症治疗 □ 遵医嘱准确记录24小时出入量（需要时） □ 高危因素评估（需要时） □ 执行预防感染的护理措施	□ 为患者领取出院带药 □ 发放出院流程表 □ 协助整理患者用物 □ 为患者取下腕带 □ 床单位终末消毒
基础护理	□ 执行分级护理 □ 晨晚间护理 □ 安全护理 □ 口腔护理 □ 肛周护理	□ 安全护理（护送出院）
专科护理	□ 观察患者病情变化，重点观察血常规、生化、药物副作用、体温、血压、体重等 □ 感染、出血护理 □ 输血护理（需要时） □ 心理护理 □ 观察患者脾	□ 预防感染和出血指导 □ 心理护理 □ 院外用药指导
重点医嘱	□ 详见医嘱执行单	□ 详见医嘱执行单
病情变异记录	□ 无 □ 有，原因： 1. 2.	□ 无 □ 有，原因： 1. 2.
签名执行时间		

2．原发性骨髓纤维化临床患者表单

适用对象：第一诊断为原发性骨髓纤维化

患者姓名：__________性别：__________年龄：__________住院号：__________

住院日期：____年__月__日　出院日期：____年__月__日　标准住院日：10天内

时间	入院第1天	入院第2天
医患配合	□ 接受询问病史、收集资料，请务必详细告知既往史、用药史、过敏史 □ 请明确告知既往用药情况 □ 配合进行体格检查 □ 签署相关知情同意书 □ 配合进行相关检查（B超、心电图、胸片等） □ 配合进行相关化验标本采集（紧急时） □ 有任何不适请告知医生	□ 配合完成相关检查（B超、心电图、胸片等） □ 配合完成血常规、生化等 □ 配合骨髓穿刺、活检等 □ 配合用药 □ 有任何不适请告知医生
护患配合	□ 配合护士核对信息并佩戴腕带 □ 配合测量体温、脉搏、呼吸、血压、身高、体重 □ 配合完成入院护理评估（回答护士询问病史、过敏史、用药史） □ 接受入院宣教（环境介绍、病室规定、探视陪护制度、送餐订餐制度、贵重物品保管等） □ 配合完成紧急化验标本采集：血常规、感染相关标志物、血型等 □ 接受预防感染和出血指导 □ 有任何不适请告知护士	□ 配合测量体温、脉搏、呼吸 □ 配合每日询问排便 □ 配合完成各项检查（需要空腹请遵照执行） □ 配合完成各种化验标本采集 □ 接受疾病知识介绍 □ 接受骨髓穿刺、活检宣教 □ 接受用药指导 □ 接受预防感染和出血指导 □ 接受心理护理 □ 接受基础护理 □ 有任何不适请告知护士
饮食	□ 遵医嘱饮食	□ 遵医嘱饮食
排泄	□ 尿便异常时及时告知医护人员	□ 尿便异常时及时告知医护人员
活动	□ 根据病情适当活动 □ 有出血倾向者卧床休息，减少活动	□ 根据病情适当活动 □ 有出血倾向者卧床休息，减少活动
签字执行时间		

时间	入院第3～9天	入院第10天（出院日）
医患配合	□ 配合相关检查 □ 配合用药 □ 有任何不适请告知医生	□ 接受出院前指导 □ 遵医嘱出院后用药 □ 知道复查时间 □ 获取出院诊断书
护患配合	□ 配合定时测量生命体征 □ 配合每日询问排便 □ 配合各种相关检查 □ 配合采集各种化验标本 □ 配合护士观察脾脏变化 □ 接受疾病知识介绍 □ 接受用药指导 □ 接受预防感染和出血指导 □ 接受预防感染的护理措施 □ 接受心理护理 □ 接受基础护理 □ 有任何不适请告知护士	□ 接受出院评估 □ 出院宣教 □ 获取出院带药 □ 知道服药方法、作用、注意事项 □ 知道预防感染、出血措施 □ 知道复印病历的方法 □ 知道有何不适及时返院 □ 配合护士取下腕带 □ 知道关注科室微信平台、微信群加入方法 □ 办理出院手续
饮食	□ 遵医嘱高压饮食或软食	□ 普通新鲜饮食，注意饮食卫生 □ 避免进生、冷、硬、辛辣和刺激饮食
排泄	□ 尿便异常时及时告知医护人员	□ 尿便异常（出血时）及时就诊
活动	□ 根据病情适当活动 □ 有出血倾向者卧床休息，减少活动	□ 适当活动，避免疲劳 □ 注意保暖，避免感冒 □ 注意安全，减少出血
签字执行时间		

3．原发性骨髓纤维化临床健康教育表单

适用对象：第一诊断为原发性骨髓纤维化

患者姓名：__________性别：__________年龄：__________住院号：__________

住院日期：____年__月__日　出院日期：____年__月__日　标准住院日：10天内

时间	住院第1天	住院第2天
主要健康宣教工作	患者明确诊断前 □ 热情接待患者及家属，介绍自己，介绍其责任护士、主管医生、护士长姓名 □ 介绍病房环境、设施和设备，带领患者（条件允许时）或家属熟悉病房环境，如水房、卫生间、标本放置处、护士站、医生办公室，教会患者床头信号灯使用，告知家属就餐地点等，消除患者对陌生环境的紧张和不适感 □ 介绍规章制度（作息、探视、陪护、请假、安全制度等）；告知病室环境要求（定时通风、床单位要求）；指导患者及家属维护病房环境，不要在病房、楼道、大厅吸烟，不要在病房内使用各种电器，以免发生意外，以取得患者及家属配合 □ 介绍留取相关化验的目的、方法及注意事项，以及标本放置位置 □ 指导饮食、卫生、活动等 □ 教会患者漱口和坐浴的方法 □ 安全宣教，告知患者如厕时不要锁门，门外要有人等候，防止晕倒。患者不能私自外出，需要外出检查必须经医生护士同意，并由陪检人员陪同 □ 介绍骨髓穿刺的目的及注意事项 □ 介绍自助缴费、查询报告的方法 □ 积极主动与患者沟通，了解患者需要，尽量满足患者；做好心理安慰，减轻患者入院后焦虑、紧张的情绪	患者明确诊断前 □ 向患者及家属宣教疾病相关知识 □ 向患者介绍静脉输液方式的选择及输液的注意事项 □ 指导患者按照医嘱正确服药，不得擅自停药，如有疑问或不适应立即与医护人员联系 □ 指导患者及家属预防感染注意事项，如减少探视人员，患者保持良好个人卫生，注意手卫生，病室要按时通风，保证饮食卫生等 □ 指导患者做好自身预防出血方法，如用软毛牙刷刷牙，不要挖鼻孔，不要留长指甲，饮食不要过热，不要吃带刺、坚硬食品，吃易消化食物，自己观察皮肤出血情况，若有不适立即通知医护人员 □ 安全指导：确保患者安全，必要时加用床档，血小板＜10×10^9/L 或有出血倾向的患者嘱其绝对卧床休息 □ 介绍骨髓穿刺的目的、方法和注意事项；告知患者骨髓穿刺后针眼处按压30分钟，无菌敷料覆盖3天，保持干燥，若敷料松动及时告知医护人员给予更换，需要沐浴时局部用防水敷贴覆盖 □ 做好患者的基础护理、心理护理 □ 完成PICC置管宣教（必要时） □ 向患者介绍输血注意事项
效果评价	□ 掌握 □ 基本掌握 其他：	□ 掌握 □ 基本掌握 其他：
护士签名时间		

时间	住院第3～9天	住院第10天（出院日）
主要健康宣教工作	患者明确诊断后 □ 简介疾病知识 □ 指导预防感染和出血 □ 体质性症状护理与宣教 -指导患者规律中等运动，保证夜间睡眠时间 -保证饮食摄入量，尤其是早餐，饮食多样，以固体食物为主。减少产气食物摄入，如萝卜、豆制品等，避免辛辣、刺激、不洁饮食 -发热时保证饮水量，及时更换潮湿衣物 -观察脾脏的变化 -保持排便通畅：告知患者保证每天排便1次，若有大便干燥情况及早应用饮食或药物调整 □ 治疗宣教与护理 -基础宣教：指导患者注意休息，保持病室环境整洁干净，注意个人卫生及饮食卫生 -观察药物副作用，如有胃肠道、呼吸、心脏等不适应反馈医生及时处理 □ PICC带管注意事项 -按压穿刺点20～30分钟，血小板减少可延长按压时间 -反复做有力度的握拳、松拳动作，若有不适立即通知医护人员 -置管后2～3天睡眠时避免压迫穿刺侧手臂 -每日观察穿刺处贴膜是否完好，针眼处有无红肿、渗液 -穿衣服时先穿置管侧手臂，脱衣服时后脱置管侧手臂 □ 心理指导：多与患者交流，解决患者需求，消除患者紧张心理	患者明确诊断后 □ 指导患者办理出院手续（复印病历、带药、结账） □ 有出院带药的患者为其备好出院带药，并告知药物的使用方法 □ 完成患者出院评估 □ 指导患者出院后合理饮食与休息 □ 指导患者定期门诊随访 □ 告知患者遵医嘱定期监测血常规，定期门诊随访，按时服药，按时进行巩固治疗 □ PICC带出院外宣教：必须定时到医院进行维护；置管侧手臂不要做重体力工作；若有问题及时与医生联系（必要时） □ 向患者发放出院指导，告知患者科室联系电话，有急事可电话咨询医生
效果评价	□ 掌握 □ 基本掌握 其他：	□ 掌握 □ 基本掌握 其他：
护士签名时间		

（李俊杰　赵金影）

第二十三节 真性红细胞增多症护理

真性红细胞增多症（polycythernia vera，PV）简称真红，是起源于造血干细胞的克隆性骨髓增殖性肿瘤，以红系细胞异常增殖为主，其年发病率为（0.4 ～ 2.8）/10万。PV患者常见的临床表现为头痛、全身瘙痒、脾大、血栓形成及消化道出血等，PV可进展为骨髓纤维化、急性白血病。治疗的主要目的是在不增加出血风险的前提下预防血栓并发症的发生，控制疾病相关症状以防恶性转化。

一、护理评估

（一）患者评估

1. 一般情况　评估患者年龄，发病时间，有无血栓史、栓塞史，有无心血管高危因素，有无过敏史，一年内体重变化，有无家族史、类似疾病史和长期高原史。

2. 心理-社会状况　评估患者对疾病相关知识及治疗的了解情况、精神状态、家庭成员及经济状况等。

（二）病情评估

1. 症状与体征　评估患者有无多血貌相关体征，有无头痛、眩晕、视力障碍、肢端麻木等血栓形成表现，有无肝、脾肿大，有无体质性症状，有无不能解释的发热或重度盗汗，采用骨髓增殖性肿瘤总症状量表（MPN-SAF-TSS，简称MPN-10）对患者进行症状性负荷评估，评估内容包括疲劳、早饱感、腹部不适、皮肤瘙痒、骨痛、活动力下降、注意力下降、体重下降、不能解释的发热、盗汗等症状。

2. 实验室检查　血常规、骨髓象、生化及肝、脾超声或CT等检查。

二、护理

（一）一般护理

1. 饮食上给予低脂饮食，不宜食用动物性蛋白和脂肪。如合并消化性溃疡者膳食宜少量、多餐、易消化为原则；合并高尿酸血症者，忌高嘌呤及酸性食物。

2. 保持周身皮肤清洁，皮肤瘙痒时避免搔抓，以防引起出血感染。

3. 有红细胞单采术指征的患者，加强单采前、中、后的观察与护理，是保障治疗安全、有效、顺利完成的重要措施。

（二）病情观察

1. 观察血管神经系统症状　早期有头痛、头胀、耳鸣、眩晕、健忘、肢体麻木、乏力、出汗等；重者可出现复视、盲点和视物模糊；严重者可发生意识障碍、痴呆、瘫痪症状。

2. 观察血栓形成和栓塞症状　发生在脑动脉、冠状动脉和外周动脉；发生在肺部、肠系膜、肝、脾和门静脉的血栓性静脉炎伴栓塞。

3. 观察出血症状　鼻出血、牙龈出血和皮肤黏膜瘀点、瘀斑等。

4. 观察组织胺水平增高的表现　皮肤严重瘙痒，伴荨麻疹，常见为面部、耳、唇、手掌和结膜充血，呈暗红色，如醉酒样；视网膜和口腔黏膜也可出现明显充血。

（三）用药护理

1. 治疗原则　治疗方法的选择主要依据血栓发生危险度分级，低危组患者以低剂量阿司匹林治疗为主；中危组患者的治疗选择尚无共识；高危组患者则在低剂量阿司匹林及单采治疗的基础上联合羟基脲或干扰素α等降细胞治疗；对于处在多血症期治疗的患者其目标是控制HCT＜45%。

2. 药物治疗

（1）阿司匹林：已排除阿司匹林禁忌证的患者，建议使用小剂量阿司匹林75～100mg/d治疗，不能耐受者可选用口服双嘧达莫防止血栓栓塞。

（2）羟基脲：口服羟基脲的患者，观察发热、肺炎、皮肤/黏膜损害等不良反应。

（3）干扰素α（IFN-α）：皮下注射IFN-α不良反应包括流感样症状、疲劳、肌肉骨骼疼痛、神经精神症状。

（4）芦可替尼：用于治疗羟基脲疗效不佳或不耐受的PV患者，常见的不良反应包括贫血、血小板减少、中性粒细胞减少及感染等。

3. 红细胞单采术　红细胞单采术不但可去除血液中过多的红细胞，降低血液黏度，还将其他血液成分回输，避免了血浆蛋白、白细胞、血小板、凝血因子等有效成分丢失，同时既保持血容量平衡又补充等量的生理盐水，避免了低血容量综合征的发生，减少了血栓的风险。治疗前后需检测血常规、凝血功能、肝功能、肾功能（电解质）；所需时间可长达几小时，要提前做好心理准备；单采红细胞可刺激骨髓造血，术后需要应用骨髓抑制的药物来巩固疗效，临床中每采集红细胞200ml可降低血红蛋白10g/L左右，当红细胞数量降至6×10^{12}/L，血红蛋白水平降至150g/L，红细胞比容降至50%以下时，可以停止红细胞单采。

（四）心理护理

给予患者心理护理，耐心解释，使其增强治疗信心。

三、健康教育

（一）疾病知识介绍

PV患者特点为外周血总容量绝对增多，血液黏滞度增高，常伴白细胞和血小板计数升高、脾大，病程中可出现出血、血栓形成等并发症。根据患者年龄及既往是否发生过血栓事件分为低危组、中危组和高危组。

（二）自我护理

1. 指导患者远离容易诱发血栓形成的危险因素，如吸烟、高血压、高胆固醇血症和肥胖等。

2. 指导患者及家属预防感染注意事项，如减少探视人员，患者保持良好个人卫生，注意手卫生，病室要按时通风，保证饮食卫生等。

3．指导患者正确认识和对待疾病，减轻因病情反复、皮肤变化影响外观形象而引起的焦虑不安、情绪低落。

4．告知患者观察自身病情变化，重点观察有无血栓形成、皮肤瘙痒、消化道不适及出血倾向等症状，告知血栓形成风险及预防措施。

5．讲解红细胞单采术等治疗目的、方法及注意事项，消除患者的恐惧心理，安心接受治疗。

（三）出院指导

1．告知患者遵医嘱定期监测血常规，定期门诊随访，按时服药，按时进行巩固治疗，有复发征象及时就诊。

2．指导患者出院后合理饮食与休息，饮食宜清淡，鼓励多饮水，忌饮酒。

3．避免出入公共场所，减少感染与外伤机会。

四、临床路径护理表单

1．真性红细胞增多症临床护理表单

适用对象：第一诊断为真性红细胞增多症

患者姓名：________性别：________年龄：________住院号：________

住院日期：____年__月__日　出院日期：____年__月__日　标准住院日：10天内

时间	住院第1天	住院第2天
健康宣教	□ 入院宣教：介绍病房环境、设施、医院相关制度、主管医生和护士 □ 告知各项检查的目的及注意事项 □ 告知红细胞单采注意事项（必要时） □ 安全宣教 □ 指导饮食、卫生、活动等 □ 指导漱口和坐浴的方法 □ 介绍自助缴费、查询报告方法 □ 做好心理安慰，减轻患者入院后紧张、焦虑情绪	□ 宣教疾病知识 □ 介绍骨髓穿刺的目的、方法和注意事项 □ 告知各项检查的目的及注意事项 □ 做好用药指导 □ 指导饮食、卫生、活动等 □ 安全宣教 □ 告知容易诱发血栓形成的心血管高危因素及预防措施
护理处置	□ 准确核对患者信息，协助佩戴腕带 □ 入院护理评估：询问病史、相关查体、血常规、动脉血气分析、检查皮肤及黏膜状况、营养状况、血管情况等；危险因素评估（特别是有血栓形成的危险） □ 监测和记录生命体征 □ 建立护理记录（病危、重患者） □ 完成各项化验检查的准备和留取	□ 完成各项化验检查标本的留取并及时送检 □ 遵医嘱完成相关检查 □ 针对高危因素持续护理评估
基础护理	□ 根据患者病情和生活自理能力确定护理级别（遵医嘱执行） □ 卫生处置：剪指（趾）甲，沐浴（条件允许时），更换病号服 □ 晨晚间护理 □ 安全护理 □ 口腔护理 □ 肛周护理	□ 执行分级护理 □ 晨晚间护理 □ 安全护理 □ 口腔护理 □ 肛周护理
专科护理	□ 执行血液病护理常规 □ 病情观察 □ 红细胞单采护理（必要时） □ 心理护理	□ 观察患者病情变化、血红蛋白及红细胞计数变化 □ 对症护理（头痛、眩晕、高血压等） □ 心理护理
重点医嘱	□ 详见医嘱执行单	□ 详见医嘱执行单
病情变异记录	□ 无　□ 有，原因： 1. 2.	□ 无　□ 有，原因： 1. 2.
签名执行时间		

时间	住院第3～9天	住院第10天（出院日）
健康宣教	□ 介绍疾病治疗、护理知识 □ 告知活动时注意事项 □ 介绍药物作用、副作用及注意事项 □ 告知血栓形成风险及预防措施 □ 红细胞单采注意事项（必要时） □ 心理指导	□ 出院宣教：用药、饮食、卫生、休息、定期复查项目、复查日期等 □ 指导办理出院手续 □ 告知患者科室联系电话 □ 指导关注科室公众号 □ 定期门诊随访
护理处置	□ 遵医嘱完成相关化验检查 □ 遵医嘱用药 □ 遵医嘱及时给予对症治疗 □ 注意保护静脉，做好静脉选择	□ 为患者领取出院带药 □ 发放出院指导宣教材料 □ 协助整理患者用物 □ 协助取下患者腕带 □ 完成出院评估 □ 床单位终末消毒
基础护理	□ 执行分级护理 □ 晨晚间护理 □ 安全护理 □ 肛周护理 □ 口腔护理	□ 安全护理（护送出院）
专科护理	□ 密切观察病情变化，重点观察有无血栓形成、皮肤瘙痒、消化道不适及出血倾向等症状 □ 生命体征监测，做好护理记录红细胞单采护理（必要时） □ 心理护理	□ 预防诱发血栓形成的心血管高危因素指导：避免吸烟、高血压、高胆固醇血症、肥胖等 □ 心理护理
重点医嘱	□ 详见医嘱执行单	□ 详见医嘱执行单
病情变异记录	□ 无　□ 有，原因： 1. 2.	□ 无　□ 有，原因： 1. 2.
签名执行时间		

2．真性红细胞增多症临床患者表单

适用对象：第一诊断为真性红细胞增多症

患者姓名：__________性别：__________年龄：__________住院号：__________

住院日期：____年__月__日　　出院日期：____年__月__日　　标准住院日：10天内

时间	住院第1天	住院第2天
医患配合	□ 接受询问病史、收集资料，请务必详细告知既往史、用药史、过敏史 □ 请明确告知既往用药情况 □ 配合进行体格检查 □ 配合完成化验检查 □ 配合进行相关检查（胸片、心电图、B超等） □ 签署相关知情同意书 □ 有任何不适请告知医生	□ 配合完成相关检查（B超、心电图、胸片等） □ 配合完成化验检查（血常规、生化、凝血检查及血气分析等） □ 配合骨髓穿刺、活检等 □ 配合用药 □ 有任何不适请告知医生
护患配合	□ 配合护士查对信息、佩戴腕带 □ 配合测量体温、脉搏、呼吸、血压、身高、体重 □ 配合完成入院护理评估（回答护士询问病史、过敏史、用药史） □ 接受入院宣教（环境介绍、病室规定、探视陪护制度、送餐订餐制度、贵重物品保管、自助缴费及查询等） □ 配合采集血、尿标本 □ 配合红细胞单采术（必要时） □ 接受安全指导（防跌倒、磕碰） □ 有任何不适请告知护士	□ 配合测量体温、脉搏、呼吸、血压、血氧 □ 配合各项检查（需要空腹的请遵照执行） □ 配合采集临床各类标本 □ 接受疾病知识介绍 □ 接受用药指导 □ 接受血栓预防指导 □ 配合红细胞单采（必要时） □ 接受心理护理 □ 接受基础护理 □ 接受安全护理 □ 有任何不适请告知护士
饮食	□ 遵医嘱饮食 □ 宜进食低脂、清淡饮食	□ 遵医嘱饮食 □ 宜进食低脂、清淡饮食
排泄	□ 尿便异常时及时告知医护人员	□ 尿便异常时及时告知医护人员
活动	□ 根据病情适当活动 □ 有眩晕症状患者应卧床休息，减少活动	□ 根据病情适当活动 □ 有眩晕症状患者应卧床休息，减少活动
签字执行时间		

时间	住院第3～9天	住院第10天（出院日）
医患配合	□ 配合相关检查 □ 配合用药 □ 配合各种治疗 □ 有任何不适请告知医生	□ 接受出院前指导 □ 遵医嘱出院后用药 □ 知晓复查时间 □ 获取出院诊断书
护患配合	□ 配合定时测量生命体征 □ 配合各种相关检查 □ 配合采集临床标本 □ 配合完成持续护理评估 □ 配合输液、注射、服药等治疗 □ 接受疾病知识介绍和用药指导 □ 配合红细胞单采（必要时） □ 接受预防血栓相关宣教及措施 □ 接受基础护理 □ 接受安全护理 □ 接受心理护理 □ 有任何不适请告知护士	□ 接受出院宣教 □ 办理出院手续 □ 获取出院带药 □ 知道服药方法、作用、注意事项 □ 知道预防血栓的措施 □ 知道复印病历的方法 □ 配合护士取下腕带
饮食	□ 遵医嘱饮食 □ 宜低脂饮食，避免进食生冷、辛辣和刺激饮食	□ 正常饮食 □ 宜低脂饮食，避免进食生冷、辛辣和刺激饮食
排泄	□ 尿便异常时及时告知医护人员	□ 尿便异常及时就诊
活动	□ 根据病情适当活动 □ 有眩晕症状患者应卧床休息，减少活动	□ 适当活动，避免疲劳 □ 有头痛眩晕症状时应卧床休息，减少活动
签字执行时间		

3．真性红细胞增多症临床健康教育表单

适用对象：第一诊断为真性红细胞增多症

患者姓名：__________性别：__________年龄：__________住院号：__________

住院日期：____年__月__日　　出院日期：____年__月__日　　标准住院日：10天内

时间	住院第1天	住院第2天
主要健康宣教工作	患者诊断基本明确 □ 热情接待患者及家属，介绍自己，介绍其责任护士、主管医生、护士长、科主任姓名 □ 介绍病房环境、设施和设备，引导患者熟悉病房环境，如同室病友、水房、卫生间、标本放置处、护士站、医生办公室、就餐地点等，消除患者对陌生环境的紧张和不适感 □ 介绍规章制度（作息、探视、陪护、请假、安全制度），取得患者配合 □ 介绍骨髓穿刺的目的及注意事项 □ 告知各项检查的目的及注意事项 □ 介绍自助缴费、查询报告的方法 □ 告知红细胞单采注意事项（必要时） □ 根据药物向患者讲解静脉途径的选择 □ 安全宣教，告知患者如厕时不要锁门，门外要有人等候，防止晕倒。患者不能私自外出，需要外出检查必须经医生、护士同意，并由陪检人员陪同 □ 指导饮食、卫生、活动等方法 □ 指导漱口和坐浴的方法 □ 积极主动与患者沟通，了解患者需要，尽量满足患者；做好心理安慰，减轻患者入院后焦虑、紧张的情绪	患者诊断检查中、后 □ 向患者及家属宣教疾病相关知识 □ 向患者介绍静脉输液方式的选择及输液的注意事项 □ 介绍骨髓穿刺的目的、方法和注意事项 □ 告知各项检查目的及注意事项 □ 做好用药指导，不得擅自停药，如有疑问或不适应立即与医护人员联系 □ 指导饮食、卫生、活动等方法 □ 协助患者完成MPN相关症状负荷评估 □ 安全宣教 □ 告知容易诱发血栓形成的心血管高危因素及预防措施 □ 指导患者及家属预防感染注意事项，如减少探视人员，患者保持良好个人卫生，注意手卫生，病室要按时通风，保证饮食卫生等
效果评价	□ 掌握 □ 基本掌握 其他：	□ 掌握 □ 基本掌握 其他：
护士签名时间		

时间	住院第3～9天	住院第10天（出院日）
主要健康宣教工作	患者明确诊断后 □ 介绍疾病治疗、护理知识 □ 指导其远离容易诱发血栓形成的危险因素，如吸烟、高血压、高胆固醇血症和肥胖等 □ 告知活动时注意事项 □ 介绍药物作用、副作用及注意事项 □ 密切观察病情变化，重点观察有无血栓形成、皮肤瘙痒、消化道不适及出血倾向等症状，告知血栓形成风险及预防措施 □ 介绍红细胞单采注意事项，做好护理记录红细胞单采护理（必要时） □ 给予心理指导，耐心解释，使其增强治疗信心	患者明确诊断后 □ 指导患者办理出院手续 □ 有出院带药的患者为其备好出院带药并告知药物的使用方法 □ 指导关注科室公众号 □ 完成患者出院评估 □ 向患者发放出院指导，告知患者科室联系电话，有急事可电话咨询医生 □ 指导其发生紧急情况时的处理方法 □ 指导患者出院后合理饮食与休息，饮食宜清淡，鼓励多饮水，忌饮酒 □ 告知患者遵医嘱定期监测血常规，定期门诊随访，按时服药，按时进行巩固治疗，复发征象及时就诊 □ 指导其避免出入公共场所，减少感染与外伤机会
效果评价	□ 掌握 □ 基本掌握 其他：	□ 掌握 □ 基本掌握 其他：
护士签名时间		

（李俊杰　赵金影）

第二十四节 原发性血小板增多症护理

原发性血小板增多症（essential thrombocythemia，ET）是起源于造血干细胞的克隆性骨髓增殖性肿瘤，以骨髓巨核细胞异常增殖为主。多见于中年以上成年人，其发病率为（0.38～1.70）/10万。临床上主要表现为自发性出血倾向和/或血栓形成，根据患者血栓风险分组选择治疗方案，达到预防和治疗血栓合并症的治疗目的。

一、护理评估

（一）患者评估

1．一般情况　评估患者年龄，有无血管性头痛、头晕、视物模糊，有无心血管高危因素（如高血压、高血脂、糖尿病、吸烟和充血性心力衰竭），有无血管栓塞史（卒中、短暂性脑缺血发作、心肌梗死、外周动脉血栓和下肢静脉、肝静脉、门静脉和肠系膜静脉等深静脉血栓），有无家族类似疾病史。

2．心理-社会状况　评估患者对疾病相关知识及治疗的了解情况、精神状态、家庭成员及经济状况等。

（二）病情评估

1．症状与体征　评估患者有无血管性头痛、头晕、视物模糊、肢端感觉异常等神经系统症状，有无手足发绀，有无体质性症状，使用骨髓增殖性肿瘤总症状量表（MPN-SAF-TSS，简称MPN-10）对患者进行症状性负荷评估，评估内容包括疲劳、早饱感、腹部不适、皮肤瘙痒、骨痛、活动力下降、注意力下降、体重下降、不能解释的发热、盗汗等症状。

2．实验室检查　血常规、骨髓象、生化及肝、脾超声或CT等检查。

二、护理

（一）一般护理

1．观察患者病情变化，有出血和脾大等症状的患者，加强安全护理。

2．评估疼痛部位、时间、分级，遵医嘱正确给药。

3．加强营养，增强机体抵抗力。

（二）病情观察

1．观察有无出血倾向，如鼻出血和牙龈出血。

2．观察患者有无头痛、眩晕、视力障碍、肢端麻木等表现，预防早期血栓形成，进行妥善处置。

3．血栓形成一般发生在小血管，老年患者多见，观察患者有无局部疼痛、烧灼感、红肿和发热，甚至是发生青紫或坏死。

4．观察脾大患者病情变化，避免碰撞。

（三）用药护理

1．治疗目标　ET的治疗目标是预防和治疗血栓合并症，血小板计数应控制在＜600×10^9/L，理想目标值为＜400×10^9/L。根据患者病情等因素进行血栓风险分组，进而选择治疗药物。

2．阿司匹林为有效的辅助治疗药物，对缺血症状特别有效，但可引起严重出血，进行动态评估并根据评估结果调整治疗选择。PLT＞1000×10^9/L的患者服用阿司匹林可增加出血风险，应慎用。PLT＞1500×10^9/L的患者不推荐服用阿司匹林。对阿司匹林不耐受的患者可换用氯吡格雷。

3．降细胞治疗一线药物包括羟基脲和干扰素。

（四）心理护理

为患者讲解疾病相关知识，树立战胜疾病的信心，保持良好的情绪状态。

三、健康教育

（一）疾病知识介绍

ET又称出血性、真性或特发性血小板增多症，病程缓慢且无长期症状，与其他骨髓增殖性疾病不同，发热、盗汗、体重减轻等体质性症状较少见，体格检查约40%患者仅发现脾大，一般为轻度或中度肿大，可发生脾萎缩和脾梗塞。出血可为自发性，也可因外伤或手术引起。

（二）自我护理

1．介绍疾病治疗、护理知识，观察有无出现并发症，如血栓等；告知活动时注意事项，减少出血。

2．指导患者及家属预防感染注意事项，如减少探视人员，患者保持良好个人卫生，注意手卫生，病室要按时通风等。

3．详细告知治疗应用药物的名称、作用、副作用，注意药物不良反应，如消化道反应、发热、皮疹等反应。

4．评估疼痛部位、时间、分级，遵医嘱正确给药。

5．指导患者远离容易诱发血栓形成的危险因素，如吸烟、高血压、高胆固醇血症和肥胖等。

（三）出院指导

1．定期复查，如每周血常规。

2．注意药物不良反应，如消化道反应、发热、皮疹等。

3．注意自我保护，地面应防滑，走廊、卫生间安装扶手，防止外伤出血。

4．居住环境保持清洁，空气新鲜，阳光充足，温湿度适宜，尽量少接触探望人员，防止交叉感染。

5．适当锻炼，如散步、打太极拳、慢跑等，增强机体抵抗力。

四、临床路径护理表单

1．原发性血小板增多症临床护理表单

适用对象：第一诊断为原发性血小板增多症

患者姓名：＿＿＿＿＿性别：＿＿＿＿＿年龄：＿＿＿＿＿住院号：＿＿＿＿＿

住院日期：＿＿年＿月＿日　　出院日期：＿＿年＿月＿日　　标准住院日：10天内

时间	住院第1天	住院第2天
健康宣教	□ 入院宣教：介绍病房环境、设施、医院相关制度、主管医生和护士 □ 告知各项检查的目的及注意事项 □ 指导饮食、卫生、活动等 □ 介绍骨髓穿刺的目的、方法和注意事项 □ 安全宣教 □ 做好心理安慰，减轻患者入院后焦虑、紧张的情绪 □ 介绍自助缴费、查询报告方法 □ 介绍药物的副作用、注意事项	□ 向患者及家属讲解疾病知识 □ 指导患者观察周身有无新发出血 □ 告知患者，如有不适及时通知医护人员 □ 告知各项检查的目的及注意事项 □ 指导饮食、卫生、活动等 □ 安全宣教
护理处置	□ 准确核对患者信息，协助患者佩戴腕带 □ 准确测量患者生命体征，并做好记录 □ 入院护理评估：询问病史、相关查体、血常规、凝血八项、检查皮肤黏膜有无出血、营养状况、血管情况等；危险因素评估；签署告知书；悬挂安全标志 □ 根据医嘱准确给药 □ 根据药物向患者讲解静脉途径的选择 □ 根据护理级别书写护理记录并准确交接班 □ 危重患者制订护理计划 □ 卫生处置：剪指（趾）甲，更换病号服 □ 完成各项化验检查的准备和留取（加急化验及时采集标本并送检）	□ 完成各项化验检查标本的留取并及时送检 □ 遵医嘱完成相关检查 □ 遵医嘱正确给药 □ 做好患者生活和饮食指导 □ 根据患者病情变化书写护理记录，做好交接 □ 针对高危因素持续护理评估
基础护理	□ 根据患者病情和生活自理能力确定护理级别（遵医嘱执行） □ 晨晚间护理 □ 安全护理	□ 执行分级护理 □ 晨晚间护理 □ 安全护理
专科护理	□ 执行血液病护理常规 □ 病情观察：观察患者有无血栓症状 □ 出血护理：注意观察患者周身及脏器有无出血 □ 观察患者病情变化 □ 观察用药后的副作用 □ 心理护理	□ 执行血液病护理常规 □ 病情观察：观察患者有无血栓症状 □ 出血护理：注意观察患者周身及脏器有无出血 □ 观察患者病情变化 □ 观察用药后的副作用 □ 心理护理
重点医嘱	□ 详见医嘱执行单	□ 详见医嘱执行单
病情变异记录	□ 无　□ 有，原因： 1. 2.	□ 无　□ 有，原因： 1. 2.
签名执行时间		

时间	住院第3～9天	住院第10天（出院日）
健康宣教	□ 介绍疾病治疗、护理知识 □ 告知活动时注意事项，减少出血 □ 介绍药物作用、副作用 □ 告知治疗应用药物的作用、副作用及注意事项 □ 指导患者输液、采血等拔针后按压至出血停止 □ 针对危险因素给予健康指导 □ 心理指导	□ 出院宣教：用药、监测血常规、复查日期等 □ 指导办理出院手续 □ 告知患者科室联系电话 □ 定期门诊随访 □ 指导患者养成良好的生活习惯，注意饮食卫生，规律进食，少量多餐，细嚼慢咽，戒烟、戒酒，避免摄入刺激性食物
护理处置	□ 遵医嘱完成相关化验检查 □ 遵医嘱予以药物的输入 □ 注意保护静脉，做好静脉选择 □ 做好患者生活和饮食指导 □ 根据患者病情变化书写护理记录，做好交接 □ 针对高危因素持续护理评估	□ 为患者发放出院带药 □ 协助整理患者用物 □ 协助取下患者腕带 □ 发放出院指导宣教材料 □ 完成出院评估并填写出院问卷 □ 协助患者填写邮寄病历表单 □ 协助患者办理代结算手续 □ 床单位终末消毒
基础护理	□ 执行分级护理 □ 晨晚间护理 □ 安全护理	□ 安全护理（护送出院）
专科护理	□ 观察患者病情变化 □ 病情观察：观察患者有无血栓症状 □ 出血护理：注意观察患者周身及脏器有无出血 □ 生命体征监测，必要时做好重症记录 □ 心理护理：持续评估疾病对患者日常生活、工作的影响，患者对疾病预防及治疗的了解程度等 □ 观察用药反应 □ 做好静脉通路护理	□ 预防药物副作用指导 □ 心理护理
重点医嘱	□ 详见医嘱执行单	□ 详见医嘱执行单
病情变异记录	□ 无 □ 有，原因： 1. 2.	□ 无 □ 有，原因： 1. 2.
签名执行时间		

2．原发性血小板增多症临床患者表单

适用对象：第一诊断为原发性血小板增多症

患者姓名：__________性别：__________年龄：__________住院号：__________

住院日期：____年__月__日　　出院日期：____年__月__日　　标准住院日：10天内

时间	住院第1天	住院第2天
医患配合	□ 接受询问病史、收集资料，请务必详细告知既往史、用药史、过敏史 □ 明确告知医生既往用药情况 □ 配合进行体格检查 □ 配合进行相关检查（B超、心电图、胸片等） □ 配合完成化验检查 □ 配合骨髓穿刺、活检等 □ 签署相关知情同意书 □ 有任何不适请告知医生	□ 配合完善相关检查（胸片、心电图、出血部位影像学检查、脏器B超、关节平片或MRI、头颅CT等） □ 配合完善化验：血常规、尿常规、便常规＋潜血；肝肾功能、电解质、输血前病原学检查、血型、凝血八项 □ 配合用药 □ 有任何不适请告知医生
护患配合	□ 配合护士核对信息并佩戴腕带 □ 配合测量体温、脉搏、呼吸、血压、身高、体重 □ 配合完成入院护理评估（准确回答护士询问病史、过敏史、用药史） □ 配合护士完成危险因素的评估 □ 接受入院宣教（环境介绍、病室规定、探视陪护制度、送餐订餐制度、贵重物品保管等） □ 学会使用自助缴费机查询系统，绑定关注医院公众号 □ 保持个人卫生及病室环境 □ 配合选择静脉输液途径 □ 有任何不适请告知护士	□ 配合测量体温、脉搏、呼吸 □ 配合每日询问排便 □ 配合各项检查（需要空腹的请遵照执行） □ 配合采集血标本 □ 接受疾病知识介绍 □ 接受用药指导 □ 有出血的患者配合护士采用局部止血措施 □ 接受用药指导 □ 接受心理护理 □ 接受基础护理 □ 有任何不适请告知护士
饮食	□ 遵医嘱饮食 □ 养成良好的生活习惯，注意饮食卫生，规律进食，少量多餐，细嚼慢咽，戒烟、戒酒，避免摄入刺激性食物	□ 遵医嘱饮食 □ 养成良好的生活习惯，注意饮食卫生，规律进食，少量多餐，细嚼慢咽，戒烟、戒酒，避免摄入刺激性食物
排泄	□ 尿便异常特别是有出血时及时告知医护人员	□ 尿便异常特别是有出血时及时告知医护人员
活动	□ 有出血倾向者应限制活动，卧床休息，出血停止后逐渐增加活动量 □ 有血栓者制动	□ 有出血倾向者应限制活动，卧床休息，出血停止后逐渐增加活动量 □ 有血栓者制动
签字执行时间		

时间	入院第3～9天	入院第10天（出院日）
医患配合	□ 配合相关检查 □ 配合用药 □ 配合各种治疗 □ 有任何不适请告知医生	□ 接受出院前指导 □ 遵医嘱出院后用药 □ 知道复查时间 □ 获取出院诊断书
护患配合	□ 配合定时测量生命体征 □ 配合每日询问排便 □ 配合各种相关检查 □ 配合采集血标本 □ 接受输液、服药等治疗 □ 接受疾病知识介绍和用药指导 □ 接受预防出血措施 □ 接受基础护理 □ 接受心理护理 □ 有任何不适请告知护士	□ 配合护士完成出院评估 □ 接受出院宣教 □ 办理出院手续 □ 获取出院带药 □ 知道服药方法、作用、注意事项 □ 办理邮寄病历手续 □ 办理代结算手续 □ 填写出院患者满意度问卷
饮食	□ 正常饮食 □ 养成良好的生活习惯，注意饮食卫生，规律进食，少量多餐，细嚼慢咽，戒烟、戒酒，避免摄入刺激性食物	□ 正常饮食 □ 养成良好的生活习惯，注意饮食卫生，规律进食，少量多餐，细嚼慢咽，戒烟、戒酒，避免摄入刺激性食物
排泄	□ 尿便异常特别是有出血时及时告知医护人员	□ 尿便异常特别是有出血时及时就诊
活动	□ 有出血倾向者应限制活动，卧床休息，出血停止后逐渐增加活动量 □ 有血栓者制动	□ 适当活动，避免疲劳 □ 注意安全，避免外伤，减少出血
签字执行时间		

3．原发性血小板增多症临床健康教育表单

适用对象：第一诊断为原发性血小板增多症

患者姓名：__________性别：__________年龄：__________住院号：__________

住院日期：____年__月__日　　出院日期：____年__月__日　　标准住院日：10天内

时间	住院第1天	住院第2天
主要健康宣教工作	患者诊断基本明确 □ 热情接待患者及家属，介绍自己，介绍其责任护士、主管医生、护士长、科主任姓名 □ 介绍病房环境、设施和设备，引导患者熟悉病房环境，如同室病友、水房、卫生间、标本放置处、护士站、医生办公室、就餐地点等，消除患者对陌生环境的紧张和不适感 □ 介绍规章制度（作息、探视、陪护、请假、安全制度），取得患者配合 □ 介绍骨髓穿刺的目的及注意事项 □ 告知各项检查的目的及注意事项 □ 根据药物向患者讲解静脉途径的选择 □ 危重患者制订护理计划（必要时） □ 指导观察患者周身及脏器有无出血 □ 指导饮食、卫生、活动等方法 □ 指导漱口和坐浴的方法 □ 介绍自助缴费、查询报告的方法 □ 安全宣教：告知患者如厕时不要锁门，门外要有人等候，防止晕倒。患者不能私自外出，需要外出检查必须经医生、护士同意，并由陪检人员陪同 □ 积极主动与患者沟通，了解患者需要，做好心理安慰	患者诊断检查中、后 □ 向患者及家属宣教疾病相关知识 □ 向患者介绍静脉输液方式的选择及输液的注意事项 □ 完成骨髓穿刺及相关化验，必要时给予会诊 □ 告知各项检查目的及注意事项 □ 做好用药指导，不得擅自停药，如有疑问或不适应立即与医护人员联系 □ 指导患者观察周身有无新发出血 □ 指导饮食、卫生、活动等方法，加强营养，增强机体抵抗力 □ 协助患者完成MPN相关症状负荷评估 □ 安全宣教 □ 指导患者及家属预防感染的注意事项，如减少探视人员，患者保持良好个人卫生，注意手卫生，病室要按时通风等
效果评价	□ 掌握 □ 基本掌握 其他：	□ 掌握 □ 基本掌握 其他：
护士签名时间		

时间	住院第3～9天	住院第10天（出院日）
主要健康宣教工作	患者明确诊断后 □ 介绍疾病治疗、护理知识 □ 观察有无出现并发症，如血栓等；告知活动时注意事项，减少出血 □ 详细告知治疗应用药物的名称、作用、副作用，注意药物不良反应，如消化道反应、发热、皮疹等 □ 指导患者输液、采血等拔针后按压至出血停止 □ 复查相关化验，如血常规、生化、电解质等 □ 评估疼痛部位、时间、分级，遵医嘱正确给药 □ 针对危险因素给予个性化健康指导 □ 给予心理指导，耐心解释，使其增强治疗信心	患者明确诊断后 □ 指导患者办理出院手续 □ 有出院带药的患者为其备好出院带药并告知药物的使用方法 □ 指导关注科室公众号 □ 完成患者出院评估 □ 向患者发放出院指导，告知患者科室联系电话，有急事可电话咨询医生 □ 指导患者发生紧急情况时的处理方法 □ 患者定期门诊随访，如每周血常规 □ 指导患者养成良好的生活习惯，注意饮食卫生，规律进食，少量多餐，细嚼慢咽，戒烟、戒酒，避免摄入刺激性食物 □ 注意自我保护，地面应防滑，走廊、卫生间安装扶手，防止外伤出血 □ 居住环境保持清洁，空气新鲜，阳光充足，温湿度适宜，尽量少接触探望人员，防止交叉感染 □ 适当锻炼，如散步、打太极拳、慢跑等，增强机体抵抗力
效果评价	□ 掌握 □ 基本掌握 其他：	□ 掌握 □ 基本掌握 其他：
护士签名时间		

（李俊杰　赵金影）

第二十五节 儿童白血病护理

儿童白血病（pediatric leukaemia）是儿童时期最常见的恶性肿瘤，占15岁以下儿童恶性肿瘤的25%～30%，20岁以下青少年恶性肿瘤的25%。儿童白血病是一组形态学、细胞遗传学等差异较大的恶性疾病，根据白血病细胞受累系列分为急性髓系白血病（acute myeloid leukemia，AML）和急性淋巴细胞白血病（acute lymphocytic leukemia，ALL）两大类；少数不能明确归类的称为系列不明急性淋巴细胞白血病（acute leukemia of ambiguous lineage，ALAL）。儿童白血病的特点：①ALL发病率高，其中ALL占儿童白血病的75%～80%，AML占15%～20%，其他类型的白血病发病率极低；②髓外白血病发病率高，主要是中枢神经系统和睾丸白血病；③疗效优于成人，其中儿童ALL缓解率可达90%以上，5年以上长期无病生存率高达80%左右；急性早幼粒细胞白血病（acute promyelocytic leukemia，APL）缓解率可达90%～100%，总生存率高达86%～97%。儿童ALL和APL成为高度可治愈的恶性肿瘤。儿童白血病总体上是男性多于女性，美国报道男女发病率之比，ALL为（1.2～1.6）：1，AML为（1.3～2.4）：1。＜5岁为高发年龄。儿童白血病发病具有季节高峰特点，以冬季和春季白血病发病率较高。

由于急性白血病患儿多伴有免疫功能异常，大量化疗药物及治疗过程中激素、免疫抑制剂的应用，可加剧免疫功能受损程度，极易诱发医院感染，也是导致患儿治疗失败、病死的主要原因，所以儿童白血病的护理对本病治疗康复意义重大，在护理方面更加注重预防感染、出血，饮食、安全、心理及家庭护理等，护理的目标旨在提高患儿的生活质量。

一、护理评估

（一）患者评估

1．现病史　记录患儿患病情况及经过，评估患儿症状（贫血、出血、感染）初始时间和严重程度。

2．既往史、个人史　包括疫苗接种史、毒物放射线等接触史、母亲孕期感染史及生产史、生长发育史、有无不良饮食习惯、营养状况、食物和药物过敏史，有无其他重要脏器疾病史和特殊用药史。记录患儿年龄、性别、受教育程度、饮食、尿便、视力、听力及睡眠状况等一般状况。

3．家族史　了解患儿家族肿瘤病史及遗传病史。

4．心理－社会支持状况　了解患儿精神状况、配合程度、心理状态、家庭经济状况和社会支持情况。

（二）病情评估

1．症状与体征评估

（1）观察贫血相关症状，如皮肤黏膜苍白、乏力、心悸、气短等。

（2）观察出血相关症状，如皮肤黏膜出血点、瘀斑，消化道、泌尿道、颅内出血等症状，警惕DIC发生。

（3）观察体温，注意各系统可能出现的感染症状。

（4）观察有无牙龈肿胀、肝大、脾大、淋巴结增大、中枢神经系统损坏、骨痛、关节痛等白血病浸润症状。

2. 实验室检查　血常规、骨髓象、免疫学检查、细胞遗传学等检查。

3. 高危因素评估　对患儿自理能力、跌倒坠床、导管脱落等高危因素进行筛查、评估。

二、护理

（一）一般护理

1. 休息与活动　根据患儿病情状况、体力情况，合理安排活动。

2. 安全防护　患儿穿着合身衣裤和防滑鞋，活动时由家长搀扶，避免跑、跳、活动过度。患儿床上休息时，注意双侧床档保护，禁止床上站立、跑跳，避免床上放置矮凳、便桶，以防坠床；如厕时需由家长陪同，禁止锁门；避免热水袋、冰袋直接接触皮肤，以防烫、冻伤；饭菜、洗漱用水等高温物品应待温度合适后端至患儿床前；尖锐物品妥善放置，严禁患儿取用；避免细小玩具入口鼻；针管等医疗用具不可给患儿玩耍，防止空气栓塞等意外发生；药品置于儿童不能触及处，防止误服；患儿远离电源、门、窗，防止触电、磕伤、挤压伤。

（二）病情观察

儿童白血病是高度异质的疾病，临床表现不尽一致，且患儿病情变化较快，部分患儿不会叙述病情变化或不适症状，应密切观察患儿细微的生命体征变化如体温、脉搏、呼吸、血压、哭声、尿便情况，监测外周血细胞计数和骨髓象情况。观察患儿有无感染、贫血、出血、白细胞浸润的症状和体征。注意观察化疗后的不良反应，了解患儿主诉。

（三）用药护理

1. 保护静脉，预防药液外渗

（1）白血病治疗以化疗为主，具有治疗周期长、对血管伤害性大等特点，而儿童的静脉通路较成人相比存在血管腔细小、不易固定、穿刺时哭闹配合度差的特点，静脉治疗应首选中心静脉导管，以减少反复穿刺对血管造成的渗漏性损伤。注射化疗药前、后应用生理盐水冲管，以减少化疗药对局部血管的刺激。当药物外渗时应根据具体药物选用合适的拮抗剂或利多卡因＋地塞米松局部封闭治疗，辅以硫酸镁或水胶体敷料外敷。

（2）使用PICC输液时应密切观察输液速度，禁止患儿擅自调节液速，防止发生心力衰竭；输液时妥善固定输液管路，预防家长怀抱患儿或提拉床档时误牵拉PICC导致脱出；患儿衣着适中，防止出汗后贴膜松动，或出现皮疹后患儿搔抓而致导管脱出；患儿剧烈咳嗽、哭闹或用力排便后及时查看PICC，预防导管内回血导致堵塞。

（3）留置外周静脉短导管时，由于患儿依从性差，活泼好动，应做到妥善固定，固定方法应不影响对穿刺部位的评估和监测，不影响血液循环或药物治疗。输液时，新生儿、儿童应每小时进行评估，注射腐蚀性药物时至少每小时或更高频次评估，预防液体外渗。

2. 观察药物副作用　警惕化疗药物副作用，及时对症处理。化疗期间鼓励患儿适量增加饮水以保证液体入量，遵医嘱给予碱性药物碱化尿液，防止尿酸血症。

（四）贫血护理

观察患儿贫血的症状和程度，轻度贫血可适当休息，重度贫血需绝对卧床，必要时给予氧气吸入。活动时避免骤起骤立，以免发生晕厥。给予高热量、高蛋白、高维生素及含无机盐丰富的饮食（瘦肉、豆类、新鲜蔬菜和水果），纠正患儿的偏食习惯。遵医嘱输入成分血红细胞，并注意观察输血反应。

（五）出血护理

密切监测患儿血小板、出凝血数值，观察出血部位和量，警惕重要脏器出血。注意个人卫生，预防出血部位感染。穿刺点采用拇指或三指按压法，按压力度以下压0.5～1.0cm为宜，按压时间10～15分钟，血小板低时应延长按压时间。禁食坚硬或多刺的食物，预防跌倒等外伤性出血。保持大便通畅，避免患儿剧烈哭闹，防止诱发颅内出血。遵医嘱输入血小板，并注意观察输血反应。

（六）感染护理

由于白血病患儿白细胞功能和数量异常，不能发挥正常的抗感染作用，常易发生感染。感染是导致白血病患儿死亡的主要原因。因此，要严密观察患儿有无感染灶，做到早期发现，及时控制感染。因此要注意：

1. 监测患儿白细胞计数和生命体征的变化。

2. 病室定时通风，保持空气新鲜，温湿度适宜，温度18～22℃，湿度60%。室内物品精简，并每日进行空气消毒，用消毒湿巾擦拭床单位。

3. 限制陪护和探视人员，减少交叉感染的机会，严禁互串病房、互借玩具。家长接触患儿前应认真洗手。若患儿中性粒细胞$<0.5\times10^9$/L时，实行保护性隔离，如隔离衣、层流床、洁净室等。

4. 养成良好的个人卫生习惯，经常沐浴，保持皮肤清洁，勿撕拉甲周倒刺，蚊虫叮咬处予以碘伏消毒，勿搔抓，预防皮肤感染。患儿及家长不共用洗漱用具。

5. 加强口腔护理，采用鼓漱法正确漱口。每日观察患儿口腔，根据口腔情况选用不同漱口液，口腔无并发症的患儿应坚持刷牙。哺乳期婴幼儿应特别注意奶具的清洁与消毒，每次哺乳后哺喂少量清水或蘸温盐水纱布轻拭患儿牙龈，哺乳前母亲应进行乳房清洁。勤剪指甲，注意手卫生，改掉吮指习惯，原来有龋齿的患儿应选择适宜时机进行修补或拔除病牙。

6. 注意会阴、肛周清洁，每日1∶20碘伏溶液坐浴，防止肛周感染。坐浴时身体向前倾斜45°，将肛门褶皱处皮肤完全打开，以达到最佳效果。男性患儿应注意清洁包皮下污垢。患儿衣裤应宽松透气，较小的孩子尽量不穿开裆裤，使用尿不湿的患儿及时更换。发热及体胖的患儿应注意经常保持局部干燥。一旦发生腹泻应做到及时清洗肛周，用柔软的纸巾擦拭后涂以红霉素眼膏或碘伏原液，防止肛周感染，可使用氯锌油涂抹肛周，起到抗炎、止痒、干燥、收敛作用。

7. 注意骨、腰椎穿刺术后穿刺点局部卫生，防止患儿尿床、出汗或坐浴时污染穿刺点，造成感染。

8. 发热患儿密切监测生命体征变化，预防高热惊厥和电解质紊乱。及时给予退热治疗，不可用酒精擦浴。遵医嘱应用抗生素，且现用现配。及时补充水分和营养，注意休息。

（七）饮食指导

1. 饮食以高蛋白、高维生素、高热量、低脂肪、低糖食物为主，补充足够的水分和电解质。少食多餐，避免生、冷、硬、油炸、腌制、刺激性食物，保证食材卫生，患儿有独立餐具，中性粒细胞≤0.5×10^9/L时，建议所有食物用高压/微波灭菌。

2. 使用门冬酰胺酶药物治疗前数日至治疗结束半月左右均给予低脂饮食，并保证优质蛋白质的摄入，烹调方式宜选择清蒸、水煮，或以少量植物油炒制。由于儿童自制力较差，加之美食的诱惑，患儿往往会喜欢吃味道鲜美的高脂类食物，若家长溺爱患儿，则易诱发急性胰腺炎。

3. 使用激素类药物治疗期间应严格控制患儿食量，每餐七分饱，可适当加餐，并注意患儿大便情况，避免因食量过多造成胃肠道负担太重而引发肠梗阻、阑尾炎等并发症，并注意补钙。

4. 对于反复呕吐的患儿，不宜强行要求其进食、进水，应及时与医生进行沟通寻找原因并行相应的治疗。

5. 腹泻患儿建议食用纤维含量少的食物，避免食用不易消化、易产气的食物。便秘患儿在保证易于消化的前提下，增加高纤维食物的摄入。

6. 体重超标的患儿应控制总能量摄入，防止肥胖导致机体对化疗药物产生耐药性，增加复发的风险。

（八）心理护理

1. 了解患儿性格特点、家庭环境、社会支持系统，给予适当的安慰和协助，缓解患儿负性情绪，提高依从性。患儿住院过程中，由于恐惧可出现哭闹、打、踢、跑等拒绝行为，护士可与患儿进行医疗游戏，根据患儿理解程度，用通俗易懂的语言向患儿讲解相关治疗和操作，满足患儿的好奇心，并用激励和奖励的方式让患儿配合操作。

2. 讲解因使用激素或化疗药物时会出现面部痤疮、脱发等不良反应，待病情缓解后随着药物剂量减少，不良反应会逐渐消失，保护患儿自尊心。

3. 应鼓励患儿讲出自己所关注的问题并及时给予有效的心理疏导，增强康复信心，积极配合治疗。针对青春期患儿，护士应当运用沟通交流技巧建立良好的护患关系，增加其安全感，并使患儿充分表达其情绪反应。协调并促进青少年病友间的相互了解，丰富患儿的精神生活，满足其参与活动的需要。

三、健康教育

1. 疾病知识介绍　向家长和患儿讲述有关疾病的知识和化疗的不良反应，学习护理技巧，避免意外伤害。可采用图文、绘本等利于患儿理解的形式进行健康教育，培养患儿良好的卫生习惯，合理饮食，注意合理安排休息与活动，学会预防感染、贫血、出血、中心静脉导管脱出的护理知识。

2. 出院指导　遵医嘱定期复查血常规及骨髓象，按时服用药物，不可擅自停用药物或停止治疗。中心静脉导管定期到门诊进行维护，妥善固定导管，警惕导管意外脱出。食物均由家长亲自烹饪，避免购买成品、半成品直接食用或在外就餐。注意院外安全，养成规律作息时间，适当锻炼身体。

四、临床路径护理表单

1．初治儿童急性淋巴细胞白血病临床护理表单

适用对象：第一诊断为初治儿童急性淋巴细胞白血病，拟行诱导化疗

患者姓名：________性别：______年龄：________门诊号：________住院号：________

住院日期：____年__月__日　出院日期：____年__月__日　标准住院日：32天内

时间	住院第1天	住院第2天
健康教育	□ 入院介绍：病区、病房环境、设施、医院相关制度、主管医生和责任护士 □ 告知医院规章制度（作息、探视、陪护、请假、安全制度等） □ 告知佩戴腕带的重要性 □ 告知各项检查的目的及注意事项 □ 安全防护、预防出血相关知识介绍 □ 讲解输血不良反应及注意事项（必要时） □ 介绍静脉输液方式的选择及输液的注意事项，中心静脉置管术前谈话、签署置管同意书（必要时） □ 讲解药物副作用和用药注意事项，增加饮水 □ 讲解出入量的记录方法（必要时） □ 做好心理安慰，减轻入院后焦虑、紧张的情绪	□ 介绍疾病相关知识 □ 指导饮食、个人卫生 □ 指导预防感染和出血的护理措施 □ 讲解骨髓穿刺、活检的目的、方法和注意事项 □ 讲解药物不良反应和用药注意事项，增加饮水 □ 讲解输血不良反应及注意事项（必要时） □ 介绍中心静脉置管术前准备、术中配合、术后指导知识教育（必要时） □ 输液安全和活动安全指导 □ 心理护理，了解需求，尽量协助解决
护理处置	□ 准确核对患儿信息，协助其佩戴腕带 □ 入院护理评估：询问病史、过敏史、相关查体、血常规、检查皮肤黏膜有无出血、营养状况、卫生状况、血管情况、配合程度；危险因素评估 □ 监测和记录生命体征 □ 建立护理记录（病危、重患儿） □ 准确记录24小时出入量（必要时） □ 签署中心静脉置管知情同意书 □ 卫生处置：剪指（趾）甲，更换干净衣物 □ 完成各项化验检查	□ 完成各项化验标本的留取并及时送检 □ 遵医嘱完成相关治疗、检查 □ 签署中心静脉置管知情同意书 □ 针对高危因素持续护理评估 □ 遵医嘱准确记录24小时出入量或重症记录（必要时） □ 完成中心静脉置管（条件允许时） □ 执行预防感染及出血护理措施
基础护理	□ 一级护理　□ 口腔护理 □ 晨晚间护理　□ 肛周护理 □ 安全防护	□ 一级护理　□ 口腔护理 □ 晨晚间护理　□ 肛周护理 □ 安全防护
专科护理	□ 执行儿童血液病护理常规 □ 填写患儿危险因素评估表（必要时） □ 感染、出血护理 □ 输血护理（必要时） □ 观察病情 □ 心理护理	□ 观察患儿病情变化，重点观察有无出血倾向 □ 感染、出血护理 □ 输血护理（必要时） □ 心理护理
重点医嘱	□ 详见医嘱执行单	□ 详见医嘱执行单
病情变异记录	□ 无　□ 有，原因： 1. 2.	□ 无　□ 有，原因： 1. 2.
签名执行时间		

时间	住院第3～7天	住院第8～15天
健康教育	□ 化疗相关知识介绍 －告知药物作用、副作用及注意事项 －化疗期间注意低脂饮食和卫生 －化疗期间指导多饮水，保持排便通畅 －手卫生、加强漱口、坐浴 □ 安全防护介绍 □ 指导预防感染和出血 □ 讲解激素药物的重要性及不良反应、注意事项 □ 讲解输入碱化利尿液体，防止尿酸性肾病 □ 讲解中心静脉导管日常护理要点 □ 讲解出入量的记录方法和尿pH监测方法 □ 心理指导	□ 讲解骨髓穿刺、腰椎穿刺、鞘内注射的目的、方法和注意事项 □ 讲解入住简易层流病床注意事项 □ 骨髓抑制期介绍：预防感染和出血，维护病室环境清洁、整齐，正确漱口、坐浴 □ 指导洁净饮食 □ 指导低脂饮食 □ 保持排便通畅，防止肛周黏膜破损及机械性肠梗阻的发生 □ 安全防护介绍 □ 心理指导
护理处置	□ 遵医嘱完成相关化验检查 □ 遵医嘱及时给予对症治疗 □ 遵医嘱准确记录24小时出入量或重症记录（必要时） □ 执行预防感染、出血护理措施 □ 中心静脉导管维护 □ 针对高危因素持续护理评估	□ 遵医嘱完成相关化验检查 □ 遵医嘱及时给予对症治疗 □ 执行预防感染、出血护理措施 □ 执行保护性隔离措施 □ 中心静脉导管维护 □ 针对高危因素持续护理评估
基础护理	□ 一级护理 □ 晨晚间护理 □ 安全防护 □ 口腔护理 □ 肛周护理	□ 一级护理 □ 晨晚间护理 □ 安全防护 □ 口腔护理 □ 肛周护理
专科护理	□ 观察病情变化、化疗副作用 □ 感染、出血护理 □ 输血护理（必要时） □ 化疗护理 □ 心理护理	□ 观察病情变化，重点观察有无感染和出血倾向等，防止并发症发生 □ 感染、出血护理 □ 输血护理（必要时） □ 化疗护理 □ 心理护理
重点医嘱	□ 详见医嘱执行单	□ 详见医嘱执行单
病情变异记录	□ 无 □ 有，原因： 1. 2.	□ 无 □ 有，原因： 1. 2.
签名执行时间		

时间	住院第16～31天	出院日
健康教育	□ 预防感染和出血，维护病室环境清洁、整齐 □ 指导饮食、卫生、适量活动 □ 增加饮水，保持排便通畅 □ 心理指导	□ 出院指导：用药、饮食、卫生、休息及监测血常规、生化等，注意安全，按时复查 □ 中心静脉导管（PICC/PORT）院外带管指导 □ 指导办理出院手续 □ 告知科室联系电话 □ 定期门诊随访
护理处置	□ 遵医嘱完成相关化验检查 □ 遵医嘱及时给予对症治疗 □ 针对高危因素持续护理评估 □ 中心静脉导管维护	□ 出院带药 □ 协助整理患儿用物 □ 完成满意度及健康教育知晓率调查 □ 床单位终末消毒
基础护理	□ 一级护理 □ 晨晚间护理 □ 安全防护 □ 口腔护理 □ 肛周护理	□ 安全护理（护送出院）
专科护理	□ 观察病情变化 □ 感染、出血护理 □ 输血护理 □ 化疗护理 □ 心理护理	□ 预防感染和出血指导 □ 心理护理
重点医嘱	□ 详见医嘱执行单	□ 详见医嘱执行单
病情变异记录	□ 无 □ 有，原因： 1. 2.	□ 无 □ 有，原因： 1. 2.
签名执行时间		

2. 初治儿童急性淋巴细胞白血病临床患者表单

适用对象：第一诊断为初治儿童急性淋巴细胞白血病，拟行诱导化疗

患者姓名：________性别：______年龄：________门诊号：________住院号：________

住院日期：____年__月__日　　出院日期：____年__月__日　　标准住院日：32天内

时间	住院第1天	住院第2天
医患配合	□ 接受询问病史、收集资料，请家长务必详细告知既往史、用药史、过敏史 □ 配合进行体格检查 □ 配合进行相关检查 □ 签署相关知情同意书 □ 有任何不适请告知医生	□ 配合完成相关检查（骨髓穿刺、B超、心电图、胸片等） □ 配合完成化验（血常规、生化等） □ 配合用药 □ 有任何不适请告知医生
护患配合	□ 配合护士查对信息并佩戴腕带 □ 配合测量体温、脉搏、呼吸、血压、身高、体重 □ 配合完成入院护理评估（简单询问病史、过敏史、用药史） □ 接受入院宣教（环境介绍、病室规定、探视陪护制度、送餐订餐制度、贵重物品保管、自助缴费及查询等） □ 完成各项化验标本的留取并及时送检 □ 配合静脉通路选择（必要时） □ 配合中心静脉置管（条件允许时） □ 接受用药指导 □ 接受安全教育 □ 配合剪短头发、指（趾）甲 □ 有任何不适请告知护士	□ 配合定时测量生命体征 □ 配合每日询问排便 □ 配合各项检查（需要空腹的请遵照执行） □ 配合采集各项化验标本 □ 接受疾病知识介绍 □ 接受骨髓穿刺、活检宣教 □ 接受用药指导 □ 接受预防感染和出血指导 □ 接受中心静脉导管维护指导（必要时） □ 接受饮食指导 □ 接受心理护理 □ 接受基础护理 □ 接受安全教育 □ 有任何不适请告知护士
饮食	□ 遵医嘱饮食	□ 遵医嘱饮食
排泄	□ 尿便异常时及时告知医护人员	□ 尿便异常时及时告知医护人员
活动	□ 根据病情适当活动 □ 有出血倾向或头晕、乏力者卧床休息，减少活动，注意安全	□ 根据病情适当活动 □ 有出血倾向或头晕、乏力者卧床休息，减少活动，注意安全
签字执行时间		

时间	住院第3～7天	住院第8～15天
医患配合	□ 配合相关化验检查 □ 配合用药 □ 配合化疗 □ 有任何不适请告知医生	□ 配合相关化验检查 □ 配合用药 □ 配合化疗 □ 配合腰椎穿刺、鞘注等 □ 有任何不适请告知医生
护患配合	□ 配合定时测量生命体征 □ 配合每日询问排便 □ 配合各种相关检查 □ 配合采集血标本 □ 接受中心静脉导管维护和宣教 □ 接受疾病知识介绍 □ 接受用药指导 □ 接受化疗知识指导 □ 配合记录出入量，测量尿pH □ 接受预防感染和出血指导 □ 接受心理护理 □ 接受基础护理 □ 接受安全教育 □ 有任何不适请告知护士	□ 配合定时测量生命体征 □ 配合每日询问排便 □ 配合各种相关检查 □ 配合采集血标本 □ 接受中心静脉导管维护 □ 接受用药指导 □ 接受预防感染和出血指导 □ 接受保护性隔离措施 □ 接受心理护理 □ 接受基础护理 □ 接受安全教育 □ 有任何不适请告知护士
饮食	□ 低脂饮食	□ 低脂、洁净饮食
排泄	□ 尿便异常时及时告知医护人员	□ 尿便异常时及时告知医护人员
活动	□ 根据病情适当活动 □ 有出血倾向或头晕、乏力者卧床休息，减少活动，注意安全	□ 根据病情适当活动 □ 有出血倾向或头晕、乏力者卧床休息，减少活动，注意安全
签字执行时间		

时间	住院第16～31天	出院日
医患配合	□ 配合相关化验检查 □ 配合用药 □ 配合各种治疗 □ 有任何不适请告知医生	□ 接受出院前指导 □ 遵医嘱出院后用药 □ 知道复查时间 □ 获取出院诊断书
护患配合	□ 配合定时测量生命体征 □ 配合每日询问排便 □ 配合各种相关检查 □ 配合采集血标本 □ 接受用药指导 □ 接中心静脉导管维护 □ 接受预防感染和出血指导 □ 接受心理护理 □ 接受基础护理 □ 接受安全教育 □ 有任何不适请告知护士	□ 接受出院宣教 □ 办理出院手续 □ 获取出院带药 □ 知道服药方法、作用、注意事项 □ 知道预防感染、出血措施 □ 知道复印病历的方法 □ 接受中心静脉导管院外维护指导 □ 签署中心静脉导管院外带管协议
饮食	□ 低脂饮食	□ 普通饮食 □ 避免进生、冷、硬、辛辣和刺激饮食
排泄	□ 尿便异常及时告知医护人员	□ 尿便异常（出血时）及时就诊
活动	□ 根据病情适当活动 □ 有出血倾向或头晕、乏力者卧床休息，减少活动，注意安全	□ 适当活动，避免疲劳 □ 注意保暖，避免感冒 □ 注意安全，减少出血
签字执行时间		

3．初治儿童急性淋巴细胞白血病临床健康教育表单

适用对象：第一诊断为初治儿童急性淋巴细胞白血病，拟行诱导化疗

患者姓名：________性别：______年龄：________门诊号：________住院号：________

住院日期：____年__月__日　出院日期：____年__月__日　标准住院日：32天内

时间	住院第1天	住院第2天
主要健康教育工作	□ 热情接待患儿及家长，介绍自己、责任护士、主管医生、护士长和科主任姓名 □ 告知患儿佩戴腕带重要性，禁止取下 □ 引导患儿和家长熟悉病区环境，如同室病友、水房、卫生间、标本放置处、护士站、医生办公室、就餐地点等，消除患儿对陌生环境的紧张感 □ 介绍病房设施，如床档、呼叫器、输液吊杆使用 □ 介绍规章制度（作息、探视、陪护、请假、安全制度等）；告知病室环境要求，定时通风、床单位要求，指导患儿及家长维护病房环境，禁止吸烟和违规使用各种电器，以免发生意外，以取得患儿及家长配合 □ 告知各项检查的目的及注意事项，以及标本放置位置 □ 安全教育：确保患儿安全，正确使用床档，防止跌倒、坠床、烫伤、触电，如厕需有家长监护且不要锁门 □ 讲解输血不良反应及注意事项（必要时） □ 介绍静脉输液方式的选择及输液的注意事项，中心静脉置管术前谈话，签署置管同意书 □ 介绍药物不良反应和用药注意事项，讲解输注碱化利尿液体的意义 □ 鼓励适量增加饮水，预防尿酸性肾病 □ 讲解出入量的记录方法、重要性、常见出现误差的原因（必要时） □ 介绍白细胞单采术的术前准备、术中配合、术后指导（必要时） □ 解答患儿及家长想要了解的问题 □ 心理安慰，消除恐惧，稳定情绪	□ 指导疾病相关知识 □ 介绍骨髓穿刺、活检的目的、方法和注意事项 □ 指导低脂饮食、活动与休息，规范作息时间 □ 指导预防感染：减少探视人员，保持良好个人卫生，注意手卫生，戴口罩，病室按时通风，保证饮食卫生，不互串病房和互借玩具，坚持漱口、坐浴 □ 指导预防出血：有创操作延长按压穿刺点，用软毛牙刷刷牙，不要挖鼻孔，不要留长指甲，饮食不要过热，不要吃带刺、坚硬食品，观察出血情况，若有不适立即通知医护人员，血小板＜20×10^9/L或有出血倾向的患儿应绝对卧床休息 □ 介绍药物不良反应和用药注意事项，按时、按量正确服药并增加饮水，不得擅自停药、减药，如有疑问应立即与医护人员联系 □ 安全教育：正确使用床档，防止跌倒、坠床、烫伤、触电，如厕须有家长监护且不要锁门 □ 讲解输血不良反应及注意事项（必要时） □ 介绍中心静脉置管术前准备、术中配合、术后指导知识教育（条件允许时）
效果评价	□ 掌握 □ 基本掌握 其他：	□ 掌握 □ 基本掌握 其他：
护士签名时间		

时间	住院第3～7天	住院第8～15天
主要健康教育工作	□ 指导化疗期间用药不良反应、护理要点及注意事项，观察其毒副作用 □ 讲解激素的作用及常见不良反应 □ 指导预防感染和出血，坚持漱口、坐浴，勤换内衣，保持皮肤清洁，每周剪指甲，出血倾向严重的患儿应绝对卧床休息，若有不适如头痛及皮肤、黏膜出血及时告知医护人员 □ 指导化疗期间高蛋白、高维生素、清淡、易消化饮食，门冬酰胺酶治疗期间低脂饮食，少食多餐，以减少胃肠道反应，注意饮食卫生 □ 化疗期间适当增加饮水量 □ 保持排便通畅，保证每日排便1次，若有大便干燥情况及早应用饮食或药物调整，改正偏食的习惯 □ 指导尿pH监测方法 □ 指导输血不良反应及注意事项（必要时） □ 指导出入量的记录方法、重要性、常见出现误差的原因 □ 讲解血常规、血生化、电解质、血培养等化验检查的意义、配合要点 □ 讲解输液泵、心电监护仪的使用必要性及注意事项 □ 讲解中心静脉导管日常护理要点 □ 指导家长做好基础护理 □ 心理指导	□ 讲解骨髓穿刺、腰椎穿刺、鞘内注射的目的、方法和注意事项 □ 讲解入住简易层流病床注意事项 □ 指导进高蛋白、高维生素、易消化、低脂饮食，少食多餐，多饮水，注意饮食卫生及餐具消毒，不共用餐具。骨髓抑制期指导进洁净饮食，有消化道出血者禁食或进温、凉饮食 □ 指导预防感染：保持良好个人卫生，注意手卫生，坚持漱口、坐浴，病室要按时通风，维护病室环境清洁、整齐，禁止探视，戴口罩，不互串病房、互借玩具 □ 指导预防出血：保证充足休息，减少活动，血小板＜20×10^9/L或有出血倾向绝对卧床休息，用软毛牙刷刷牙，不要挖鼻孔，不要留长指甲，穿刺点延长按压时间，密切观察患儿出血情况，告知若出现不适时及时通知医护人员 □ 指导发热的护理：观察体温变化，多饮水，遵医嘱物理及药物降温，勤换衣服 □ 讲解粒细胞集落刺激因子的作用、副作用及护理要点（必要时） □ 中心静脉导管日常维护知识宣教，预防感染或脱出 □ 保持排便通畅，每天排便1次，防止肛周感染及机械性肠梗阻的发生 □ 指导家长做好基础护理 □ 心理指导
效果评价	□ 掌握 □ 基本掌握 其他：	□ 掌握 □ 基本掌握 其他：
护士签名时间		

时间	住院第16～31天	出院日
主要健康教育工作	□ 指导做好口腔、肛周、皮肤等基础护理 □ 指导加强预防出血、预防感染的护理 □ 饮食指导：干净卫生、高蛋白、高维生素、增加蔬菜水果摄入，水果洗净去皮 □ 指导适当增加饮水量 □ 督促按时作息，适当活动 □ 指导家长做好生活照护 □ 心理指导	□ 指导院外遵医嘱合理服药，不得擅自停药或减量 □ 指导定期监测血常规、生化指标 □ 指导中心静脉导管（PICC/PORT）带管出院期间定期到门诊维护，每日观察贴膜下皮肤及穿刺点变化 □ 指导办理出院手续，告知科室联系电话，定期门诊随访，并告知主任门诊时间 □ 指导患儿院外注意饮食、卫生、休息与活动，注意天气变化适当增减衣服，预防感冒，避免去公共场所活动，以免交叉感染 □ 保持心情舒畅，避免情绪波动和过度劳累 □ 加强院外安全知识宣教，指导患儿发生紧急情况时的处理方法
效果评价	□ 掌握 □ 基本掌握 其他：	□ 掌握 □ 基本掌握 其他：
护士签名时间		

4．完全缓解的儿童急性淋巴细胞白血病临床护理表单

适用对象：第一诊断为完全缓解的急性淋巴细胞白血病，拟行早期强化治疗

患者姓名：________性别：______年龄：________门诊号：________住院号：________

住院日期：____年__月__日　　出院日期：____年__月__日　　标准住院日：21天

时间	住院第1天	住院第2天
健康教育	□ 入院介绍：病区、病房环境、设施、医院相关规章制度、主管医生和责任护士 □ 告知各项检查的目的及注意事项 □ 讲解疾病相关知识、用药知识 □ 指导饮食、卫生、活动、休息 □ 指导漱口和坐浴的方法 □ 带管入院患儿指导中心静脉导管日常护理 □ 讲解输血不良反应及注意事项（必要时） □ 安全教育 □ 做好心理安慰，减轻入院后焦虑、紧张的情绪	□ 介绍疾病相关知识 □ 指导饮食、个人卫生 □ 指导预防感染和出血的护理措施 □ 讲解骨髓穿刺、腰椎穿刺、鞘内注射的目的、方法和注意事项 □ 讲解药物副作用和用药注意事项，增加饮水 □ 讲解输血不良反应及注意事项（必要时） □ 输液安全和活动安全指导 □ 心理护理，了解需求，尽量协助解决
护理处置	□ 准确核对患儿信息，协助其佩戴腕带 □ 入院护理评估：询问病史、过敏史、相关查体、血常规、检查皮肤黏膜有无出血、营养状况、卫生状况、血管情况、配合程度、危险因素评估 □ 监测和记录生命体征 □ 建立护理记录（危重患儿） □ 卫生处置：剪指（趾）甲，更换干净衣物 □ 完成各项化验检查的准备 □ 完成中心静脉置管术（第一疗程未置管）；带管入院者根据情况进行导管维护	□ 完成各项化验标本的留取并及时送检 □ 遵医嘱完成相关治疗、检查 □ 中心静脉导管维护 □ 针对高危因素持续护理评估 □ 执行预防感染、出血护理措施
基础护理	□ 一级护理　□ 口腔护理 □ 晨晚间护理　□ 肛周护理 □ 安全防护	□ 一级护理　□ 口腔护理 □ 晨晚间护理　□ 肛周护理 □ 安全防护
专科护理	□ 执行儿科血液病护理常规 □ 观察病情变化 □ 填写患儿危险因素评估表（必要时） □ 感染、出血护理 □ 输血护理（必要时） □ 心理护理	□ 观察病情变化 □ 感染、出血护理 □ 输血护理（必要时） □ 心理护理
重点医嘱	□ 详见医嘱执行单	□ 详见医嘱执行单
病情变异记录	□ 无　□ 有，原因： 1. 2.	□ 无　□ 有，原因： 1. 2.
签名执行时间		

时间	住院第3～13天	住院第14～20天	出院日
健康教育	□ 化疗相关知识介绍 –告知药物作用、副作用及注意事项 –化疗期间饮食原则和卫生 –化疗期间多饮水，观察尿液颜色，保持排便通畅 –手卫生、加强漱口、坐浴 □ 安全防护指导 □ 指导预防感染和出血 □ 讲解出入量的记录方法（必要时） □ 讲解输血注意事项（必要时） □ 心理指导	□ 讲解入住简易层流病床注意事项（必要时） □ 骨髓抑制期介绍：预防感染和出血，维护病室环境清洁、整齐，正确漱口、坐浴 □ 指导进洁净饮食 □ 保持排便通畅，防止肛周黏膜破损及机械性肠梗阻的发生 □ 安全防护指导 □ 心理指导	□ 出院宣教：用药，饮食，卫生，休息，监测血常规、生化等，注意安全，按时复查 □ 中心静脉导管院外带管指导 □ 指导办理出院手续 □ 告知家长科室联系电话 □ 定期门诊随访
护理处置	□ 遵医嘱完成相关化验检查 □ 遵医嘱及时给予对症治疗 □ 遵医嘱准确记录出入量或重症记录（必要时） □ 执行预防感染、出血护理措施 □ 针对高危因素持续护理评估 □ 中心静脉导管维护	□ 执行保护性隔离措施 □ 遵医嘱完成相关化验检查 □ 遵医嘱及时给予对症治疗 □ 执行预防感染、出血护理措施 □ 针对高危因素持续护理评估 □ 中心静脉导管维护	□ 领取出院带药 □ 协助整理患儿用物 □ 床单位终末消毒
基础护理	□ 一级护理 □ 晨晚间护理 □ 安全防护 □ 口腔护理 □ 肛周护理	□ 一级护理 □ 晨晚间护理 □ 安全防护 □ 口腔护理 □ 肛周护理	□ 安全护理（护送出院）
专科护理	□ 观察患儿病情变化，重点观察有无出血倾向、化疗副作用等 □ 感染、出血护理 □ 输血护理 □ 化疗护理 □ 心理护理	□ 观察患儿病情变化，重点观察有无感染和出血倾向等，防止并发症发生 □ 感染、出血护理 □ 输血护理 □ 心理护理	□ 预防感染和出血指导 □ 心理护理
重点医嘱	□ 详见医嘱执行单	□ 详见医嘱执行单	□ 详见医嘱执行单
病情变异记录	□ 无　□ 有，原因： 1. 2.	□ 无　□ 有，原因： 1. 2.	□ 无　□ 有，原因： 1. 2.
签名执行时间			

5．完全缓解的儿童急性淋巴细胞白血病临床患者表单

适用对象：第一诊断为完全缓解的儿童急性淋巴细胞白血病，拟行早期强化治疗

患者姓名：________性别：______年龄：________门诊号：________住院号：________

住院日期：____年__月__日　　出院日期：____年__月__日　　标准住院日：21天

时间	住院第1天	住院第2天
医患配合	□ 接受询问病史、收集资料，请家长务必详细告知既往史、用药史、过敏史 □ 配合进行体格检查 □ 配合进行相关检查 □ 签署相关知情同意书 □ 有任何不适请告知医生	□ 配合完成相关检查（B超、CT、心电图等） □ 配合完成化验（血常规、生化等） □ 配合完成骨髓穿刺、腰椎穿刺、鞘内注射 □ 配合用药 □ 有任何不适请告知医生
护患配合	□ 配合护士查对信息并佩戴腕带 □ 配合测量体温、脉搏、呼吸、血压、身高、体重 □ 配合完成入院护理评估（简单询问病史、过敏史、用药史） □ 接受入院宣教（环境介绍、病室规定、探视陪护制度、送餐订餐制度、贵重物品保管、自助缴费及查询等） □ 完成各项化验标本的留取并及时送检 □ 配合护士选择静脉通路，接受中心静脉置管（带管者接受中心静脉导管评估、教育与维护） □ 接受用药指导 □ 接受安全教育 □ 配合剪短指（趾）甲 □ 有任何不适请告知护士	□ 配合定时测量生命体征 □ 配合每日询问排便 □ 配合各项检查（需要空腹的请遵照执行） □ 配合采集各项化验标本 □ 接受疾病知识介绍 □ 配合完成高危因素持续护理评估 □ 接受骨髓穿刺、活检、腰椎穿刺、鞘内注射指导 □ 接受用药指导 □ 接受预防感染和出血指导 □ 接受中心静脉导管维护 □ 接受饮食指导 □ 接受心理护理 □ 接受基础护理 □ 接受安全教育 □ 有任何不适请告知护士
饮食	□ 遵医嘱饮食	□ 遵医嘱饮食
排泄	□ 尿便异常时及时告知医护人员	□ 尿便异常时及时告知医护人员
活动	□ 根据病情适当活动 □ 有出血倾向或头晕、乏力者卧床休息，减少活动，注意安全	□ 根据病情适当活动 □ 有出血倾向或头晕、乏力者卧床休息，减少活动，注意安全
签字执行时间		

时间	住院第3～13天	住院第14～20天	出院日
医患配合	□ 配合相关化验检查 □ 配合用药 □ 配合化疗 □ 有任何不适请告知医生	□ 配合相关化验检查 □ 配合用药 □ 配合各种治疗 □ 有任何不适请告知医生	□ 接受出院前指导 □ 遵医嘱出院后用药 □ 知道复查时间 □ 获取出院诊断书
护患配合	□ 配合定时测量生命体征 □ 配合每日询问排便 □ 配合各种相关检查 □ 配合采集各项化验标本 □ 接受中心静脉导管维护 □ 接受用药指导 □ 接受化疗知识指导 □ 配合记录出入量（必要时） □ 接受预防感染和出血指导 □ 接受心理护理 □ 接受基础护理 □ 接受安全教育 □ 有任何不适请告知护士	□ 配合定时测量生命体征 □ 配合每日询问排便 □ 配合各种相关检查 □ 配合采集各项化验标本 □ 接受用药指导 □ 接受中心静脉导管维护 □ 接受预防感染和出血指导 □ 接受心理护理 □ 接受基础护理 □ 接受安全教育 □ 有任何不适请告知护士	□ 接受出院评估及出院指导 □ 办理出院手续 □ 获取出院带药 □ 告知服药方法、作用、注意事项 □ 告知预防感染、出血措施 □ 告知复印病历的方法 □ 接受中心静脉导管院外维护指导 □ 签署中心静脉导管院外带管协议
饮食	□ 遵照医嘱饮食	□ 洁净饮食	□ 普通饮食 □ 避免进生、冷、硬、辛辣和刺激饮食
排泄	□ 尿便异常时及时告知医护人员	□ 尿便异常时及时告知医护人员	□ 尿便异常（出血时）及时就诊
活动	□ 根据病情适当活动 □ 有出血倾向或头晕、乏力者卧床休息，减少活动，注意安全	□ 根据病情适当活动 □ 有出血倾向或头晕、乏力者卧床休息，减少活动，注意安全	□ 适当活动，避免疲劳 □ 注意保暖，避免感冒 □ 注意安全，减少出血
签字执行时间			

6．完全缓解的儿童急性淋巴细胞白血病临床健康教育表单

适用对象：第一诊断为完全缓解的儿童急性淋巴细胞白血病，拟行早期强化治疗

患者姓名：________性别：______年龄：________门诊号：________住院号：________

住院日期：____年__月__日　出院日期：____年__月__日　标准住院日：21天

时间	住院第1天	住院第2天
主要健康教育工作	□ 入院宣教：介绍病房环境、设施、医院相关制度、主管医生、责任护士 □ 告知患儿佩戴腕带的重要性，禁止取下 □ 告知各项检查的目的及注意事项，以及标本放置位置 □ 安全教育：正确使用床档，防止跌倒、坠床、烫伤、触电，如厕须有家长监护且不要锁门 □ 带管入院患儿讲解中心静脉导管日常护理知识 □ 讲解外周静脉留置针使用及输液注意事项 □ 讲解输血不良反应及注意事项（必要时） □ 指导饮食、卫生 □ 指导活动与休息，规范作息 □ 指导漱口和坐浴的方法 □ 讲解疾病相关知识、用药知识 □ 解答患儿及家长想要了解的问题 □ 心理安慰，消除恐惧，稳定情绪	□ 讲解骨髓穿刺、腰椎穿刺、鞘内注射的目的、方法和注意事项 □ 讲解疾病相关知识 □ 指导饮食卫生、活动与休息，规范作息 □ 指导预防感染：减少探视人员，保持良好个人卫生，注意手卫生，戴口罩，病室按时通风，保证饮食卫生，不互串病房和互借玩具，正确漱口、坐浴 □ 指导预防出血：保证充足休息，减少活动，血小板＜20×10^9/L或有出血倾向嘱其绝对卧床休息，用软毛牙刷刷牙，不挖鼻孔，不留长指甲，穿刺点延长按压时间，密切观察出血情况，告知若出现不适时及时通知医护人员 □ 介绍药物不良反应和用药注意事项，按时、按量正确服药并增加饮水，不得擅自停药、减药，如有疑问应立即与医护人员联系 □ 安全教育：正确使用床档，防止跌倒、坠床、烫伤、触电，如厕须有家长监护且不要锁门，血小板减低或有出血倾向的患儿应绝对卧床休息 □ 讲解输血不良反应及注意事项（必要时） □ 心理指导
效果评价	□ 掌握 □ 基本掌握 其他：	□ 掌握 □ 基本掌握 其他：
护士签名时间		

时间	住院第3～13天	住院第14～20天	出院日
主要健康教育工作	□ 指导化疗期间用药不良反应、护理要点及注意事项，观察其毒副作用 □ 指导预防感染和出血：坚持漱口、坐浴，勤换内衣，保持皮肤清洁，每周剪指（趾）甲，注意用眼卫生。穿刺点延长按压时间，出血倾向严重的患儿应绝对卧床休息，做好观察，若有不适如头痛及皮肤、黏膜出血及时告知医护人员，积极给予处理 □ 指导化疗期间进高蛋白、高维生素、清淡、易消化饮食，少食多餐，以减少胃肠道反应，注意饮食卫生 □ 化疗期间适当增加饮水，观察尿液颜色，预防出血性膀胱炎 □ 保持排便通畅，保证每天排便1次，若有粪便干燥情况及早应用饮食或药物调整，改正偏食的习惯 □ 讲解记录出入量的目的及方法 □ 介绍输液泵、心电监护仪的使用必要性及注意事项（必要时） □ 讲解血培养（高热时）、血常规、电解质等化验检查的目的、配合要点 □ 指导中心静脉导管日常护理 □ 指导家长做好基础护理 □ 心理指导	□ 讲解入住简易层流病床的注意事项 □ 指导用药及主要注意事项、不良反应，观察其毒副作用 □ 指导进高蛋白、高维生素、易消化饮食，少食多餐，注意饮食卫生及餐具消毒，不共用餐具。骨髓抑制期指导进洁净饮食，有消化道出血者禁食或进温、凉饮食 □ 指导预防感染：保持良好个人卫生，注意手卫生，坚持漱口、坐浴，病室按时通风，维护环境清洁、整齐，禁止探视，戴口罩，不互串病房和互借玩具 □ 指导预防出血：保证充足休息，减少活动，血小板 $<20\times10^9/L$ 或有出血倾向嘱其绝对卧床休息，用软毛牙刷刷牙，不挖鼻孔，不留长指甲，穿刺点延长按压时间，密切观察出血情况，告知若出现不适及时通知医护人员 □ 指导发热的护理：观察体温变化，多饮水，遵医嘱物理及药物降温，勤换衣服 □ 指导中心静脉导管日常护理 □ 保持排便通畅，保证每天排便1次，防止肛周黏膜破损及机械性肠梗阻的发生 □ 讲解粒细胞集落刺激因子作用、副作用及护理要点（必要时） □ 指导家长做好基础护理 □ 心理指导	□ 指导院外遵医嘱合理服药，不得擅自停药或减量 □ 指导患儿定期监测血常规、生化指标 □ 指导中心静脉导管带管出院患儿要定期到门诊维护，每日观察贴膜下皮肤及穿刺点变化 □ 指导办理出院手续，告知科室联系电话，定期门诊随访，并告知主任门诊时间 □ 指导院外注意饮食、卫生、休息和活动，注意根据天气变化适当增减衣服，预防感冒，尽量不去公共场所活动，以免交叉感染 □ 保持心情舒畅，避免情绪波动和过度劳累 □ 加强院外安全知识宣教，指导其发生紧急情况时的处理方法
效果评价	□ 掌握 □ 基本掌握 其他：	□ 掌握 □ 基本掌握 其他：	□ 掌握 □ 基本掌握 其他：
护士签名时间			

7. 完全缓解的儿童急性淋巴细胞白血病临床护理表单

适用对象：第一诊断为完全缓解的儿童急性淋巴细胞白血病，拟行巩固治疗

患者姓名：________性别：______年龄：________门诊号：________住院号：________

住院日期：____年__月__日　　出院日期：____年__月__日　　标准住院日：21天

时间	住院第1天	住院第2天
健康教育	□ 入院宣教：介绍病房环境、设施、医院相关规章制度、主管医生、护士 □ 告知各项检查的目的及注意事项 □ 讲解疾病相关知识、用药知识 □ 指导饮食、卫生、活动、休息 □ 指导漱口和坐浴的方法 □ 带管入院患儿告知中心静脉导管日常护理 □ 告知静脉输液的注意事项（必要时） □ 讲解输血不良反应及注意事项（必要时） □ 安全教育 □ 做好心理安慰，减轻入院后焦虑、紧张的情绪	□ 介绍疾病相关知识 □ 指导饮食、个人卫生 □ 指导预防感染和出血的护理措施 □ 讲解骨髓穿刺、腰椎穿刺、鞘内注射的目的、方法和注意事项 □ 讲解药物副作用和用药注意事项、增加饮水 □ 讲解输血不良反应及注意事项（必要时） □ 输液安全和活动安全指导 □ 心理护理，了解需求，尽量协助解决
护理处置	□ 准确核对患儿信息，协助其佩戴腕带 □ 入院护理评估：询问病史、过敏史、相关查体、血常规、检查皮肤黏膜有无出血、营养状况、卫生状况、血管情况、配合程度、危险因素评估 □ 监测和记录生命体征 □ 建立护理记录（危重患儿） □ 卫生处置：剪指（趾）甲，更换干净衣物 □ 完成各项化验检查的准备 □ 中心静脉导管维护	□ 完成各项化验标本的留取并及时送检 □ 遵医嘱完成相关治疗、检查 □ 中心静脉导管维护 □ 针对高危因素持续护理评估 □ 执行预防感染、出血护理措施
基础护理	□ 一级护理　□ 口腔护理 □ 晨晚间护理　□ 肛周护理 □ 安全防护	□ 一级护理　□ 口腔护理 □ 晨晚间护理　□ 肛周护理 □ 安全防护
专科护理	□ 执行儿科血液病护理常规 □ 观察病情 □ 填写患儿危险因素评估表（必要时） □ 感染、出血护理 □ 输血护理（必要时） □ 心理护理	□ 观察病情变化，重点观察有无出血倾向 □ 感染、出血护理 □ 输血护理（必要时） □ 心理护理
重点医嘱	□ 详见医嘱执行单	□ 详见医嘱执行单
病情变异记录	□ 无　□ 有，原因： 1. 2.	□ 无　□ 有，原因： 1. 2.
签名执行时间		

时间	住院第3天	住院第4～20天	出院日
健康教育	□ 化疗相关知识介绍 -告知药物作用、副作用及注意事项 -化疗期间饮食原则（使用门冬酰胺酶期间要求低脂饮食）和卫生 -化疗期间指导多饮水，保持排便通畅 -手卫生、加强漱口、坐浴、用眼卫生 □ 安全防护指导 □ 指导预防感染、出血、口腔溃疡 □ 讲解出入量的记录方法和尿pH监测方法（必要时） □ 讲解输血不良反应及注意事项（必要时） □ 心理指导	□ 讲解入住简易层流病床注意事项（必要时） □ 骨髓抑制期介绍：预防感染和出血，维护病室环境清洁、整齐，正确漱口、坐浴 □ 指导进洁净（使用门冬酰胺酶期间要求低脂饮食）饮食 □ 保持排便通畅，防止肛周黏膜破损及机械性肠梗阻的发生 □ 安全防护指导 □ 心理指导	□ 出院宣教：用药，饮食，卫生，休息，监测血常规、生化等，注意安全，按时复查 □ 中心静脉导管院外带管指导 □ 指导办理出院手续 □ 告知家长科室联系电话 □ 定期门诊随访
护理处置	□ 遵医嘱完成相关化验检查 □ 遵医嘱及时给予对症治疗 □ 遵医嘱准确记录出入量或重症记录 □ 执行预防感染、出血护理措施 □ 针对高危因素持续护理评估 □ 中心静脉导管维护	□ 执行保护性隔离措施 □ 遵医嘱完成相关化验检查 □ 遵医嘱及时给予对症治疗 □ 执行预防感染、出血护理措施 □ 针对高危因素持续护理评估 □ 中心静脉导管维护	□ 领取出院带药 □ 协助整理用物 □ 床单位终末消毒
基础护理	□ 一级护理 □ 晨晚间护理 □ 安全防护 □ 口腔护理 □ 肛周护理	□ 一级护理 □ 晨晚间护理 □ 安全防护 □ 口腔护理 □ 肛周护理	□ 安全护理（护送出院）
专科护理	□ 观察病情变化，重点观察有无出血倾向、化疗副作用等 □ 感染、出血护理 □ 输血护理 □ 化疗护理 □ 心理护理	□ 观察病情变化，重点观察有无感染和出血倾向等，防止并发症发生 □ 感染、出血护理 □ 输血护理 □ 心理护理	□ 预防感染和出血指导 □ 心理护理
重点医嘱	□ 详见医嘱执行单	□ 详见医嘱执行单	□ 详见医嘱执行单
病情变异记录	□ 无　□ 有，原因： 1. 2.	□ 无　□ 有，原因： 1. 2.	□ 无　□ 有，原因： 1. 2.
签名执行时间			

8. 完全缓解的儿童急性淋巴细胞白血病临床患者表单

适用对象：第一诊断为完全缓解的儿童急性淋巴细胞白血病，拟行巩固治疗

患者姓名：________性别：______年龄：________门诊号：________住院号：________

住院日期：____年__月__日　　出院日期：____年__月__日　　标准住院日：21天

时间	住院第1天	住院第2天
医患配合	□ 接受询问病史、收集资料，请家长务必详细告知既往史、用药史、过敏史 □ 配合进行体格检查 □ 配合进行相关检查 □ 签署相关知情同意书 □ 有任何不适请告知医生	□ 配合完成相关检查（B超、CT、心电图等） □ 配合完成化验（血常规、生化等） □ 配合完成骨髓穿刺、腰椎穿刺、鞘内注射 □ 配合用药 □ 有任何不适请告知医生
护患配合	□ 配合护士查对信息并佩戴腕带 □ 配合测量体温、脉搏、呼吸、血压、身高、体重 □ 配合完成入院护理评估（询问病史、过敏史、相关查体、血常规、营养状况、卫生状况、血管情况、配合程度、危险因素评估） □ 接受入院宣教（环境介绍、病室规定、探视陪护制度、送餐订餐制度、贵重物品保管、自助缴费及查询等） □ 完成各项化验标本的留取并及时送检 □ 配合护士选择静脉通路（必要时） □ 接受中心静脉导管评估、教育与维护 □ 接受用药指导 □ 接受安全教育 □ 配合剪短指（趾）甲 □ 有任何不适请告知护士	□ 配合定时测量生命体征 □ 配合每日询问排便 □ 配合各项检查（需要空腹的请遵照执行） □ 配合采集各项化验标本 □ 接受疾病知识介绍 □ 配合完成高危因素持续护理评估 □ 接受骨髓穿刺、腰椎穿刺指导 □ 接受用药指导 □ 接受预防感染和出血指导 □ 接受中心静脉导管维护 □ 接受饮食指导 □ 接受心理护理 □ 接受基础护理 □ 接受安全教育 □ 有任何不适请告知护士
饮食	□ 遵医嘱饮食	□ 遵医嘱饮食
排泄	□ 尿便异常时及时告知医护人员	□ 尿便异常时及时告知医护人员
活动	□ 根据病情适当活动 □ 有出血倾向或头晕、乏力者卧床休息，减少活动，注意安全	□ 根据病情适当活动 □ 有出血倾向或头晕、乏力者卧床休息，减少活动，注意安全
签字执行时间		

时间	住院第3天	住院第4～20天	出院日
医患配合	□ 配合相关化验检查 □ 配合用药 □ 配合化疗 □ 有任何不适请告知医生	□ 配合相关化验检查 □ 配合用药 □ 配合各种治疗 □ 有任何不适请告知医生	□ 接受出院前指导 □ 遵医嘱出院后用药 □ 知道复查时间 □ 获取出院诊断书
护患配合	□ 配合定时测量生命体征 □ 配合每日询问排便 □ 配合各种相关检查 □ 配合采集各项化验标本 □ 接受中心静脉导管维护 □ 接受用药指导 □ 接受化疗知识指导 □ 配合记录出入量、测量尿pH □ 接受预防感染和出血指导 □ 接受心理护理 □ 接受基础护理 □ 接受安全教育 □ 有任何不适请告知护士	□ 配合定时测量生命体征 □ 配合每日询问排便 □ 配合各种相关检查 □ 配合采集各项化验标本 □ 接受用药指导 □ 接受中心静脉导管维护 □ 接受预防感染和出血指导 □ 接受心理护理 □ 接受基础护理 □ 接受安全教育 □ 有任何不适请告知护士	□ 接受出院评估及出院指导 □ 办理出院手续 □ 获取出院带药 □ 告知服药方法、作用、注意事项 □ 告知预防感染、出血措施 □ 告知复印病历的方法 □ 接受中心静脉导管院外维护指导 □ 签署中心静脉导管院外带管协议
饮食	□ 遵医嘱饮食（使用门冬酰胺酶期间要求低脂饮食）	□ 洁净饮食（使用门冬酰胺酶期间还要求低脂饮食）	□ 普通饮食 □ 避免进生、冷、硬、辛辣和刺激饮食
排泄	□ 尿便异常时及时告知医护人员	□ 尿便异常时及时告知医护人员	□ 尿便异常（出血时）及时就诊
活动	□ 根据病情适当活动 □ 有出血倾向或头晕乏力者卧床休息，减少活动，注意安全	□ 根据病情适当活动 □ 有出血倾向或头晕乏力者卧床休息，减少活动，注意安全	□ 适当活动，避免疲劳 □ 注意保暖，避免感冒 □ 注意安全，减少出血
签字执行时间			

9．完全缓解的儿童急性淋巴细胞白血病临床健康教育表单

适用对象：第一诊断为完全缓解的儿童急性淋巴细胞白血病，拟行巩固治疗

患者姓名：________性别：______年龄：________门诊号：________住院号：________

住院日期：____年__月__日　　出院日期：____年__月__日　　标准住院日：21天

时间	住院第1天	住院第2天
主要健康教育工作	□ 入院宣教：介绍病区环境、设施、医院相关规章制度、病室环境要求、主管医生、责任护士 □ 告知患儿佩戴腕带的重要性，禁止取下 □ 告知各项检查的目的及注意事项 □ 安全教育：正确使用床档，防止跌倒、坠床、烫伤、触电，如厕须有家长监护且不要锁门 □ 带管入院患儿讲解中心静脉导管日常护理知识 □ 讲解外周静脉留置针使用及输液注意事项 □ 讲解输血不良反应及注意事项（必要时） □ 指导饮食、卫生、活动、休息 □ 指导漱口和坐浴的方法 □ 讲解疾病相关知识、用药知识 □ 解答患儿及家长想要了解的问题 □ 做好心理安慰，消除恐惧，稳定情绪	□ 讲解骨髓穿刺、活检、腰椎穿刺、鞘内注射的目的、方法和注意事项 □ 讲解疾病相关知识 □ 指导饮食卫生、活动与休息，规范作息时间 □ 指导预防感染：减少探视人员，保持良好个人卫生，注意手卫生，戴口罩，病室按时通风，保证饮食卫生，不互串病房和互借玩具，注意漱口、坐浴 □ 指导预防出血：保证充足休息，减少活动，血小板＜20×10^9/L或有出血倾向嘱其绝对卧床休息，用软毛牙刷刷牙，不挖鼻孔，不留长指甲，穿刺点延长按压时间，密切观察出血情况，告知若出现不适及时通知医护人员 □ 介绍药物不良反应和用药注意事项，按时、按量正确服药，不得擅自停药减药，如有疑问应立即与医护人员联系 □ 讲解碱化利尿液体输注的意义 □ 讲解尿pH监测意义及方法 □ 鼓励多饮水，预防尿酸性肾病 □ 安全教育：正确使用床档，防止跌倒、坠床、烫伤、触电，如厕须有家长监护且不要锁门 □ 讲解输血不良反应及注意事项（必要时）
效果评价	□ 掌握 □ 基本掌握 其他：	□ 掌握 □ 基本掌握 其他：
护士签名时间		

时间	住院第3天	住院第4～20天	出院日
主要健康教育工作	□ 指导化疗期间用药不良反应、护理要点及注意事项，观察其毒副作用 □ 指导预防感染和出血：坚持漱口（大剂量甲氨蝶呤化疗期间使用亚叶酸钙加强漱口），关注口腔黏膜、肛周黏膜变化，坐浴，勤换内衣，保持皮肤清洁，每周剪指（趾）甲，注意用眼卫生，每日使用激素眼膏预防角膜结膜炎。出血倾向严重的患儿应绝对卧床休息，做好观察，若有不适如头痛及皮肤、黏膜出血及时告知医护人员，积极给予处理 □ 指导化疗期间进高蛋白、高维生素、清淡、易消化饮食（使用门冬酰胺酶期间要求低脂饮食），少食多餐，以减少胃肠道反应，注意饮食卫生 □ 化疗期间适当增加饮水，观察尿液颜色（使用环磷酰胺时预防出血性膀胱炎） □ 保持排便通畅，每天排便1次，若有粪便干燥情况及早应用饮食或药物调整，改正偏食的习惯 □ 讲解记录出入量和测量尿pH的目的及方法 □ 介绍输液泵、心电监护仪的使用必要性及注意事项（必要时） □ 讲解血培养（高热时）、血常规、电解质等化验检查的目的、配合要点 □ 讲解输血不良反应及注意事项（必要时） □ 指导家长做好基础护理 □ 心理指导	□ 讲解入住简易层流病床的注意事项 □ 指导用药及主要注意事项、不良反应，观察其毒副作用 □ 指导进高蛋白、高维生素、易消化饮食（使用门冬酰胺酶期间要求低脂饮食），少食多餐，注意饮食卫生及餐具消毒，不共用餐具，骨髓抑制期指导进洁净饮食 □ 指导预防感染：保持良好个人卫生，注意手卫生，加强漱口、坐浴，病室要按时通风，维护病室环境清洁、整齐，减少探视人员，戴口罩，不要互串病房和互借玩具 □ 指导预防出血：保证充足休息，减少活动，血小板＜20×10^9/L或有出血倾向嘱其绝对卧床休息，用软毛牙刷刷牙，不挖鼻孔，不留长指甲，穿刺点延长按压时间，密切观察出血情况，告知若出现不适及时通知医护人员 □ 讲解发热的护理：观察体温变化，多饮水，遵医嘱物理及药物降温，勤换衣服 □ 讲解粒细胞集落刺激因子的作用、副作用及护理要点 □ 中心静脉导管维护知识宣教，预防感染或脱出 □ 保持排便通畅，每天排便1次，防止肛周感染及机械性肠梗阻的发生 □ 督促按时作息，适量活动 □ 指导家长做好基础护理 □ 心理指导	□ 指导院外遵医嘱合理服药，不得擅自停药或减量 □ 指导患儿定期监测血常规、生化指标 □ 指导中心静脉导管带管出院患儿要定期到门诊维护，每日观察贴膜下皮肤及穿刺点变化 □ 指导办理出院手续，告知科室联系电话，定期门诊随访，并告知主任门诊时间 □ 指导院外注意饮食、卫生、休息和活动，注意根据天气变化适当增减衣服，预防感冒，尽量不去公共场所活动，以免交叉感染 □ 保持心情舒畅，避免情绪波动和过度劳累 □ 加强院外安全知识宣教，指导其发生紧急情况时的处理方法
效果评价	□ 掌握 □ 基本掌握 其他：	□ 掌握 □ 基本掌握 其他：	□ 掌握 □ 基本掌握 其他：
护士签名时间			

10．完全缓解的儿童急性淋巴细胞白血病临床护理表单

适用对象：第一诊断为完全缓解的儿童急性淋巴细胞白血病，拟行延迟强化治疗

患者姓名：________性别：______年龄：________门诊号：________住院号：________

住院日期：____年__月__日　出院日期：____年__月__日　标准住院日：21天

时间	住院第1天	住院第2天
健康教育	□ 入院宣教：介绍病区环境、设施、医院相关规章制度、病室环境要求、主管医生、责任护士 □ 告知各项检查的目的及注意事项 □ 讲解疾病相关知识、用药知识 □ 指导饮食、卫生、活动、休息 □ 指导漱口和坐浴方法 □ 带管入院患儿指导中心静脉导管日常护理 □ 告知静脉输液的注意事项（必要时） □ 讲解输血不良反应及注意事项（必要时） □ 安全教育 □ 做好心理安慰，减轻入院后焦虑、紧张的情绪	□ 介绍疾病相关知识 □ 指导饮食、个人卫生 □ 指导预防感染和出血的护理措施 □ 讲解骨髓穿刺、腰椎穿刺、鞘内注射的目的、方法和注意事项 □ 讲解药物副作用和用药注意事项，增加饮水 □ 讲解输血不良反应及注意事项（必要时） □ 输液安全和活动安全指导 □ 心理护理，了解需求，尽量协助解决
护理处置	□ 准确核对患儿信息，协助其佩戴腕带 □ 入院护理评估：询问病史、过敏史、相关查体、血常规、检查皮肤黏膜有无出血、营养状况、卫生状况、血管情况、配合程度、危险因素评估 □ 监测和记录生命体征 □ 建立护理记录（病危、重患儿） □ 卫生处置：剪指（趾）甲，更换干净衣物 □ 完成各项化验检查的准备 □ 中心静脉导管维护	□ 完成各项化验标本的留取并及时送检 □ 遵医嘱完成相关治疗、检查 □ 中心静脉导管维护 □ 针对高危因素持续护理评估 □ 执行预防感染、出血护理措施
基础护理	□ 一级护理　□ 口腔护理 □ 晨晚间护理　□ 肛周护理 □ 安全防护	□ 一级护理　□ 口腔护理 □ 晨晚间护理　□ 肛周护理 □ 安全防护
专科护理	□ 执行儿科血液病护理常规 □ 观察病情 □ 填写患儿危险因素评估表（必要时） □ 感染、出血护理 □ 输血护理（必要时） □ 心理护理	□ 观察患儿病情变化，重点观察有无出血倾向 □ 感染、出血护理 □ 输血护理（必要时） □ 心理护理
重点医嘱	□ 详见医嘱执行单	□ 详见医嘱执行单
病情变异记录	□ 无　□ 有，原因： 1. 2.	□ 无　□ 有，原因： 1. 2.
签名执行时间		

时间	住院第3天	住院第4～20天	出院日
健康教育	□ 化疗相关知识介绍 -告知药物作用、副作用及注意事项 -化疗期间饮食原则（使用门冬酰胺酶期间要求低脂饮食）和卫生 -化疗期间嘱患儿多饮水，观察尿液颜色（预防出血性膀胱炎），保持排便通畅 -手卫生、加强漱口、坐浴 □ 安全防护介绍 □ 指导预防感染和出血 □ 讲解出入量的记录方法（必要时） □ 讲解输血注意事项（必要时） □ 心理指导	□ 讲解入住简易层流病床的注意事项（必要时） □ 骨髓抑制期介绍：预防感染和出血，维护病室环境清洁、整齐，正确漱口、坐浴 □ 指导进洁净（使用门冬酰胺酶期间要求低脂饮食）饮食 □ 保持排便通畅，防止肛周黏膜破损及机械性肠梗阻的发生 □ 安全防护指导 □ 心理指导	□ 出院宣教：用药，饮食，卫生，休息，监测血常规、生化等，注意安全，按时复查 □ 中心静脉导管院外带管指导 □ 指导办理出院手续 □ 告知家长科室联系电话 □ 定期门诊随访
护理处置	□ 遵医嘱完成相关化验检查 □ 遵医嘱及时给予对症治疗 □ 遵医嘱准确记录出入量或重症记录（必要时） □ 执行预防感染、出血护理措施 □ 针对高危因素持续护理评估 □ 中心静脉导管维护	□ 遵医嘱完成相关化验检查 □ 遵医嘱及时给予对症治疗 □ 执行预防感染、出血护理措施 □ 执行保护性隔离措施 □ 针对高危因素持续护理评估 □ 中心静脉导管维护	□ 领取出院带药 □ 协助整理患儿用物 □ 床单位终末消毒
基础护理	□ 一级护理 □ 晨晚间护理 □ 安全防护 □ 口腔护理 □ 肛周护理	□ 一级护理 □ 晨晚间护理 □ 安全防护 □ 口腔护理 □ 肛周护理	□ 安全护理（护送出院）
专科护理	□ 观察患儿病情变化，重点观察有无出血倾向、化疗副作用等 □ 感染、出血护理 □ 输血护理 □ 化疗护理 □ 心理护理	□ 观察患儿病情变化，重点观察有无感染和出血倾向等，防止并发症发生 □ 感染、出血护理 □ 输血护理 □ 化疗护理 □ 心理护理	□ 预防感染和出血指导 □ 心理护理
重点医嘱	□ 详见医嘱执行单	□ 详见医嘱执行单	□ 详见医嘱执行单
病情变异记录	□ 无 □ 有，原因： 1. 2.	□ 无 □ 有，原因： 1. 2.	□ 无 □ 有，原因： 1. 2.
签名执行时间			

11. 完全缓解的儿童急性淋巴细胞白血病临床患者表单

适用对象：第一诊断为完全缓解的儿童急性淋巴细胞白血病，拟行延迟强化治疗

患者姓名：________性别：______年龄：________门诊号：________住院号：________

住院日期：____年__月__日　　出院日期：____年__月__日　　标准住院日：21天

时间	住院第1天	住院第2天
医患配合	□ 接受询问病史、收集资料，请家长务必详细告知既往史、用药史、过敏史 □ 配合进行体格检查 □ 配合进行相关检查 □ 签署相关知情同意书 □ 有任何不适请告知医生	□ 配合完成相关检查（B超、CT、心电图、胸片等） □ 配合完成化验（血常规、生化等） □ 配合完成骨髓穿刺、腰椎穿刺、鞘内注射 □ 配合用药 □ 有任何不适请告知医生
护患配合	□ 配合护士查对信息并佩戴腕带 □ 配合测量体温、脉搏、呼吸、血压、身高、体重 □ 配合完成入院护理评估：询问病史、过敏史、相关查体、血常规、营养状况、卫生状况、血管情况、配合程度、危险因素评估 □ 接受入院宣教：环境介绍、病室规定、探视陪护制度、送餐订餐制度、贵重物品保管、自助缴费及查询等 □ 完成各项化验标本的留取并及时送检 □ 配合护士选择静脉通路（必要时） □ 接受中心静脉导管评估、教育与维护 □ 接受用药指导 □ 接受安全教育 □ 配合剪短指（趾）甲 □ 有任何不适请告知护士	□ 配合定时测量生命体征 □ 配合每日询问排便 □ 配合各项检查（需要空腹的请遵照执行） □ 配合采集各项化验标本 □ 接受疾病知识介绍 □ 接受骨髓穿刺、腰椎穿刺指导 □ 接受用药指导 □ 接受预防感染和出血指导 □ 接受中心静脉导管维护 □ 接受饮食指导 □ 接受心理护理 □ 接受基础护理 □ 接受安全教育 □ 有任何不适请告知护士
饮食	□ 遵医嘱饮食	□ 遵医嘱饮食
排泄	□ 尿便异常时及时告知医护人员	□ 尿便异常时及时告知医护人员
活动	□ 根据病情适当活动 □ 有出血倾向或头晕、乏力者卧床休息，减少活动，注意安全	□ 根据病情适当活动 □ 有出血倾向或头晕、乏力者卧床休息，减少活动，注意安全
签字执行时间		

时间	住院第3天	住院第4～20天	出院日
医患配合	□ 配合相关化验检查 □ 配合用药 □ 配合化疗 □ 有任何不适请告知医生	□ 配合相关化验检查 □ 配合用药 □ 配合各种治疗 □ 有任何不适请告知医生	□ 接受出院前指导 □ 遵医嘱出院后用药 □ 知道复查时间 □ 获取出院诊断书
护患配合	□ 配合定时测量生命体征 □ 配合每日询问排便 □ 配合各种相关检查 □ 配合采集各种化验标本 □ 接受中心静脉导管维护 □ 接受用药指导 □ 接受化疗知识指导 □ 配合记录出入量（必要时） □ 接受预防感染和出血指导 □ 接受心理护理 □ 接受基础护理 □ 接受安全教育 □ 有任何不适请告知护士	□ 配合定时测量生命体征 □ 配合每日询问排便 □ 配合各种相关检查 □ 配合采集各项化验标本 □ 接受用药指导 □ 接受中心静脉导管维护 □ 接受预防感染和出血指导 □ 接受心理护理 □ 接受基础护理 □ 接受安全教育 □ 有任何不适请告知护士	□ 接受出院宣教 □ 办理出院手续 □ 获取出院带药 □ 告知服药方法、作用、注意事项 □ 告知预防感染、出血措施 □ 告知复印病历的方法 □ 接受中心静脉导管院外维护指导 □ 签署中心静脉导管院外带管协议
饮食	□ 遵照医嘱饮食（使用门冬酰胺酶期间要求低脂饮食）	□ 洁净饮食（使用门冬酰胺酶期间还要求低脂饮食）	□ 普通饮食 □ 避免进生、冷、硬、辛辣和刺激饮食
排泄	□ 尿便异常时及时告知医护人员	□ 尿便异常时及时告知医护人员	□ 尿便异常（出血时）及时就诊
活动	□ 根据病情适当活动 □ 有出血倾向或头晕、乏力者卧床休息，减少活动，注意安全	□ 根据病情适当活动 □ 有出血倾向或头晕、乏力者卧床休息，减少活动，注意安全	□ 适当活动，避免疲劳 □ 注意保暖，避免感冒 □ 注意安全，减少出血
签字执行时间			

12．完全缓解的儿童急性淋巴细胞白血病临床健康教育表单

适用对象：第一诊断为完全缓解的儿童急性淋巴细胞白血病，拟行延迟强化治疗

患者姓名：________性别：______年龄：________门诊号：________住院号：________

住院日期：____年__月__日　出院日期：____年__月__日　标准住院日：21天

时间	住院第1天	住院第2天
主要健康教育工作	□ 入院宣教：介绍病区环境、设施、医院相关规章制度、病室环境要求、主管医生、责任护士 □ 告知患儿佩戴腕带的重要性，禁止取下 □ 告知各项检查的目的及注意事项 □ 安全教育：正确使用床档，防止跌倒、坠床、烫伤、触电，如厕须有家长监护且不要锁门 □ 带管入院患儿讲解中心静脉导管日常护理知识 □ 讲解外周静脉留置针使用及输液注意事项 □ 讲解输血不良反应及注意事项（必要时） □ 指导饮食、卫生、休息、活动 □ 指导漱口和坐浴方法 □ 指导疾病相关知识、用药知识 □ 解答患儿及家长想要了解的问题 □ 心理安慰，消除恐惧，稳定情绪	□ 讲解骨髓穿刺、腰椎穿刺、鞘内注射的目的、方法和注意事项 □ 讲解疾病相关知识 □ 指导饮食卫生、活动与休息，规范患儿作息 □ 指导预防感染：减少探视人员，患儿保持良好个人卫生，注意手卫生，戴口罩，病室按时通风，保证饮食卫生，不互串病房和互借玩具，注意漱口、坐浴 □ 指导预防出血：保证充足休息，减少活动，血小板＜20×10^9/L或有出血倾向嘱其绝对卧床休息，用软毛牙刷刷牙，不挖鼻孔，不留长指甲，穿刺点延长按压时间，密切观察出血情况，告知若出现不适及时通知医护人员 □ 介绍药物不良反应和用药注意事项，按时、按量正确服药，不得擅自停药减药，如有疑问应立即与医护人员联系 □ 鼓励多饮水，预防尿酸性肾病 □ 安全教育：正确使用床档，防止跌倒、坠床、烫伤、触电，如厕须有家长监护且不要锁门 □ 讲解输血不良反应及注意事项（必要时）
效果评价	□ 掌握 □ 基本掌握 其他：	□ 掌握 □ 基本掌握 其他：
护士签名时间		

时间	住院第3天	住院第4～20天	出院日
主要健康教育工作	□ 指导化疗期间用药不良反应、护理要点及注意事项，观察其毒副作用（如口服激素后若出现血糖水平升高、缺钙现象立即通知医生，巯嘌呤晚间临睡前服用） □ 指导预防感染和出血：坚持漱口、坐浴，勤换内衣，保持皮肤清洁，每周剪指（趾）甲，穿刺点延长按压时间，出血倾向严重的患儿应绝对卧床休息，做好观察，若有不适如头痛、皮肤、黏膜出血及时告知医护人员，积极给予处理 □ 指导化疗期间进食高蛋白、高维生素、清淡、易消化饮食（使用门冬酰胺酶期间要求低脂饮食），少食多餐，以减少胃肠道反应，注意饮食卫生 □ 化疗期间适当增加饮水，观察尿液颜色（使用环磷酰胺时预防出血性膀胱炎），预防出血性膀胱炎 □ 保持排便通畅，保证每天排便1次，若有粪便干燥情况及早应用饮食或药物调整，改正偏食的习惯 □ 讲解记录出入量的目的及方法（需要时） □ 介绍心电监护仪的使用必要性及注意事项（需要时） □ 讲解输血注意事项（需要时） □ 指导家长做好基础护理 □ 心理指导	□ 讲解入住简易层流病床的注意事项 □ 指导用药及主要注意事项、不良反应，观察其毒副作用 □ 指导进高蛋白、高维生素、清淡、易消化饮食（使用门冬酰胺酶期间要求低脂饮食），少食多餐，注意饮食卫生及餐具消毒，不共用餐具，多饮水。骨髓抑制期指导进洁净饮食 □ 指导预防感染：保持良好个人卫生，注意手卫生，坚持漱口、坐浴，病室要按时通风，维护病室环境清洁、整齐，减少探视人员，戴口罩，不要坐病床或将衣物放在病床上，不要互串病房和互借玩具 □ 指导预防出血：保证充足休息，减少活动，血小板＜20×10^9/L或有出血倾向绝对卧床休息，用软毛牙刷刷牙，不挖鼻孔，不留长指甲，穿刺点延长按压时间，密切观察出血情况，告知若出现不适及时通知医护人员 □ 讲解发热的护理：观察体温变化，多饮水，遵医嘱物理及药物降温，勤换衣服 □ 讲解粒细胞集落刺激因子的作用、副作用及护理要点 □ 中心静脉导管维护知识宣教，预防感染或脱出 □ 保持排便通畅，保证每天排便1次，防止肛周黏膜破损及机械性肠梗阻的发生 □ 督促按时作息，适量活动 □ 指导家长做好基础护理 □ 心理指导	□ 指导院外遵医嘱合理服药，不得擅自停药或减量 □ 指导定期监测血常规、生化指标 □ 指导中心静脉导管带管出院患儿要定期到门诊维护，每日观察贴膜下皮肤及穿刺点变化 □ 指导办理出院手续，告知科室联系电话，定期门诊随访，并告知主任门诊时间 □ 指导院外注意饮食、卫生、休息和活动，注意天气变化适当增减衣服，预防感冒，尽量不去公共场所活动，以免交叉感染 □ 保持心情舒畅，避免情绪波动和过度劳累 □ 加强院外安全知识宣教，指导其发生紧急情况时的处理方法
效果评价	□ 掌握 □ 基本掌握 其他：	□ 掌握 □ 基本掌握 其他：	□ 掌握 □ 基本掌握 其他：
护士签名时间			

13．初治儿童急性髓系白血病（非APL）临床护理表单

适用对象：第一诊断为初治儿童急性髓系白血病（非APL），拟行诱导化疗

患者姓名：________性别：______年龄：________门诊号：________住院号：________

住院日期：____年__月__日　出院日期：____年__月__日　标准住院日：32天内

时间	住院第1天	住院第2天
健康教育	□ 入院介绍：病区、病房环境布局、设施、主管医生、责任护士 □ 告知医院规章制度（作息、探视、陪护、请假、安全制度等） □ 告知佩戴腕带的重要性 □ 告知各项检查的目的及注意事项 □ 安全防护、预防出血相关知识介绍 □ 讲解输血不良反应及注意事项（必要时） □ 中心静脉置管介绍 □ 讲解药物副作用和用药注意事项，增加饮水 □ 讲解出入量的记录方法（必要时） □ 做好心理安慰，减轻入院后焦虑、紧张的情绪	□ 介绍疾病相关知识 □ 指导饮食、个人卫生 □ 指导预防感染和出血的护理措施 □ 讲解骨髓穿刺的目的、方法和注意事项 □ 讲解药物副作用和用药注意事项，增加饮水 □ 讲解输血不良反应及注意事项（必要时） □ 输液安全和活动安全指导 □ 指导中心静脉置管前、中、后注意事项 □ 心理护理，了解需求，尽量协助解决
护理处置	□ 准确核对患儿信息，协助其佩戴腕带 □ 入院护理评估：询问病史、过敏史、相关查体、血常规、检查皮肤黏膜有无出血、营养状况、卫生状况、血管情况、配合程度、危险因素评估 □ 监测和记录生命体征 □ 建立护理记录（危重患儿） □ 准确记录24小时出入量或重症记录（必要时） □ 卫生处置：剪指（趾）甲，更换干净衣物 □ 完成各项化验标本的留取并及时送检 □ 中心静脉置管术前签署置管知情同意书（条件允许时）	□ 完成各项化验标本的留取并及时送检 □ 遵医嘱完成相关治疗、检查 □ 完成中心静脉导管置管 □ 针对高危因素持续护理评估 □ 准确记录出入量或重症记录（必要时） □ 执行预防感染、出血护理措施
基础护理	□ 一级护理　□ 口腔护理 □ 晨晚间护理　□ 肛周护理 □ 安全防护	□ 一级护理　□ 口腔护理 □ 晨晚间护理　□ 肛周护理 □ 安全防护
专科护理	□ 执行儿科血液病护理常规 □ 观察病情变化 □ 填写危险因素评估表（必要时） □ 感染、出血护理 □ 输血护理（必要时） □ 心理护理	□ 观察病情变化，重点观察有无感染、出血倾向 □ 感染、出血护理 □ 输血护理（必要时） □ 心理护理
重点医嘱	□ 详见医嘱执行单	□ 详见医嘱执行单
病情变异记录	□ 无　□ 有，原因： 1. 2.	□ 无　□ 有，原因： 1. 2.
签名执行时间		

时间	住院第3～5天	住院第6～21天
健康教育	□ 化疗相关知识介绍 -告知药物作用、副作用及注意事项 -化疗期间饮食原则和卫生 -化疗期间适当多饮水，保持排便通畅 -手卫生、加强漱口、坐浴 □ 指导预防感染和出血 □ 指导中心静脉导管日常维护要点、换药注意事项 □ 讲解出入量的记录方法和尿pH值监测方法 □ 安全防护介绍 □ 指导家长做好基础护理 □ 心理指导	□ 讲解骨髓穿刺的目的、方法和注意事项 □ 讲解入住简易层流病床的注意事项 □ 骨髓抑制期介绍：预防感染和出血，维护病室环境清洁、整齐，正确漱口、坐浴 □ 指导进洁净饮食 □ 保持排便通畅，防止肛周黏膜破损及机械性肠梗阻的发生 □ 介绍药物作用、副作用、注意事项 □ 安全防护介绍 □ 指导家长做好基础护理 □ 心理指导
护理处置	□ 遵医嘱完成相关化验检查 □ 遵医嘱及时给予对症治疗 □ 遵医嘱准确记录24小时出入量或重症记录（需要时） □ 执行预防感染、出血护理措施 □ 针对高危因素持续护理评估 □ 中心静脉导管维护	□ 遵医嘱完成相关化验检查 □ 遵医嘱及时给予对症治疗 □ 执行预防感染、出血护理措施 □ 执行保护性隔离措施 □ 针对高危因素持续护理评估 □ 中心静脉导管维护
基础护理	□ 一级护理 □ 晨晚间护理 □ 安全防护 □ 口腔护理 □ 肛周护理	□ 一级护理 □ 晨晚间护理 □ 安全防护 □ 口腔护理 □ 肛周护理
专科护理	□ 随时观察患儿病情变化，重点观察有无出血倾向、化疗副作用等 □ 感染、出血护理 □ 输血护理 □ 化疗护理 □ 中心静脉导管维护 □ 心理护理	□ 随时观察患儿病情变化，重点观察有无感染和出血倾向等，防止并发症发生 □ 感染、出血护理 □ 输血护理 □ 化疗护理 □ 中心静脉导管维护 □ 心理护理
重点医嘱	□ 详见医嘱执行单	□ 详见医嘱执行单
病情变异记录	□ 无　□ 有，原因： 1. 2.	□ 无　□ 有，原因： 1. 2.
签名执行时间		

时间	住院第22～31天	出院日
健康教育	□ 预防感染和出血，维护病室环境清洁、整齐 □ 讲解腰椎穿刺的目的、方法和注意事项 □ 指导饮食、卫生、适量活动 □ 增加饮水，保持排便通畅 □ 心理指导	□ 出院宣教：用药，饮食，卫生，休息，监测血常规、生化等，注意安全，按时复查 □ 中心静脉导管（PICC/PORT）院外带管指导 □ 指导办理出院手续 □ 告知家长科室联系电话 □ 定期门诊随访
护理处置	□ 遵医嘱完成相关化验检查 □ 遵医嘱及时给予对症治疗 □ 针对高危因素持续护理评估 □ 中心静脉导管维护	□ 领取出院带药 □ 协助整理患儿用物 □ 完成满意度及健康教育知晓率调查 □ 床单位终末消毒
基础护理	□ 一级护理 □ 晨晚间护理 □ 安全防护 □ 口腔护理 □ 肛周护理	□ 安全护理（护送出院）
专科护理	□ 观察患儿病情变化 □ 感染、出血护理 □ 输血护理 □ 心理护理	□ 预防感染和出血指导 □ 心理护理
重点医嘱	□ 详见医嘱执行单	□ 详见医嘱执行单
病情变异记录	□ 无　□ 有，原因： 1. 2.	□ 无　□ 有，原因： 1. 2.
签名执行时间		

14. 初治儿童急性髓系白血病（非APL）临床患者表单

适用对象：第一诊断为初治儿童急性髓系白血病（非APL），拟行诱导化疗

患者姓名：________性别：______年龄：________门诊号：________住院号：________

住院日期：____年__月__日　出院日期：____年__月__日　标准住院日：32天内

时间	住院第1天	住院第2天
医患配合	□ 接受询问病史、收集资料，请家长务必详细告知既往史、用药史、过敏史 □ 配合进行体格检查 □ 配合进行相关检查 □ 签署相关知情同意书 □ 有任何不适请告知医生	□ 配合完成相关检查（骨髓穿刺、CT、B超、心电图、胸片等） □ 配合完成白细胞单采术（必要时） □ 配合完成化验（血常规、生化等） □ 配合用药 □ 有任何不适请告知医生
护患配合	□ 配合护士查对信息并佩戴腕带 □ 配合测量体温、脉搏、呼吸、血压、身高、体重 □ 配合完成入院护理评估：简单询问病史、过敏史、用药史 □ 接受入院宣教：环境介绍、设施介绍、探视陪护制度、送餐制度、贵重物品保管、自助缴费及查询等 □ 完成各项化验标本的留取并及时送检 □ 配合静脉通路选择（必要时） □ 接受中心静脉置管介绍（条件允许时） □ 接受用药指导 □ 接受安全教育 □ 配合剪短头发、指（趾）甲 □ 有任何不适请告知护士	□ 配合定时测量生命体征 □ 配合每日询问排便 □ 配合各项检查（需要空腹的请遵照执行） □ 配合采集各项化验标本 □ 接受疾病知识介绍 □ 接受骨髓穿刺、活检宣教 □ 接受用药指导 □ 接受预防感染和出血指导 □ 接受中心静脉导管维护指导 □ 接受饮食指导 □ 接受心理护理 □ 接受基础护理 □ 接受安全教育 □ 有任何不适请告知护士
饮食	□ 遵医嘱饮食	□ 遵医嘱饮食
排泄	□ 尿便异常时及时告知医护人员	□ 尿便异常时及时告知医护人员
活动	□ 根据病情适当活动 □ 有出血倾向或头晕、乏力者卧床休息，减少活动，注意安全	□ 根据病情适当活动 □ 有出血倾向或头晕、乏力者卧床休息，减少活动，注意安全
签字执行时间		

时间	住院第3～5天	住院第6～21天
医患配合	□ 配合相关化验检查 □ 配合用药 □ 配合化疗 □ 有任何不适请告知医生	□ 配合相关化验检查 □ 配合骨髓穿刺检查 □ 配合用药 □ 配合化疗 □ 有任何不适请告知医生
护患配合	□ 配合定时测量生命体征 □ 配合每日询问排便 □ 配合各种相关检查 □ 配合采集血标本 □ 接受中心静脉导管维护指导 □ 接受疾病知识介绍 □ 接受用药指导 □ 接受化疗知识指导 □ 配合记录出入量，测量尿pH □ 接受预防感染和出血指导 □ 接受心理护理 □ 接受基础护理 □ 接受安全教育 □ 有任何不适请告知护士	□ 配合定时测量生命体征 □ 配合每日询问排便 □ 配合各种相关检查 □ 配合采集血标本 □ 接受中心静脉导管维护指导 □ 接受用药指导 □ 接受化疗知识指导 □ 接受预防感染和出血指导 □ 接受保护性隔离措施 □ 接受心理护理 □ 接受基础护理 □ 接受安全教育 □ 有任何不适请告知护士
饮食	□ 遵医嘱饮食	□ 洁净饮食
排泄	□ 尿便异常时及时告知医护人员	□ 尿便异常时及时告知医护人员
活动	□ 根据病情适当活动 □ 有出血倾向或头晕、乏力者卧床休息，减少活动，注意安全	□ 根据病情适当活动 □ 有出血倾向或头晕、乏力者卧床休息，减少活动，注意安全
签字执行时间		

时间	住院第22～31天	出院日
医患配合	□ 配合相关化验检查 □ 配合用药 □ 配合各种治疗 □ 有任何不适请告知医生	□ 接受出院前指导 □ 遵医嘱出院后用药 □ 告知复查时间 □ 获取出院诊断书
护患配合	□ 配合定时测量生命体征 □ 配合每日询问排便 □ 配合各种相关检查 □ 配合采集血标本 □ 接受用药指导 □ 接受中心静脉导管维护指导 □ 接受预防感染和出血指导 □ 接受心理护理 □ 接受基础护理 □ 接受安全教育 □ 有任何不适请告知护士	□ 接受出院宣教 □ 办理出院手续 □ 获取出院带药 □ 告知服药方法、作用、注意事项 □ 告知预防感染、出血措施 □ 告知复印病历的方法 □ 接受中心静脉导管院外维护指导 □ 签署中心静脉导管院外带管协议
饮食	□ 遵医嘱饮食	□ 普通饮食 □ 避免进生、冷、硬、辛辣和刺激饮食
排泄	□ 尿便异常时及时告知医护人员	□ 尿便异常（出血时）及时就诊
活动	□ 根据病情适当活动 □ 有出血倾向或头晕、乏力者卧床休息，减少活动，注意安全	□ 适当活动，避免疲劳 □ 注意保暖，避免感冒 □ 注意安全，减少出血
签字执行时间		

15．初治儿童急性髓系白血病（非APL）临床健康教育表单

适用对象：第一诊断初治儿童为急性髓系白血病（非APL），行诱导化疗

患者姓名：________性别：______年龄：________门诊号：________住院号：________

住院日期：____年__月__日　出院日期：____年__月__日　标准住院日：32天内

时间	住院第1天	住院第2天
主要健康教育工作	□ 热情接待患儿及家长，介绍自己、责任护士、主管医生、护士长和科主任姓名 □ 告知患儿佩戴腕带的重要性，禁止取下 □ 引导患儿和家长熟悉病区环境，如同室病友、水房、卫生间、标本放置处、护士站、医生办公室、就餐地点等，消除患儿对陌生环境的紧张感 □ 介绍病房设施和设备，如床档、呼叫器、输液吊杆使用 □ 介绍规章制度（作息、探视、陪护、请假、安全制度等）；告知病室环境要求（定时通风、床单位要求）；指导患儿及家长维护病房环境，禁止吸烟和违规使用各种电器，以免发生意外，以取得患儿及家长配合 □ 告知各项检查的目的及注意事项，以及标本放置位置 □ 安全教育：确保患儿安全，正确使用床档，防止跌倒、坠床、烫伤、触电，如厕需有家长监护且不要锁门 □ 讲解输血不良反应及注意事项（必要时） □ 讲解留置针留置和输液注意事项 □ 介绍静脉输液方式的选择及输液的注意事项，中心静脉置管术前谈话、签署置管同意书 □ 介绍药物不良反应和用药注意事项，讲解输注碱化利尿液体的意义 □ 鼓励适量增加饮水，预防尿酸性肾病 □ 解答患儿或家长想要了解的问题 □ 心理安慰，消除恐惧，稳定情绪	□ 讲解疾病相关知识 □ 讲解骨髓穿刺的目的、方法和注意事项 □ 指导饮食卫生、活动与休息，规范作息时间 □ 指导预防感染：减少探视人员，患儿保持良好个人卫生，注意手卫生，戴口罩，病室按时通风，保证饮食卫生，不互串病房和互借玩具，注意漱口、坐浴 □ 指导预防出血：用软毛牙刷刷牙，不要挖鼻孔，不要留长指甲，饮食不要过热，不要吃带刺、坚硬食品，吃易消化食物，观察出血情况，若有不适立即通知医护人员 □ 介绍药物不良反应和用药注意事项，按时、按量正确服药并增加饮水，不得擅自停药或减药，如有疑问应立即与医护人员联系 □ 安全教育：确保患儿安全，正确使用床档，防止跌倒、坠床、烫伤、触电，如厕需有家长监护且不要锁门 □ 讲解输血不良反应及注意事项（必要时） □ 介绍中心静脉置管术前准备、术中配合、术后指导知识教育
效果评价	□ 掌握 □ 基本掌握 其他：	□ 掌握 □ 基本掌握 其他：
护士签名时间		

时间	住院第3～5天	住院第6～21天
主要健康教育工作	□ 指导化疗期间用药不良反应、护理要点及注意事项，观察其毒副作用 □ 指导预防感染和出血。注意个人卫生，坚持漱口、坐浴，每周剪指（趾）甲。出血倾向严重的患儿应绝对卧床休息，若有不适如头痛、皮肤、黏膜出血及时告知医护人员，积极给予处理 □ 指导化疗期间进高蛋白、高维生素、清淡、易消化饮食，少食多餐，以减少胃肠道反应，注意饮食卫生 □ 化疗期间适当增加饮水，预防尿酸性肾病 □ 讲解输注碱化利尿液体的意义 □ 保持排便通畅，保证每日排便1次，若有粪便干燥情况及早应用饮食或药物调整，改正偏食的习惯 □ 讲解出入量的记录方法、重要性、常见出现误差的原因（必要时） □ 讲解输血不良反应及注意事项（必要时） □ 介绍中心静脉导管日常维护要点、换药注意事项 □ 讲解血培养（高热时）、血常规、电解质等化验检查的目的、配合要点 □ 指导家长做好生活护理 □ 心理指导	□ 介绍入住简易层流病床的注意事项 □ 指导进食高蛋白、高维生素易消化的饮食，少食多餐，注意饮食卫生及餐具消毒，不共用餐具。骨髓抑制期指导进洁净饮食 □ 化疗期间适当增加饮水 □ 预防感染：保持良好个人卫生，注意手卫生，坚持漱口、坐浴，病室要按时通风，维护病室环境清洁、整齐，禁止探视，家长戴口罩，不要互串病房和互借玩具 □ 预防出血：保证充足休息，减少活动，避免磕碰，血小板＜20×10^9/L或有出血倾向绝对卧床休息，用软毛牙刷刷牙，不要挖鼻孔，不要留长指甲，穿刺点延长按压时间，密切观察患儿出血情况，告知若出现不适及时通知医护人员 □ 发热的护理：观察体温变化，多饮水，遵医嘱物理及药物降温，勤换衣服 □ 讲解粒细胞集落刺激因子的作用、副作用及护理要点（必要时） □ 加强中心静脉导管维护知识宣教，预防感染或脱出 □ 保持排便通畅，保证每天排便1次，防止肛周黏膜破损及机械性肠梗阻的发生 □ 指导家长做好生活护理 □ 心理指导
效果评价	□ 掌握 □ 基本掌握 其他：	□ 掌握 □ 基本掌握 其他：
护士签名时间		

时间	住院第22～31天	出院日
主要健康教育工作	□ 讲解骨髓穿刺、腰椎穿刺、鞘内注射的目的、方法和注意事项 □ 指导做好口腔、肛周、皮肤等基础护理 □ 指导加强预防出血、预防感染的护理 □ 饮食指导：干净卫生、高蛋白、高维生素，增加蔬菜水果摄入，水果洗净去皮 □ 督促按时作息，适量活动 □ 做好心理护理，指导家长给予生活照护	□ 指导院外遵医嘱合理服药，不得擅自停药或减量 □ 指导定期监测血常规、生化指标 □ 指导中心静脉导管（PICC/PORT）带管出院患儿定期到门诊维护，每日观察贴膜下皮肤及穿刺点变化 □ 指导办理出院手续，告知科室联系电话，定期门诊随访，并告知主任门诊时间 □ 指导院外注意饮食、卫生、休息与活动，注意天气变化适当增减衣服，预防感冒，避免去公共场所活动，以免交叉感染 □ 保持心情舒畅，避免情绪波动和过度劳累 □ 加强院外安全知识宣教，指导其发生紧急情况时的处理方法
效果评价	□ 掌握 □ 基本掌握 其他：	□ 掌握 □ 基本掌握 其他：
护士签名时间		

16. 完全缓解的儿童急性髓系白血病（非APL）临床护理表单

适用对象：第一诊断为完全缓解的儿童急性髓系白血病（非APL），拟行巩固化疗

患者姓名：________性别：______年龄：________门诊号：________住院号：________

住院日期：____年__月__日　　出院日期：____年__月__日　　标准住院日：21天

时间	住院第1天	住院第2天
健康教育	□ 入院介绍：病区、病房环境、设施、医院相关规章制度、主管医生和责任护士 □ 告知佩戴腕带的重要性 □ 告知各项检查的目的及注意事项 □ 指导饮食、卫生、活动等 □ 安全教育、预防出血相关知识介绍 □ 告知静脉输液的注意事项（必要时） □ 带管入院患儿指导中心静脉导管日常维护 □ 讲解输血不良反应及注意事项（必要时） □ 做好心理安慰，减轻入院后焦虑、紧张的情绪	□ 介绍疾病相关知识 □ 指导饮食、个人卫生 □ 指导预防感染和出血的护理措施 □ 讲解骨髓穿刺、腰椎穿刺、鞘内注射的目的、方法和注意事项 □ 讲解药物副作用和用药注意事项，增加饮水 □ 讲解输血不良反应及注意事项（必要时） □ 输液安全和活动安全指导 □ 指导中心静脉导管日常维护 □ 心理护理，了解需求，尽量协助解决
护理处置	□ 准确核对患儿信息，协助其佩戴腕带 □ 入院护理评估：询问病史、过敏史、相关查体、血常规、检查皮肤黏膜有无出血、营养状况、卫生状况、血管情况、配合程度、危险因素评估 □ 监测和记录生命体征 □ 建立护理记录（危重患儿） □ 卫生处置：剪指（趾）甲，更换干净衣物 □ 完成各项化验检查的准备 □ 完成中心静脉置管术（第一疗程未置管）；带管入院者根据情况进行导管维护	□ 完成各项化验标本的留取并及时送检 □ 遵医嘱完成相关治疗、检查 □ 中心静脉导管维护 □ 针对高危因素持续护理评估 □ 执行预防感染、出血护理措施
基础护理	□ 一级护理 □ 晨晚间护理 □ 安全防护 □ 口腔护理 □ 肛周护理	□ 一级护理 □ 晨晚间护理 □ 安全防护 □ 口腔护理 □ 肛周护理
专科护理	□ 执行儿科血液病护理常规 □ 观察病情 □ 填写患儿危险因素评估表（必要时） □ 感染、出血护理 □ 输血护理（必要时） □ 心理护理	□ 观察患儿病情变化，重点观察有无出血倾向 □ 感染、出血护理 □ 输血护理（必要时） □ 心理护理
重点医嘱	□ 详见医嘱执行单	□ 详见医嘱执行单
病情变异记录	□ 无　□ 有，原因： 1. 2.	□ 无　□ 有，原因： 1. 2.
签名执行时间		

时间	住院第3天	住院第4～20天	出院日
健康教育	□ 化疗相关知识介绍 -告知药物作用、副作用及注意事项 -化疗期间饮食原则和卫生 -化疗期间多饮水，保持排便通畅 -手卫生、加强漱口、坐浴 □ 安全防护介绍 □ 指导预防感染和出血 □ 讲解出入量的记录方法（必要时） □ 讲解输血注意事项（必要时） □ 心理指导	□ 讲解入住简易层流病床注意事项 □ 骨髓抑制期介绍：预防感染和出血，维护病室环境清洁、整齐，正确漱口、坐浴 □ 指导进洁净饮食 □ 保持排便通畅，防止肛周黏膜破损及机械性肠梗阻的发生 □ 安全指导 □ 心理指导	□ 出院宣教：用药，饮食，卫生，休息，监测血常规、生化等，注意安全 □ 中心静脉导管院外带管指导 □ 指导办理出院手续 □ 告知家长科室联系电话 □ 定期门诊随访
护理处置	□ 遵医嘱完成相关化验检查 □ 遵医嘱及时给予对症治疗 □ 遵医嘱准确记录出入量或重症记录（必要时） □ 执行预防感染、出血护理措施 □ 针对高危因素持续护理评估 □ 中心静脉导管维护	□ 执行保护性隔离措施 □ 遵医嘱完成相关化验检查 □ 遵医嘱及时给予对症治疗 □ 执行预防感染、出血护理措施 □ 针对高危因素持续护理评估 □ 中心静脉导管维护	□ 为患儿领取出院带药 □ 协助整理患儿用物 □ 完成满意度及健康教育知晓率调查 □ 床单位终末消毒
基础护理	□ 一级护理 □ 晨晚间护理 □ 安全防护 □ 口腔护理 □ 肛周护理	□ 一级护理 □ 晨晚间护理 □ 安全防护 □ 口腔护理 □ 肛周护理	□ 安全护理（护送出院）
专科护理	□ 观察患儿病情变化，重点观察有无出血倾向、化疗副作用等 □ 感染、出血护理 □ 输血护理 □ 化疗护理 □ 心理护理	□ 观察患儿病情变化，重点观察有无感染和出血倾向等，防止并发症发生 □ 感染、出血护理 □ 输血护理 □ 化疗护理 □ 心理护理	□ 预防感染和出血指导 □ 心理护理
重点医嘱	□ 详见医嘱执行单	□ 详见医嘱执行单	□ 详见医嘱执行单
病情变异记录	□ 无 □ 有，原因： 1. 2.	□ 无 □ 有，原因： 1. 2.	□ 无 □ 有，原因： 1. 2.
签名执行时间			

17. 完全缓解的儿童急性髓系白血病（非APL）临床患者表单

适用对象：第一诊断为完全缓解的儿童急性髓系白血病（非APL），拟行巩固化疗

患者姓名：________性别：______年龄：________门诊号：________住院号：________

住院日期：____年__月__日　出院日期：____年__月__日　标准住院日：21天

时间	住院第1天	住院第2天
医患配合	□ 接受询问病史、收集资料，请家长务必详细告知既往史、用药史、过敏史 □ 配合进行体格检查 □ 配合进行相关检查 □ 签署相关知情同意书 □ 有任何不适请告知医生	□ 配合完成相关检查（B超、CT、心电图、胸片等） □ 配合完成化验（血常规、生化等） □ 配合完成骨髓穿刺、腰椎穿刺、鞘内注射 □ 配合用药 □ 有任何不适请告知医生
护患配合	□ 配合护士查对信息并佩戴腕带 □ 配合测量体温、脉搏、呼吸、血压、身高、体重 □ 配合完成入院护理评估（简单询问病史、过敏史、用药史） □ 接受入院宣教：环境介绍、病室规定、探视陪护制度、送餐订餐制度、贵重物品保管、自助缴费及查询等 □ 完成各项化验标本的留取并及时送检 □ 配合护士选择静脉通路，接受中心静脉置管（带管者接受中心静脉导管评估、教育与维护） □ 接受用药指导 □ 接受安全教育 □ 接受预防感染和出血指导 □ 有任何不适请告知护士	□ 配合定时测量生命体征 □ 配合每日询问排便 □ 配合各项检查（需要空腹的请遵照执行） □ 配合采集各项化验标本 □ 接受疾病知识介绍 □ 配合完成高危因素持续护理评估 □ 接受骨髓穿刺、腰椎穿刺、鞘内注射指导 □ 接受用药指导 □ 接受预防感染和出血指导 □ 接受中心静脉导管维护 □ 接受饮食指导 □ 接受心理护理 □ 接受基础护理 □ 接受安全教育 □ 有任何不适请告知护士
饮食	□ 遵医嘱饮食	□ 遵医嘱饮食
排泄	□ 尿便异常时及时告知医护人员	□ 尿便异常时及时告知医护人员
活动	□ 根据病情适当活动 □ 有出血倾向或头晕、乏力者卧床休息，减少活动，注意安全	□ 根据病情适当活动 □ 有出血倾向或头晕、乏力者卧床休息，减少活动，注意安全
签字执行时间		

时间	住院第3天	住院第4～20天	出院日
医患配合	□ 配合相关化验检查 □ 配合用药 □ 配合化疗 □ 有任何不适请告知医生	□ 配合相关化验检查 □ 配合用药 □ 配合各种治疗 □ 有任何不适请告知医生	□ 接受出院前指导 □ 遵医嘱出院后用药 □ 告知复查时间 □ 获取出院诊断书
护患配合	□ 配合定时测量生命体征 □ 配合每日询问排便 □ 配合各种相关检查 □ 配合采集各项化验标本 □ 接受中心静脉导管维护 □ 接受用药指导 □ 接受化疗知识指导 □ 配合记录出入量（必要时） □ 接受预防感染和出血指导 □ 接受心理护理 □ 接受基础护理 □ 接受安全教育 □ 有任何不适请告知护士	□ 配合定时测量生命体征 □ 配合每日询问排便 □ 配合各种相关检查 □ 配合采集各项化验标本 □ 接受用药指导 □ 接受深静脉导管维护 □ 接受预防感染和出血指导 □ 接受心理护理 □ 接受基础护理 □ 接受安全教育 □ 有任何不适请告知护士	□ 接受出院评估及出院指导 □ 办理出院手续 □ 获取出院带药 □ 告知服药方法、作用、注意事项 □ 告知预防感染、出血措施 □ 告知复印病历的方法 □ 接受中心静脉导管院外维护指导 □ 签署中心静脉导管院外带管协议
饮食	□ 遵医嘱饮食	□ 洁净饮食	□ 普通饮食 □ 避免进生、冷、硬、辛辣和刺激饮食
排泄	□ 尿便异常时及时告知医护人员	□ 尿便异常时及时告知医护人员	□ 尿便异常（出血时）及时就诊
活动	□ 根据病情适当活动 □ 有出血倾向或头晕、乏力者卧床休息，减少活动，注意安全	□ 根据病情适当活动 □ 有出血倾向或头晕、乏力者卧床休息，减少活动，注意安全	□ 适当活动，避免疲劳 □ 注意保暖，避免感冒 □ 注意安全，减少出血
签字执行时间			

18．完全缓解的儿童急性髓系白血病（非APL）健康教育表单

适用对象：第一诊断为完全缓解的儿童急性髓系白血病（非APL），拟行巩固化疗

患者姓名：________性别：______年龄：________门诊号：________住院号：________

住院日期：____年__月__日　　出院日期：____年__月__日　　标准住院日：21天

时间	住院第1天	住院第2天
主要健康教育工作	□ 热情接待患儿及家长，介绍自己、责任护士、主管医生 □ 介绍病房环境、设施、医院相关制度 □ 告知佩戴腕带的重要性，禁止取下 □ 告知各项检查的目的及注意事项 □ 安全教育：正确使用床档，防止跌倒、坠床、烫伤、触电，如厕须有家长监护且不要锁门 □ 带管入院患儿讲解中心静脉导管日常维护知识 □ 讲解外周静脉留置针使用及输液注意事项 □ 讲解输血不良反应及注意事项（必要时） □ 指导饮食、卫生 □ 指导活动与休息，规范作息 □ 指导漱口和坐浴的方法 □ 讲解疾病相关知识、用药知识 □ 解答患儿及家长想要了解的问题 □ 心理安慰，消除恐惧，稳定情绪	□ 讲解骨髓穿刺、腰椎穿刺、鞘内注射的目的、方法和注意事项 □ 讲解疾病相关知识 □ 指导饮食、活动与作息，规范作息 □ 指导预防感染：减少人员探视，保持良好个人卫生，注意手卫生，戴口罩，病室按时通风，保证饮食卫生，不互串病房和互借玩具，注意漱口、坐浴 □ 指导预防出血：保证充足休息，减少活动，血小板＜20×10^9/L或有出血倾向嘱其绝对卧床休息，用软毛牙刷刷牙，不挖鼻孔，不留长指甲，穿刺点延长按压时间，密切观察出血情况，告知若出现不适时及时通知医护人员 □ 介绍药物不良反应和用药注意事项，按时、按量正确服药并增加饮水，不得擅自停药减药，如有疑问应立即与医护人员联系 □ 安全教育：正确使用床档，防止跌倒、坠床、烫伤、触电，如厕须有家长监护且不要锁门，血小板减低或有出血倾向的患儿应绝对卧床休息 □ 讲解输血不良反应及注意事项（必要时） □ 心理指导
效果评价	□ 掌握 □ 基本掌握 其他：	□ 掌握 □ 基本掌握 其他：
护士签名时间		

时间	住院第3天	住院第4～20天	出院日
主要健康教育工作	□ 指导化疗期间用药不良反应、护理要点及注意事项，观察其毒副作用 □ 指导预防感染和出血：坚持漱口、坐浴，勤换内衣，保持皮肤清洁，每周剪指（趾）甲。出血倾向严重的患儿应绝对卧床休息，做好观察，若有不适如头痛、皮肤、黏膜出血及时告知医护人员 □ 指导化疗期间进高蛋白、高维生素、清淡、易消化饮食，少食多餐，以减少胃肠道反应，注意饮食卫生 □ 化疗期间适当增加饮水 □ 保持排便通畅，保证每天排便1次，若有粪便干燥情况及早应用饮食或药物调整，改正偏食的习惯 □ 讲解记录出入量的目的及方法（必要时） □ 讲解输液泵、心电监护仪的使用必要性及注意事项（必要时） □ 讲解输血不良反应及注意事项（必要时） □ 讲解血培养（高热时）、血常规、电解质等化验检查的目的、配合要点 □ 指导中心静脉导管日常维护 □ 指导家长做好基础护理 □ 心理指导	□ 讲解入住简易层流病床的注意事项 □ 指导用药及主要注意事项、不良反应，观察其毒副作用 □ 指导预防感染：保持良好个人卫生，注意手卫生，坚持漱口、坐浴，病室按时通风，维护环境清洁、整齐，禁止探视，戴口罩，不互串病房和互借玩具 □ 指导预防出血：保证充足休息，减少活动，血小板＜20×10^9/L或有出血倾向嘱其绝对卧床休息，用软毛牙刷刷牙，不挖鼻孔，不留长指甲，穿刺点延长按压时间，密切观察出血情况，告知若出现不适及时通知医护人员 □ 讲解发热的护理：观察体温变化，多饮水，遵医嘱物理及药物降温，勤换衣服 □ 指导进高蛋白、高维生素、清淡、易消化饮食，少食多餐，注意饮食卫生及餐具消毒，不共用餐具，骨髓抑制期指导进洁净饮食 □ 指导中心静脉导管日常维护 □ 保持排便通畅，保证每天排便1次，防止肛周黏膜破损及机械性肠梗阻的发生 □ 讲解粒细胞集落刺激因子的作用、副作用及护理要点（必要时） □ 督促按时作息，适量活动 □ 指导家长做好基础护理 □ 心理指导	□ 指导院外遵医嘱合理服药，不得擅自停药或减量 □ 指导定期监测血常规、生化指标 □ 指导中心静脉导管带管出院患儿要定期到门诊维护，每日观察贴膜下皮肤及穿刺点变化 □ 指导办理出院手续，告知科室联系电话，定期门诊随访，并告知主任门诊时间 □ 指导院外注意饮食、卫生、休息和活动，注意根据天气变化适当增减衣服，预防感冒，尽量不去公共场所活动，以免交叉感染 □ 保持心情舒畅，避免情绪波动和过度劳累 □ 加强院外安全知识宣教，指导其发生紧急情况时的处理方法
效果评价	□ 掌握 □ 基本掌握 其他：	□ 掌握 □ 基本掌握 其他：	□ 掌握 □ 基本掌握 其他：
护士签名签字			

19. 初治儿童急性早幼粒细胞白血病临床护理表单

适用对象：第一诊断为初治儿童急性早幼粒细胞白血病，拟行诱导化疗

患者姓名：________性别：______年龄：________门诊号：________住院号：________

住院日期：____年__月__日　出院日期：____年__月__日　标准住院日：40天内

时间	住院第1天	住院第2天
健康教育	□ 入院介绍：病区、病房环境、设施、医院相关规章制度、主管医生和责任护士 □ 告知各项检查的目的及注意事项 □ 安全防护、预防出血相关知识介绍 □ 中心静脉置管介绍 □ 讲解药物（如亚砷酸、维A酸）副作用和用药注意事项，增加饮水 □ 讲解出入量的记录方法（必要时） □ 讲解输血不良反应及注意事项（必要时） □ 做好心理安慰，减轻入院后焦虑、紧张的情绪	□ 介绍疾病相关知识 □ 指导患儿饮食、个人卫生 □ 指导预防感染和出血的护理措施 □ 讲解骨髓穿刺、活检的目的、方法和注意事项 □ 讲解药物副作用和用药注意事项，增加饮水 □ 讲解输血不良反应及注意事项（必要时） □ 讲解中心静脉导管日常维护要点 □ 输液安全和活动安全指导 □ 心理护理，了解需求，尽量协助解决
护理处置	□ 准确核对患儿信息，协助其佩戴腕带 □ 入院护理评估：询问病史、相关查体、血常规、检查皮肤黏膜有无出血、营养状况、血管情况、危险因素评估 □ 监测和记录生命体征 □ 建立护理记录（病危、重患儿） □ 准确记录24小时出入量（必要时） □ 卫生处置：剪指（趾）甲，更换干净衣物 □ 完成各项化验检查的准备 □ 完成中心静脉置管术（条件允许时）	□ 完成各项化验标本的留取并及时送检 □ 遵医嘱完成相关治疗、检查 □ 中心静脉导管维护 □ 针对高危因素持续护理评估 □ 遵医嘱准确记录出入量或重症记录（必要时） □ 执行预防感染、出血护理措施 □ 监测体重
基础护理	□ 一级护理 □ 晨晚间护理 □ 安全防护 □ 口腔护理 □ 肛周护理	□ 一级护理 □ 晨晚间护理 □ 安全防护 □ 口腔护理 □ 肛周护理
专科护理	□ 执行儿科血液病护理常规 □ 观察病情 □ 填写患儿危险因素评估表（必要时） □ 感染、出血护理 □ 输血护理（必要时） □ 心理护理	□ 观察患儿病情变化，重点观察有无出血倾向、化疗副作用 □ 感染、出血护理 □ 输血护理（必要时） □ 化疗护理 □ 心理护理
重点医嘱	□ 详见医嘱执行单	□ 详见医嘱执行单
病情变异记录	□ 无　□ 有，原因： 1. 2.	□ 无　□ 有，原因： 1. 2.
签名执行时间		

时间	住院第3～7天	住院第8～21天
健康教育	□ 化疗相关知识介绍 -告知药物作用、副作用及注意事项 -化疗期间饮食原则和卫生 -化疗期间嘱患儿多饮水，保持排便通畅 -手卫生、加强漱口、坐浴 □ 安全防护介绍 □ 指导预防感染和出血 □ 讲解中心静脉导管维护知识 □ 讲解出入量的记录方法 □ 讲解输血注意事项 □ 心理指导	□ 骨髓抑制期介绍：预防感染、出血、皮肤干燥，维护病室环境清洁、整齐，正确漱口、坐浴 □ 指导进洁净饮食 □ 保持排便通畅，防止肛周黏膜破损及机械性肠梗阻的发生 □ 安全教育 □ 心理指导
护理处置	□ 遵医嘱完成相关化验检查 □ 遵医嘱及时给予对症治疗 □ 遵医嘱准确记录24小时出入量或重症记录（必要时） □ 执行预防感染、出血护理措施 □ 针对高危因素持续护理评估 □ 中心静脉导管维护 □ 监测体重	□ 遵医嘱完成相关化验检查 □ 遵医嘱及时给予对症治疗 □ 执行预防感染、出血护理措施 □ 执行保护性隔离措施 □ 针对高危因素持续护理评估 □ 中心静脉导管维护 □ 监测体重
基础护理	□ 一级护理 □ 晨晚间护理 □ 安全防护 □ 口腔护理 □ 肛周护理	□ 一级护理 □ 晨晚间护理 □ 安全防护 □ 口腔护理 □ 肛周护理
专科护理	□ 观察患儿病情变化，重点观察有无出血倾向、化疗副作用等 □ 感染、出血护理 □ 输血护理 □ 化疗护理 □ 心理护理	□ 观察患儿病情变化，重点观察有无感染和出血倾向等，防止并发症发生 □ 感染、出血护理 □ 输血护理 □ 化疗护理 □ 心理护理
重点医嘱	□ 详见医嘱执行单	□ 详见医嘱执行单
病情变异记录	□ 无 □ 有，原因： 1. 2.	□ 无 □ 有，原因： 1. 2.
签名执行时间		

时间	住院第22～39天	出院日
健康教育	□ 讲解腰椎穿刺、鞘内注射的目的、方法和注意事项（必要时） □ 预防感染和出血，维护病室环境清洁、整齐 □ 指导饮食、卫生、适量活动 □ 增加饮水，保持排便通畅 □ 心理指导	□ 出院宣教：用药、饮食、卫生、休息、监测血常规、生化等，注意安全，按时复查 □ 中心静脉导管（PICC/PORT）院外带管指导 □ 指导办理出院手续 □ 告知家长科室联系电话 □ 定期门诊随访
护理处置	□ 遵医嘱完成相关化验检查 □ 遵医嘱及时给予对症治疗 □ 针对高危因素持续护理评估 □ 中心静脉导管维护 □ 监测体重	□ 领取出院带药 □ 协助整理患儿用物 □ 完成满意度及健康教育知晓率调查 □ 床单位终末消毒
基础护理	□ 一级护理 □ 晨晚间护理 □ 安全防护 □ 口腔护理 □ 肛周护理	□ 安全护理（护送出院）
专科护理	□ 观察患儿病情变化 □ 感染、出血护理 □ 输血护理 □ 心理护理	□ 预防感染和出血指导 □ 心理护理
重点医嘱	□ 详见医嘱执行单	□ 详见医嘱执行单
病情变异记录	□ 无 □ 有，原因： 1. 2.	□ 无 □ 有，原因： 1. 2.
签名执行时间		

20. 初治儿童急性早幼粒细胞白血病临床患者表单

适用对象：第一诊断为初治儿童急性早幼粒细胞白血病，拟行诱导化疗

患者姓名：________性别：______年龄：________门诊号：________住院号：________

住院日期：____年__月__日　出院日期：____年__月__日　标准住院日：40天内

时间	住院第1天	住院第2天
医患配合	□ 接受询问病史、收集资料，请家长务必详细告知既往史、用药史、过敏史 □ 配合进行体格检查 □ 配合进行相关检查 □ 签署相关知情同意书 □ 有任何不适请告知医生	□ 配合完成相关检查（CT、B超、心电图、胸片等） □ 配合完成化验（血常规、生化等） □ 配合完成骨髓穿刺检查 □ 配合用药 □ 有任何不适请告知医生
护患配合	□ 配合护士查对信息并佩戴腕带 □ 配合测量体温、脉搏、呼吸、血压、身高、体重 □ 配合完成入院护理评估：简单询问病史、过敏史、用药史 □ 接受入院宣教：环境介绍、病室规定、探视陪护制度、送餐订餐制度、贵重物品保管、自助缴费及查询等 □ 完成各项化验标本的留取并及时送检 □ 配合静脉通路选择（必要时） □ 配合完成中心静脉置管（条件允许时） □ 接受用药指导 □ 接受安全教育 □ 配合剪短头发、指（趾）甲 □ 有任何不适请告知护士	□ 配合测量生命体征、体重 □ 配合每日询问排便 □ 配合各项检查（需要空腹的请遵照执行） □ 配合采集各项化验标本 □ 配合中心静脉导管维护 □ 接受中心静脉导管日常维护知识介绍 □ 接受疾病知识介绍 □ 接受骨髓穿刺指导 □ 接受用药指导 □ 接受预防感染和出血指导 □ 接受饮食指导 □ 接受心理护理 □ 接受基础护理 □ 接受安全教育 □ 有任何不适请告知护士
饮食	□ 遵医嘱饮食	□ 遵医嘱饮食
排泄	□ 尿便异常时及时告知医护人员	□ 尿便异常时及时告知医护人员
活动	□ 根据病情适当活动 □ 有出血倾向或头晕、乏力者卧床休息，减少活动，注意安全	□ 根据病情适当活动 □ 有出血倾向或头晕、乏力者卧床休息，减少活动，注意安全
签字执行时间		

时间	住院第3～7天	住院第8～21天
医患配合	□ 配合相关化验检查 □ 配合用药 □ 配合化疗 □ 有任何不适请告知医生	□ 配合相关化验检查 □ 配合用药 □ 配合化疗 □ 有任何不适请告知医生
护患配合	□ 配合定时测量生命体征、体重 □ 配合每日询问排便 □ 配合各种相关检查 □ 配合采集血标本 □ 接受中心静脉导管维护指导 □ 接受疾病知识介绍 □ 接受用药指导 □ 接受化疗知识指导 □ 配合记录出入量 □ 接受预防感染和出血指导 □ 接受心理护理 □ 接受基础护理 □ 接受安全教育 □ 有任何不适请告知护士	□ 配合定时测量生命体征、体重 □ 配合每日询问排便 □ 配合各种相关检查 □ 配合采集血标本 □ 接受中心静脉导管维护指导 □ 接受用药指导 □ 接受预防感染和出血指导 □ 接受保护性隔离措施 □ 接受心理护理 □ 接受基础护理 □ 接受安全教育 □ 有任何不适请告知护士
饮食	□ 遵医嘱饮食	□ 洁净饮食
排泄	□ 尿便异常时及时告知医护人员	□ 尿便异常时及时告知医护人员
活动	□ 根据病情适当活动 □ 有出血倾向或头晕、乏力者卧床休息，减少活动，注意安全	□ 根据病情适当活动 □ 有出血倾向或头晕、乏力者卧床休息，减少活动，注意安全
签字执行时间		

时间	住院第22～39天	出院日
医患配合	□ 配合腰椎穿刺、鞘注等（必要时） □ 配合相关化验检查 □ 配合用药 □ 配合各种治疗 □ 有任何不适请告知医生	□ 接受出院前指导 □ 遵医嘱出院后用药 □ 告知复查时间 □ 获取出院诊断书
护患配合	□ 配合定时测量生命体征、体重 □ 配合每日询问排便 □ 配合各种相关检查 □ 配合采集血标本 □ 接受用药指导 □ 接受腰椎穿刺术指导 □ 接受中心静脉导管维护 □ 接受预防感染和出血指导 □ 接受保护性隔离措施 □ 接受心理护理 □ 接受基础护理 □ 接受安全教育 □ 有任何不适请告知护士	□ 接受出院宣教 □ 办理出院手续 □ 获取出院带药 □ 告知服药方法、作用、注意事项 □ 告知预防感染、出血措施 □ 告知复印病历的方法 □ 接受中心静脉导管院外维护指导 □ 签署中心静脉导管院外带管协议
饮食	□ 遵医嘱饮食	□ 普通饮食 □ 避免进生、冷、硬、辛辣和刺激饮食
排泄	□ 尿便异常时及时告知医护人员	□ 尿便异常（出血时）及时就诊
活动	□ 根据病情适当活动 □ 有出血倾向或头晕、乏力者卧床休息，减少活动，注意安全	□ 适当活动，避免疲劳 □ 注意保暖，避免感冒 □ 注意安全，减少出血
签字执行时间		

21．初治儿童急性早幼粒细胞白血病健康教育表单

适用对象：第一诊断为初治儿童急性早幼粒细胞白血病，拟行诱导化疗

患者姓名：________性别：______年龄：________门诊号：________住院号：________

住院日期：____年__月__日　出院日期：____年__月__日　标准住院日：40天内

时间	住院第1天	住院第2天
主要健康教育工作	□ 热情接待患儿及家长，介绍自己、责任护士、主管医生、科主任、护士长姓名 □ 告知患儿佩戴腕带的重要性，禁止取下 □ 引导患儿和家长熟悉病区环境，如同室病友、水房、卫生间、标本放置处、护士站、医生办公室、就餐地点等，消除患儿对陌生环境的紧张感 □ 介绍病房设施和设备，如床档、呼叫器、输液吊杆使用 □ 介绍规章制度（作息、探视、陪护、请假、安全制度等）；告知病室环境要求；指导患儿及家长维护病房环境，禁止吸烟和违规使用各种电器，以免发生意外，以取得患儿及家长配合 □ 告知各项检查的目的及注意事项，以及标本放置位置 □ 安全教育：确保患儿安全，正确使用床档，防止跌倒、坠床、烫伤、触电，如厕需有家长监护且不要锁门 □ 指导饮食卫生、活动与休息 □ 指导漱口、坐浴的方法，注意个人卫生 □ 指导预防感染、出血知识 □ 讲解输血不良反应及注意事项（必要时） □ 讲解静脉输液方式的选择及输液注意事项 □ 讲解中心静脉置管术前准备、术中配合、术后指导知识教育（条件允许时） □ 讲解亚砷酸不良反应和用药注意事项 □ 讲解口服维A酸的不良反应和用药注意事项 □ 讲解输注碱化利尿液体的意义 □ 鼓励适量增加饮水，预防尿酸性肾病 □ 讲解出入量的记录方法、重要性、常见出现误差的原因（必要时） □ 解答患儿及家长想要了解的问题 □ 心理安慰，消除恐惧，稳定情绪	□ 讲解疾病相关知识 □ 讲解骨髓穿刺的目的、方法和注意事项 □ 指导饮食卫生、活动与休息，规范作息 □ 指导预防感染：减少探视人员，保持良好个人卫生，注意手卫生，戴口罩，病室按时通风，保证饮食卫生，不互串病房和互借玩具，注意漱口、坐浴 □ 指导预防出血：用软毛牙刷刷牙，不要挖鼻孔，不要留长指甲，饮食不要过热，不要吃带刺、坚硬食品，吃易消化食物，观察出血情况，若有头痛、恶心、呕吐、视物模糊或嗜睡昏迷等不适症状立即通知医护人员 □ 介绍药物不良反应和用药注意事项，按时、按量正确服药并增加饮水，不得擅自停药减药，如有疑问应立即与医护人员联系 □ 安全教育：确保患儿安全，正确使用床档，防止跌倒、坠床、烫伤、触电，如厕需有家长监护且不要锁门，血小板＜20×10^9/L或有出血倾向的患儿应绝对卧床休息 □ 讲解输血不良反应及注意事项（必要时） □ 讲解中心静脉导管日常维护要点 □ 指导家长做好基础护理 □ 心理指导
效果评价	□ 掌握 □ 基本掌握 其他：	□ 掌握 □ 基本掌握 其他：
护士签名签字		

时间	住院第3～7天	住院第8～21天
主要健康教育工作	□ 告知用药及主要注意事项、不良反应（如维A酸综合征、高白细胞综合征和弥散性血管内凝血等），观察其毒副作用 □ 指导预防感染和出血。坚持漱口、坐浴，勤换内衣，保持皮肤清洁，每周剪指（趾）甲。出血倾向严重的患儿应绝对卧床休息，做好观察，若有不适如头痛、皮肤、黏膜出血及时告知医护人员，积极给予处理 □ 指导化疗期间进高蛋白、高维生素、清淡、易消化饮食，少食多餐，以减少胃肠道反应，注意饮食卫生 □ 化疗期间嘱适当增加饮水 □ 保持排便通畅：每天排便1次，若有粪便干燥情况及早应用饮食或药物调整，改正偏食的习惯 □ 讲解记录出入量的目的及方法 □ 讲解输血不良反应及注意事项（必要时） □ 讲解中心静脉导管日常维护要点、换药注意事项 □ 讲解血培养（高热时）、血常规、电解质等化验检查的目的、配合要点 □ 讲解输液泵、心电监护仪的使用必要性及注意事项 □ 指导家长做好基础护理 □ 安全教育 □ 心理指导	□ 讲解药物不良反应和用药注意事项，如使用激素后若出现血糖水平升高、缺钙现象立即通知医生，口服维A酸若出现皮肤干燥或皮疹，可使用赛肤润涂抹润肤，炉甘石外涂止痒，勿用手撕挠，防止出血感染 □ 指导粒细胞集落刺激因子的作用、副作用及护理要点（必要时） □ 指导进食高蛋白、高维生素易消化的饮食，少食多餐，注意饮食卫生及餐具消毒，不共用餐具。骨髓抑制期指导进洁净饮食，有消化道出血者禁食或进温、凉饮食 □ 指导预防感染：患儿保持良好个人卫生，注意手卫生，坚持漱口、坐浴，病室要按时通风，维护病室环境清洁、整齐，减少探视人员，家长戴口罩，不要互串病房和互借玩具 □ 指导预防出血：保证充足休息，减少活动，血小板＜20×10^9/L或有出血倾向应绝对卧床休息，用软毛牙刷刷牙，不挖鼻孔，不留长指甲，穿刺点延长按压时间，密切观察患儿出血情况，告知若出现不适时及时通知医护人员 □ 指导发热的护理：观察体温变化，多饮水，遵医嘱物理及药物降温，勤换衣服 □ 加强中心静脉导管维护知识宣教，预防感染或脱出 □ 保持排便通畅，防止肛周黏膜破损及机械性肠梗阻的发生 □ 每日观察体重变化 □ 指导家长做好基础护理 □ 安全教育 □ 心理指导
效果评价	□ 掌握 □ 基本掌握 其他：	□ 掌握 □ 基本掌握 其他：
护士签名签字		

时间	住院第22～39天	出院日
主要健康教育工作	□ 介绍腰椎穿刺、鞘内注射的目的、方法和注意事项（必要时） □ 指导做好口腔、肛周、皮肤等基础护理 □ 指导加强预防出血、预防感染的护理 □ 饮食指导：干净卫生、高蛋白、高维生素、增加蔬菜水果摄入，水果洗净去皮，适当增加饮水量 □ 督促按时作息，适量活动 □ 指导家长做好基础护理 □ 安全教育 □ 心理指导	□ 指导院外遵医嘱合理服药，不得擅自停药或减量 □ 指导定期监测血常规、生化指标 □ 指导中心静脉导管（PICC/PORT）带管出院患儿定期到门诊维护，每日观察贴膜下皮肤及穿刺点变化 □ 指导办理出院手续，告知科室联系电话，定期门诊随访，并告知主任门诊时间 □ 指导院外注意饮食、卫生、休息和活动，注意根据天气变化适当增减衣服，预防感冒，尽量不去公共场所活动，以免交叉感染 □ 保持心情舒畅，避免情绪波动和过度劳累 □ 加强院外安全知识宣教，指导其发生紧急情况时的处理方法
效果评价	□ 掌握 □ 基本掌握 其他：	□ 掌握 □ 基本掌握 其他：
护士签名		

22. 完全缓解的儿童急性早幼粒细胞白血病临床护理表单

适用对象：第一诊断为完全缓解的儿童急性早幼粒细胞白血病，拟行巩固化疗

患者姓名：________性别：______年龄：________门诊号：________住院号：________

住院日期：____年__月__日　　出院日期：____年__月__日　　标准住院日：28天内

时间	住院第1天	住院第2天
健康教育	□ 热情接待患儿及家长，介绍自己、责任护士、主管医生 □ 介绍病房环境、设施、医院相关制度 □ 告知佩戴腕带的重要性，禁止取下 □ 告知各项检查的目的及注意事项 □ 安全教育：正确使用床档，防止跌倒、坠床、烫伤、触电，如厕须有家长监护且不要锁门 □ 带管入院患儿讲解中心静脉导管日常维护知识 □ 讲解外周静脉留置针使用及输液注意事项 □ 讲解输血不良反应及注意事项（必要时） □ 指导饮食、卫生 □ 指导活动与休息，规范作息 □ 指导漱口和坐浴的方法 □ 讲解疾病相关知识、用药知识 □ 做好心理安慰，减轻入院后焦虑、紧张的情绪	□ 介绍疾病相关知识 □ 指导饮食、个人卫生 □ 指导预防感染和出血的护理措施 □ 讲解骨髓穿刺、腰椎穿刺、鞘内注射的目的、方法和注意事项 □ 讲解输血不良反应及注意事项（必要时） □ 输液安全和活动安全指导 □ 心理护理，了解需求，尽量协助解决
护理处置	□ 准确核对患儿信息，协助其佩戴腕带 □ 入院护理评估：询问病史、过敏史、相关查体、血常规、检查皮肤黏膜有无出血、营养状况、卫生状况、血管情况、配合程度、危险因素评估 □ 监测和记录生命体征 □ 建立护理记录（危重患儿） □ 准确记录24小时出入量（必要时） □ 卫生处置：剪指（趾）甲，更换干净衣物 □ 完成各项化验检查的准备 □ 中心静脉导管维护	□ 完成各项化验标本的留取并及时送检 □ 遵医嘱完成相关治疗、检查 □ 中心静脉导管维护 □ 针对高危因素持续护理评估 □ 执行预防感染、出血护理措施
基础护理	□ 一级护理　□ 口腔护理 □ 晨晚间护理　□ 肛周护理 □ 安全防护	□ 一级护理　□ 口腔护理 □ 晨晚间护理　□ 肛周护理 □ 安全防护
专科护理	□ 执行儿科血液病护理常规 □ 观察病情 □ 填写患儿危险因素评估表（必要时） □ 感染、出血护理 □ 输血护理（必要时） □ 心理护理	□ 观察患儿病情变化，重点观察有无出血倾向 □ 感染、出血护理 □ 输血护理（必要时） □ 心理护理
重点医嘱	□ 详见医嘱执行单	□ 详见医嘱执行单
病情变异记录	□ 无　□ 有，原因： 1. 2.	□ 无　□ 有，原因： 1. 2.
签名执行时间		

时间	住院第3天	住院第4～27天	出院日
健康教育	□ 化疗相关知识介绍 –告知药物作用、副作用及注意事项 –化疗期间饮食原则和卫生 –化疗期间嘱患儿多饮水，保持排便通畅 –手卫生，加强漱口、坐浴 □ 安全防护介绍 □ 指导预防感染和出血 □ 讲解出入量的记录方法（必要时） □ 讲解输血不良反应及注意事项（必要时） □ 心理指导	□ 骨髓抑制期介绍：预防感染、出血、皮肤干燥，维护病室环境清洁、整齐，正确漱口、坐浴 □ 指导进洁净饮食 □ 保持排便通畅，防止肛周黏膜破损及机械性肠梗阻的发生 □ 安全防护介绍 □ 心理指导	□ 出院宣教：用药，饮食，卫生，休息，监测血常规、生化等，注意安全，按时复查 □ 中心静脉导管（PICC/PORT）院外带管指导 □ 指导办理出院手续 □ 告知家长科室联系电话 □ 定期门诊随访
护理处置	□ 遵医嘱完成相关化验检查 □ 遵医嘱及时给予对症治疗 □ 遵医嘱准确记录24小时出入量或重症记录（必要时） □ 执行预防感染、出血护理措施 □ 针对高危因素持续护理评估 □ 中心深静脉导管维护 □ 监测体重	□ 遵医嘱完成相关化验检查 □ 遵医嘱及时给予对症治疗 □ 执行预防感染、出血护理措施 □ 执行保护性隔离措施 □ 针对高危因素持续护理评估 □ 中心静脉导管维护 □ 监测体重	□ 领取出院带药 □ 协助整理患儿用物 □ 完成满意度及健康教育知晓率调查 □ 床单位终末消毒
基础护理	□ 一级护理 □ 晨晚间护理 □ 安全防护 □ 口腔护理 □ 肛周护理	□ 一级护理 □ 晨晚间护理 □ 安全防护 □ 口腔护理 □ 肛周护理	□ 安全护理（护送出院）
专科护理	□ 观察患儿病情变化，重点观察有无出血倾向、化疗副作用等 □ 感染、出血护理 □ 输血护理 □ 化疗护理 □ 心理护理	□ 观察患儿病情变化，重点观察有无感染和出血倾向等，防止并发症发生 □ 感染、出血护理 □ 输血护理 □ 化疗护理 □ 心理护理	□ 预防感染和出血指导 □ 心理护理
重点医嘱	□ 详见医嘱执行单	□ 详见医嘱执行单	□ 详见医嘱执行单
病情变异记录	□ 无　□ 有，原因： 1. 2.	□ 无　□ 有，原因： 1. 2.	□ 无　□ 有，原因： 1. 2.
签名执行时间			

23. 完全缓解的儿童急性早幼粒细胞白血病临床患者表单

适用对象：第一诊断为完全缓解的儿童急性早幼粒细胞白血病，拟行巩固化疗

患者姓名：________性别：______年龄：________门诊号：________住院号：________

住院日期：____年__月__日　　出院日期：____年__月__日　　标准住院日：28天内

时间	住院第1天	住院第2天
医患配合	□ 接受询问病史、收集资料，请家长务必详细告知既往史、用药史、过敏史 □ 配合进行体格检查 □ 配合进行相关检查 □ 签署相关知情同意书 □ 有任何不适请告知医生	□ 配合完成相关检查（CT、B超、心电图、胸片等） □ 配合完成化验（血常规、生化等） □ 配合完成骨髓穿刺、腰椎穿刺、鞘内注射 □ 配合用药 □ 有任何不适请告知医生
护患配合	□ 配合护士查对信息并佩戴腕带 □ 配合测量体温、脉搏、呼吸、血压、身高、体重 □ 配合完成入院护理评估：简单询问病史、过敏史、用药史 □ 接受入院宣教：环境介绍、病室规定、探视陪护制度、送餐订餐制度、贵重物品保管、自助缴费及查询等 □ 配合完成各种化验检查的留取并及时送检 □ 配合护士选择静脉通路，接受中心静脉置管（带管者接受中心静脉导管评估、教育与维护） □ 接受用药指导 □ 接受安全教育 □ 接受预防感染和出血指导 □ 有任何不适请告知护士	□ 配合定时测量生命体征 □ 配合每日询问排便 □ 配合各项检查（需要空腹的请遵照执行） □ 配合采集各项化验标本 □ 接受疾病知识介绍 □ 接受骨髓穿刺、腰椎穿刺指导 □ 接受中心静脉导管维护 □ 接受用药指导 □ 接受预防感染和出血指导 □ 接受饮食指导 □ 接受心理护理 □ 接受基础护理 □ 接受安全教育 □ 有任何不适请告知护士
饮食	□ 遵医嘱饮食	□ 遵医嘱饮食
排泄	□ 尿便异常时及时告知医护人员	□ 尿便异常时及时告知医护人员
活动	□ 根据病情适当活动 □ 有出血倾向或头晕、乏力者卧床休息，减少活动，注意安全	□ 根据病情适当活动 □ 有出血倾向或头晕、乏力者卧床休息，减少活动，注意安全
签字执行时间		

时间	住院第3天	住院第4～27天	出院日
医患配合	□ 配合相关化验检查 □ 配合用药 □ 配合化疗 □ 有任何不适请告知医生	□ 配合相关化验检查 □ 配合用药 □ 配合化疗 □ 有任何不适请告知医生	□ 接受出院前指导 □ 遵医嘱出院后用药 □ 告知复查时间 □ 获取出院诊断书
护患配合	□ 配合定时测量生命体征、体重 □ 配合每日询问排便 □ 配合各种相关检查 □ 配合采集各项化验标本 □ 接受中心静脉导管维护 □ 接受用药指导 □ 接受化疗知识指导 □ 配合记录出入量（必要时） □ 接受预防感染和出血指导 □ 接受心理护理 □ 接受基础护理 □ 接受安全教育 □ 有任何不适请告知护士	□ 配合定时测量生命体征、体重 □ 配合每日询问排便 □ 配合各种相关检查 □ 配合采集各项化验标本 □ 接受用药指导 □ 接受中心静脉导管维护 □ 接受预防感染和出血指导 □ 接受心理护理 □ 接受基础护理 □ 接受安全教育 □ 有任何不适请告知护士	□ 接受出院宣教 □ 办理出院手续 □ 获取出院带药 □ 告知服药方法、作用、注意事项 □ 告知预防感染、出血措施 □ 告知复印病历的方法 □ 接受中心静脉导管院外维护指导 □ 签署中心静脉导管院外带管协议
饮食	□ 遵医嘱饮食	□ 洁净饮食	□ 普通饮食 □ 避免进生、冷、硬、辛辣和刺激饮食
排泄	□ 尿便异常时及时告知医护人员	□ 尿便异常时及时告知医护人员	□ 尿便异常（出血时）及时就诊
活动	□ 根据病情适当活动 □ 有出血倾向或头晕、乏力者卧床休息，减少活动，注意安全	□ 根据病情适当活动 □ 有出血倾向或头晕、乏力者卧床休息，减少活动，注意安全	□ 适当活动，避免疲劳 □ 注意保暖，避免感冒 □ 注意安全，减少出血
签字执行时间			

24. 完全缓解的儿童急性早幼粒细胞白血病健康教育表单

适用对象：第一诊断为完全缓解的儿童急性早幼粒细胞白血病，拟行巩固化疗

患者姓名：________性别：______年龄：________门诊号：________住院号：________

住院日期：____年__月__日　　出院日期：____年__月__日　　标准住院日：28天内

时间	住院第1天	住院第2天
主要健康教育工作	□ 热情接待患儿及家长，介绍自己、责任护士、主管医生、科主任和护士长姓名 □ 介绍病房环境、设施、医院相关制度 □ 告知患儿佩戴腕带的重要性，禁止取下 □ 告知各项检查的目的及注意事项 □ 安全教育：正确使用床档，防止跌倒、坠床、烫伤、触电，如厕须有家长监护且不要锁门 □ 带管入院患儿讲解中心静脉导管日常维护知识 □ 讲解外周静脉留置针使用及输液注意事项 □ 讲解输血不良反应及注意事项（必要时） □ 解答患儿及家长想要了解的问题 □ 心理安慰，消除恐惧，稳定情绪	□ 讲解疾病相关知识 □ 讲解骨髓穿刺、腰椎穿刺、鞘内注射的目的、方法和注意事项 □ 指导饮食卫生、活动与休息 □ 指导预防感染：减少探视人员，保持良好个人卫生，注意手卫生，戴口罩，病室按时通风，保证饮食卫生，不互串病房和互借玩具，注意漱口、坐浴 □ 指导预防出血：保证充足休息，减少活动，血小板＜20×10^9/L或有出血倾向嘱其绝对卧床休息，用软毛牙刷刷牙，不挖鼻孔，不留长指甲，穿刺点延长按压时间，密切观察出血情况，告知若出现不适时及时通知医护人员 □ 安全教育：正确使用床档，防止跌倒、坠床、烫伤、触电，如厕须有家长监护且不要锁门，血小板减低或有出血倾向的患儿应绝对卧床休息 □ 讲解输血不良反应及注意事项（必要时） □ 讲解中心静脉导管日常维护要点、换药注意事项 □ 心理指导
效果评价	□ 掌握 □ 基本掌握 其他：	□ 掌握 □ 基本掌握 其他：
护士签名时间		

时间	住院第3天	住院第4～27天	出院日
主要健康教育工作	□ 告知用药及主要注意事项、不良反应，观察其毒副作用（如维A酸综合征、高白细胞综合征等），口服药物应按时（如巯嘌呤晚睡前服用）、按量，不得擅自停药或减量 □ 指导预防感染和出血。坚持漱口、坐浴，勤换内衣，保持皮肤清洁，每周剪指甲。出血倾向严重的患儿应绝对卧床休息，做好观察，若有不适如头痛、皮肤、黏膜出血及时告知医护人员，积极给予处理 □ 指导化疗期间进高蛋白、高维生素、清淡、易消化的饮食，少食多餐，以减少胃肠道反应，注意饮食卫生 □ 化疗期间嘱适当增加饮水 □ 保持排便通畅，保证每天排便1次，若有粪便干燥情况及早应用饮食或药物调整，改正偏食的习惯 □ 讲解记录出入量的目的及方法（必要时） □ 讲解心电监护仪的使用必要性及注意事项（必要时） □ 讲解输血注意事项（必要时） □ 讲解中心静脉导管日常维护要点 □ 指导家长做好基础护理 □ 心理指导	□ 介绍药物不良反应和用药注意事项，如口服维A酸若出现皮肤干燥或皮疹，可使用赛肤润涂抹润肤，炉甘石外涂止痒，勿用手撕挠，防止出血感染 □ 讲解粒细胞集落刺激因子的作用、副作用及护理要点 □ 指导进高蛋白、高维生素、易消化饮食，少食多餐，注意饮食卫生及餐具消毒，不共用餐具。骨髓抑制期指导进洁净饮食，有消化道出血者禁食或进温、凉饮食 □ 化疗期间适当增加饮水 □ 指导预防感染：保持良好个人卫生，注意手卫生，坚持漱口、坐浴，病室按时通风，维护病室环境清洁、整齐，减少探视人员，家长戴口罩，不要互串病房和互借玩具 □ 指导预防出血：保证充足休息，减少活动，血小板＜20×10^9/L或有出血倾向应绝对卧床休息，用软毛牙刷刷牙，不挖鼻孔，不留长指甲，穿刺点延长按压时间，密切观察患儿出血情况，告知若出现不适时及时通知医护人员 □ 讲解发热的护理：观察体温变化，多饮水，遵医嘱物理及药物降温，勤换衣服 □ 加强中心静脉导管维护知识宣教，预防感染或脱出 □ 保持排便通畅，每天排便1次，防止肛周黏膜破损及机械性肠梗阻的发生 □ 每日观察体重变化 □ 指导家长做好基础护理 □ 心理指导	□ 指导院外遵医嘱合理服药，不得擅自停药或减量 □ 指导定期监测血常规、生化指标 □ 指导中心静脉导管（PICC/PORT）带管出院患儿要定期到门诊维护，每日观察贴膜下皮肤及穿刺点变化 □ 指导办理出院手续，告知科室联系电话，定期门诊随访，并告知主任门诊时间 □ 指导院外注意饮食、卫生、休息和活动，注意根据天气变化适当增减衣服，预防感冒，尽量不去公共场所活动，以免交叉感染 □ 保持心情舒畅，避免情绪波动和过度劳累 □ 加强院外安全知宣教，指导其发生紧急情况时的处理方法
效果评价	□ 掌握 □ 基本掌握 其他：	□ 掌握 □ 基本掌握 其他：	□ 掌握 □ 基本掌握 其他：
护士签名时间			

（张慧敏 陈毓雯）

第二十六节 儿童骨髓衰竭性疾病护理

骨髓衰竭性疾病（bone marrow failure disease，BMFD）是一组造血干细胞生成减少或功能衰竭性疾病的总称。血液学表现为成熟红细胞、粒细胞、血小板在骨髓中的有效生成减少而引起的外周血一系、两系血细胞或全血细胞减少。欧洲和北美的年发病率约为2/10万，亚洲的年发病率为（4～7）/10万，我国尚无少年儿童发病率的确切统计数据。

一、分类

骨髓衰竭性疾病主要包括获得性BMFS（acquired bone marrow failure syndroms，ABMF）和先天性BMFS（inherited bone marrow failure syndromes，IBMFS）两大类。

（一）ABMF分类

1. 原发性BMF　主要包括阵发性睡眠性血红蛋白尿、骨髓增生异常综合征、再生障碍性贫血、意义未明的血细胞减少等。

2. 继发性BMF　主要是血液系统肿瘤、非造血系统肿瘤浸润、骨髓纤维化物理、化学生物因素等所致的骨髓造血衰竭。

（二）IBMFS分类

IBMFS主要是由某些基因突变引起的，包括有范科尼贫血（Fanconi anemia，FA）、先天性纯红细胞再生障碍性贫血（diamond blackfan anemia，DBA）、先天性角化不良、舒-戴综合征（Shwachman Diamond syndrome，SDS）、严重的中性粒细胞减少（severe congenital neutropenia，SCN）、伴桡骨发育不良的血细胞减少（thrombocytopenia absent radii，TAR）和先天性无巨核细胞血小板减少等。

儿童骨髓衰竭性疾病的发病机制复杂，临床表现异质性强，严重程度和预后也差异悬殊，为临床诊治难点。先天性和获得性骨髓衰竭性疾病的治疗方法不同，免疫抑制治疗是获得性再生障碍性贫血的主要治疗方法之一。各类IBMFS则需要接受造血干细胞移植。

二、护理评估

（一）患者评估

1. 现病史　记录患儿患病情况及经过，评估患儿症状（贫血、出血、感染）初始时间和严重程度。

2. 既往史、个人史　包括病毒感染史、化学毒物和放射线等接触史、母亲孕期感染史及生产史、生长发育史、有无不良饮食习惯、营养状况、食物和药物过敏史，有无其他重要脏器疾病史和特殊用药史。记录患儿年龄、性别、受教育程度、饮食、尿便、视力、听力及睡眠状况等一般状况。

3. 家族史　了解患儿家族肿瘤病史及遗传病史。

4. 心理-社会支持状况　了解患儿精神状况、配合程度、心理状态、家庭经济状况和社会支持情况。

（二）病情评估

1. 症状与体征

（1）观察贫血相关症状，如皮肤黏膜苍白、乏力、心悸、头晕、耳鸣、气短等。

（2）观察出血相关症状，如皮肤黏膜出血点、瘀斑，口腔黏膜血疱，鼻腔、牙龈、眼底出血，消化道、泌尿道等出血症状。如患儿出现头痛、视物模糊、恶心、喷射状呕吐等，应警惕颅内出血的发生。

（3）观察体温，注意各系统有无感染症状。

（4）观察特殊体征，如范科尼贫血患儿有无多发性先天性畸形，如多指、并指、桡骨畸形、尺骨畸形、足趾畸形，小头颅、小眼球、肾脏及脾脏萎缩等；有无智力低下、体格发育落后、生殖器发育不全等体征。先天性角化不良患儿有无色素沉着、指（趾）甲萎缩和口腔黏膜白斑等三联征。舒-戴综合征患儿有无难治性腹泻等。

2. 实验室检查　血常规、骨髓象、免疫学检查、细胞遗传学、基因等检查。

3. 高危因素评估　对患儿自理能力、跌倒坠床、导管脱落等高危因素进行筛查、评估。

三、护理

（一）一般护理

1. 休息与活动　根据患儿病情状况、体力情况，合理安排活动。

2. 安全防护　患儿活动时由家长搀扶，尤其注意严重贫血、血小板低下、长期腹泻、肢体畸形和智力低下的患儿，避免活动过度或磕碰、摔倒。患儿床上休息时，注意双侧床档保护，以防坠床。防止烫伤、冻伤、针刺伤、触电、磕伤、挤压伤或误服药物。

（二）病情观察

密切观察患儿生命体征及尿便情况。注意监测患儿外周血细胞计数和骨髓象情况。观察患儿有无感染、贫血、出血症状和体征。注意观察患儿使用免疫抑制剂、激素等药物治疗后不良反应，了解患儿主诉。

（三）用药护理

1. 保护静脉预防药液外渗　需住院进行免疫抑制治疗或造血干细胞移植的骨髓衰竭性疾病患儿，静脉治疗应首选中心静脉导管（PICC、CVC、PORT），保护外周静脉。如使用外周静脉短导管应选择弹性好、粗直、易固定的血管，避免在同一部位反复穿刺而损伤静脉。预防穿刺点局部感染或导管意外脱出。

2. 局部穿刺点保护　丙酸睾丸酮为油剂，不易吸收，注射时应多部位轮换及深部肌内注射，局部硬结及时理疗。注意正确按压穿刺点，避免血肿形成。

3. 观察药物副作用

（1）免疫抑制剂：如抗胸腺/淋巴细胞球蛋白（antithymocyte/lymphocyte globulin，ATG/ALG）可导致超敏反应、发热、僵直、皮疹、高血压或低血压、液体潴留、过敏反应、血清病反应（关节痛、肌痛、皮疹、轻度蛋白尿和血小板减少）；环孢素（CsA）可导致肝肾损害、胃肠紊乱、白细胞减少、牙龈增生、多毛、手颤、末梢感觉异常、头痛；环磷酰胺（CTX）可导致食欲减退、恶心、呕吐、脱发、出血性膀胱炎。

（2）激素：多毛、痤疮、向心性肥胖、水肿、高血压、高血糖、肝功能损害、女性男性化等。

（3）造血细胞因子：偶有皮疹、发热、骨痛、腹泻、厌食、恶心、疲乏等，一般在停药后消失。

（4）单克隆抗体：可能导致感染，如败血症、肺炎、带状疱疹、呼吸道感染等；对血液和淋巴产生一定影响，如中性粒细胞减少症、贫血、血小板减少症等；出现代谢紊乱和营养不良，如高血糖、体重减轻、低钙血症、面部水肿等；出现胃肠道反应，如恶心、呕吐、消化不良、食欲不振等。

（四）贫血护理

1. 观察患儿贫血的症状和程度，有无心悸气促、心前区疼痛等贫血性心脏病的症状。轻度贫血可适当休息，重度贫血需绝对卧床，必要时给予氧气吸入。活动时避免骤起骤立，以免发生晕厥。

2. 给予高热量、高蛋白、高维生素及含无机盐丰富的饮食（如瘦肉、豆类、动物肝、肾、新鲜蔬菜和水果），纠正患儿的偏食习惯。

3. 遵医嘱输入成分血红细胞，并注意观察输血反应。红细胞输注指征为血红蛋白＜60g/L，但需氧量增加（如感染、发热、疼痛等）时可放宽红细胞输注指征。反复输血患儿应注意含铁血黄素沉着症问题，应监测血清铁蛋白，如铁蛋白＞1000μg/L可以开始祛铁治疗。为最大限度减少巨细胞病毒传播、同种异体免疫反应及输血相关移植抗宿主病，有条件者应使用去除了白细胞并接受过辐照的红细胞制品。重度贫血或伴先天性心脏病的患儿输血时应注意速度，防止输血速度过快导致循环超负荷。

（五）出血护理

1. 密切监测患儿血小板、出凝血数值，观察出血部位和量，警惕重要脏器出血。穿刺点采用拇指或三指按压法，按压力度以下压0.5～1.0cm为宜，按压时间10～15分钟，血小板计数低时应延长按压时间。

2. 禁食坚硬或多刺的食物，预防跌倒等外伤性出血。保持排便通畅，避免患儿剧烈哭闹，防止诱发颅内出血。

3. 遵医嘱输入血小板，并注意观察输血反应。预防性血小板输注指征为血小板＜10×10^9/L，存在血小板消耗危险因素者可放宽输注阈值。对严重出血者应积极给予成分血输注，使血小板达到相对安全的水平。血小板输注无效者推荐HLA配型相合血小板输注。

（六）感染护理

1. 由于骨髓衰竭性疾病患儿成熟粒细胞有效生成减少，且部分患儿使用免疫抑制剂，常易发生感染，而感染又会进一步抑制骨髓造血功能，危及患儿生命。应养成患儿良好的卫生习惯，经常沐浴，保持皮肤清洁，预防皮肤感染，注意漱口、坐浴，限制陪护和探视人员，注意手卫生，减少交叉感染的机会，中性粒细胞计数≤0.5×10^9/L时给予保护性隔离。

2. 护士应密切观察患儿体温变化，出现发热，应遵医嘱留取细菌培养及药敏试验，观察常见呼吸道、口腔、肛周、皮肤感染灶相关的症状和体征，查找感染部位，及时给予有效的治疗和护理。

（七）饮食指导

1. 饮食以高蛋白、高维生素、高热量食物为主，补充足够的水分和电解质。体重超标的患儿应控制总能量摄入。少食多餐，避免生、冷、硬、油炸、腌制和刺激食物，保证食材制作过程的卫生，患儿有独立餐具，中性粒细胞≤0.5×10^9/L时，建议所有食物高压/微波灭菌。

2. 使用环孢素治疗期间应避免高钾饮食（如杏、香蕉、葡萄、枣、蒜、山药等），避免发生高钾血症。

3. 使用激素类药物治疗期间应严格控制患儿食量，每餐七分饱，可适当加餐，并注意患儿排便情况，避免因食量过多造成的胃肠道负担太重而引发肠梗阻、阑尾炎等并发症，注意补钙，定期监测血糖、血压。

4. 富含铝、镁、铁、硒、锌的食物和药物会减少艾曲波帕的吸收，如抗酸药、乳制品、豆制品、海带、虾皮、菠菜等，故在使用上述食物和药物前至少2小时或使用后至少4小时，方可服药艾曲波帕。

5. 舒－戴综合征患儿由于胰脂肪酶活力低下，对脂肪的分解消化能力减弱，故应减少食物中脂肪的含量，遵医嘱给予各种消化酶类，补充生长发育所必需的各种维生素和蛋白质。

（八）心理护理

1. 了解患儿性格特点、家庭环境、社会支持系统，给予适当的安慰和协助，缓解患儿负性情绪，提高依从性。由于骨髓衰竭性疾病患儿治疗周期长，部分患儿预后差，患儿存在恐惧、焦虑、悲伤等负性情绪。应根据患儿年龄特点，积极主动建立相互信任的良好护患关系，有针对性地给予心理疏导。

2. 讲解因使用环孢素或雄激素等药物时会出现面部痤疮、毛发增多等不良反应，待病情缓解后随着药物剂量减少，不良反应会逐渐消失，保护患儿自尊心。

3. 伴有先天畸形的患儿会产生自卑感，应鼓励患儿讲出自己所关注的问题并及时给予有效的心理疏导，减少自卑感，增强康复信心，积极配合治疗。

四、健康教育

1. 疾病知识介绍　向家长和患儿讲述有关疾病的知识和药物的不良反应，学习护理技巧，避免意外伤害。可采用图文、绘本等利于患儿理解的形式进行健康教育，培养患儿良好的卫生习惯，合理饮食，注意合理安排休息与活动，学会预防感染、贫血、出血、中心静脉导管脱出的护理知识。

2. 出院指导

（1）遵医嘱定期复查血常规、血生化、电解质、环孢素浓度等相关化验及骨髓象，按时服用药物，不可擅自停用药物或停止治疗。

（2）食物均由家长亲自烹饪，避免购买成品、半成品直接食用或在外就餐，注意合理饮食。

（3）注意院外安全，养成规律作息时间，适当锻炼身体，预防感冒。

（4）避免接触有毒、有害化学物质（农药、苯等）及放射性物质，警惕家用染发剂、杀虫剂毒性对人体的损害，避免应用某些抑制骨髓造血功能的抗生素及解热镇痛药物（如氯霉素、保泰松等）。

（5）接受免疫抑制剂治疗期间及停药半年内应避免接种任何疫苗。停用免疫抑制剂半年后，如患儿的免疫功能大部分或基本恢复方可接种必要的灭活或减毒疫苗。

（6）部分骨髓衰竭性疾病患儿易发生第二肿瘤，如范科尼贫血患儿最常发生急性髓系白血病、骨髓增生异常综合征和口腔、咽部肿瘤，先天性角化不良患儿也有患白血病及实体肿瘤的倾向，舒－戴综合征患儿患急性髓系白血病的概率较高，所以应定期进行口腔、咽部、肝脏、肺部、卵巢、乳腺等部位检查，检测实体瘤的恶性转化，定时进行骨髓穿刺、活检，监测骨髓造血功能，及早发现血液肿瘤的发生，以免延误治疗。

（张慧敏　陈毓雯）

第二十七节 地中海贫血护理

地中海贫血（thalassemia）又称珠蛋白生成障碍性贫血、海洋性贫血，简称地贫，是一组因一条或多条珠蛋白肽链合成缺陷所致的遗传性疾病。珠蛋白肽链合成失衡可导致红细胞无效生成、血红蛋白生成缺陷、红细胞血红蛋白沉淀、溶血、不同程度贫血及铁过载倾向。

地贫分为α型、β型、δβ型和δ型4种，其中以β型和α型较为常见。β-地中海贫血称为重型地中海贫血，贫血常发生于出生后几个月内并逐渐加重，患婴发育障碍并可能伴进食困难，反复发热、腹泻及其他胃肠道症状，多数输血依赖的β-地中海贫血婴儿在一岁之内会出现以上症状。儿童期的病程几乎完全取决于是否有充足的输血治疗，输血不足的儿童会出现重型β-地中海贫血（Cooley贫血）的典型特征，如发育迟缓、颌骨隆起，面部逐渐显现先天愚型样的面容，可有骨骼畸形、肝脾增大等临床表现。临床过程中以严重的贫血并频发并发症为特征，患儿尤其容易感染，是常见的死亡原因。目前临床上的治疗方案有规律输血、造血干细胞移植及脾切除或脾栓塞手术治疗。

一、护理评估

（一）患者评估

1．一般情况　测量患者生命体征，了解患者的人种、家族史、发病年龄及发育状况。

2．疾病类型　评价患者地贫的分型，了解患者贫血程度，是否规律输血。

3．心理评估　评估患者及家属的心理表现。

（二）病情评估

1．症状与体征

（1）评估患者有无乏力、心悸、气短等贫血表现，评估患者有无疼痛等症状。

（2）评估患者面色情况、有无黄疸、肝脾增大，有无生长发育迟缓、骨骼畸形、色素沉着等表现。

2．实验室检查　监测患者各项实验室检查结果，包括血细胞计数和血片、血红蛋白电泳、血红蛋白A2和血红蛋白F评估等。

3．其他　及时完成体格检查，必要时进行进一步影像学检查。

二、护理

（一）饱和输血护理

患儿生长发育时期的Hb必须维持在90g/L以上才能基本保证患儿正常的生长发育和日常活动，需要将铁负荷控制在最低限度。

1．输血指标　Hb＜90g/L。

2．输血后Hb需维持在90～140g/L。

3．推荐使用去白细胞悬浮红细胞；对严重过敏反应者选择洗涤红细胞；避免输注有血缘相关亲属的血液。

4．其他参考血制品输注的护理。

（二）铁过载护理

1．铁过载治疗时机　输血次数≥10次、血清铁蛋白＞1000μg/L。

2．药物选择

（1）去铁胺：皮下持续泵入8～12小时，药物代谢半衰期为20～30分钟，代谢后主要通过尿液排出。

（2）去铁酮：空腹服药，药物代谢半衰期为3～4小时，24小时达血药峰值，代谢后主要通过尿液排出。

（3）地拉罗司：餐前口服，药物代谢半衰期为8～16小时，24小时达血药峰值，代谢后主要通过粪便排出；不得与含铝的制酸剂同服（如铝碳酸镁片）。

（4）指导家属协助患者遵嘱准确、按时服用去铁药物。

3．定期监测肝肾功能及血清铁蛋白指标。

4．密切观察用药后不良反应，如恶心、呕吐、头痛、腹痛、腹泻、发热、皮疹、听力下降等，如有不适，及时随诊。

（三）感染护理

地中海贫血患者可能会出现颅骨畸形，需注意呼吸道感染及牙齿的细致护理。

1．保持口腔清洁，每日三餐前后、睡前漱口，以预防口腔炎的发生。

2．口腔炎严重者，需每日口腔护理，有口腔溃疡或牙龈糜烂者，先以生理盐水清洁口腔，后使用局部涂抹溃疡粉等治疗溃疡的药物。

3．保持环境清洁、卫生，保证患者足够的睡眠，每日水分充足，饮食均衡。

4．如发生呼吸道感染及时告知医生，对症支持治疗。

5．注意皮肤、肛周的护理，保持个人卫生清洁。

（四）肝脾增大护理

1．避免挤压腹部、磕碰外伤，减少活动，注意安全。

2．定期监测血常规、各项生化指标，进行腹部B超检查。

3．协助患者采取舒适体位缓解腹胀、腹痛等不适症状。

4．严密观察患者有无肝脾破裂相关症状与体征，如剧烈腹痛、腹膜刺激征、失血性休克等表现，如有异常应立即就近医院就诊。

（五）心理护理

1．患儿异常表现主要发生在3～5岁，体现在学习问题、品行问题和疏于活动上。

（1）学习问题：做事有始无终，注意力不集中，不能持之以恒。针对患儿特点布置病房，活泼、亲切。

（2）品行问题：易与人发生冲突，不服管教，不遵守纪律，爱发脾气，来源于父母的过度溺爱，内疚和自责。建立良好的护患关系，取得患儿和家属信任，指导家属不要过分宠爱患儿，改善患儿不良心理行为，促进其健康成长。

（3）活动状况：身体体能差，活动无耐力。

2．家属　提高对相关疾病知识的认知水平、信念和行为。

（1）宣教多样化：利用QQ群和微信群组织患儿家属参加各种讲座、关爱地贫患儿系列活动，不仅是家属获取相关知识、相互交流经验和体会的主要途径，还是家属在精神、物质、信息等多方面得到相互帮助的主要途径。

（2）多方支持：社会各界人士的共同参与，使家属在疾病相关知识信息、情感、技术等方面或获得更大的支持，帮助患儿及家属树立战胜疾病的信心，帮助患儿平时养成良好、健康、卫生的生活习惯。

三、健康教育

1．疾病知识介绍

（1）向家属讲解有关地贫的相关知识和护理要点，正确认识地贫给下一代带来的危害，地贫可防难治。

（2）做好婚前筛查，确定夫妻双方是否携带致病基因，做好遗传咨询。

（3）做好产前检查，如夫妻双方都携有致病基因，应在孕3个月后进行专业检测。

2．预防性做好优生工作

（1）减少近亲婚配。

（2）开展全民教育，有效筛查策略，严格婚前、产前检查。

（3）大范围对地中海贫血高发地区的患者、家属及公众提供遗传咨询和健康教育。

3．饮食护理

（1）忌生、冷、硬、辛辣、刺激、油腻、不洁饮食，饮食干净、卫生。

（2）不食隔夜饭菜及剩饭剩菜。

4．药物护理

（1）定期复查，忌不遵医嘱随意停、增、减药物。

（2）不适随诊，根据医嘱调整药物剂量。

5．出院指导

（1）向患者及家属讲解居家护理的相关知识，包括饮食、用药、输血、安全等方面，嘱患者定期复查，不适随诊。

（2）建立地贫患者医患联系群，进行电话或微信随访，了解患者居家情况，为患者提供针对性的指导意见。

（匡哲湘）

第二十八节 血液病急诊急救护理

血液病急诊急救护理指院内急诊科的医护人员接收血液病急诊患者，对其进行抢救治疗和护理，并根据病情变化，对患者做出出院、留院观察、立即手术、收治入院或收住重症监护病房治疗的决定。

一、护理评估

（一）患者评估

1. 一般情况

（1）表情和面容：面颊潮红或面色苍白、精神萎靡、双目无神等。

（2）皮肤与黏膜：如皮肤的弹性、颜色、温度、湿度、完整性，有无出血、皮疹、水肿、黄疸和发绀等情况。

（3）姿势与体位：如患者出现急性腹痛时，会双腿蜷曲，以减轻疼痛；长期卧床时，观察患者有无肌肉萎缩、关节强直等。

（4）饮食与营养：危重患者分解代谢增强，机体消耗大，应评估患者食欲是否降低，进食进水量能否满足机体的需要。

2. 心理评估　评估患者和家属的心理状态及表现。

（二）病情评估

1. 症状与体征

（1）评估患者是否有贫血、血小板计数降低或伴随其他部位不适或出血症状。

（2）评估患者意识状态，测量患者生命体征，是否有发热、腹泻、腹痛、头痛等症状。

（3）评估患者是否伴有急性溶血表现。

（4）评估患者是否为血友病患者，合并其他部位出血。

（5）评估患者气道的完整性、呼吸和循环状况或其他严重危及生命的表现。

2. 实验室检查

（1）评价实验室检查结果。

（2）及时完成体格检查，目的在于发现危害生命的生理异常。

（3）根据病情变化需要进行进一步的影像学检查。

二、护理

（一）一般护理

1. 活动与休息　病情轻或缓解期患者适当休息，劳逸结合；体力差者以休息为主；病情较重者绝对卧床休息。

2. 饮食与营养　一般原则进高蛋白、高维生素、高热量、清淡、易消化饮食；多饮水，化疗期间饮水量3000ml/d以上，预防尿酸性肾病；配合化疗，足够营养，增加食欲，少量多餐易消化。协助自理能力缺陷的患者进食，对不能经口进食者，可遵嘱给予鼻饲或静脉营养支持，对体液不足的患者应及时补充足够的水分。

3．空气与环境 病室保持安静，环境保持清洁；空气新鲜，光线柔和；减少探视；严格执行消毒隔离，避免交叉感染；粒细胞缺乏者，采取保护性隔离，条件允许住无菌层流室。

4．安全防护 急诊患者要有明确的分级，有安全防护措施和安全警示标志。

（二）病情观察

1．危重患者监测生命体征的变化，包括体温、脉搏、呼吸、血压。休克患者的血压变化具有特殊意义。

2．及时评估患者病情变化，观察患者是否有出血、贫血、感染等表现，以及进食情况及消化道反应，备好抢救物品及药品。患者贫血严重或出现血氧低下等不适表现及主诉时，应及时给予氧气吸入，保持呼吸道通畅。

3．患者出现异常情况时，迅速判断患者病情，了解患者主观感受，立即通知医生，迅速建立有效的静脉通路，采取心肺复苏等抢救措施挽救患者的生命，做好护理记录。

4．对意识丧失、谵妄或昏迷的患者，必要时可使用保护器具；牙关紧闭抽搐的患者，可用压舌板防止因咀嚼肌痉挛而发生舌咬伤。

5．患者发生消化道大出血时应绝对卧床休息，头部稍高并偏向一侧，保持呼吸道通畅，防止误吸。给予患者建立有效的静脉通路，遵嘱实施补钾、输血、输液及各种止血药物等支持治疗，准确记录出入量，观察呕吐物和粪便的性质、颜色和量，预防发生并发症。

6．患者出现过敏性休克时立即停止使用并排除可疑过敏原或致敏药物，拔除致敏药液。立即采用仰卧中凹位（头部抬高20°～30°，双下肢抬高15～20°），吸氧，保持呼吸道通畅，给予患者迅速建立有效静脉通路，遵医嘱应用抗过敏药物及补充血容量，做好危重患者抢救记录。

7．患者出现高热、惊厥或休克症状时，立即予患者建立静脉通路，监测生命体征，通知医生。备好抢救物品及药品，给予氧气吸入，清理呼吸道，保持通畅。遵医嘱正确应用药物，及时给予降温措施，如物理降温或药物降温，补充水分及营养，保证患者舒适体位。

8．根据患者病情进行相应的风险评估，给予相应的护理措施。

（三）呼吸道护理

1．昏迷患者头应偏向一侧，使用负压吸引器吸出呼吸道分泌物，防止误吸。积极预防肺部感染，保持病室空气清新，定时通风换气，温、湿度适宜，注意保暖。

2．对有痰不易咳出的患者加强气道湿化，采用物理方法协助患者排痰，同时配合雾化吸入。必要时吸痰，吸痰时严格无菌操作，吸痰前后给予高流量吸氧，每次吸痰时间不得超过15秒，动作轻柔敏捷，吸痰过程中注意观察患者的心率、血氧及意识改变，出现异常情况及时终止操作。给予患者每2小时翻身拍背1次。

3. 机械通气患者应采取半卧位，严格执行机械通气护理常规，减少呼吸机相关性肺炎的发生。

（四）基础及专科护理

1. 做好患者的基础护理，如口腔、肛周、眼及皮肤护理，确保患者肢体活动是否舒适等。

2. 加强患者的专科护理，如导尿管、胃肠减压管、伤口引流管等，导管应妥善固定，安全放置，确保引流通畅，做好交接班。

3. 加强安全防护，预防压疮，避免跌倒坠床。

4. 观察患者的活动能力及耐力，如能否自己完成进食、如厕、穿着与修饰、清洁卫生等活动及需要帮助的程度。

（五）排尿及排便护理

1. 保证患者每日排尿顺畅，如发生尿潴留，可采取诱尿的方法，以减轻患者的痛苦，必要时进行导尿。

2. 保证患者每日排便顺畅，便秘者勿用力排便，遵嘱应用缓泻药物或灌肠。

（六）紧急救治后反应的观察

1. 药疗后的反应　注意观察药物的疗效及副作用。

2. 特殊治疗后的反应　如导尿、吸氧、输血、手术等是否出现其他并发症。

（七）心理护理

1. 密切观察患者的心理变化，多陪伴、多鼓励，保持室内光线柔和、无噪声，尽快帮助患者适应环境。

2. 耐心倾听，给予同情、理解和安慰；做好思想工作，给予心理支持，树立信心；寻求患者家属、亲友及社会支持。

3. 面对老年患者时要尊敬、关心、关爱，做到精神支持和在生活中给予无微不至的照护；提供恰当的心理护理干预和尽可能多的社会支持。

三、健康教育

1. 疾病知识介绍

（1）向患者及家属讲解有关疾病、治疗及护理知识。

（2）充分告知病情，取得患者和家属的理解，能够积极配合治疗。

（3）对患者的日常生活、用药进行详细指导。

2. 饮食宣教

（1）遵医嘱执行饮食方式。原则为清淡易消化，营养丰富。

（2）饮食的种类根据患者的病种及病情程度选择，注意忌生、冷、硬、油腻和刺激饮食。

3. 安全宣教

（1）急危重症患者须绝对卧床休息。

（2）及时评估患者病情，做好预防跌倒坠床、压疮等意外情况相关宣教。

（3）对于病危或临终患者的家属，应给予心理支持，以防发生意外。

4．出院指导

（1）若急诊患者病情好转可以出院，向患者及家属做好出院指导，注意个人卫生及病情观察，如若不适，应及时就诊，切勿自行用药。

（2）居家护理期间要遵循血液病一般护理常规，包括活动、环境、饮食和心理护理。

（3）遵医嘱定期监测血常规等特殊检查，遵医嘱按时返院复查。

（张　斌）

第三章

造血干细胞移植护理规范

第一节 造血干细胞移植护理概述

一、造血干细胞移植概念

骨髓是人出生后的主要造血器官，存在其中的造血干细胞具有自我更新、增殖、分化的功能，从而维持正常成熟血液细胞数量及功能稳定。造血干细胞移植（hematopoietic stem cell transplantation，HSCT）是经大剂量放化疗或其他免疫抑制剂预处理，清除受者体内的肿瘤细胞、异常克隆细胞，然后把自体或异体造血干细胞（hematopoietic stem cell，HSC）输注给受者，使受者重建正常造血和免疫功能，达到治愈目的的一种治疗手段。临床上HSCT技术已经比较成熟，成为治疗和治愈恶性血液病、重型再生障碍性贫血、某些实体瘤等病的最有效方法。

二、造血干细胞移植分类

造血干细胞是存在造血组织中的一群原始造血细胞，是所有造血细胞和免疫细胞的起源，可分化为成熟的红细胞、白细胞、血小板等。骨髓、外周血和脐带血中都存在不同数量的造血干细胞，临床中常根据造血干细胞的来源、免疫遗传学、供患者的血缘关系进行分类。

（一）根据免疫学分类

自体移植（auto-HSCT）和异体移植，后者又分为同基因造血干细胞移植（syn-HSCT）和异基因造血干细胞移植（allo-HSCT）。

（二）根据HSC来源分类

骨髓移植（bone marrow transplantation，BMT）、外周血干细胞移植（peripheral blood stem cell transplantation，PBSCT）、脐带血移植（umbilical cord blood transplantation，UCBT）和胎肝细胞移植（fetal liver cell transplantation，FLCT）。

（三）根据血缘关系分类

血缘性（related）HSCT、非血缘性（unrelated）HSCT。

三、造血干细胞移植适应证

参照《血液系统疾病诊疗规范》（第2版），根据患者病情选择移植时机和类型。

（一）急性淋巴细胞白血病（ALL）

1．儿童ALL

（1）第一次完全缓解期（CR1）儿童ALL：儿童ALL CR1进行HSCT的适应证仅限于高危组。

（2）第二次完全缓解期（CR2）儿童ALL：经常规化疗后早期骨髓复发的患者可选择相合同胞供者（MSD）和无关者（MUD）allo-HSCT。

（3）第三次完全缓解期（CR3）儿童ALL：如果有MSD或者MUD allo-HSCT是一种合理的选择；如果没有相合供者（MD），有经验的单位亦可选择亲缘单倍体供者（Haplo）或脐血供者（UCB）。

2．成人ALL　allo-HSCT适用于成人ALL有高危特征和不良预后因素的患者。

（二）急性髓性白血病（AML）

1．对于初次或再次缓解的AML，allo-HSCT是一种巩固治疗的有效方法，但由于移植后并发症风险及相对较高的移植相关死亡率使其疗效受到影响，因此，目前allo-HSCT仍限于复发风险较高的AML患者。

2．对于再次缓解的预后良好、预后中等和年龄低于60岁的预后不良AML患者，如果条件允许，建议选择allo-HSCT。

3．年龄在56岁以下、无明显移植禁忌证的AML患者在诊断后应尽早行HLA配型，以便在CR1能够及时行allo-HSCT。

（三）骨髓增生异常综合征（MDS）

allo-HSCT是治愈MDS的唯一手段。相对高危组MDS患者尽早行allo-HSCT，而相对低危组MDS患者在保守治疗无效或病情出现进展时也应考虑移植。

（四）原发性骨髓纤维化（PMF）

allo-HSCT是治愈PMF的唯一手段。但在移植的选择及如何提高移植疗效等方面面临诸多问题。

（五）重型再生障碍性贫血（SAA）

HLA相同的同胞供者allo-HSCT是治疗SAA的一线治疗手段。

（六）范科尼贫血（FA）

allo-HSCT是治疗FA的唯一有效手段。

四、不同造血干细胞移植类型的优点及存在问题

（一）骨髓移植优点与存在问题（表3-1）

表3-1　自体和异基因骨髓移植的优点与存在问题

	自体移植	异基因移植
干细胞来源	患者本人	正常供者
优点	1．不受供者限制	1．复发率低
	2．年龄的限制较宽	2．长期无白血病生存率高
	3．移植并发症少	3．治愈某种疾病的唯一方法
	4．不发生移植物抗宿主病（GVHD）	4．适应证广泛
	5．移植后生活质量好	5．不需要冷冻和净化技术

续表

	自体移植	异基因移植
存在问题	1. 容易复发 2. 骨髓需要冷冻保存 3. 缺乏移植物抗肿瘤（GVL）作用 4. 骨髓可能需要净化处理	1. 供者来源有限 2. 易发生GVHD，移植并发症多 3. 患者（受者）年龄＜55岁 4. 需要长期使用免疫抑制剂 5. 长期存活者生活质量差

（二）外周血干细胞移植优点与存在问题

1. PBSCT的优点　自1990年开始，PBSCT逐步应用于临床，而且发展非常迅速，其主要原因是与BMT比较有很多优点。

（1）采集安全简便：采集外周血干细胞（PBSC）可以避免采集骨髓HSC时的麻醉及由麻醉引起的意外，也可避免骨髓穿刺的痛苦。对于异体移植而言，动员供者采集PBSC可能比献骨髓更易被接受，有可能扩大供者尤其是无关供者的队伍。

（2）造血及免疫功能重建或恢复快：无论是自体还是异体PBSCT，移植后的植活时间（白细胞≥1.0×10^9/L，中性粒细胞绝对值≥0.5×10^9/L，无血小板输注的血小板≥20×10^9/L）大多在2周以内，比同类型的BMT至少提早1周，淋巴细胞总数的恢复也同样快于BMT。

（3）PBSCT的费用/效益之比优于BMT：由于PBSCT后造血免疫功能的快速重建和恢复，移植后的感染等并发症及移植相关死亡率降低，抗生素及血制品等支持治疗减少，住院时间缩短。

（4）受肿瘤细胞浸润或污染的机会较少：尽管有资料表明，在乳腺癌、小细胞肺癌、淋巴瘤、神经母细胞瘤和急性白血病等患者的外周血或PBSC产物中仍可检测出肿瘤细胞，但其检出率及水平要比自体骨髓低。然而，对于是否具有降低auto-PBSCT后肿瘤复发率的潜在优势尚缺乏有力支持。

（5）潜在的抗残留病作用：除PBSCT后免疫功能的快速恢复有利于移植后的抗残留病作用外，PBSCT时回输的大量T细胞、单核细胞和NK细胞，既对移植后的造血免疫重建有一定的影响，也可能有一定的移植后抗残留病效应。

2. PBSCT存在的问题

（1）PBSC采集困难，不能满足移植所需数量。

（2）收集的PBSC会混杂有肿瘤细胞。

（3）allo-PBSCT中存在大量T细胞，可能诱发严重GVHD，初步的结果表明allo-PBSCT急性GVHD的发生率与BMT相似，但慢性GVHD显著高于异基因BMT。

（4）重组造血生长因子（hematopoietic growth factor，HGF）作为动员剂对供者的安全可能会有问题。

（三）脐带血移植的优点与存在的问题

1．UCBT的优点　UCBT与BMT及PBSCT相比有以下优点：

（1）脐血来源广泛，采集过程简单，对新生儿及产妇均无任何痛苦及不良反应。

（2）脐血中含有丰富的HSC，尽管一份100ml脐血中所含有核细胞数仅为1000ml骨髓中有核细胞数的1/10，但因其增殖与分化能力强于骨髓及外周血HSC，所以单份脐血中所含的HSC足以重建96%儿童患者及49%体重较轻的成年患者的造血。

（3）脐血中T淋巴细胞比较原始，淋巴细胞的细胞毒性反应较低，移植后GVHD发生率和程度都比BMT和PBSCT低。同时由于脐血免疫系统的原始性，可进行HLA 1～3个位点不合的同胞间或无关供者间的移植。

（4）脐血HSC比骨髓及外周血HSC移植后有更长的寿命。

（5）脐血中EB病毒及巨细胞病毒的阳性率明显低于成人骨髓，因此移植后感染供者的可能性较小。

（6）脐血以实物冷冻长期保存，因此较BMT及PBSCT更易找到供者，明显缩短了移植等待时间，尤其适于那些急需进行移植的患者。据统计，从寻找合适的无关供者移植的时间在UCBT平均为25天，而BMT为135天。

2．UCBT存在的问题

（1）因脐血中含HSC数量有限，可能造成移植失败和造血恢复延迟，限制了其在成人和体重较重的儿童患者中的应用。

（2）如果UCBT后出现移植失败或肿瘤复发而需要进行供者淋巴细胞输注时，无法继续获得供者细胞。

（3）有些遗传缺陷病可以影响造血细胞，虽然在冷存和移植前通过询问家族史及实验室检查可以发现大部分遗传缺陷，但仍可能有一些罕见的遗传疾病不能被发现，从而通过UCBT传给受者。

（徐　丽　马新娟）

第二节 造血干细胞移植前护理

一、造血干细胞移植前患者的准备

（一）护理查体

在行HSCT前，护理人员要对患者进行护理查体，了解患者躯体情况，控制明显感染灶及潜在的危险。对有特殊问题，如小疖肿、痔疮、银屑病、足癣等，护理人员可根据具体情况与医生讨论，制订针对性的护理措施，以消除或减轻患者在移植时引起的并发症。

1. 护理查体的用物　听诊器、血压计、体温计、手电筒、压舌板、笔、记录纸等。

2. 查体的方法　视、触、叩、听、问。

3. 查体的顺序　头部→颈部→胸部→腹部→生殖器、肛门→四肢。

4. 查体的步骤　首先让患者平卧，护士站在患者的右侧，测量体温、脉搏、呼吸、血压并记录。

5. 查体的项目　患者皮肤颜色正常，无毛囊炎。巩膜无黄染，结膜无充血。口腔黏膜无水肿、溃疡，咽部无充血、水肿。扁桃体、腮腺无肿大。气管居中，颈部无水肿，淋巴结无肿大。胸部皮肤无疖肿，心律齐，无心包摩擦音，心脏无杂音，两肺叩诊为清音，听诊无啰音、水泡音等异常现象。腹部平坦，触之柔软，无压痛、反跳痛，肝、脾肋下未触及，肠鸣音活跃，皮肤无疱疹等异常现象。男性生殖器包皮不过长，女性生殖器分泌物正常，无真菌感染现象，均无水肿、溃疡、疖肿等异常现象。询问月经来潮时间，尽量避开采集干细胞时间。无肛裂，痔疮不痛无水肿，肛门局部皮肤、黏膜无红、肿等异常现象。四肢皮肤完整无破损。

（二）协助医生完成其他检查及化验

1. 采血项目　血常规、生化全套＋电解质＋血清铁四项、感染标志物（14项）、EB-DNA、巨细胞病毒DNA、乙肝-DNA、丙肝-RNA、免疫细胞亚群、风湿三项＋免疫球蛋白、病毒全套、凝血八项、ENA＋ANA、血型（含RhD、C、E及Ki抗原）、血型抗体效价（供受者血型不合时）、溶血、糖耐量试验（16岁以下可免）、糖化血红蛋白、人绒毛膜促性腺素（HCG）（育龄期女性需要检查）、甲状腺功能＋激素四项、细胞因子、铁蛋白、群体反应性抗体（PRA）。HLA不合者，如PRA阳性需加做供者特异性抗体（DSA）。

2. 骨髓项目　形态学、微小残留病灶－流式细胞荧光分选技术（MRD-FACS）、染色体、WT1定量（AA患者可免）、短串联重复序列（STR）、杀伤免疫球蛋白样受体（KIR，无关供者、HLA不全相合者）、数目可变串联重复序列（VNTR）、发病时阳性的融合基因（定量＋定性）、发病时的基因突变、荧光原位杂交（FISH）（疾病相关的基因或染色体如＋8、MLL、AML1/ETO等）、小组化＋小巨核（仅限AA、MDS及移植前有病态造血的患者）、ABL激酶测序（CML、Ph阴性ALL患者）、骨髓活检。

3. 其他 CT（肺、鼻窦、头颅）、B超（消化系、泌尿系、心脏，女性需查妇科）、动态心电图、肺功能实验、PPD实验（强阳性或疑诊结核者加做T-SPOT）、会诊（眼科、口腔、耳鼻喉）、女性患者需摘节育环、PET/CT（有髓外浸润病史者）。

二、造血干细胞移植供者的准备

（一）供者的选择

1. HLA相合程度 供者首先在同胞兄弟姐妹中选择，其次是单倍体相合亲属、从骨髓库中的无亲缘关系志愿者和脐血中选择，其关键是供者和受者HLA相合程度。在单倍体相合供者中建议选择顺序为子女、男性同胞、父亲、非遗传性母亲抗原（NIMA）不合的同胞、非遗传性父亲抗原（NIPA）不合的同胞、母亲及其他旁系亲属。供、受体之间HLA的相合程度是决定造血干细胞移植的总体成功率及移植后死亡风险最重要的因素。

供受者HLA位点相合程度是影响allo-HSCT后GVHD发生率及严重程度的最主要因素。供者和受者的HLA-A、B、DR六个位点完全相合，严重的GVHD发生率较低，HLA不相合位点越多，严重的GVHD发生率越高。兄妹HLA相合的概率为1/4。无亲缘关系完全相合的概率仅有1/100 000。行allo-HSCT时，受者与配型有关的白细胞抗原主要有两种，即Ⅰ类抗原和Ⅱ类抗原。HLA Ⅰ类抗原为HLA-A、HLA-B、HLA-C三个位点控制的抗原，分布于T细胞、B细胞、巨噬细胞、血小板及一切有核细胞的细胞膜上，在移植免疫中起重要作用。HLA Ⅱ类抗原为HLA-D区控制的一类抗原，存在于巨噬细胞、B细胞等细胞膜上，与免疫应答及免疫调节有关。检查这些抗原一般可直接用淋巴细胞，但某些HLA-A、B、C分型血清中同时存在DR抗体，为避免DR抗体可能造成的干扰，最好是用T细胞行ABC分型。

2. 巨细胞病毒（CMV）情况 对于CMV血清学检查阴性的受者最佳选择是CMV阴性的供者，而对于CMV血清学检查阳性的受者，供者CMV情况并不那么重要。但以往有些证据建议，对于CMV阳性的受者，接受去除T细胞的异基因干细胞移植，选择CMV血清阳性的供体可能是更好的选择，因为供体的CMV免疫可能有助于受者免受CMV感染。

3. 血型及Rh血型 血型和/或Rh血型不合不是移植的禁忌证。对于干细胞移植，如果主要血型不合，则需要对干细胞采集物进行处理，以去除红细胞，降低血管内溶血的风险。关于血型不合的作用及移植后复发的风险，有些数据是自相矛盾的，但有许多发表的文章表明，ABO血型和Rh血型不合并不影响移植的结果。

4. 性别匹配 供受体的性别匹配是移植相关死亡率的一个重要的预测因素，当男性受者接受女性供者的干细胞移植时，慢性GVHD的风险增加，而且移植相关死亡率更高，但这并没有降低所有疾病的复发风险，不过在这种情况下，多发性骨髓瘤的复发风险似乎降低了。另外，当再生障碍性贫血的女性受者接受男性供者的干细胞移植时，移植排斥的风险会增加。

5. 孕产情况 经产妇接触过子宫内的胎儿抗原，因此HLA特异性抗体的水平高。经产妇捐献造血干细胞给男性或女性受者，意味着慢性GVHD的风险更高。因此，建议尽可能避免选择经产妇作为干细胞捐献者。

6．年龄　造血干细胞供者要求身体健康，无遗传性疾病和传染性疾病，年龄最好为18～48岁，干细胞捐献者的较小年龄是造血干细胞移植预后的有利因素。随着供者年龄的增长，急性GVHD（Ⅲ度或以上）及慢性GVHD的风险更高，受者总体生存率更低。

7．老年供者筛查的特殊考虑　近年来，老年患者进行干细胞移植的逐渐增多，因此，在同胞相合的移植中，出现55岁以上供者的概率也较高。由于这部分供者存在健康问题的可能性更大，近年来建议对于55岁以上的供者进行额外的检查，以减少供者来源的疾病传递给受者的风险，同时也确保供者的安全。这些检查如男性前列腺特异性抗原（PSA）、大便潜血、胸部CT检查（有吸烟史的供者）等。

（二）供/受者配型时护理人员的配合

为了供者与受者HLA配型的准确，护理人员应给予积极的配合。

1．首先对每位供/受者的姓名、年龄、性别登记清楚并编号。医生开具医嘱，护士保存、生成，打印检验标签。

2．受者进行配型的时机要选择受者病情缓解期，需进行血常规检查，白细胞要在2×10^9/L以上，否则配型时淋巴细胞数量可能不足。如受者白细胞在4×10^9/L以上，抽取5ml静脉血即可；白细胞大于1×10^9/L，而小于4×10^9/L时，抽取10ml静脉血；白细胞小于1×10^9/L时，抽取20ml静脉血。

3．嘱供/受者在HLA配型的前一天和当天进清淡饮食，不可食用油腻的食物，以免血清中脂肪过多影响试验结果。

4．一般选用肘部大静脉抽取外周血，每位供/受者取血5ml，抽取血液要顺利，不要发生凝集，以保证细胞的数量和质量。

5．同时抽取多位供者血液标本配型时，严格执行查对制度，每抽取一位供者，需认真与该供者核对姓名、与受者的关系是否与申请单一致，确保标本采集无误。

（三）供者饮食要求

供者所采集的造血干细胞质量直接影响移植的成功率及受者的生命。这就需要供者在干细胞动员期间做到以下几点：

1．供者在动员期间应进食高蛋白、高热量、高维生素、易消化、含铁、钙等营养丰富的食物，避免辛辣刺激性的食物。应增加钙的摄入量（如乳制品），避免饮茶。

2．采集前一天应禁饮含咖啡因的饮料，如咖啡、可乐等，咖啡因会引起静脉收缩，影响采集的正常进行。

3．注意饮食营养，新鲜卫生，粗细搭配，无须大补，饮水量每天约2000ml。采髓的供者采集前一天及当日勿进食高脂饮食，以防骨髓中混有较多脂肪，导致患者输注后发生肺脂肪栓塞。

4．供者需保持健康和良好的生活作息习惯，减少外出，外出应戴口罩，注意保暖，避免感冒、劳累，注意休息，戒烟戒酒，女性避开月经期，严禁剧烈运动等。

三、造血干细胞采集前的护理

（一）造血干细胞采集前准备

1. 心理准备　造血干细胞捐献的供者大部分都是第一次捐献干细胞，普遍存在焦虑、恐惧心理，既想通过捐献自己的干细胞来挽救亲人的生命，又害怕自己的健康受影响，对动员、采集程序的相关知识也缺乏了解。尤其非亲缘的供者，更是会对具体操作产生恐惧心理。因此，要对供者需进行详细解释，说明动员、采集的基本程序、注意事项。骨髓采集需要在手术室进行，应向供者介绍手术室环境、手术过程、采骨髓部位、采骨髓量、正常人骨髓造血功能及其代偿能力等，介绍既往成功的病例，争取供者配合，使其达到最佳状态，针对不同类型的供者，采取不同的心理护理，缓解其紧张情绪。

2. 身体准备

（1）术前1个月要保证供者良好的身体状态，加强锻炼，避免过重的体力劳动，避免劳累，充分休息，防止感冒。术前做好皮肤护理特别是穿刺处的清洁。

（2）动员：PBSC采集前，应用细胞因子以达到动员作用，最常用者为粒细胞集落刺激因子（G-CSF）和粒细胞-巨噬细胞刺激因子（GM-CSF），G-CSF/GM-CSF皮下注射2次/天。动员指应用这个过程使供者的干细胞更多地被动员到外周静脉中，有利于采集到高质量的外周血干细胞，增加移植的成功率。经G-CSF动员的骨髓改变了供者淋巴细胞的某些性质，有利于干细胞的植入，特别适用于HLA不合的患者。部分患者在注射过程中会发生不同程度的头痛、骨骼、肌肉酸痛症状，以第4天最为明显，其发生与皮下注射G-CSF影响成骨细胞的活性有关。因此，护士需告知注射G-CSF的时间，静脉采血的时间，注射后可能会出现骨骼肌肉酸痛、发热等副作用，告知供者这些是暂时的，停用G-CSF即可消失。身体有任何不适，及时通知医护人员，必要时还可服用布洛芬混悬液、对乙酰氨基酚，但避免使用可导致血小板功能损伤的药物，如阿司匹林。由于注射G-CSF会引起供者脾轻微增大，应告知供者注意安全，避免外力撞击腹部。

3. 环境准备　外周血干细胞采集需在单采室进行，骨髓造血干细胞采集则需在手术室进行，采集前应做好环境卫生，物表、空气消毒和微生物学监测，合格后方可使用。采集单位及人员应符合《造血干细胞移植技术管理规范》（2017年版）中的相关要求。

（1）单采室内环境整洁，物品及设备摆放有序，血细胞分离机及管路处于备用状态，操作人员可熟练掌握上机及采集流程。同时，应配备有监护设备、吸氧用物、抢救仪器及药品，防止采集过程中突发意外进行急救处理。

（2）手术室内进行骨髓干细胞采集时，一般需持续2～3个小时，因环境温度较低，被采集者易出现低体温的情况，可提前准备保温毯及保护垫，防止供者出现低体温或压力性损伤。

（二）外周血干细胞采集供者的护理

1. 需提前到单采室评估血管情况，如供者外周血管条件较差，需提前置入CVC耐高压导管，以保证干细胞的顺利采集。

2. 供者术前排空大小便，穿宽松舒适衣物，饮食清淡，不宜过饱。血细胞分离单采术前3小时，应尽量饮水1500～2000ml，以保证血流速度，保证血细胞分离单采机的正常工作，保证手术顺利完成。采集前准备小便器1个或者成人纸尿裤。

3．准备口服用葡萄糖酸钙，以备采集过程中应用，避免出现四肢及口周舌尖麻木感，这一情况的发生考虑使用抗凝剂中的枸橼酸盐与血液中钙离子结合，致血钙降低所致，如供者服用钙剂后出现腹泻，则可在采集干细胞前，提前静脉输注补钙液体。

（三）骨髓造血干细胞采集供者的护理

1．需在术前2周采集自体血200～400ml，以便术中回输，维持有效循环血容量。告知供者采集自体血的重要意义，并签署自体输血同意书。提供温馨、舒适的病房环境，不可空腹采集自体血。采集自体血前嘱供者饮用温热水300～500ml。

2．采集前需备皮，范围是脐周至大腿上1/3，以达到清洁皮肤，预防穿刺点感染的目的。

3．采集前一晚注意休息，必要时可服用辅助睡眠的药物，如艾司唑仑等。

4．指导供者提前练习俯卧位，因采集部位首选两侧髂后上棘，必要时可采髂前上棘和胸骨，这样便于骨髓干细胞采集的顺利进行。

5．部分采集骨髓干细胞的供者需留置导尿管，与医生确认后应提前告知，做好准备。

四、造血干细胞采集中的护理

（一）外周血干细胞采集

1．采集当日一定要进食早餐，避免出现低血糖、直立性低血压，以免影响采集时血液流速；采集中尽量不进餐，口渴时可少量饮水，需由医护人员或陪护人员协助，以免肢体活动影响采集通路。

2．选择粗直的静脉（多选肘正中静脉）进行穿刺，妥善固定。手肘下方可垫一软枕，既可以帮助供者保持上臂伸直姿势，又可以减轻其长期固定姿势的劳累和麻木感。尽量减少穿刺肢体的活动，以免针头穿透血管或拔出而影响采集。如果采集过程中出现血流不畅，可在针头前10cm处扎止血带或使用热水袋热敷，同时嘱供者有节律握拳松拳，使肌肉收缩力加强，有利于静脉充盈，保证血流通畅，或为患者提供低力量级握力器，嘱其做缓慢持握运动，防止血流量低而影响细胞分离器的运转。如外周血管条件欠佳，可选中心静脉插管。供者应在家属协助下于床上排尿，或者使用成人纸尿裤，以减少术中活动。

3．由于每次采集时间通常需要3～6小时，因此，采集过程中需为供者保暖，通过播放音乐、电视，主动与其交谈的方式分散其注意力，以缓解紧张情绪。

4．注意观察和处理不良反应　在整个采集操作过程中要保证绝对无菌，注意静脉管路有无脱出、穿刺处有无肿胀、渗血及供者神志的变化、有无低血糖反应；监测心率、血压；注意调整枸橼酸钠的滴速，倾听供者主诉。医护人员要加强对供者的观察，原则上机器启动后，医护人员不可离开，护理人员应随时观察和详细记录供者的变化，发生问题要及时对症处理。采集过程中最常见的不良反应是低钙血症，由于采集时为了防止血液在管道内凝集，通常采用枸橼酸钠作为抗凝剂，而枸橼酸钠易与血液中的钙离子结合，导致供者出现低血钙症状，即口唇、颜面、四肢麻木，甚至抽搐等。因此，采集的过程中一般给予口服10%葡萄酸钙10ml每半小时1次，直至采集结束后1～2小时，以预防枸橼酸盐中毒。若患者口唇发麻、手足抽搐、心动过速较为严重，遵医嘱可静脉给钙剂输入。

（二）骨髓造血干细胞采集

1. 采集当天00:00开始禁食水，晨起遵嘱留取相关化验检查，反穿病号服上衣，全身除病号服外，不穿任何衣物。需要留置尿管者应在手术室护士到达病房前完成。

2. 术日晨手术室护士至病房接供者，与病房护士核对供者相关信息，遵嘱给予供者肌内注射抑制腺体分泌的药物，平车至手术室。

3. 手术开始前主管医生与手术麻醉医生、护士共同核对供者的信息。骨髓供者大部分采用硬膜外麻醉（特殊情况下采用全麻），麻醉成功后协助供者取俯卧位，可予供者面部、腰部、耻骨联合及双膝关节处垫软枕，避免受压，男性供者注意防止其生殖器受压，女性供者注意保护其胸部。于双侧髂后上棘行双侧多点、多方向、分层次骨髓穿刺。根据细胞动员的效果和受者的体重决定采集量，时间2～3小时，量800～1000ml。

4. 术中全程密切监测供者血压、呼吸、心率、血氧的变化，选择粗、弹性好的血管建立静脉通道，保证输液通畅。遵医嘱补液、输血。

5. 整个采髓过程严格无菌操作。术中尽可能控制参加人数，减少手术间内人员流动，避免骨髓处理过程中被污染。补液与采髓同时进行，采髓量达200ml时即可回输供者自体血，必要时加压输血，加压输血时必须有专人守护在供者旁。输血前需两名医务人员共同核对输血单上的各项信息，并告知供者。

6. 采髓过程中需经常询问供者有无不适，若供者出现头晕、心悸、血压下降等情况时，应暂停采髓，补充血容量，待不适症状缓解后再继续进行。

7. 采髓完毕，穿刺部位给予碘伏消毒，待干后无菌敷料覆盖，并予腹带加压包扎，嘱供者48小时内注意保持穿刺部位的清洁干燥。

五、造血干细胞采集后的护理

（一）外周血造血干细胞采集后护理

1. 拔针时避免皮下血肿及瘀斑，应用消毒棉球盖好穿刺孔，以胶布固定，用示指、中指、无名指按压针眼处及上方10～15分钟止血。保持局部清洁干燥，保护好穿刺处不受感染，至少4小时内不取下穿刺处的敷料，24小时内不接触水，72小时内避免热敷及清洗局部，1～2天内不做剧烈活动。如需要二次采集的供者暂时保留留置针，嘱供者减少上肢活动，勿沐浴，避免穿刺处感染。如因穿刺失败或其他原因导致的局部渗血、血肿应立即按压、冷敷、抬高患肢，必要时无菌纱布加压包扎后止血。

2. 回病房后，观察穿刺点有无红肿，测量生命体征，观察有无异常，询问患者有口唇、四肢麻木等低钙血症的症状，如症状较为严重，遵嘱给予对症处理。

（二）骨髓造血干细胞采集后护理

1. 根据患者采取的麻醉方式采取相应的护理常规，嘱供者禁饮、禁食、去枕平卧

4～6小时，遵医嘱给予补液，避免发生低血糖。密切观察供者意识、血压、脉搏、呼吸的变化，以及骨髓穿刺部位有无渗血。

2．保持穿刺部位伤口敷料的清洁、干燥，定时换药，避免过度活动，如术区有疼痛，遵医嘱给予镇痛药物。

3．部分采集骨髓的供者需要留置导尿管，需注意导尿管妥善固定，观察尿液颜色及量，如有异常，及时通知医生。

4．全麻/硬膜外麻醉供者去枕平卧6小时后，可少量进食流质，密切关注供者的不适主诉。

5．采髓后24小时拔除导尿管，观察供者是否可以自行排尿。可指导其适量饮用温水，排尿困难时可适当予热水袋热敷腹部，注意避免烫伤或听流水声。

6．告知供者术后首次起身时动作宜缓慢，以防出现直立性低血压，避免发生晕倒、坠床等意外事件。

（三）造血干细胞采集后要求及健康教育

1．外周血干细胞或骨髓干细胞采集完毕，出院前均需复查腹部B超，观察患者脾脏大小。

2．健康教育　出院后供者需加强营养，进食高蛋白、高热量、高维生素、易消化、含铁、钙丰富的饮食，如牛奶、猪肝、红枣、枸杞、花生、红豆及新鲜蔬菜、水果等。注意劳逸结合，预防感冒，避免劳累。每周查血常规1次，直至血常规恢复正常。

六、造血干细胞移植患者的静脉通路选择

造血干细胞移植患者的静脉通路对于移植成功率的影响非常关键，是移植患者的生命线，因此在静脉通路的选择上护理人员需认真对待。

（一）评估

评估患者的一般身体状况，外周静脉血管及带管情况，预处理方案及患者的配合程度，根据具体情况选择最适合患者的静脉通路。

（二）中心静脉通路的选择

由于在整个移植过程需静脉输入大量的细胞毒药物、高浓度静脉营养药物，异基因移植后需不间断输入免疫抑制药物等，因此中心静脉导管的建立是十分有必要的，可将各种药物直接输送到中心静脉处，同时减少反复静脉穿刺带来的痛苦，保证治疗的顺利进行。目前应用较为广泛的中心静脉通路包括CVC、PICC、PORT。

患者如进仓前无中心静脉导管，首选双腔或三腔PICC，即可满足移植舱内治疗需要；患者如携带任何一种导管，经评估导管功能及穿刺点存在异常，需立即拔管，并重新建立中心静脉通路；患者如携带PICC且置管时间在6个月内，评估导管功能及既往并发症，情况良好的可继续使用，参考患者预处理方案可再置入CVC或PICC的中心静脉通路；患者携带输液港，可考虑置入中长导管或PICC，但要关注到管路之间发生缠绕的风险，选择适合的血管通路。为减轻置管早期相关并发症对移植患者的影响，置管时机以进舱前一周为宜。

七、临床路径护理表单

1．造血干细胞移植前临床护理表单

适用对象：符合移植条件且计划移植的患者

患者姓名：__________性别：__________年龄：__________住院号：__________

入院日期：____年__月__日　　出院日期：____年__月__日　　标准住院日：15天内

时间	住院第1天	住院第2～14天	住院第15天（进移植舱前1日）
健康宣教	□入院宣教：介绍病房环境、设施、医院相关制度、主管医生和护士 □介绍医院各项规章制度（作息、探视、陪护、请假、安全制度），取得患者配合 □介绍住院患者及患者家属注意事项 □指导饮食、卫生、活动等 □安全宣教 □介绍自助缴费、查询报告的方法 □介绍移植相关费用 □做好心理安慰，减轻患者入院后焦虑、紧张的情绪	□做好基础护理 □完善移植前相关检查 □介绍骨髓穿刺的目的、方法和注意事项 □告知患者，如有不适及时通知医护人员 □指导饮食、卫生、活动等 □安全宣教 □做好心理护理 □做好用药指导 □PICC置管介绍（必要时），置管前签署同意书	□做好基础护理 □介绍移植前准备的注意事项 □用药护理 □饮食护理 □心理护理
护理处置	□准确核对患者信息，协助患者佩戴腕带 □监测和记录生命体征 □入院护理评估：询问病史、相关查体、检查皮肤黏膜有无出血、营养状况、血管情况等；进行危险因素评估、签署告知书并悬挂安全标志 □根据护理级别书写护理记录并准确交接班 □卫生处置：剪指（趾）甲，更换病号服 □完成各项化验检查的准备和留取（加急化验及时采集标本并送检）	□完成各项化验标本的留取并及时送检 □遵医嘱完成相关检查 □遵医嘱正确给药 □做好患者生活护理和饮食指导 □根据患者病情变化书写护理记录，做好交接 □评估患者携带中心静脉导管及静脉一般情况，做好移植前中心静脉导管选择的准备	□备皮 □导泻 □饮食指导 □协助患者进行物品准备
基础护理	□根据患者病情和生活自理能力确定护理级别（遵医嘱执行） □晨晚间护理 □安全护理	□执行分级护理 □晨晚间护理 □安全护理	□安全护理
专科护理	□执行血液病护理常规 □病情观察 □心理护理	□执行血液病护理常规 □病情观察 □输注血制品护理（必要时） □心理护理	□心理护理
重点医嘱	□详见医嘱执行单	□详见医嘱执行单	□详见医嘱执行单
病情变异记录	□无　□有，原因： 1. 2.	□无　□有，原因： 1. 2.	□无　□有，原因： 1. 2.
签名执行时间			

2．造血干细胞移植前临床患者表单

适用对象：符合移植条件且计划移植的患者

患者姓名：__________性别：__________年龄：__________住院号：__________

入院日期：____年__月__日　　出院日期：____年__月__日　　标准住院日：15天内

时间	住院第1天	住院第2～14天	住院第15天（进移植仓前1日）
医患配合	□ 接受询问病史、收集资料，请务必详细告知既往史、用药史、过敏史 □ 明确告知医生既往用药情况 □ 配合进行体格检查 □ 签署相关知情同意书 □ 有任何不适请告知医生	□ 配合血液学检查：血常规、家系血型鉴定、肝肾心功能、血糖、血脂、病毒学检查（包括肝炎病毒、单纯疱疹病毒、巨细胞病毒等）、HIV、梅毒螺旋体等 □ 配合骨髓检查：骨髓形态学、染色体核型、融合基因、微小残留病检测 □ 配合完成相关检查：心电图、胸部X片、心脏彩超、腹部B超 □ 配合会诊检查：皮肤科、眼科、耳鼻咽喉科、外科、口腔科，检查有否隐性感染灶，如果有及早清除 □ 有任何不适请告知医生 □ 配合各种治疗	□ 配合各种治疗 □ 有任何不适请告知医生 □ 与家属、供者及供者家属共同参加移植前谈话及知情同意书签署
护患配合	□ 配合护士核对信息并佩戴腕带 □ 配合测量体温、脉搏、呼吸、血压、身高、体重 □ 配合完成入院护理评估（准确回答护士询问病史、过敏史、用药史） □ 配合护士完成危险因素评估 □ 接受入院宣教（环境介绍、病室规定、探视陪护制度、送餐订餐制度、贵重物品保管等） □ 学会使用自助缴费机查询系统，绑定关注医院公众号 □ 保持个人卫生及病室环境 □ 有任何不适请告知护士	□ 配合测量体温、脉搏、呼吸， □ 配合询问排便 □ 配合各项检查（需要空腹的请遵照执行） □ 配合采集血标本 □ 接受移植知识介绍 □ 接受用药指导 □ 接受饮食指导 □ 接受心理护理 □ 接受基础护理 □ 配合选择静脉输液途径 □ 有任何不适请告知护士	□ 配合测量身高、体重 □ 配合备皮 □ 配合用药指导 □ 配合物品准备 □ 接受心理护理 □ 接受饮食指导
饮食	□ 遵医嘱饮食 □ 养成良好的生活习惯，注意饮食卫生，规律进食，少量多餐，细嚼慢咽，戒烟、戒酒，避免摄入刺激性食物	□ 遵医嘱饮食 □ 养成良好的生活习惯，注意饮食卫生，规律进食，少量多餐，细嚼慢咽，戒烟、戒酒，避免摄入刺激性食物	□ 遵医嘱饮食
排泄	□ 尿便异常特别是有出血时及时告知医护人员	□ 尿便异常特别是有出血时及时告知医护人员	□ 尿便异常特别是有出血时及时告知医护人员
活动	□ 根据病情适当活动	□ 根据病情适当活动	□ 根据病情适当活动
签字执行时间			

3．造血干细胞移植前临床健康教育表单

适用对象：符合移植条件且计划移植的患者

患者姓名：__________性别：__________年龄：__________住院号：__________

入院日期：____年__月__日　　出院日期：____年__月__日　　标准住院日：15天内

时间	住院第1天	住院第2～14天	住院第15天（进移植舱前1日）
健康宣教	□ 热情接待患者及家属，介绍自己，介绍其责任护士、主管医生、护士长、科主任姓名 □ 介绍病房环境、设施和设备，引导患者熟悉病房环境，如同室病友、水房、卫生间、标本放置处、护士站、医生办公室、就餐地点等，消除患者对陌生环境的紧张和不适感 □ 介绍医院各项规章制度（作息、探视、陪护、请假、安全制度），取得患者配合 □ 介绍住院患者及患者家属注意事项 □ 为患者进行入院及危险因素评估，建立家属联系册 □ 积极主动沟通，了解患者需要，尽量满足患者 □ 耐心向患者介绍留取相关化验的方法，以及标本放置位置 □ 为患者讲解床边呼叫器的使用方法 □ 为患者讲解正确漱口、坐浴及预防感染的方法 □ 安全宣教，告知患者如厕时不要锁门，门外要有人等候，防止晕倒 □ 指导患者饮食、卫生、活动等 □ 向患者介绍静脉输液方式的选择及输液的注意事项 □ 向患者介绍其在移植中心住院时间的长短取决于移植类型及身体状况 □ 介绍移植相关费用 □ 做好心理安慰，减轻患者入院后焦虑、紧张的情绪	□ 做好基础护理 □ 完善移植前相关检查：血液学检查，骨髓检查，心电图、胸部X片、心脏彩超、腹部B超，会诊（皮肤科、眼科、耳鼻咽喉科、外科、口腔科，检查有无隐性感染灶，如果有及早清除） □ 做好基础宣教：指导患者注意休息；保持病室环境整洁干净，注意个人卫生及饮食卫生，食用清淡易消化饮食，避免辛辣刺激不洁饮食；嘱患者勤漱口，坚持碘伏坐浴；减少陪护家属预防感染 □ 指导患者按照医嘱正确服药，不得擅自停药、减药，如有疑问应立即与医护人员联系 □ 护理人员在此期间应密切观察患者生命体征及病情发展变化，及时汇报给医生 □ 按时给予患者移植前抗病毒药物输注，并讲解输注此药物时的注意事项 □ 签署移植同意书（医生告知患者及家属移植风险） □ 心理指导：多与患者交流，多询问，给予关心，消除患者紧张心理	□ 做好基础护理 □ 备皮：为患者讲解备皮的目的及重要性，取得患者合作 □ 导泻：为患者讲解导泻的目的及意义，协助患者口服甘露醇导泻，导泻后嘱患者吃高压饭，为患者家属详细讲解高压饭的制备方法 □ 按时给予患者阿苯达唑口服 □ 心理护理：协助患者调整好自己的心理状态；为患者简单讲解移植过程及相关注意事项；为患者讲解移植成功患者病例，安抚患者紧张、焦虑情绪；鼓励患者与亲人及朋友联系，使其获得情感上的支持 □ 协助患者整理用物：仓内住院治疗需要的常规物品；全棉睡衣、内衣、短袜等个人衣物；根据患者喜好，携带文化娱乐用品（手机、电脑、笔记本、书等）
效果评价	□ 掌握 □ 基本掌握 其他：	□ 掌握 □ 基本掌握 其他：	□ 掌握 □ 基本掌握 其他：
护士签名时间			

4．骨髓干细胞采集临床护理表单

适用对象：血液系统疾病已达到完全缓解/实体瘤未累及骨髓或是与患者HLA匹配的供者

患者姓名：__________性别：__________年龄：__________住院号：__________

入院日期：____年__月__日　出院日期：____年__月__日　标准住院日：28天内

时间	采髓前1～3周（入院日）	采髓前1天
健康宣教	□ 介绍病房环境、设施、医院相关制度、主管医生和护士 □ 告知各项检查的目的及注意事项 □ 介绍自助缴费、查询报告方法 □ 安全宣教 □ 做好心理安慰，减轻供/患者紧张、焦虑情绪	□ 术前准备：告知供/患者采髓前备皮注意事项 □ 术前宣教：由手术室护士随麻醉师看望供/患者，了解病情及手术前的准备情况，指导供/患者练习采髓时的俯卧位 □ 完善术前宣教：简单介绍采集骨髓干细胞的方法及配合事项 □ 指导术前练习：有效咳嗽、床上排便等 □ 饮食指导：进低脂饮食，当晚12点后禁食水
护理处置	□ 准确核对供/患者信息，协助患者佩戴腕带 □ 入院评估：完成入院评估表、完善其生命体征 □ 用药反应：告知供/患者注射部位如有红肿的情况及时通知护士	□ 动员剂的应用 □ 保证供/患者充足的睡眠，必要时给予艾司唑仑等助眠药物
基础护理	□ 根据供/患者病情和生活自理能力评估定级 □ 卫生处置：剪指（趾）甲，沐浴（条件允许），更换病号服 □ 安全护理	□ 执行分级护理 □ 晨晚间护理 □ 安全护理
专科护理	□ 采集自身血的宣教，如何配合完成自体血采集 □ 饮食指导 □ 心理护理 □ 入院及危险因素评估，建立家属联系册 □ 留置导尿管（必要时）	□ 备皮：脐周至大腿上1/3处 □ 饮食护理：高蛋白、低脂饮食 □ 心理护理 □ 休息：保证充足的睡眠 □ 安全宣教：防跌倒坠床，不要外出，以免发生意外，延误手术
重点医嘱	□ 详见医嘱执行单	□ 详见医嘱执行单 □ 采髓当日禁食
病情变异记录	□ 无　□ 有，原因： 1. 2.	□ 无　□ 有，原因： 1. 2.
签名执行时间		

时间	采髓当天	术后1～3天（出院日）
健康宣教	□ 确认供/患者术前准备情况：是否禁食水并排空尿便 □ 术前宣教：指导供/患者配合术前的各项检查及术前的麻醉前用药 □ 术后宣教：卧床休息，采髓处的敷料保持清洁干燥，如发生潮湿污染应及时更换，1周内禁止沐浴	□ 术后宣教：观察伤口渗出情况，保持敷料清洁干燥 □ 出院宣教：伤口观察、饮食、休息、监测血常规等 □ 指导供/患者办理出院手续 □ 出院携带联系卡，如遇紧急情况可电话咨询医生 □ 请供/患者及家属填写患者住院期间满意度调查表
护理处置	□ 铺好麻醉床，连接好氧气、心电监护，做好接收供/患者准备 □ 供/患者返回病房后，与手术室护士做好交接，取去枕平卧位，连接心电监护，吸氧 □ 测量生命体征	□ 观察供/患者采髓后针眼情况，如有异常及时处置 □ 活动：指导供/患者勿剧烈活动 □ 发放出院指导宣传材料 □ 协助取下供/患者腕带 □ 完成出院评估 □ 床单位终末消毒
基础护理	□ 安全宣教：加床档防坠床 □ 保暖：注意采髓处局部的保暖，防止受凉 □ 休息：尽量卧床休息 □ 饮食指导：适当应用高营养饮食，补充维生素、铁剂等	□ 安全护理（护送出院）
专科护理	□ 保持穿刺部位清洁干燥，如潮湿、渗出较多时，通知医生，遵嘱给予相应处理 □ 如供/患者留置导尿管，做好导管固定，观察尿色及量，如有异常，通知医生	□ 指导其定期门诊随访 □ 嘱其定期监测血常规
重点医嘱	□ 详见医嘱执行单	□ 详见医嘱执行单
病情变异记录	□ 无 □ 有，原因： 1. 2.	□ 无 □ 有，原因： 1. 2.
签名执行时间		

5．骨髓干细胞采集临床供/患者表单

适用对象：血液系统疾病已达到完全缓解/实体瘤未累及骨髓或是与患者HLA匹配的供者

患者姓名：__________性别：__________年龄：__________住院号：__________

入院日期：____年__月__日　　出院日期：____年__月__日　　标准住院日：28天内

时间	采髓前1～3周（入院日）	采髓前1天
医患配合	□ 接受询问病史，收集资料，务必详细告知既往史、用药史、过敏史 □ 明确告知既往用药情况 □ 配合进行体格检查 □ 配合完成化验检查 □ 签署相关知情同意书	□ 配合手术室护士随麻醉师了解病情及手术前的准备情况，指导供/患者练习采髓时的俯卧位，以保证手术的全过程 □ 配合完善术前宣教
护患配合	□ 配合护士查对信息，佩戴腕带 □ 配合测量体温、脉搏、呼吸、血压、身高、体重 □ 配合完成入院护理评估（回答护士询问病史、过敏史、用药史） □ 接受入院宣教（环境介绍、病史规定、探视陪护规定、送餐订餐制度、贵重物品保管、自助缴费及查询等） □ 配合干细胞采集术前动员剂应用治疗方案 □ 配合护士完成自身血采集	□ 配合护士完成采髓前需备皮并清洁皮肤 □ 练习有效咳嗽、床上排便等 □ 配合完成心理疏导 □ 保证充足的睡眠 □ 接受安全宣教：防跌倒坠床，不要外出，以免发生意外，延误手术 □ 如有任何不适请告知护士
饮食	□ 遵医嘱饮食 □ 饮食指导：高蛋白、高维生素、高热量饮食，必要时给予叶酸、维生素B_{12}、铁剂补充造血原料	□ 遵医嘱饮食 □ 饮食指导：进低脂饮食，当晚12点后禁食水
排泄	□ 尿便异常时及时告知医护人员	□ 尿便异常时及时告知医护人员
活动	□ 根据病情适当活动 □ 有眩晕等不适应卧床休息	□ 根据病情适当活动 □ 有眩晕等不适应卧床休息
签字执行时间		

时间	采髓当天	术后1～3天（出院日）
医患配合	□ 术前禁食水并排空尿便 □ 术后宣教：卧床休息，采髓处的敷料保持清洁干燥，如发生潮湿污染应及时更换，一周内禁止沐浴	□ 接受出院前指导 □ 完成出院检查 □ 知道复查血常规时间 □ 获取出院诊断书
护患配合	□ 晨起配合护士进行术前针的注射 □ 配合手术室护士平车至手术室 □ 采集后返回病房，配合心电监护，氧气吸入，保持去枕平卧体位6～8小时 □ 配合护士按时监测生命体征 □ 配合液体输入、注射、采血等化验检查 □ 接受基础护理 □ 接受安全护理 □ 接受专科护理 □ 接受心理护理	□ 接受出院宣教 □ 办理出院手续 □ 知道复印病历的方法 □ 配合护士取下腕带
饮食	□6小时后进食少量流食	□ 适当应用高营养饮食，补充维生素、铁剂等
排泄	□ 床上排尿便 □ 如遇排尿困难时可适当热敷、听取流水声	□ 尿便异常时及时告知医护人员
活动	□ 根据病情适当活动 □ 有眩晕等不适应卧床休息	□ 根据病情适当活动 □ 有眩晕等不适应卧床休息
签字执行时间		

6．骨髓干细胞采集临床健康教育表单

适用对象：血液系统疾病已达到完全缓解/实体瘤未累及骨髓或是与患者HLA匹配的供者

患者姓名：__________性别：__________年龄：__________住院号：__________

入院日期：____年__月__日　　出院日期：____年__月__日　　标准住院日：28天内

时间	采髓前1～3周（入院日）	采髓前1天
健康宣教	□ 热情接待供/患者及家属，介绍其责任护士、主管医生、护士长、科主任姓名 □ 介绍病房环境、设施和设备，引导供/患者熟悉病房环境，如水房、浴室、卫生间、处置间、护士站、医生办公室等，消除供/患者对陌生环境的紧张和不适感 □ 介绍规章制度取得供/受者配合 □ 入院及危险因素评估，建立家属联系册 □ 完善化验、检查前宣教：耐心向供/受者介绍留取相关化验的方法，通知禁食水、告知检查/检验时间、标本放置位置、注意事项 □ 采集自身血的宣教：向供/患者讲解骨髓采集术需在手术室进行，按医嘱备自身血200～400ml（分2～3次采集），告知供/患者采自身血的时间很短，要很好地配合，采集后应按压针眼处10～15分钟 □ 饮食指导：高蛋白、高维生素、高热量饮食，必要时给予叶酸、维生素B_{12}、铁剂补充造血原料 □ 心理护理：简单介绍骨髓干细胞采集的目的与方法，操作简单、痛苦小，消除顾虑，以取得配合	□ 术前准备：告知供/患者采髓前需备皮并清洁皮肤，以防手术局部感染 □ 术前宣教：由手术室护士随麻醉师看望供/患者，了解病情及手术前的准备情况，指导供/患者练习采髓时的俯卧位，以保证手术的全过程 □ 完善术前宣教：简单介绍骨髓干细胞采集的方法及配合事项 □ 指导术前练习：有效咳嗽、床上排便等 □ 饮食指导，进低脂饮食，当晚12点后禁食水 □ 心理护理：消除一切的思想顾虑，安心休养 □ 休息：充足的睡眠，以保证采集术的顺利进行，也有利于供/患者身体的尽快恢复 □ 安全宣教：防跌倒坠床，不要外出，以免发生意外，延误手术
效果评价	□ 掌握 □ 基本掌握 其他：	□ 掌握 □ 基本掌握 其他：
护士签名时间		

时间	采髓当天	术后1～3天（出院日）
健康宣教	□ 确认供/患者术前准备情况，是否禁食水并排空尿便 □ 术前宣教：指导供/患者配合术前的各项检查及术前的麻醉前用药 □ 术后宣教：卧床休息，采髓处的敷料保持清洁干燥，如发生潮湿污染应及时更换，一周内禁止洗浴 □ 嘱供/患者按需求去枕平卧6～8小时，如有不适及时通知医务人员 □ 告知供/患者采髓后不能当即出院，需要留院观察几天，并复查血常规直至结果正常 □ 安全宣教：加床档防坠床 □ 保暖：注意采髓处局部保暖，防止受凉 □ 休息：由于采集时间长，体位较为固定，供/患者采集后感觉很疲乏，保证良好的睡眠，以利于身体恢复 □ 饮食指导：适当应用高营养饮食，补充维生素、铁剂等 □ 心理护理：调整心态，安心休养	□ 观察伤口渗出情况，保持敷料清洁干燥，如有潮湿污染及时更换，常规换药1～3天 □ 注意采髓后的针眼处，结痂脱落后方可沐浴，保持局部干燥，防止感染，如有异常及时就诊 □ 安全护理：减少外出，避免去公共场所，注意自身安全 □ 指导供/患者办理出院手续 □ 指导供/患者出院后增加营养（补充铁剂、叶酸等）与休息，应在家休息至少一周 □ 指导其定期门诊随访 □ 嘱其定期监测血常规 □ 嘱其一个月内不要做重体力劳动 □ 指导其发生紧急情况的处理方法 □ 出院供/患者携带联系卡，如遇紧急情况可电话咨询医生 □ 请供/患者及家属填写患者住院期间满意度调查表，吸取宝贵意见建议，促进优质护理服务质量的不断提高
效果评价	□ 掌握 □ 基本掌握 其他：	□ 掌握 □ 基本掌握 其他：
护士签名时间		

7. 外周血干细胞采集临床护理表单

适用对象：血液系统疾病已达到完全缓解的患者或是与患者HLA匹配的供者

患者姓名：__________性别：__________年龄：__________住院号：__________

入院日期：____年__月__日　出院日期：____年__月__日　标准住院日：14天内

时间	采集前1周（入院日～采集前2天）	采集前1天
健康宣教	□ 介绍病房环境、设施、医院相关制度、主管医生和护士 □ 告知各项检查的目的及注意事项 □ 介绍干细胞动员过程及主要不良反应 □ 介绍自助缴费、查询报告方法 □ 安全宣教	□ 术前准备：选择两组静脉穿刺部位，重点清洁，上衣应宽松肥大，以方便穿刺和测量血压 □ 术前宣教：采集时的配合注意事项 □ 饮食指导：采集前一晚应进低脂饮食 □ 休息：保证充足睡眠，必要时应用镇静剂 □ 心理护理：介绍采集干细胞的知识，告知对本人的健康没有影响，减少不良心理情绪
护理处置	□ 准确核对患者信息，协助供/患者佩戴腕带 □ 入院评估：完成入院评估表 □ 完善化验、检查前宣教	□ 完成各项化验检查 □ 评估供/患者外周静脉情况，确定是否需要中心静脉置管进行干细胞采集
基础护理	□ 根据供/患者病情和生活自理能力确定护理级别（遵医嘱执行） □ 卫生处置：沐浴（条件允许），更换病号服 □ 安全护理	□ 执行分级护理 □ 晨晚间护理 □ 安全护理
专科护理	□ 执行血液病护理常规 □ 用药反应：观察注射干细胞动员剂的不良反应并遵医嘱给予处理 □ 饮食指导：高蛋白、高维生素、高热量饮食，必要时给予叶酸、维生素B_{12}、铁剂补充造血原料 □ 心理护理 □ 入院及危险因素评估，建立家属联系册	□ 饮食护理：高蛋白、低脂饮食 □ 心理护理 □ 休息：保证充足的睡眠 □ 安全宣教：防跌倒坠床，不要外出，以免发生意外，延误手术
重点医嘱	□ 详见医嘱执行单	□ 详见医嘱执行单
病情变异记录	□ 无　□ 有，原因： 1. 2.	□ 无　□ 有，原因： 1. 2.
签名执行时间		

时间	采集当天	术后1～4天（出院日）
健康宣教	□ 术前准备：饮食、着装 □ 心理护理：告知供/患者不要紧张，采集过程中如有不适及时通知医护人员 □ 采集后宣教：采集完毕后返回病房，等待结果 □ 安全护理：防跌倒、防坠床、防意外事件的发生 □ 饮食：采集后可以进食易消化、营养丰富饮食 □ 休息：采集时间大约为3小时，可听音乐等分散注意力	□ 术后宣教：观察穿刺点情况，防止感染 □ 出院宣教：饮食、休息、监测血常规等 □ 指导供/患者办理出院手续 □ 出院携带联系卡，如遇紧急情况可电话咨询医生 □ 请供/患者及家属填写患者住院期间满意度调查表
护理处置	□ 建立两组静脉通路，选择粗直血管 □ 为保证采集顺利，指导供/受者缓慢持握运动 □ 返回病房后，给予供/受者测量生命体征并记录 □ 根据供/患者情况，遵嘱给予补充钙剂	□ 协助供/患者拔除不必要导管 □ 发放出院指导宣传材料 □ 协助取下患者腕带 □ 完成出院评估 □ 床单位终末消毒
基础护理	□ 采集前携带纸尿裤或便器以备供/患者需要 □ 采集过程中协助供/患者采取采髓体位 □ 采集后卧床休息1～2小时	□ 安全护理（护送出院）
专科护理	□ 执行外周血干细胞采集护理常规 □ 病情观察，重视供/患者主诉 □ 并发症观察处理	□ 指导其定期门诊随访 □ 嘱其定期监测血常规
重点医嘱	□ 详见医嘱执行单	□ 详见医嘱执行单
病情变异记录	□ 无　□ 有，原因： 1. 2.	□ 无　□ 有，原因： 1. 2.
签名执行时间		

8. 外周血干细胞采集临床供/患者表单

适用对象：血液系统疾病已达到完全缓解的患者或是与患者HLA匹配的供者

患者姓名：__________性别：__________年龄：__________住院号：__________

入院日期：____年__月__日　　出院日期：____年__月__日　　标准住院日：14天内

时间	采集前1周（入院日～采集前2天）	采集前1天
医患配合	□ 接收询问病史，收集资料，务必详细告知既往史、用药史、过敏史 □ 明确告知既往用药情况 □ 配合进行体格检查 □ 配合完成化验检查 □ 签署相关知情同意书	□ 知晓相关采集干细胞方案 □ 前往单采室查看外周血管条件，是否需要留置CVC
护患配合	□ 配合护士查对信息，佩戴腕带 □ 配合测量体温、脉搏、呼吸、血压、身高、体重 □ 配合完成入院护理评估（回答护士询问病史、过敏史、用药史） □ 接受入院宣教（环境介绍、病史规定、探视陪护规定、送餐订餐制度、贵重物品保管、自助缴费及查询等） □ 配合干细胞采集术前动员剂应用治疗方案 □ 配合护士完成静脉情况的确认	□ 配合完成CVC置管（必要时） □ 保证充足的睡眠，以保证采集术的顺利进行，也有利于供者身体尽快恢复 □ 接受安全宣教：防跌倒坠床，不要外出，以免发生意外，延误手术 □ 接受单采过程并发症处理宣教 □ 有任何不适请告知护士
饮食	□ 遵医嘱饮食 □ 饮食指导：高蛋白、高维生素、高热量饮食	□ 遵医嘱饮食 □ 饮食指导：应用低脂饮食，当晚12点后禁食水
排泄	□ 尿便异常时及时告知医护人员	□ 尿便异常时及时告知医护人员
活动	□ 根据病情适当活动 □ 有眩晕等不适应卧床休息	□ 根据病情适当活动 □ 有眩晕等不适应卧床休息
签字执行时间		

时间	采集当天	术后1～4天（出院日）
医患配合	□ 根据采集计划准时到达单采室 □ 采集后返回病房，测量生命体征，并等待采集计数结果 □ 如有麻木等及时通知医生，给予对症处理	□ 接受出院前指导 □ 完成出院检查 □ 知道复查血常规时间 □ 获取出院诊断书
护患配合	□ 配合护士完成外周静脉穿刺 □ 配合护士进行心电监护 □ 有不适及时告知护士 □ 间断口服钙剂	□ 接受出院宣教 □ 办理出院手续 □ 知道复印病历的方法 □ 配合护士取下腕带
饮食	□ 适当应用高营养饮食，补充维生素、铁剂等	□ 适当应用高营养饮食，补充维生素、铁剂等
排泄	□ 采集过程中床上排尿便，建议使用尿不湿 □ 如遇排尿困难时可适当热敷、听取流水声	□ 尿便异常时及时告知医护人员
活动	□ 根据病情适当活动 □ 有眩晕等不适应减少活动	□ 根据病情适当活动 □ 有眩晕等不适应减少活动
签字执行时间		

9. 外周血干细胞采集临床健康教育表单

适用对象：血液系统疾病已达到完全缓解的患者或是与患者HLA匹配的供者

患者姓名：__________性别：__________年龄：__________住院号：__________

入院日期：____年__月__日　　出院日期：____年__月__日　　标准住院日：14天内

时间	采集前1周（入院日～采集前2天）	采集前1天
健康宣教	□ 热情接待供/患者及家属，介绍其责任护士、主管医生、护士长、科主任姓名 □ 介绍病房环境、设施，引导供/患者熟悉病房环境，如水房、浴室、卫生间、处置间、护士站、医生办公室等，消除患者对陌生环境的紧张和不适感 □ 介绍规章制度，取得供/受者配合 □ 入院及危险因素评估，建立家属联系册 □ 完善检查，耐心向供/受者介绍留取相关化验的方法，以及通知禁食水、告知检查/检验时间、标本放置位置、注意事项等 □ 用药反应：告知供/受者注射部位如有红肿的情况及时通知护士，如有低热、肌肉酸痛、乏力、头痛等全身反应是正常的，一般症状较轻的不做处理，停药后会自行好转，特别严重者给予对症治疗 □ 饮食指导：应用高蛋白、高维生素、高热量、富含蛋白质的饮食	□ 术前准备：因采集时分为采血和回输血两组通道，需要选择两组静脉穿刺部位，因此保护好需要采集的血管十分关键，上衣应宽松肥大，以方便穿刺和测量血压 □ 术前宣教：采血、静脉穿刺部位的皮肤应着重进行清洁，采集时要取平卧位，静脉穿刺后肢体不宜任意变动位置 □告知CVC置管的注意事项（必要时） □ 安全宣教：注意自身安全的保护 □ 饮食指导：采集前一晚应进低脂饮食 □ 休息：保证充足睡眠，必要时遵嘱予镇静剂 □ 心理护理：针对不同的供/受者做好心理护理，简单介绍采集干细胞的知识，告知对本人的健康没有影响，消除其不良心理问题，以配合干细胞采集术的实施 □ 安全教育：防坠床、防跌倒
效果评价	□ 掌握 □ 基本掌握 其他：	□ 掌握 □ 基本掌握 其他：
护士签名时间		

时间	采集当天	术后1～4天（出院日）
健康宣教	□ 术前准备：确认供/受者术前准备情况（排空尿便等），应用G-CSF，进行血常规检查，备好生理盐水、葡萄糖酸钙、吸管、纸尿裤或尿壶等 □ 采集后宣教：采集完毕后仍需静卧半小时，由医护人员继续观察生命体征。穿刺处按压不少于5分钟，按压方法为无菌棉球多指压迫，最后以无菌贴膜保护，如有潮湿、污染及时更换 □ 心理护理：告知供/受者不要紧张，如有不适及时告诉医务人员 □ 安全护理：防滑倒、防坠床、防意外事件的发生 □ 饮食：采集后可以进易消化、营养丰富的食物 □ 休息：由于采集时间长，体位比较固定，供/受者采集后感觉很疲乏，应提供很好的睡眠环境，以利于身体的恢复	□ 术后宣教：嘱供/受者保护好穿刺部位的皮肤，如有不适及时通知护士，一周内不做重体力劳动或剧烈运动 □ 完善检查：告知供/受者采集后不能马上出院，复查血常规及B超，由医生确认后方可出院 □ 饮食指导：应用高营养饮食 □ 心理护理：保持心情舒畅，避免情绪波动 □ 充分的时间休息 □ 安全护理：避免去公共场所，注意自身的安全 □ 请供/受者及家属填写住院期间满意度调查表
效果评价	□ 掌握 □ 基本掌握 其他：	□ 掌握 □ 基本掌握 其他：
护士签名时间		

（张会娟）

第三节 造血干细胞移植中护理

一、基础护理

（一）全身药浴

【评估】

1．患者个人状态、病情、自理能力，可酌情留一名家属陪同药浴。

2．药浴的环境是否安全，室温是否适宜，光线是否充足并备有防滑垫。

【操作前准备】

1．护理人员准备　穿戴整齐，戴口罩、帽子、手套，穿一次性隔离衣，调节室温为26～28℃，药浴水温为38～45℃，可根据患者要求自行调节。

2．患者准备　保护导管和伤口，使用无菌贴膜覆盖中心导管及导管接头端，防止针眼进水；未超过三天的骨髓穿刺针眼给予无菌敷料覆盖。

3．用物准备　准备药浴包（隔离衣、袜套、头套、大浴巾、地巾，均为高压无菌消毒），2%葡萄糖酸氯己定医用消毒液（氯己定消毒液）、弯盘、生理盐水、酒精、棉签、纱布、无菌敷贴等。

【操作步骤】

1．护理人员携用物至药浴室，协助患者除去全身衣物，协助患者手握扶手架进入药浴池，取舒适体位。

2．为患者全身涂抹氯己定消毒液，顺序为头－上肢－手－前胸－后背－下肢－足－会阴－肛周，腋下、脐部、腹股沟及会阴等皮肤褶皱处重点擦拭，周身消毒液待干后再重复擦拭第二遍。

3．待氯己定消毒液擦拭完全后，用清水（烧开后的温水）洗净患者身上残留消毒液，彻底清洗。用浸有少许75%酒精的棉签清洁外耳道和耳郭，用氧氟沙星眼药水点双眼，清洁双侧鼻腔，嘱患者头向后仰，两侧鼻腔分别点入数滴氧氟沙星眼药水，至鼻咽部经口腔流出，然后用生理盐水漱口。

4．整理

（1）清洗完毕后，在药浴池外防滑垫上放一次性无菌巾，协助患者手握扶手架出浴池，用无菌浴巾擦干皮肤，戴无菌头套，穿无菌隔离衣、无菌袜套，送患者进入层流病房。

（2）询问患者有无不适，嘱患者适当床上休息。

（3）清洁整理药浴室。

【指导要点】

1．告知患者全身药浴的目的、擦拭范围、方法及注意事项。

2．向患者解释全身药物的重要性，消除患者紧张、害羞的心理问题。

【注意事项】

1. 药浴过程保证患者安全、舒适。

2. 药浴水温度应适宜，为38～45℃。

3. 药浴时间不宜过长，一般为30分钟，以免造成患者不适。

（二）五官护理

【评估】

1. 评估患者鼻腔有无出血，耳部是否佩戴助听器。

2. 评估患者口唇颜色，有无干裂、出血、疱疹等。

3. 评估患者口腔黏膜完整性，有无溃疡、疱疹、出血、脓液等。

4. 评估患者牙齿的数量，有无义齿、牙结石、牙垢等。

5. 评估患者牙龈的颜色，有无出血、牙龈萎缩及牙周病等。

6. 评估患者舌头的颜色和湿润度，有无溃疡、肿胀及舌面积垢，舌苔颜色及厚薄等。

7. 评估患者上下颚、悬雍垂、扁桃体的颜色，有无肿胀、分泌物等。

8. 评估患者口腔气味，有无氨臭味、烂苹果味等。

【操作前准备】

1. 护理人员准备　衣帽整洁，洗手（流动水下七步洗手法，两遍），戴口罩。

2. 用物准备　治疗盘、一次性口腔护理包、棉签、手电筒、生理盐水、氧氟沙星眼药水、红霉素眼药膏及患者自备口腔药物。

【操作步骤】

1. 使用氧氟沙星眼药水浸湿棉签擦拭双侧鼻孔，红霉素眼膏擦拭双侧鼻孔，减少鼻腔干燥出血的发生。

2. 使用氧氟沙星眼药水滴双眼，观察患者巩膜有无充血。

3. 使用75%酒精浸湿的棉球擦拭双侧外耳道。

4. 口腔护理

（1）协助患者侧卧位，面向护士，取治疗巾置于颌下及枕上，置弯盘于口角旁。

（2）嘱患者张口，一手持手电筒，一手用压舌板轻轻撑开颊部，观察口腔情况。

（3）协助患者使用漱口水。

（4）用漱口液浸湿棉签，擦洗顺序为：口唇－对侧颊部－对侧外上牙齿－对侧内上－对侧上咬合面－对侧外下－对侧内下－对侧下咬合面（同侧顺序同上）。

（5）由内向外擦洗上颚、舌面、舌底。

（6）擦洗完毕，协助患者漱口，用治疗巾擦去口角处水渍，酌情使用外用药。

（7）协助患者舒适体位，整理床单位。清理用物，记录。

【指导要点】

指导患者进行漱口，告知保持口腔卫生清洁的重要性。

【注意事项】

1. 擦拭过程中，动作轻柔，擦舌及硬鄂时不宜过深，以免引起恶心，对有凝血功能障碍者，应防止碰伤黏膜及牙龈。

2．棉签不可过湿，以防止患者将溶液吸入呼吸道。

3．对于昏迷患者禁漱口，防误吸，需开口器时，应从臼齿处放入。牙关紧闭者不可使用暴力使其张口，以免造成损伤。

4．有义齿的患者，应取下义齿，用冷水刷洗干净，拿出层流病房。

5．观察口腔情况，对长期使用抗生素患者，注意其口腔内有无真菌感染。

6．传染病患者用物按隔离消毒原则处理。

（三）肛周护理

【评估】

1．评估患者的病情、精神状态、自理能力等。

2．评估病房环境是否宽敞、安全，光线是否充足，调节室内温度至26～28℃。

【操作前准备】

1．护理人员准备　穿戴整齐，戴口罩、帽子、手套。

2．用物准备　准备治疗巾、弯盘、0.2%碘伏棉球、镊子、棉签。

【操作步骤】

1．协助患者屈膝侧卧位，将治疗巾垫至臀下，脱去内裤，暴露臀部。观察肛周皮肤，有无红肿、破溃、痔疮肿胀出血等。

2．将碘伏棉球倒入弯盘中，用镊子夹取碘伏棉球擦拭肛周皮肤及肛门处三遍。

3．待干后，可根据患者病情，予以马应龙痔疮膏等药物外涂。

4．协助患者舒适体位。

【指导要点】

1．告知患者便后坐浴的重要性。

2．指导患者注意肛周皮肤及痔疮的情况，预防肛周感染。

【注意事项】

1．护理操作动作应轻柔，避免镊子碰触患者皮肤。

2．注意观察患者肛周皮肤，如有感染破溃及时通知医生，对症处理。

（四）无菌擦浴

【评估】

1．评估患者的病情、精神状态、自理能力、有无消毒液过敏史等。

2．评估病室环境是否宽敞、安全，光线是否充足，调节室内温度至26～28℃。

【操作前准备】

1．护理人员准备　穿戴整齐，戴口罩、帽子、手套。

2．用物准备　加热后的氯己定卫生湿巾、患者无菌消毒后的衣物。

【操作步骤】

1．携用物至患者床旁，暂停输注液体，予以封管。取出第一块消毒湿巾，协助患者擦拭头部、颈部。

2．协助患者脱去上衣，取出第二块消毒湿巾，擦拭患者前胸、后背。

3．取出第三块消毒湿巾，协助患者擦拭双上肢及腋下。

4．取出第四块消毒湿巾，擦拭患者腹部及臀部。

5．取出第五块消毒湿巾，擦拭患者双下肢、足部。

6．取出第六块消毒湿巾，患者擦拭会阴处。

7．协助患者更换新衣物，连接输液器，并整理用物。

【指导要点】

1．向患者讲解无菌擦浴的配合方法及注意事项。

2．指导患者经常观察皮肤，预防感染、压疮并发症的发生。

【注意事项】

1．操作过程中，应注意观察患者有无畏寒，做好保暖措施，预防感冒。

2．避免同一块消毒巾擦拭身体各个部位。

3．如患者对消毒湿巾过敏，可使用37～39℃温开水及高压消毒后的毛巾为患者进行擦浴（流程同上）。

（五）坐浴

【评估】

1．评估患者的病情、精神状态、自理能力、活动耐力情况等。

2．评估病房环境是否宽敞、安全，光线是否充足。

【操作前准备】

1．护理人员准备　穿戴整齐，戴口罩、帽子、手套。

2．用物准备　37～39℃温开水（或纯净水）、碘伏、量杯、无菌坐浴盆。

【操作步骤】

1．携用物至患者病室，准备好坐浴架。

2．打开坐浴盆包布，将坐浴盆放置患者病室内。

3．将碘伏原液100ml倒入2000ml的温开水中，将坐浴盆放入坐浴架上，询问患者温度是否适宜，可酌情予以调整。

4．协助患者至坐浴架进行坐浴，时间3～5分钟（根据患者病情可适当减少坐浴时间）。

5．处理用物

（1）坐浴完成后协助患者起身，用无菌毛巾擦净。

（2）询问患者有无不适，嘱患者适当床上休息。

（3）将坐浴水倒入马桶，坐浴盆传递口传出。

（4）坐浴架放于原位，以不影响患者活动为宜。

【指导要点】

1．告知患者使用1∶20碘伏溶液坐浴，且水温适宜。

2．告知患者坐浴时间不宜过长，以免造成患者不适。

3．经期的女性，指导患者清水冲洗。

【注意事项】

坐浴过程保证患者安全、舒适。

二、预处理期间护理

（一）放疗护理

全身放射（TBI）技术主要用于治疗某些白血病和已广泛转移的对射线敏感的恶性肿瘤。目的是消灭体内残存的恶性肿瘤干细胞，防止肿瘤复发；杀灭淋巴细胞，抑制体内的免疫反应，防止非自体移植的免疫排斥；杀灭骨髓干细胞使骨髓腔空虚，以利于移植造血干细胞存活。

【评估】

1. 评估患者的精神状态，测量生命体征，询问患者有无不适症状。

2. 评估放射室环境及温度。

【操作前准备】

1. 治疗前进行充分的体格检查及全身主要脏器功能的实验室及物理检查。

2. 向患者解释放射性治疗目的、照射经过、副作用和注意事项，消除其紧张情绪。

3. 放疗治疗前排空尿便，穿无菌病号服，戴帽子、口罩。

4. 物品准备　消毒剂（酒精棉片）、注射器、输液器、血压计、体温计、血糖仪、患者小便器等。

5. 药品准备　地塞米松、镇吐药、硝苯地平片、50%葡萄糖、生理盐水、5%葡萄糖液、10ml预充注射器、输液器等。

【操作步骤】

1. 放射治疗前半小时测量生命体征，遵医嘱予以镇吐药物及抗过敏药。

2. 检查放射室的监视器和通话设备，检测机器，将室温调节在24～28℃。

3. 用酒精纱布擦拭照射床，铺上无菌单，让患者按所需体位躺在放疗床上，调整姿势，必要时加盖被服保暖。

4. 照射时患者身体不能活动，如有不适或其他情况，可告知患者大声说话或打手势。

5. 放疗间隙给患者测量体温、呼吸、脉搏、血压，询问有无不适症状，协助患者活动肢体，排空尿便，给予适量饮水。

6. 详细记录放射时间、不良反应、出入量及治疗。

7. 放疗完毕将患者护送回病房，根据患者情况药浴后送至病室。

【指导要点】

1. 告知患者放疗的目的及注意事项。

2. 告知患者放疗前排空膀胱，放疗中有不适症状可举手示意。

3. 给予患者心理指导，消除其焦虑情绪。

【注意事项】

1. 患者所用的一切物品均需消毒，凡与患者身体接触的物品如照射剂量监测探头，工作人员的手均用酒精纱布擦拭。

2．放疗期间，根据尿pH调节碱化液浓度和速度，使尿pH维持在6.5～7.5。

3．观察照射时的副作用，常见的副作用有恶心、呕吐、乏力、头痛、腮腺肿大、体温升高，严重时出现脑水肿。

（二）化疗护理

参见第五章第六节“静脉化疗技术操作”。

三、骨髓/外周造血干细胞输注护理

（一）自体骨髓/外周造血干细胞输注

【评估】

测量生命体征，评估其心理状况及中心静脉通路情况，由于骨髓/外周造血干细胞输注较黏稠，故应使用流速快的CVC或新置的单腔solo PICC，应先测滴速，滴速成线方可使用，否则应使用18G或20G留置针，位置最好在肘正中处，保证骨髓/外周造血干细胞的顺利输毕。

【操作前准备】

1．向患者解释进行冻存干细胞输注的目的、方法及不良反应，解除患者的思想顾虑，使之配合。

2．患者提前排空尿便，取舒适卧位平卧于床上。

3．准备心电监护、抢救仪器设备、急救物品及药品、氧气备用、输血器、20G留置针、治疗盘、无菌贴膜、输液用物等。

【操作步骤】

1．连接输血器，输注前应确保静脉管路通畅，遵医嘱予以抗过敏药物。

2．骨髓/外周血干细胞送达后，医生、护士、细胞治疗人员三方核对，包括姓名、输入干细胞类型，采集日期、细胞数等是否相符，查看血袋外观有无渗漏、破损。

3．抗过敏药物输毕，干细胞在水浴箱中复温后，将融化的造血干细胞袋放入双层无菌布袋内，快速传入患者居住的百级层流室，双人核对自体骨髓/外周血干细胞，并将打印的医嘱标签贴在血袋上，核对无误后输入。

4．一般每袋骨髓造血干细胞50～60ml，速度为5～10ml/min，输注过程中观察患者有无不良反应，如无不良反应将水止完全打开，保证干细胞尽快输入。输注过程全程必须专人监护，若出现输入不畅及时查找原因，采取适当加压、变换体位等方式保证干细胞顺利输入。

5．严密监测患者生命体征变化，出现血压升高、心率增快、腹痛、腹泻等症状时通知医生，对症处理，必要时遵嘱暂停干细胞输入。

6．输注完毕后反复彻底冲洗血袋，避免干细胞浪费。干细胞输毕后遵嘱继续监测患者生命体征，并适当予以碱化液输入。

【指导要点】

1．输注前给患者介绍输注过程及注意事项，如在输注过程中张口呼吸，以便尽快排

出干细胞冷冻液中的二甲基亚砜（DMSO），可能会闻到一种大蒜样的气味。

2．告知患者输注后第一次尿呈粉红色，此为HSC保养液中的酚红从肾脏排出之故，可自行消失，以消除其紧张情绪，取得合作，使干细胞顺利输入。

【注意事项】

1．严格执行三查八对制度及无菌操作原则。

2．先准备好水浴箱，以酒精纱布擦拭，水浴箱内水温调至40～42℃。

3．输注前检查急救药物及急救器械是否齐全、完好，检查输液系统是否通畅，管道连接要牢固，严防渗漏。

4．提前15～30分钟给予抗过敏药物，连接心电监护仪，血氧饱和度及无创血压监测，测量患者的生命体征并记录，备好氧气。

5．要求护士掌握输注冻存干细胞的不良反应，如皮疹、发热、寒战、呼吸困难、支气管痉挛、发热、胸背痛等，能够遵医嘱采取有效的抢救措施。

6．深低温保存的干细胞从液氮取出后立即置于40～42℃水浴箱中迅速解冻，1分钟内融化，以免常温下冷冻液中的DMSO损伤HSC，将融化的HSC迅速传递到患者居住的病室，严格消毒后输注，输注前需与医生双人核对干细胞采集日期、量及被采集人姓名，每袋输毕均用生理盐水反复彻底冲洗，将残留在袋内的造血干细胞全部输入患者体内。

7．输注过程中应注意患者的生命体征的观察，尤其是血压及心率的变化。输注过程中有些患者会出现胸闷、憋气、头痛、血压偏高、心率减慢的情况，可遵医嘱对症治疗。

8．输注时采用单独的输液系统，不能与其他液体同时输入。

9．不良反应　解冻后如果输注时间推迟，会出现细胞聚集（DNA凝结）；如果对红细胞溶解没有采取预防措施，会出现肾衰竭。有的患者对DMSO敏感，10%的DMSO产生渗透压约为1800mOsm（正常的血浆渗透压为270～290mOsm）；DMSO还会导致组胺释放，引起低血压、腹痛、呼吸困难、恶心、腹泻、心脏传导异常，过敏罕见，细胞输注2～6小时内会出现高血压或心动过缓（罕见心脏传导阻滞），严重的心动过缓多与冻存骨髓液中含有过多的红细胞有关，血压升高为一过性的、无症状。

（二）异体骨髓/外周造血干细胞输注

【评估】

同自体骨髓/外周造血干细胞输注。

【操作前准备】

同自体骨髓/外周造血干细胞输注。

【操作步骤】

1．连接输血器，在输注前应确保静脉管路通畅，遵医嘱予以抗过敏药物。

2．骨髓/外周血干细胞送达后，医生、护士、细胞治疗人员三方核对，包括供者姓名、受者姓名，输入干细胞类型，采集日期、干细胞总量、细胞数等是否相符，查看血袋外观有无渗漏、破损。

3．抗过敏药物输毕，双人核对异体骨髓/外周血干细胞，并将打印的医嘱标签贴在血袋上，携此至患者床旁，再次双人核对后与患者核对相关信息，包括患者姓名、供者姓名等，核对无误后输入。

4．开始输注10分钟内速度不宜太快，观察有无不良反应，若无不良反应将滴速加至70～80滴/分。输注过程全程心电监护，若出现输入不畅及时查找原因，采取适当加压、变换体位等方式保证干细胞的顺利输入。

5．严密监测患者生命体征变化，出现异常及时通知医生，对症处理，必要时遵医嘱暂停干细胞输入。

6．输注完毕后反复彻底冲洗血袋，避免干细胞浪费。干细胞输毕后遵医嘱继续监测患者生命体征，并适当予以碱化液输入。

【指导要点】

1．告知患者输注过程中的注意事项。

2．给予患者心理指导及相关健康教育，减少患者紧张情绪。

【注意事项】

1．严格执行三查八对制度及无菌操作原则。

2．接受环孢素预防GVHD的患者，骨髓细胞输入前需要在接受环孢素给药至少3次或经24小时持续静脉滴注后实施。

3．输注前建立有效的静脉通路，测量患者生命体征，备齐抢救药品、物品。

4．严格查对制度，认真核对患者及供者姓名，保证输入准确无误。

5．输注过程中专人看护，密切观察患者有无不良反应，如过敏反应等，并遵医嘱采取对症处理措施。

四、支持治疗护理

（一）间充质干细胞输注

【评估】

1．评估患者的生命体征、心理状况、病情及用药情况、自理能力等。

2．评估患者中心静脉通路情况，测量滴速正常，以保证干细胞的顺利输毕。

3．评估操作环境适宜操作。

4．向患者解释输注间充质干细胞的目的、方法及不良反应，解除患者的思想顾虑，使之配合。

【操作前准备】

1．患者准备　患者提前排空尿便，取舒适卧位平卧于床上。

2．静脉通路准备　优先选择中心静脉导管，提前予以冲管，保证管路畅通。

3．物品准备　予以患者床旁心电监护、准备抢救仪器、急救物品及药品、氧气备用、输血器、治疗盘、输液用物等。

【操作步骤】

1．输注前半小时遵医嘱予以抗过敏药物。

2．双人核对间充质干细胞，包括姓名、干细胞类型、采集日期、细胞数等是否相符，查看血袋外观有无渗漏、破损。将打印的医嘱标签贴在血袋上，携至患者床旁，再次双人核对无误后，连接输血器，确保连接紧密，无渗漏。

3．输注过程中，严密监测患者生命体征变化，出现异常及时通知医生，对症处理。

4．间充质干细胞输毕后，予以生理盐水冲净输液管路，测量患者生命体征情况有无异常。

5．输注前后，给予患者心理指导及相关健康教育，减少患者紧张情绪。

【指导要点】

告知患者在输注过程中若有不适及时通知护士。

【注意事项】

1．严格执行三查八对制度，认真核对患者及供者姓名，保证输入准确无误。

2．严格执行无菌操作原则。

3．优先选择中心静脉导管输注。

4．输注时采用单独的输液系统，不能与其他液体同时输入。

（二）脐血干细胞输注

【评估】

1．评估患者的生命体征、心理状况、病情及用药情况、自理能力等。

2．评估患者中心静脉通路情况。由于脐血干细胞较黏稠，故应使用流速快的CVC或新置的单腔无瓣膜PICC，应先测滴速，滴速＞42滴/15秒方可使用，否则应提前建立外周静脉通路（最佳位置为肘正中处），使用18G或20G留置针输入，保证脐血干细胞顺利输毕。

3．评估操作环境适宜操作。

4．向患者解释输注脐血干细胞的目的、方法及不良反应，解除患者的思想顾虑，使之配合。

【操作前准备】

1．患者准备　患者提前排空尿便，取舒适卧位平卧于床上。

2．静脉通路准备　测量静脉导管滴速＞42滴/15秒，提前予以冲管，保证管路畅通。

3．物品准备　予以患者床旁心电监护、准备抢救仪器、急救物品及药品、氧气备用、输血器、18G或20G蓝色留置针、治疗盘、输液用物等。

【操作步骤】

1．输注前半小时遵医嘱予以抗过敏药物。

2．连接输血器，输注前应确保静脉管路的通畅。

3．脐血干细胞送达后，医生、护士、细胞治疗人员三方核对，包括姓名、输入干细胞类型、采集日期、细胞数等是否相符，查看血袋外观有无渗漏、破损。

4．抗过敏药物输毕，干细胞在水浴箱中复温后，将融化的脐血干细胞袋放入双层无菌布袋内，快速传入患者居住的百级层流室，双人核对，并将打印的医嘱标签贴在血袋上，核对无误后快速输入。

5．每袋冻存脐血干细胞需在10～15分钟内输毕，输注前2分钟以一般速度输入，观察患者有无不良反应，如无不良反应将水止完全打开，保证干细胞尽快输入。输注过程全程必须专人监护，若出现输入不畅及时查找原因，采取适当加压、变换体位等方式保证干细胞顺利输入。

6. 严密监测患者生命体征变化，出现血压升高、心率增快、腹痛、腹泻等症状时通知医生，对症处理，必要时遵嘱暂停干细胞输入。

7. 输注完毕后，用生理盐水反复彻底冲洗血袋，避免干细胞浪费。脐血干细胞输毕后遵嘱继续监测患者生命体征，并适当予以碱化液输入。

8. 输注前后，给予患者心理指导及相关健康教育，减少患者紧张情绪。

【指导要点】

输注前给患者介绍输注过程及注意事项，如在输注过程中张口呼吸，以便尽快排出干细胞冷冻液中的DMSO，可能会闻到一种大蒜样气味。输注后第一次尿呈粉红色，此为干细胞保养液中的酚红从肾脏排出之故，可自行消失。

【注意事项】

1. 严格执行三查八对制度及无菌操作原则。

2. 先准备好水浴箱，以酒精纱布擦拭，水浴箱内水温调至 38 ～ 40℃。深低温保存的干细胞从液氮取出后立即置于38 ～ 40℃ 水浴箱中迅速解冻，1分钟内融化，以免常温下冷冻液中的DMSO损伤干细胞，将融化的干细胞迅速传递到患者床旁，严格消毒后快速输注。

3. 输注前检查急救药物及急救器械是否齐全、完好，检查输液管路是否通畅，管道连接是否牢固。

4. 掌握输注脐血干细胞的常见不良反应，如高血压、皮疹、发热、呼吸困难、支气管痉挛等，能够遵医嘱采取有效的抢救措施。

5. 输注时采用单独的输液系统，不能与其他液体同时输入。

五、骨髓抑制期间的护理

（一）发热护理

【护理评估】

1. 评估患者有无明显的感染灶，如皮肤有无硬结；口腔有无溃疡、疱疹；肛周有无痔疮、脓肿、肛裂、肛瘘；有无恶心、呕吐、腹泻等肠道感染。

2. 查看特殊化验结果，如C反应蛋白、降钙素原等。

3. 查看患者拭子培养、血培养、NGS等实验室检查结果。

【护理问题】

发热：与骨髓抑制期血细胞计数低或感染有关。

【护理措施】

1. 体温＞37℃及时通知医生，遵医嘱抽取单侧或双侧血培养，必要时抽取NGS化验。

2. 持续心电监护，监测生命体征并做好重症记录。

3. 加强患者口腔、肛周护理，加强漱口、坐浴等。

4．对出现的明显感染灶，及时根据部位、类型应用相应的抗生素及局部用药处理，警惕全身感染引起败血症、感染性休克等，做好病情观察。

【健康教育】

1．指导患者正确漱口、坐浴，告知漱口、坐浴的时机、方法等。

2．指导患者对自身的观察，尤其是皮肤处的硬结等，有异常者及时通知医护人员。

【注意事项】

1．注意患者出汗情况，尤其是导管处贴膜有无松动、潮湿，及时予以换药。

2．对于高热诱发癫痫发作的患者，约束时注意皮肤保护，避免约束过紧导致皮肤破损、出现瘀斑等。

（二）口腔黏膜炎、咽痛护理

【护理评估】

1．评估口腔黏膜炎的破溃程度、面积、疼痛的程度，有无伴随症状等。

2．查看患者血常规、口腔拭子等实验室检查结果。

【护理问题】

1．口腔黏膜炎　与骨髓抑制期血细胞计数低有关。

2．疼痛　与口腔及咽部黏膜损伤有关。

【护理措施】

1．保持口腔卫生，指导患者正确漱口，掌握不同种类漱口水的使用时间及方法。

2．做好口腔清洁，予以口腔护理2次/日，注意动作轻柔。

3．予以世界卫生组织口腔黏膜炎分级量表及口腔疼痛量表评估，根据评估分数对症处理。

4．根据口腔情况，予以口腔黏膜患处上药，如碘甘油、重组牛碱性成纤维细胞生长因子凝胶等，促进溃疡面愈合。

5．疼痛剧烈时，遵医嘱予以利多卡因漱口水漱口或镇痛药物，减轻患者疼痛不适。

6．输注化疗药物期间，予以口腔含冰低温治疗，减轻化疗药物对口腔黏膜的损害。

7．指导患者进食高压无菌半流质或流质饮食，食物软硬、温度适宜，无辛辣刺激性。

【健康教育】

1．指导患者正确漱口　漱口时将少量漱口液含入口内，紧闭嘴唇，上下牙稍微张开，使液体通过牙间隙区，轻轻加压。鼓动两颊及唇部，使溶液能在口腔内充分地接触牙面、牙龈及黏膜表面，同时活动舌，使漱口水能自由地接触牙面与牙间隙区。利用水力前后左右，反复几次冲洗滞留在口腔各处的碎屑和食物残渣。每次含漱时间3～5分钟，漱口结束，将漱口液吐出。

2．指导患者口腔含冰的方法　患者口中每次含一块无菌冰块，口中冰块融化后，将冰水吐出，再含下一块冰块。

【注意事项】

1．口腔护理时注意动作轻柔。

2. 根据世界卫生组织口腔黏膜炎临床分级标准判断口腔黏膜炎程度（表3-2）。

表3-2 世界卫生组织口腔黏膜炎临床分级标准

0级：口腔黏膜无异常
1级：口腔黏膜有1～2个直径＜1.0cm的溃疡，出现红斑、疼痛
2级：口腔黏膜有1个直径＞1.0cm的溃疡和/或数个小溃疡，但患者能进食
3级：口腔黏膜有2个直径＞1.0cm的溃疡和/或数个小溃疡，能进流质饮食
4级：口腔黏膜有2个以上直径＞1.0cm的溃疡和/或融合溃疡，不能进食

（三）腹泻护理

【护理评估】

1. 评估患者腹泻的次数，大便颜色、性状及量，有无腹痛等。

2. 评估患者的肛周情况，有无红肿热痛、功能障碍等肛周感染情况。

3. 查看患者粪检测结果，特殊化验包括轮状病毒、便培养、艰难梭菌培养等。

【护理问题】

1. 腹泻 与化疗药物损伤肠道黏膜有关。

2. 电解质紊乱 与患者腹泻有关。

【护理措施】

1. 腹泻次数≥3次的患者，需准确评估记录大便的量（ml）、颜色、性状等。

2. 便后使用1∶20碘伏溶液坐浴，保持肛周清洁、干燥，必要时协助患者肛周上药。

3. 指导患者进清淡、易消化的高压/微波无菌饮食，避免进食蔬菜、水果等，指导患者饮食中保证足够的食盐摄入量。

4. 腹泻次数过多的患者，协助其梳理电极线及输液管路，必要时搀扶患者如厕。

【健康教育】

1. 指导患者做好手卫生。

2. 指导患者合理饮食，避免进食土豆、红薯、奶制品等易致肠道胀气的食物。

【注意事项】

1. 正确采集大便标本，及时送检。

2. 注意观察患者电解质变化。

（四）肛周感染护理

【护理评估】

1. 评估患者的生命体征、意识状态、病情及用药情况、既往史。

2. 评估患者肛周状况，有无肛周疾病及手术史，肛周皮肤黏膜情况，有无肛周疼痛等。

3. 查看患者血常规、肛周拭子等实验室检查结果。

【护理问题】

肛周疼痛 与肛周感染、痔疮等有关。

【护理措施】

1. 保持肛周清洁、干燥。每天睡前及便后坐浴3 ～ 5分钟/次，并清洗会阴及肛周皮肤，保证会阴及肛周皮肤清洁干燥。

2. 根据感染情况予以局部对症处理。

3. 遵医嘱合理应用抗生素控制感染。

4. 保持环境整洁，促进患者舒适。保持无菌层流病房整洁，每日用0.1%有效氯消毒液擦拭病室物体表面，及时更换床单位。病号服要柔软、透气、吸湿性能好，如潮湿、污染及时更换。

5. 改善全身营养状况 提高机体抗病能力，增强机体对化疗的耐受性及对感染的抵抗力。必要时补充肠内、外营养及血制品。

6. 心理护理 肛周感染因位置的特殊性，多数患者伴有很大的心理压力，护理人员要主动与患者沟通并协助照顾，疏导患者的心理压力，提高患者的依从性，增强患者信心。

【健康教育】

1. 指导患者正确坐浴，加强肛周卫生。

2. 指导患者定期更换衣物，衣服要柔软、透气、吸湿性能好。同时防止便秘致肛裂及痔疮诱发感染，必要时用缓泻剂。指导患者收腹提肛功能锻炼。

【注意事项】

1. 工作人员接触患者严格执行无菌技术操作，注意手卫生，正确处理污染的敷料、物品，防止交叉感染。

2. 根据情况遵医嘱予以细菌学检查，必要时予以床旁隔离。

（五）骨痛护理

详见第一章第二节“血液系统疾病常见症状护理”。

六、临床路径护理表单

1. 造血干细胞移植临床护理表单

适用对象：准备行造血干细胞移植患者

患者姓名：__________性别：__________年龄：__________住院号：__________

住院日期：____年__月__日 出院日期：____年__月__日 标准住院日：26天

时间	住院第1天	住院第2～7天
健康宣教	□ 入院宣教：介绍百级层流病房环境、设施、医院相关制度、主管医生和护士 □ 告知患者药浴的重要性及家属配合要点 □ 告知各项检查的目的及注意事项 □ 指导饮食、卫生、活动、漱口和坐浴等 □ 安全宣教 □ 介绍造血干细胞移植相关知识，包括移植过程及相关治疗方法等 □ 告知患者如何正确记录饮食、饮水及排便次数及量等 □ 做好心理疏导	□ 根据预处理期间放化疗方案向患者介绍相应的知识及注意事项 □ 强调漱口、坐浴的重要性，给予相应指导 □ 告知患者如何准确测量尿pH □ 告知患者口腔低温治疗的注意事项 □ 告知患者饮食、饮水的要求，心脏病患者严格按要求进食、水 □ 告知患者心电监护的重要性 □ 指导预防感染和出血 □ 根据血常规及患者临床表现给予相应的指导，如活动、卫生、安全等 □ 介绍输血相关知识（需要时） □ 心理疏导
护理处置	□ 准确核对患者信息，协助患者佩戴腕带 □ 准确测量患者生命体征，并做好记录 □ 入院护理评估，据实填写入院评估表，并根据评估表内容给予对应的告知书签署 □ 完成各项化验标本的留取并及时送检 □ 遵医嘱完成相关检查 □ 卫生处置：协助患者进行全身药浴 □ 遵医嘱执行给药治疗措施 □ 完成重症记录及制订护理计划 □ 带管入院者根据情况进行导管维护	□ 遵医嘱完成相关化验检查 □ 遵医嘱给予治疗、给药措施 □ 遵医嘱予以心电监护监测、血氧监测等 □ 随时动态评估患者压疮、跌倒坠床、自理能力评估表等 □ 完成重症记录及根据病情制订护理计划 □ 根据预处理用药给予相应的护理：如发热护理，皮疹、口腔黏膜炎、腹痛、腹泻、肛周疼痛、感染、心衰的护理等 □ 根据治疗方案输注免疫抑制剂
基础护理	□ 遵医嘱按照特级护理级别给予患者提供照护 □ 晨晚间五官无菌护理 □ 安全护理 □ 口腔护理 □ 肛周护理	□ 执行特级护理 □ 晨晚间五官无菌护理 □ 安全护理 □ 口腔护理 □ 肛周护理
专科护理	□ 执行造血干细胞移植护理常规 □ 填写患者危险因素评估表 □ 感染、出血护理 □ 输血护理（需要时） □ 化疗护理（需要时） □ 心理护理	□ 观察患者病情变化，特别是预处理期间相关的并发症 □ 对症处理（发热，皮疹、口腔黏膜炎、腹痛、腹泻、肛周疼痛、感染、心衰护理等） □ 输血护理（需要时） □ 心理护理
重点医嘱	□ 详见医嘱执行单	□ 详见医嘱执行单
病情变化记录	□ 无 □ 有，原因： 1. 2.	□ 无 □ 有，原因： 1. 2.
签名执行时间		

时间	住院第8天（移植日0天）	住院第9～25天（移植后1～17天）
健康宣教	□ 向患者介绍骨髓穿刺的目的、配合要点及注意事项 □ 告知患者输注干细胞的过程 □ 告知患者输注干细胞过程中可能出现的反应及配合要点 □ 告知患者输注后可能出现的反应 □ 做好心理疏导	□ 告知患者此阶段为骨髓抑制期，应加强漱口、坐浴等 □ 告知患者输注营养液的重要性 □ 告知患者出现口腔黏膜炎、咽痛时的用药及饮食指导 □ 告知患者腹泻时的用药、饮食、肛周护理等 □ 告知患者手卫生的重要性 □ 告知患者三步起床法的重要性，并根据血常规予以相应的指导（如活动、卧床） □ 告知患者回输后各类血制品的对应的血型 □ 告知患者皮下注射应至少按压10分钟 □ 指导预防感染和出血 □ 心理疏导
护理处置	□ 完成各项化验标本的留取并及时送检 □ 遵医嘱予以心电监护监测、血氧监测等 □ 根据移植类型选择合适静脉通路输注干细胞 □ 遵医嘱执行给药治疗措施 □ 输注干细胞前备好各类抢救物品及药 □ 输注冻存干细胞前准备水浴箱 □ 严格按输注要求完成干细胞输注 □ 输注过程中注意监测生命体征 □ 输注后观察患者尿色等 □ 完成重症记录及制订护理计划	□ 遵医嘱完成相关化验检查 □ 遵医嘱予以心电监护监测、血氧监测等 □ 遵医嘱给予治疗、给药措施 □ 随时动态评估患者压疮、跌倒坠床、自理能力评估表等 □ 完成重症记录及根据病情制订护理计划 □ 根据骨髓抑制期给予相应的护理：如发热、口腔黏膜炎、腹痛、腹泻、肛周疼痛、感染、心衰护理等
基础护理	□ 遵医嘱按照特级护理级别给予患者提供照护 □ 晨晚间五官无菌护理 □ 安全护理 □ 口腔护理 □ 肛周护理	□ 执行特级护理 □ 晨晚间五官无菌护理 □ 安全护理 □ 口腔护理 □ 肛周护理
专科护理	□ 执行造血干细胞输注护理常规 □ 密切观察输注过程中反应及生命体征 □ 血压升高护理 □ 感染、出血护理 □ 输血护理（需要时） □ 心理护理	□ 观察患者病情变化 □ 对症处理（发热、口腔黏膜炎、咽痛、腹痛、腹泻、肛周疼痛、感染、心衰护理等） □ 输血护理（需要时） □ 心理护理
重点医嘱	□ 详见医嘱执行单	□ 详见医嘱执行单
病情变异记录	□ 无 □ 有，原因： 1. 2.	□ 无 □ 有，原因： 1. 2.
签名执行时间		

时间	出院日（出移植舱日）
健康宣教	□ 告知患者此次骨髓穿刺的目的、配合要点及注意事项 □ 告知患者出移植舱前行胸片检查、CT检查的重要性及配合要点 □ 出院指导：指导办理出院手续 □ 指导患者出移植舱后饮食原则 □ 指导患者出移植舱后并发症的自我观察 □ 指导患者出移植舱后特殊用药的注意事项 □ 指导患者养成良好的健康行为 □ 指导患者出移植舱后中心静脉导管的自我观察
护理处置	□ 遵医嘱完成出移植舱日相关化验检查 □ 遵医嘱给予治疗、给药措施 □ 协助患者整理用物 □ 协助取下患者腕带 □ 发放出移植舱指导宣教材料 □ 完成出移植舱评估 □ 床单位终末消毒
基础护理	□ 执行特级护理 □ 晨间护理 □ 安全护理 □ 口腔护理 □ 肛周护理
专科护理	□ 移植后并发症的自我观察及护理（如GVHD、感染、肝静脉闭塞、出血性膀胱炎等） □ 心理护理
重点医嘱	□ 详见医嘱执行单
病情变异记录	□ 无　□ 有，原因： 1. 2.
签名执行时间	

2．造血干细胞移植临床患者表单

适用对象：准备行造血干细胞移植患者

患者姓名：__________性别：__________年龄：__________住院号：__________

住院日期：____年__月__日　　出院日期：____年__月__日　　标准住院日：26天

时间	住院第1天	住院第2～7天
医患配合	□ 接受询问病史、收集资料，请务必详细告知既往史、用药史、过敏史 □ 有任何不适请告知医生 □ 配合完成化验：血常规、生化及周身拭子采集等 □ 配合进行相关检查 □ 签署相关知情同意书	□ 每周一配合完成相关检查（B超） □ 输注环磷酰胺期间配合完成心电图检查 □ 配合完成化验：血常规、电解质、生化、药物浓度等 □ 配合用药 □ 有任何不适请告知医生
护患配合	□ 配合护士核对信息并佩戴腕带 □ 配合测量体温、脉搏、呼吸、血压、身高、体重 □ 配合完成入院护理评估（回答护士询问病史、过敏史、用药史） □ 接受入院宣教（环境介绍、百级层流规定、探视陪护制度、送餐订餐制度、贵重物品保管等） □ 配合护士完成无菌药浴 □ 配合护士完成中心静脉置管 □ 配合采集血、尿、周身拭子标本 □ 接受用药指导 □ 接受漱口、坐浴等知识指导 □ 接受预防感染和出血指导 □ 有任何不适请告知护士	□ 配合测量体温、脉搏、呼吸，准确记录24小时出入量 □ 配合各项检查（需要空腹的请遵照执行） □ 配合采集血标本 □ 接受造血干细胞移植知识介绍 □ 接受全方位的保护隔离措施 □ 接受心电监护监测 □ 接受用药指导 □ 接受中心静脉导管维护 □ 接受预处理期间放疗/化疗知识指导 □ 接受预防感染和出血指导 □ 接受心理护理 □ 接受五官无菌护理 □ 有任何不适请告知护士
饮食	□ 高压/微波无菌饮食	□ 高压/微波无菌饮食
排泄	□ 尿便异常时及时告知医护人员	□ 尿便异常时及时告知医护人员
活动	□ 根据病情适当活动 □ 有出血倾向者卧床休息，减少活动	□ 根据病情适当活动 □ 有出血倾向者卧床休息，减少活动
签字执行时间		

时间	住院第8天（回输）	住院第9～25天（移植后1～17天）	出院日（出移植舱日）
医患配合	□ 配合骨髓穿刺检查 □ 配合用药 □ 配合回输 □ 有任何不适请告知医生	□ 配合相关检查 □ 配合用药 □ 配合各种治疗 □ 有任何不适请告知医生	□ 接受出移植舱前指导 □ 接受出移植舱前骨髓穿刺检查 □ 接受出移植舱前胸片及CT检查 □ 遵医嘱出移植舱后用药 □ 指导复查时间 □ 获取出院诊断书
护患配合	□ 配合定时测量生命体征，准确记录24小时出入量 □ 配合各种相关检查 □ 配合采集血标本 □ 接受造血干细胞回输相关知识介绍 □ 接受心电监护监测 □ 接受干细胞输注过程中配合 □ 接受干细胞输注后尿色的观察 □ 接受用药指导 □ 接受预防感染和出血指导 □ 接受心理护理 □ 接受五官无菌护理 □ 有任何不适请告知护士	□ 配合定时测量生命体征、准确记录24小时出入量 □ 配合各种相关检查 □ 配合采集血标本 □ 接受心电监护监测 □ 接受骨髓抑制期相关知识介绍 □ 接受用药指导 □ 接受PICC维护 □ 接受预防感染和出血指导 □ 接受心理护理 □ 接受五官无菌护理 □ 有任何不适请告知护士	□ 接受出移植舱评估 □ 出移植舱宣教 □ 配合采集出院前相关标本：血、尿等 □ 指导服药方法、作用、注意事项 □ 指导预防感染、出血措施 □ 指导复印病历的方法 □ 接受PICC院外维护指导 □ 指导移植后并发症的自我观察 □ 配合护士取下腕带 □ 知道关注科室微信平台、微信群加入方法 □ 办理出院手续
饮食	□ 高压/微波无菌饮食	□ 高压/微波无菌饮食	□ 根据自身血常规选择高压/微波无菌饮食/低菌饮食
排泄	□ 尿便异常时及时告知医护人员	□ 尿便异常时及时告知医护人员	□ 尿便异常（出血时）及时就诊
活动	□ 根据病情适当活动 □ 有出血倾向者卧床休息，减少活动	□ 根据病情适当活动 □ 有出血倾向者卧床休息，减少活动	□ 适当活动，避免疲劳 □ 注意保暖，避免感冒 □ 注意安全，减少出血
签字执行时间			

3．造血干细胞移植临床健康教育表单

适用对象：准备行造血干细胞移植患者

患者姓名：__________性别：__________年龄：__________住院号：__________

住院日期：____年__月__日　出院日期：____年__月__日　标准住院日：26天

时间	入院第1天	入院第2～7天
健康宣教	患者移植前 □ 根据患者移植类型，遵医嘱提前为患者准备好层流床单位及住院所需物品 □ 热情接待患者及家属，介绍自己，介绍其责任护士、主管医生、护士长姓名 □ 介绍本病房的各项规章制度：作息、送饭及探视时间、安全制度、饮食注意事项、物品消毒方法等，取得患者及家属配合 □ 告知患者无菌药浴的重要性及配合要点 □ 告知患者PICC维护的重要性及配合要点 □ 告知患者周身拭子培养的重要性及采集时配合要点 □ 告知患者正确漱口、坐浴及预防感染的方法 □ 告知患者如何正确记录饮食、饮水及排便次数及量等 □ 告知患者每日早、中、晚测量体重的注意事项 □ 介绍百级层流室内各种设施，如呼叫器、窗帘、马桶等使用方法，嘱患者提拉床档，慢起慢行，注意安全 □ 告知患者活动范围及活动时注意事项 □ 向患者介绍新置PICC后的注意事项 □ 了解患者心理状况，简单介绍移植流程，消除患者紧张情绪	患者移植前 □ 放疗 □ 放疗前向患者介绍放疗的相关知识（环境、设备、卧位、过程），使患者了解放疗的目的、方法和可能出现的不良反应 □ 放疗患者所准备的物品及如何配合 □ 放疗结束后告知不良反应的应对，消除其紧张情绪 □ 向患者说明放疗后进清淡、易消化饮食，禁食粗纤维及容易造成肠胀气的食物，如牛奶等 □ 化疗 □ 告知患者五官无菌护理的重要性及配合 □ 告知患者漱口、坐浴的重要性 □ 告知患者饮食、饮水的要求，及测量尿pH的方法 □ 告知患者输注化疗药物是口腔低温治疗的注意事项，避免将冷水咽下 □ 告知患者各种化疗药物的毒副作用及应对措施 □ 因应用镇吐药物造成便秘的患者，告知适当调节饮食种类，或遵医嘱应用通便药物 □ 告知患者新置PICC静脉炎的预防及观察 □ 告知患者三步起床法，乏力、头晕、口服苯妥英钠的患者减少活动
效果评价	□ 掌握 □ 基本掌握 其他：	□ 掌握 □ 基本掌握 其他：
护士签名时间		

时间	入院第9天（回输）	入院第9～25天	出院日（出移植舱日）
健康宣教	患者移植日（0天） □ 告知患者骨髓穿刺的重要性及配合要点 □ 告知患者输注干细胞的大致过程，了解患者情绪变化 □ 输注前准备好抢救药品及物品，持续心电监护，测量生命体征等 □ 输注前给予患者抗过敏药物，告知排空尿便、适量饮水等，为输注干细胞做好自身准备 □ 根据干细胞种类选择合适的静脉通路 □ 输入干细胞，若为自体移植患者，嘱其深呼吸，鼻子吸气，张嘴呼气，帮助干细胞保存液尽快代谢，如有咽痒或刺激性咳嗽属正常现象，不必惊慌；异基因移植患者输注干细胞不良反应较小 □ 告知患者输注干细胞过程中可能出现发热、血压高、恶心、呕吐、心悸、憋气等症状，出现不适时及时通知医护人员 □ 告知患者干细胞输注完毕后尿液可偏红色，属正常现象，若有排尿时不适感，可留取尿标本送检 □ 心理护理：根据患者采集干细胞种类的不同或患者与供者体型差异，干细胞输注可分一次或几次进行，次数的多少不决定干细胞植入能否成功，为患者讲解清楚，减轻患者心理负担	患者移植后 □ 告知患者输注三升袋营养液的重要性 □ 告知患者输注抗排异药物的重要性，抗排异药物持续泵入24小时，告知患者切勿私自调节液体速度，输注过程有不适症状（头痛、恶心）及时告知医护人员 □ 告知患者此段期间血常规为持续走低阶段，加强漱口，按要求坐浴，防止感染 □ 出现口腔黏膜炎及咽痛的患者，告知患者进食流质或半流质饮食，可涂抹贝复济凝胶及口服康复新液等 □ 出现腹泻、腹痛的患者，告知患者详细记录排便的次数、量及性状，遵医嘱按时口服止泻药物并进食清淡、易消化饮食 □ 为发热的患者讲解抽取血培养的必要性，取得其配合，在患者发冷、寒战或体温较高时抽取血培养 □ 血常规较低时，如血小板计数小于10×10^9/L时绝对卧床；血红蛋白水平较低出现头痛、乏力等患者卧床休息，行动缓慢，蹲位过久时要缓慢起身。严格按照三起床法活动 □ 告知患者回输后各类血制品的对应的血型 □ 告知患者皮下注射部位应延长按压时间 □ 心理护理：患者在此期间不适主诉较多，要耐心倾听患者，理解患者，对于患者提出的问题及时给予解决处理，减轻其心理负担，同时要鼓励患者，对好的方面给予鼓励及表扬，坚定其信心	□ 告知患者出移植舱前骨髓穿刺的目的及意义 □ 告知患者出移植舱前行胸片及CT检查的目的、意义及配合要点 □ 做好出移植舱宣教：做好自身保护性隔离 □ 告知患者移植后特殊用药指导 □ 告知患者移植后并发症的自我观察与护理 □ 告知患者建立良好的健康行为 □ 告知患者坚持漱口及坐浴 □ 携带PICC/PORT出移植舱宣教 □ 向患者发放出移植舱指导，告知患者科室联系电话
效果评价	□ 掌握 □ 基本掌握 其他：	□ 掌握 □ 基本掌握 其他：	□ 掌握 □ 基本掌握 其他：
护士签名时间			

（徐　丽）

第四节 造血干细胞移植后护理

造血干细胞移植后并发症的预防、治疗及护理至关重要，直接影响移植的效果和患者的长期生存时间及生活质量。移植后常见的并发症有感染、出血、移植物抗宿主病（graft versus-host disease，GVHD）、出血性膀胱炎（hemorrhagic cystitis，HC）、肝静脉闭塞病（hepatic veno-occlusive disease，VOD）、间质性肺炎（interstitial lung disease，IP）、脏器功能损害、继发第二肿瘤、白血病复发等。本节针对移植后常见并发症的护理措施进行阐述。

一、造血干细胞移植后并发症的护理

（一）移植物抗宿主病

移植物抗宿主病（GVHD）是异基因造血干细胞移植后，供体的T淋巴细胞攻击受者的各个组织器官，出现的多系统损害（皮肤、口腔、胃肠、肝脏等）的全身性疾病，是异基因造血干细胞移植后一种主要并发症，一般分为急性和慢性两种，即急性GVHD（acute GVHD，aGVHD）和慢性（chronic GVHD，cGVHD）。一般在移植后100天内发生的GVHD称为aGVHD，移植后100天后发生的GVHD称为慢性cGVHD。目前美国国立卫生研究院（NIH）共识则认为GVHD的划分不应该仅根据发生时间，而应该根据临床表现区分。

GVHD的治疗多应用糖皮质激素、抗排异药物（环孢素、他克莫司、吗替麦考酚脂、CD25单抗等）、间充质干细胞等。

1. 皮肤GVHD的护理　急性GVHD最常累及的靶器官是皮肤，皮疹是aGVHD最常见的初始表现，轻者会有瘙痒或疼痛，重者可出现全身大疱和表皮剥脱。

（1）指导患者每日观察周身皮肤情况，有皮肤瘙痒或皮疹及时告知医护人员。

（2）出现皮疹期间遵医嘱及时应用静脉或外用药物，嘱患者勿挠抓，防止出现皮肤破损。

（3）皮肤出现水疱时需注意尽量着棉质衣物，减少对水疱处皮肤的摩擦，如出现大面积的水疱可用碘伏消毒表面，使用无菌注射器抽吸水疱内液体，尽量保持水疱表皮完整性，防止出现继发感染。皮肤出现表皮剥脱或严重疼痛时，应注意每日更换灭菌的被服，应用伤口敷料对皮肤破损处进行覆盖。护理人员协助家属及时清理掉落的皮屑，皮肤干裂处可涂抹护肤用的橄榄油，尽量保持皮肤湿润，重点对受压部位进行护理，防止压力性损伤的发生。

2. 胃肠道GVHD的护理　aGVHD的第二靶器官是胃肠道。轻者表现为恶心、呕吐、食欲减退，大多表现为水样分泌性腹泻和疼痛，严重者胃肠功能明显受损，出血性腹泻甚至肠梗阻。

（1）评估患者胃肠道GVHD的症状，并进行针对性的治疗及护理。

（2）患者腹痛严重时，遵嘱应用解痉或镇痛药物，减轻患者痛苦。

（3）患者出现腹泻时，及时应用静脉或口服的药物，并观察给药效果。每次大便后使用温开水清洁肛周，棉柔巾进行擦拭，肛周黏膜处应用红霉素软膏，肛周皮肤应用赛肤润外涂，腹泻严重时可在肛周褶皱及周围皮肤喷涂皮肤保护剂，防止失禁性皮炎的发生。同时加强对骶尾部皮肤的护理，应用水胶体或硅酮泡沫敷料，防止压力性损伤的发生。如患者持续排便为水样便，可应用造口袋进行粪便的收集，以减少患者反复下床排便的体力消耗。

（4）患者出现排便停止时应警惕肠梗阻的发生，询问患者有无恶心、腹胀等不适，必要时行腹平片确认。如发生肠梗阻，遵医嘱行胃肠减压。患者腹泻期间饮食需严格按医嘱执行，进流质饮食或禁食。禁食期间，护士需协助做好患者的口腔护理，遵医嘱应用胃肠外营养，控制好输液速度，保证营养及热量供给。

3．肝脏GVHD的护理　肝脏是aGVHD最少见的受累脏器。

（1）每周定期进行肝脏功能检查，及时发现异常，遵医嘱应用护肝药物。

（2）观察患者皮肤、巩膜颜色，询问患者主诉，为患者提供饮食指导。

（3）监测患者腹围及体重，并准确记录出入量，保持出入量平衡。

（4）肝功能指标严重异常时，患者可出现意识变化，应加强巡视，评估患者意识状态，发现异常及时通知医生。

4．口腔黏膜GVHD的护理　口腔黏膜炎是cGVHD常见的表现，患者往往会出现口腔干燥、黏膜萎缩、假膜形成及广泛的溃疡。

（1）评估患者口腔黏膜炎的表现，根据轻重程度给予不同的护理措施。

（2）应用漱口水进行漱口，每日进行口腔护理1～2次，应用帮助黏膜修复的药物，如康复新液、蒙脱石等。口腔溃疡疼痛严重时可使用利多卡因稀释后或原液漱口、口含冰水以减轻疼痛，必要时应用镇痛剂。患者需进食温凉饮食，不可食用过热、生、硬、刺激性食物，防止对已破损的黏膜产生进一步的刺激。

（二）出血性膀胱炎

出血性膀胱炎（HC）是造血干细胞移植后常见的并发症之一。主要症状为血尿伴尿频、尿急、排尿困难，尿细菌培养阴性。引起HC的因素主要与预处理期间应用环磷酰胺（CTX）、马利兰（Bu）等化疗药物、移植后病毒感染及移植后移植物抗宿主病密切相关。早期发生的HC（1～14天）发生率为5%～25%，通常因预处理治疗所致，且多与大剂量CTX有关。晚期发生的HC（14天后）发生率为7%。通常归咎于病毒感染，BK病毒和腺病毒感染最为常见。

1．密切观察患者病情变化，按时监测生命体征，每日监测体重并准确记录。

2．准确记录24小时出入量，保持出入量平衡。遵嘱给予患者大剂量的静脉补液水化利尿时，保证液体匀速滴入，注意观察尿液的颜色、性质及尿液pH变化。如患者心功能较差，可应用输液泵严密控制输液速度，应用心电监护随时监测生命体征的变化，备齐各种抢救物品。

3．定期监测血常规、血电解质、尿常规等化验检查。

4. 必要时遵嘱给予患者膀胱冲洗，护理要点如下。

（1）留置导尿管患者应遵循我国卫生部2010年11月发布的《导尿管相关尿路感染预防与控制技术指南（试行）》原则执行。

（2）在患者行膀胱冲洗期间，应注意按时更换尿袋，保持尿道口及会阴部清洁卫生，每日评估留置必要性，尽早拔除。

（3）膀胱冲洗可稀释膀胱内的血块，促使血块排出，使膀胱的炎症性出血得以缓解。注意观察引流液的颜色、量和性质，血块堵塞出现引流不畅时可进行反复冲吸。

（4）操作时注意遮挡保护患者隐私。

5. 给予患者相应的饮食及健康指导。

6. 做好患者心理护理。

（三）肝静脉闭塞病

肝静脉闭塞病（HVOD）是造血干细胞移植术后一种非常严重的肝脏并发症。由于大剂量放/化疗等原因引起肝小叶中央静脉和小叶下静脉、血窦内皮细胞损伤，导致肝内小静脉和血窦的非血栓性狭窄闭塞，同时伴有小叶中心肝细胞的不同程度坏死，在临床上表现为疼痛性肝大、腹水和黄疸的一种综合征。一般发生在预处理后的移植早期阶段，即0～30天，但移植后晚期亦可发生。

1. 严密观察患者生命体征、皮肤黏膜出血情况、口腔及肛周有无感染、皮肤及巩膜是否黄染。

2. 观察肝脾是否肿大及腹部体征，遵医嘱每天测量腹围及体重并准确记录。

3. 详细记录24小时出入量，观察尿色、尿量，有无茶色尿等。

4. 轻度腹水患者尽量取平卧位，以增加肝脏血流量；大量腹水患者采取舒适的半卧位，以使横膈下降，增加肺活量，减少肺淤血，有利于呼吸，可减轻呼吸困难、心悸等症状。

5. 加强患者皮肤护理，保持皮肤清洁卫生，预防感染。水肿患者可应用气垫床改善血液循环防止受压部位皮肤破损。

6. 严格执行消毒和无菌操作技术，必要时给予患者保护性隔离。

7. 给予患者饮食指导。鼓励进高热量、高维生素、纤维少、易消化、无刺激性食物，若发生肝性脑病时则限制蛋白质摄入，腹水明显应限制钠盐摄入。进食功能差者遵医嘱输注TPN营养液。

8. 观察患者有无性格、行为特征及睡眠习惯的改变。当患者出现脑病昏迷时，应严格按照昏迷期护理常规对患者进行全面护理。给予患者合适的体位防止吸入性肺炎和窒息。特别注意观察生命体征及神志的变化，并加强口腔、呼吸道、泌尿道及皮肤护理，防止并发感染加重肝性脑病。

9. 做好患者安全管理。

10. 做好患者心理护理。

（四）间质性肺炎

间质性肺炎（IP）是造血干细胞移植后一种严重并发症，是以肺实质、肺泡炎和间质纤维化为病理改变，以活动性呼吸困难、X线胸片弥漫性阴影、限制性通气功能障碍、弥散功能降低和低氧血症为临床表现的疾病。其通常发生在机体免疫功能减低的状态下。异基因造血干细胞移植后IP发生率为10% ～ 40%，常发生于移植后7 ～ 10周，是移植相关死亡的主要原因之一。IP可分为感染性和原发性（不能识别致病菌因素）两种。感染性IP以CMV感染最常见，发生率约为2%，死亡率大于50%。其他致病菌包括单纯疱疹病毒、带状疱疹病毒、腺病毒、念珠菌、曲霉菌或卡氏肺孢子菌。原发性IP的主要致病因素包括原发病的反复强烈联合化疗、移植预处理放化疗、移植后免疫抑制治疗等对肺组织的毒性损伤。

1．严密观察患者病情变化，注意观察患者的呼吸频率、呼吸深度及有无胸痛，观察患者排痰的颜色、性状、黏稠度、气味及量的变化，定时测量患者生命体征并准确记录。

2．对于有气急、呼吸困难者给予半卧位，遵医嘱给予氧气吸入，注意氧气的湿化，防止呼吸道黏膜干燥。

3．指导患者有效咳嗽，适量饮水，协助患者排痰，保持呼吸道通畅。

4．遵嘱定期协助患者进行胸部X线/CT检查。

5．遵嘱定期监测巨细胞病毒（CMV）指标。

6．遵嘱正确留取痰标本及时送检。

7．保持患者口腔卫生，必要时给予口腔护理。

8．严格执行消毒隔离制度，必要时给予患者保护性隔离。

9．给予患者适当的饮食指导及健康教育。

10．做好患者心理护理。

二、造血干细胞移植患者出舱护理

（一）保护性隔离

1.出仓早期患者因血常规刚刚恢复或应用免疫抑制剂的原因，仍处于免疫力较低的状态，为避免出现继发感染，需要在千级层流病房或者层流病床内进行过渡。待血常规进一步稳定或减停静脉的免疫抑制剂后可考虑出院，居家观察。

2．在千级层流病房或层流病床内，患者物品管理还需进行较为严格管理，进入层流病房/床内物品要进行表面清洁及消毒，并尽量减少不必要的物品存放，患者、家属及工作人员严格执行手卫生。

（二）基础护理与生活护理

1．继续做好口腔及肛周护理，规律漱口及坐浴，防止感染发生。

2．因预处理放化疗的影响，移植后大部分患者会出现皮肤干燥、脱屑及角质层变薄，且移植后早期易发生皮肤GVHD，易引发感染，因此皮肤护理是移植后一项重点工作，护理人员应每日观察患者周身皮肤，尤其骶尾部皮肤变化，协助患者使用润肤乳液，防止皮肤出现破损。如患者较为消瘦，应使用硅酮泡沫敷料保护骨隆突处，防止压力性损伤。

3．患者出现出血性膀胱炎时，因频繁排尿造成患者睡眠质量较差且体力消耗大，易出现跌倒等意外，护理人员应加强对患者的生活护理，指导患者床旁或床上如厕，保障安全。

4．患者出现肠道GVHD，尤其Ⅲ度以上时，易出现失禁性皮炎，护理人员应采取积极措施，指导患者使用柔湿巾擦拭肛周，局部应用皮肤保护剂减少肠液对肛周黏膜的刺激，持续水样便时，还可采用肠道/尿路造口袋进行粪便收集。

（三）用药护理

1．移植后患者应用药物种类仍较多，护理人员应熟悉患者常用药物，注意配伍禁忌，防止出现药物之间的相互反应。

2．抗排异药物在异基因移植后患者中发挥至关重要的作用，因此准确给药是护理人员应落实的基本要求，保障给药剂量、频次的准确，如由静脉改为口服后，应提醒患者设置闹钟，按时服药。

3．移植后患者出现CMV水平升高，部分抗病毒药物会导致患者出现较为严重的胃肠道反应，并伴随血细胞计数降低，应注意控制输液速度并通知医生及时调整药物。

4．移植后患者很多常规预防性应用抗真菌药物，但需患者足量按时服用，否则难以达到预防效果。不同种类的抗真菌药物的服用时间不同，护理人员应根据医嘱做好对患者的健康教育，按规定时间服药，保证治疗效果。

（四）对症护理

1．移植后早期患者应定期监测生命体征，如血压、血氧饱和度的变化，建议患者自备电子血压计及指氧仪，在院外期间进行自我监测。

2．患者常规监测体重每天一次，在体重出现不明原因增加时要考虑肝静脉闭塞症的可能，监测腹围。

3．患者出现HC及肠道GVHD时，需记录出入量，为保证准确性，宜使用量杯或者微量称进行测量。

4．患者出现VOD伴脑病时，可能会有性格、行为特征及睡眠习惯改变，护士应观察患者生命体征及神志变化，防止意外事件发生。

（五）化验检查指标监测

1．移植后早期遵医嘱每周检查血常规至少3次，每周2次检查抗排异药物（环孢素、他克莫司）浓度并及时调整给药剂量，每周2次检查患者CMV/EBV水平，每周至少1次检查肝肾功能等。

2．患者出现感染症状时及时完善B超、CT、MRI等检查。

3．部分患者移植后会出现眼部疾病，需至专科医院进行检查及治疗。

（六）饮食指导

1．移植后早期患者饮食指导需参考患者身体恢复情况进行调整，一方面要继续遵照舱内的饮食要求；另一方面也要逐渐增加饮食种类，补充患者所需营养物质。

2．患者一般情况良好时，逐步由流质饮食过渡到半流质饮食、软食直至正常饮食，高压/微波的时间可适度缩短，直至不再高压/微波。

3．患者出现肠道GVHD时，要严格遵医嘱调整饮食种类，减少进食量甚至禁食。

4．新鲜水果及酸奶并非移植后患者的禁忌饮食，在患者状态良好的情况下，经医生确认后可尝试食用。

5. 一些传统意义上的“大补”食品，如海参、燕窝、蜂王浆不建议患者食用；咖啡、浓茶、碳酸饮料在移植后早期也不建议饮用。

（七）心理护理

1. 大部分患者在移植后会出现血细胞波动，情绪也会因此受到影响，护理人员要告知患者血细胞波动属于正常现象，随着时间延长及治疗继续会趋于稳定，减轻患者心理负担。

2. 患者在出现皮肤GVHD时，往往伴随色素沉着及周身皮肤脱屑，患者可能因形象问题产生强烈的自卑感，担心以后无法正常社交，护士要向患者做好解释工作，这只是治疗中的常见反应，大部分皮肤问题可在GVHD得到控制后得到缓解，色素沉着会逐渐减轻，大部分患者可逐步恢复至正常状态。

3. HC及肠道GVHD的发生均可给患者带来巨大的痛苦感受，很多人表示无法承受，护理人员应积极协助医生完成治疗，加强巡视，了解患者病情变化，鼓励患者表达内心感受，并向患者介绍成功的病例，在病情得到缓解时，要充分肯定治疗效果，增强患者战胜疾病的信心。

4. 少部分患者在移植后早期会出现复发，患者往往会灰心沮丧，看不到治疗的希望或者采用消极的态度来对待医护人员，甚至出现自杀的想法。护理人员要关注患者，积极与患者沟通，了解患者情绪变化，配合医生完成治疗，并向患者介绍既往移植后复发患者成功的病例及如何进行情绪调整，必要时还可以邀请心理医生会诊，从专业角度帮助患者走出心灵的困境。此外，为防止意外事件的发生，情绪低落的患者需家属24小时陪护，同时避免患者接触到有伤害可能的利器。

（八）功能锻炼与活动

1. 患者移植后进行功能锻炼应遵循循序渐进的原则，一般情况下，患者在移植后1～2周内较难开展运动锻炼，此时血细胞尚未稳定，运动风险较大。相关研究表明，患者血红蛋白80g/L以上水平，血小板计数大于20×10^9/L，患者没有严重感染及并发症时方可进行运动锻炼。

2. 移植后稳定期的患者可在医护人员指导下根据自身状况开展适度的运动训练。有氧运动是造血干细胞移植患者最早开展、应用最多的运动类型，其中，步行是造血干细胞移植患者进行有氧运动的首选方式。针对不同年龄、不同身体状况的患者采取不同的功能锻炼方式，可参考医生及康复治疗师的意见，遵循消耗患者体能从低到高、循序渐进、从有氧运动到抗阻运动的方式。

3. 功能锻炼的运动强度应根据患者身体状况进行调整，运动过程中需监测患者心率，最大运动强度可参考靶心率的计算。例如，一名年龄为40岁，静息心率为80次/分的患者，进行运动锻炼时的最大靶心率为（220−40−80）×60%＋80=158，即患者进行活动时，最高心率应低于158次/分。

4. 患者在进行功能锻炼前需做好充分的准备工作，防止意外发生。

三、临床路径护理表单

1．造血干细胞移植后临床护理表单

适用对象：造血干细胞移植后患者

患者姓名：__________性别：__________年龄：__________住院号：__________

入院日期：____年__月__日　　出院日期：____年__月__日　　标准住院日：14天内

时间	住院第1天	住院第2天
健康宣教	□ 入院宣教：介绍病房环境、设施、医院相关制度、主管医生和护士 □ 告知各项检查的目的及注意事项 □ 指导饮食、卫生、活动等 □ 做好入院及危险因素评估 □ 安全宣教 □ 做好心理护理 □ 介绍静脉输液的注意事项	□ 做好基础护理 □ 向患者及家属讲解移植后并发症的相关知识 □ 告知患者，如有不适及时通知医护人员 □ 告知各项检查的目的及注意事项 □ 指导饮食、卫生、活动等 □ 安全宣教 □ 做好导管宣教 □ 做好用药指导
护理处置	□ 准确核对患者信息，协助患者佩戴腕带 □ 准确测量患者生命体征，并做好记录 □ 入院护理评估：询问病史、相关查体、检查皮肤黏膜有无出血及破损、营养状况、口腔黏膜有无溃疡、肛周情况、导管情况等；进行危险因素评估，签署告知书并悬挂安全标志 □ 建立护理记录，记录出入量，完成各项化验检查的准备和留取（加急化验及时采集标本并送检）	□ 完成各项化验检查标本的留取并及时送检 □ 遵医嘱完成相关检查 □ 遵医嘱正确给药 □ 做好患者生活和饮食指导 □ 根据患者病情变化书写护理记录，做好交接
基础护理	□ 根据患者病情和生活自理能力确定护理级别（遵医嘱执行） □ 晨晚间护理 □ 安全护理	□ 执行分级护理 □ 晨晚间护理 □ 安全护理
专科护理	□ 执行血液病护理常规 □ 病情观察：移植后并发症 □ 出血护理：注意观察患者周身及脏器有无出血 □ 观察用药后的副作用 □ 心理护理	□ 执行血液病护理常规 □ 病情观察：移植后并发症 □ 出血护理：注意观察患者周身及脏器有无出血 □ 观察用药后的副作用 □ 心理护理
重点医嘱	□ 详见医嘱执行单	□ 详见医嘱执行单
病情变异记录	□ 无　□ 有，原因： 1. 2.	□ 无　□ 有，原因： 1. 2.
签名执行时间		

时间	住院第3～13天	住院第14天（出院日）
健康宣教	□ 做好基础护理 □ 介绍骨髓穿刺的目的、方法和注意事项 □ 介绍药物作用、副作用 □ 告知激素作用、副作用及注意事项 □ 告知血细胞计数降低的注意事项 □ 针对危险因素给予健康指导 □ 移植后并发症自我观察的指导 □ 指导饮食、卫生、活动等 □ 心理护理	□ 出院宣教：用药、监测血常规、复查日期等 □ 做好PICC带管出院指导 □ 指导患者移植后并发症的自我观察（如出现不适请及时回医院复查） □ 做好饮食、卫生、活动指导 □ 指导办理出院手续 □ 告知患者科室联系电话 □ 定期门诊随访 □ 建立良好健康行为
护理处置	□ 遵医嘱完成相关化验检查 □ 遵医嘱准确给药 □ 静脉通路的维护 □ 做好患者生活和饮食指导 □ 根据患者病情变化书写护理记录，做好交接 □ 针对高危因素持续护理评估	□ 为患者发放出院带药 □ 协助整理患者用物 □ 协助取下患者腕带 □ 发放出院指导宣教材料 □ 完成出院评估并填写出院问卷 □ 协助患者填写邮寄病历表单 □ 协助患者办理代结算手续 □ 床单位终末消毒
基础护理	□ 执行分级护理 □ 晨晚间护理 □ 安全护理	□ 安全护理（护送出院）
专科护理	□ 观察患者病情变化 □ 病情观察：移植后并发症 □ 生命体征监测 □ 心理护理观察用药反应 □ 做好静脉通路护理	□ 用药指导 □ 病情自我观察指导 □ 做好静脉通路护理 □ 心理护理
重点医嘱	□ 详见医嘱执行单	□ 详见医嘱执行单
病情变异记录	□ 无 □ 有，原因： 1. 2.	□ 无 □ 有，原因： 1. 2.
签名执行时间		

2．造血干细胞移植后临床患者表单

适用对象：造血干细胞移植后患者

患者姓名：__________性别：__________年龄：__________住院号：__________

入院日期：____年__月__日　　出院日期：____年__月__日　　标准住院日：14天内

时间	住院第1天	住院第2天
医患配合	□ 接受询问病史、收集资料，请务必详细告知既往史、用药史、过敏史 □ 明确告知医生既往用药情况 □ 配合进行体格检查 □ 配合完成化验检查 □ 签署相关知情同意书 □ 有任何不适请告知医生	□ 配合完善相关检查 □ 配合完善化验 □ 配合用药 □ 有任何不适请告知医生
护患配合	□ 配合护士核对信息并佩戴腕带 □ 配合测量体温、脉搏、呼吸、血压、身高、体重 □ 配合完成入院护理评估（准确回答护士询问病史、过敏史、用药史） □ 配合护士完成危险因素评估 □ 接受入院宣教 □ 保持个人卫生及病室环境 □ 配合选择静脉输液途径 □ 配合物品准备 □ 有任何不适请告知护士	□ 配合测量体温、脉搏、呼吸 □ 配合每日询问排便 □ 配合各项检查（需要空腹的请遵照执行） □ 配合采集血标本 □ 接受疾病知识介绍 □ 接受用药指导 □ 接受安全指导 □ 接受心理护理 □ 接受基础护理 □ 有任何不适请告知护士
饮食	□ 遵医嘱饮食	□ 遵医嘱饮食
排泄	□ 尿便异常及时告知医护人员	□ 尿便异常及时告知医护人员
活动	□ 根据病情适当活动	□ 根据病情适当活动
签字执行时间		

时间	住院第3～13天	住院第14天（出院日）
医患配合	□ 配合相关检查 □ 配合用药 □ 配合各种治疗 □ 有任何不适请告知医生	□ 接受出院前指导 □ 遵医嘱出院后用药 □ 知道复查时间 □ 知道居家病情观察的要点 □ 获取出院诊断书
护患配合	□ 配合定时测量生命体征 □ 配合每日询问排便 □ 配合各种相关检查 □ 配合采集血标本 □ 接受输液、服药等治疗 □ 接受疾病知识介绍和用药指导 □ 接受静脉导管维护 □ 接受基础护理 □ 接受心理护理 □ 有任何不适请告知护士	□ 配合护士完成出院评估 □ 接受出院宣教 □ 办理出院手续 □ 获取出院带药 □ 知道服药方法、作用、注意事项 □ 知道静脉导管院外维护的流程 □ 办理邮寄病历手续 □ 办理代结算手续 □ 填写出院患者满意度问卷
饮食	□ 高压/微波低菌饮食 □ 养成良好的生活习惯，注意饮食卫生，规律进食，少量多餐，细嚼慢咽，戒烟、戒酒，避免摄入刺激性食物	□ 高压/微波低菌饮食 □ 养成良好的生活习惯，注意饮食卫生，规律进食，少量多餐，细嚼慢咽，戒烟、戒酒，避免摄入刺激性食物
排泄	□ 尿便异常及时告知医护人员	□ 尿便异常及时就诊
活动	□ 根据病情适当活动	□ 适当活动，避免疲劳 □ 注意安全，避免外伤，减少出血
签字执行时间		

3. 造血干细胞移植后临床健康教育表单

适用对象：造血干细胞移植后患者

患者姓名：__________性别：__________年龄：__________住院号：__________

入院日期：____年__月__日　　出院日期：____年__月__日　　标准住院日：14天内

时间	住院第1天	住院第2天
主要健康宣教工作	□ 根据患者移植类型，遵医嘱提前为患者准备好层流病房、病床及所需物品 □ 热情接待患者及家属，介绍自己，介绍其责任护士、主管医生 □ 介绍本病房的各项规章制度：作息、探视、陪护、请假、安全制度等，取得患者及家属配合（病房制度和移植舱比较会有部分差异） □ 根据患者病情，建立护理记录单 □ 为患者测量生命体征并及时通知医生 □ 保持患者各组静脉通路输液顺利，向患者介绍静脉输液的注意事项 □ 为患者介绍手卫生的必要性 □ 为患者讲解正确的漱口、坐浴及预防感染的方法 □ 为患者进行入院及危险因素评估 □ 积极主动沟通，了解患者需要，尽量满足患者 □ 心理护理：全面了解患者移植后心理状况及存在的心理问题，及时给予鼓励及安抚，使其保持积极乐观的心态	□ 做好基础护理 □ 指导患者进行正确的休息与饮食 □ 指导患者按照医嘱正确服药，不得擅自停药减药，如有疑问应立即与医护人员联系 □ 向患者介绍静脉输液方式的选择及输液的注意事项 □ 导管宣教 PICC/CVC/输液港，应有专人进行导管维护，告知患者如出汗或贴膜松动，应及时通知护士更换，如穿刺点处有红肿等异常情况，应及时给予处理及更换 嘱患者导管侧肢体勿剧烈活动，以防脱出断裂，输液完毕后必须予以封管，以防堵管 如有堵管，不可使用蛮力通管，立即通知医生，可遵循医嘱，是否可用尿激酶或肝素钙协助通管 □ 安全护理：确保患者安全，必要时加用床档，血细胞计数偏低患者严格卧床休息，必要时留有家属陪护 □ 心理护理：随时与患者沟通，了解患者情绪变化
效果评价	□ 掌握 □ 基本掌握 其他：	□ 掌握 □ 基本掌握 其他：
护士签名时间		

时间	住院第3～13天	住院第14天（出院日）
主要健康宣教工作	□ 做好基础护理 □ 向患者介绍静脉输液方式的选择及输液的注意事项 □ 告知患者白细胞计数低下时的注意事项 每次大便后及睡前使用1∶20的碘伏液清洗肛周，然后用软毛巾擦干 为患者提供高压/微波无菌饮食，进无刺激性、易消化食物，饭前及便后用手消毒剂消毒双手，防止食源性感染 心理护理：在白细胞计数低下时，患者表现乏力状态，表情淡漠，食欲减退，要不断鼓励患者，树立战胜疾病的信心和勇气，以配合身体恢复 □ 告知患者血红蛋白水平降低时的注意事项 避免骤起骤立，起床时应稍坐片刻，再下床活动；蹲位过久时要缓慢起身，以免出现一过性脑缺血、缺氧而晕厥 □ 告知患者血小板计数降低时的注意事项 禁止患者吃带刺坚硬的食物，应进易消化的食物，以防损伤肠道 将患者指甲剪短，以免搔抓皮肤，保持皮肤清洁，避免皮肤擦伤、挤压，以减少出血机会 指导患者勿用力擤鼻和抠鼻，以防止鼻腔压力增大促使毛细血管扩张，渗血增多 保持患者情绪稳定，大便通畅，便秘时不可用力排便，必要时给予开塞露等协助排便；嘱患者卧床休息，采取舒适卧位，避免用力揉搓眼睛以免加重充血 □ 遵医嘱合理服用药，不得擅自停药或减药 □ 为患者讲解漱口及坐浴的重要性，减少家属探视预防感染 □ 为患者讲解定时进行相关化验检查的必要性，取得理解配合 □ 血细胞恢复后告知患者可做适当运动锻炼，锻炼可以帮助患者解决关节僵硬、呼吸不畅、食欲差、情绪低落等许多问题。注意要选用低强度的运动，避免使骨骼和关节因受重压而造成损害 □ 指导患者移植后并发症的自我观察（如出现以下情况请及时通知医护人员） GVHD：皮疹、腹泻、黄疸、发热、心动过速、体重下降、活动能力减退等 VOD：疼痛性肝大、腹水、黄疸等 HC：尿频、尿急、排尿困难、血尿等 IP：发热、咳嗽（干咳、无痰）、胸闷、憋气、呼吸急促、呼吸困难、发绀、胸痛等 □ 讲解并发症的处理，使患者积极配合，减轻心理负担 □ 心理护理	□ 做好出院宣教：出院后注意休息和饮食，注意劳逸结合；不要去人过多的地方，防止交叉感染；一定要定期复查；告知患者本科室护士站和医生办公室电话，方便联系 □ 交代带管出院的注意事项：保证PICC每周换药冲管1次；如有出血、疼痛等不适应立刻于当地医院就诊；指导患者填写PICC带管出院说明 □ 指导患者移植后并发症的自我观察（如出现以下情况请及时回医院复查） GVHD：皮疹、腹泻、黄疸、发热、心动过速、体重下降、活动能力减退 VOD：疼痛性肝大、腹水、黄疸等 HC：尿频、尿急、排尿困难、血尿等 IP：发热、咳嗽（干咳、无痰）、胸闷、憋气、呼吸急促、呼吸困难、发绀、胸痛等 □ 若患者出院后仍需要服用特殊药物，指导患者掌握用药后的注意事项： 环孢素：对肝肾功有损害，需要定期检测肝肾功能，如有异常及时回院复查 他克莫司：其毒性反应有高血压、头痛、失眠、肾功能异常、高血糖、呼吸困难等。服用此药应定期检测血药浓度 沙利度胺：此药的毒性反应有口干、恶心、呕吐、食欲缺乏、中毒性神经炎、心动过缓、低血压等，对于中性粒细胞减少者需停用，此药用水送服，用药后不宜立即驾驶和操作机器，长期服用此药需要定时检测血压及心电图 □ 建立良好健康行为：遵医嘱合理服用药，不得擅自停药或减药；保持心情舒畅，避免情绪波动和过度劳累；注意根据天气变化适当增减衣服，预防感冒；尽量不去公共场所活动，减少家属及亲朋探视以免交叉感染；坚持漱口及坐浴 □ 指导患者填写患者住院期间满意度调查表 □ 建立患者联系登记本：出院患者，电话随访
效果评价	□ 掌握 □ 基本掌握 其他：	□ 掌握 □ 基本掌握 其他：
护士签名时间		

（解文君　张会娟）

第五节 造血干细胞移植延续护理

一、移植后健康教育

（一）家庭环境准备

1．患者的生活环境需要进行彻底清洁，尽量移开家中的家具，采用含氯消毒剂湿式打扫（地面直接用湿拖布擦，桌面用湿抹布擦拭，避免扬起灰尘）。厨房、浴室注意发霉部位的清洁。下水道、地漏部位需要加盖，防止返味并定期使用消毒剂喷洒消毒。

2．每周清洗1次空调滤网和窗帘。床单、枕套每周更换2次。有些患者皮肤排异皮屑较多，可根据患者情况更换床垫、被褥等，最好每周进行日晒1次。

3．家中不要放置地毯。禁止使用杀虫剂。禁止饲养宠物（包括鱼）和植物。

4．保持室内适宜温度、湿度，每日定时进行室内消毒、通风。可使用紫外线灯或空气消毒机进行空气消毒。如使用紫外线灯，消毒时不要在紫外线灯下长时间停留。如患者不能离开屋内需用床单、毛巾、墨镜遮盖患者皮肤、面部及眼睛。消毒时间30～40分钟即可，以免产生过多的臭氧引起患者不适。紫外线灯每周用75%酒精擦拭（注意擦拭时切断电源）。

（二）患者个人卫生与活动

1．患者毛巾、内衣、袜子需每日更换。

2．注意口腔卫生，勤漱口，可遵医嘱使用复方氯己定等抗菌漱口液漱口，亦可使用淡盐水、冷开水保持口腔湿润。

3．患者如无皮肤排异，可以使用温和浴液和不含刺激成分的润肤产品。

4．注意用眼卫生，不建议佩戴隐形眼镜，减少探视，尽量避免出入公共场所，如需外出应避免紫外线直接照射皮肤及眼睛，注意戴口罩，戴墨镜并随身携带速干手消毒液。

5．运动遵循循序渐进原则，从室内散步开始，感觉身体不适应立即停止，卧床休息。移植后患者因使用大量激素，可能会有骨质疏松情况，不宜剧烈运动，避免跌倒，以免损伤骨和关节。

（三）感染预防

避免与患有感染性疾病的人群接触，防止交叉感染。避免在高峰期出入公共场所，尽量不要去幼儿园及学校（因儿童感染疾病概率高于成人）。不要接触注射过活菌疫苗的婴儿和成人（因可能携带存活的病毒和细菌）。不要去施工场所、建筑工地（因尘土和废旧木料中会有大量灰尘和真菌），避免家庭生活中可能接触到真菌的活动，如整理旧书籍、清洁空调滤网、整理换季衣物等。不要去公共浴池。勤洗手。雾霾天气避免外出。

（四）饮食

与住院期间相似，遵循新鲜、干净原则，不吃冰箱内存放的熟食，可进食易清洁及削皮的水果。不建议进食滋补类补品，如海参、蜂王浆等。

（五）用药指导

移植后患者需要严格遵医嘱服药，保证用药剂量、时间的准确，不可擅自停药。可采用分时给药盒摆药，按照患者服药时间粘贴便签、手机定时、家属监督等方法督促患者服药，避免错服、漏服、多服情况发生。服药期间避免使用任何保健品（如阿胶、人参、冬虫夏草等）。

1．吗替麦考酚酯　食物、抗酸药（如氢氧化铝、奥美拉唑等）和环孢素、他克莫司会抑制其吸收，宜在饮食或服药前或后1～2小时服用。

2．环孢素　进食葡萄柚会升高血药浓度，服用此类药物禁食葡萄柚。

3．他克莫司　高脂肪类食物会影响他克莫司吸收，降低血药浓度；同样也需禁食葡萄柚。

4．雷帕霉素和环孢素需间隔4小时服用。

5．泊沙康唑、伏立康唑与免疫抑制剂同服时会提高免疫抑制剂血药浓度，用药期间应遵医嘱定期监测血药浓度变化，如停止服用抗真菌药物，需告知医生及时进行免疫抑制剂药物剂量的调整。

6．激素类药物需饭后服用。

（六）中心静脉管路护理

1．日常维护需到二级以上医疗单位进行，携带导管相关资料，方便维护人员查看既往管路维护情况。

2．带管期间，日常活动可基本完成，如穿衣、梳头、洗脸、刷碗、扫地、开车等；但不可以进行盆浴或泡温泉，置管侧手臂禁止提拉重物。

3．患者在院外期间要掌握日常观察要点，穿刺点出现红肿、疼痛，贴膜出现潮湿、松动需要尽快进行换药处理，防止出现穿刺点感染或导管脱出。

4．如不慎出现导管体外破损或断裂，需将导管立刻固定，置管侧手臂在穿刺点上方结扎止血带，立即至医院进行下一步处理。

（七）并发症观察

出现以下症状及时联系医生：

1．周身皮肤出现皮疹、红斑、干燥、色素改变（色素沉着、白斑）、皮肤发热、疼痛等。

2．眼睛出现眼干、发红、畏光、流泪、疼痛等不适。

3．口腔及舌黏膜出现白斑、灼热、疼痛、溃疡、黏膜变硬，食管疼痛、胃痛、厌食、恶心、呕吐、腹泻（尤其水样便）、腹痛等消化道症状。

4．咳嗽、气喘、呼吸困难、胸闷、憋气等。

5．尿频、尿急、尿痛、血尿等尿路刺激症状。

6．皮肤及眼睛黄染、肝功能异常，碱性磷酸酶水平高于正常2倍。

7．体重增长过快、下肢水肿、眼睑水肿。

8．血常规指标下降或增长过快。

（八）复查

按照医生要求定期复查，有不适症状随时就诊。

二、移植后随访

由于近年来造血干细胞移植技术不断完善，免疫抑制剂、免疫调节药物不断进步，患者的生存率随之不断提升。但造血干细胞移植成功并不代表患者可以完全恢复生病前生存质量。患者在移植后需长期用药，加之并发症及药物副作用的影响，其免疫机制尚未重建等相关因素的限制，导致患者在移植后初期还无法同正常人一样工作、生活。出院后，对于突发的不适症状、长期未好转症状、化验结果判断等问题需要专业的医务人员能及时地为他们解决实际问题。因此，为造血干细胞移植术后患者实施延续性护理十分必要。

（一）随访时间

1. 再生障碍性贫血患者　移植后14天、1个月、2个月、3个月、4个月、6个月、1年随访1次，之后每年随访1次。

2. 恶性血液病非高危组　移植后14天、1个月、2个月、3个月、4个月、6个月、9个月、1年随访1次，第二年每4～6个月，第三年及第四年每半年随访1次。

3. 恶性血液病高危组　移植后14天、28天、42天、2个月、3个月、4个月、6个月、9个月、1年随访1次，一年后每3个月、第四年每半年随访1次。

（二）随访方式

包括电话随访、移植微信群随访、来院随访等。

（三）随访内容

1. 患者一般情况　生命体征、肝肾功能、生化指标、血常规、肺功能、心电图、B超、CT。

2. 免疫重建指标　淋巴细胞亚群、细胞因子。

3. 疾病情况　骨髓形态学、MRD-FACS、染色体、STR、WT1定量、发病时阳性融合基因（定量+定性）、发病时基因突变、小组化、小巨核、ABL激酶测序、骨髓活检、移植相关并发症（移植物抗宿主病、感染、其他不适表现）。

4. 饮食情况及营养状态评价（体重指数）。

5. 心理状况　加强与患者交流，肯定患者的经历，积极引导其正向心理情感，疏导其负性情绪。

6. 生育状况　女性月经恢复情况、男性精子成活率及移植后是否生育。

7. 生存质量评价　运用量表如健康调查简表（the medical outcomes study item short form health survey，SF-36）或移植后特异性评估量表，骨髓移植患者功能评估量表（Functional Assessment of Cancer Therapy-Bone Marrow Transplant，FACT-BMT）等测评工具了解患者生存质量。

定期随访移植后患者，全面了解患者移植后病情，引导患者进行自我医疗防护，正确判断潜在危险症状及排异症状，督促患者用药、复查，提升患者遵医行为。随访过程中及时提供心理支持、疏导，鼓励患者表达内心感受，引导其正确认识疾病，提高患者移植后生存质量。

（解文君　张会娟）

第六节　造血干细胞移植患者营养供给

造血干细胞移植目前已经成为很多血液病、遗传性疾病和自身免疫疾病的有效治疗手段。近年来，越来越多的医护人员关注到营养供给对于造血干细胞移植患者的重要性。在移植过程中，为防止出现肠道感染，往往采取较为严格的饮食控制，但过度严格可能导致营养不良的出现，从而引起粒细胞、血小板的植入延迟或失败，影响患者的免疫重建，导致多种并发症，增加治疗费用，延长住院时间。在不同时期采取不同的饮食及烹饪方式，可最大限度地满足患者饮食需求、保证饮食安全，为患者后期恢复奠定基础。

一、造血干细胞移植饮食相关概念与原则

（一）相关概念

1. 高压灭菌饮食

（1）无菌饮食：指已做熟的饭菜及餐具放入不锈钢盆里，套上双层布袋，放入高压锅中，待水开后高压15分钟。

（2）低菌饮食：指在无菌饮食的基础上减少高压时间，在10分钟以内。

2. 微波灭菌饮食

（1）无菌饮食：指做熟的饭菜放在微波炉适用的容器中，高火持续5～8分钟可有效杀灭细菌、病毒。

1）普食：如米饭、菜等经微波炉高火消毒≥5分钟。

2）流食：如汤类微波炉高火消毒相对缩短时间，防止液体溢出。

3）食物重量＞1000g以上需延长微波时间。

（2）低菌饮食：指做熟的饭菜放在微波炉适用的容器中，高火持续＜5分钟可有效杀灭部分细菌、病毒。

（二）饮食原则

在患者病情允许的情况下，建议患者经口进食。

1. 原材料新鲜，加工过程注意卫生、干净原则。

2. 每日少食多餐，注意营养搭配，进清洁、易消化饮食。

3. 保持大便通畅，新鲜蔬菜、水果需清洗干净，且剥皮后食用。

4. 避免进食生、冷、硬、油炸等不易消化的食物，以防胃肠道不适或诱发便秘的发生。

5. 进食排骨、鱼等食物，需将骨头、鱼刺剔除干净后食用，以防刺伤口腔黏膜引发局部感染。

6. 如患者出现腹泻，大便呈稀水样，应进少油、低脂的软食或流食，必要时禁食。

二、不同时期造血干细胞移植患者的饮食要求

（一）预处理期间饮食

患者在这一阶段需每日进高压/微波无菌饮食，预处理前3天，患者消化道反应不太明显，建议进清淡、易消化，以炖、煮、蒸等方式做的食物，尽量做到色、香、味俱全。可选食物如蒸山药、蒸红薯、土豆、胡萝卜、黄瓜、西葫芦、菠菜及蒸熟的水果或果汁。主食可选择如软米饭、馒头、花卷、无夹心的面包、饼干、煮面条、发面饼、素馅包子（韭菜除外）及黏稠的大米粥、小米粥等容易消化的食物。随着化疗药物的不断应用，患者胃肠道反应加重，食欲明显下降，建议膳食改为易于消化吸收、富含多种维生素和微量元素、较清淡的汤汁类少渣膳食，一次进食量不宜过多，采用少量多餐的进食方法，避免进食过多加重恶心反应。每餐需清淡、少纤维素，以免因膳食加重化疗后的腹泻。禁食牛奶、蔗糖及易产生发酵的食物，如白萝卜、南瓜、黄豆等。

（二）骨髓抑制期饮食

此阶段仍为高压/微波无菌饮食。化疗后4～8天易发生口腔溃疡，溃疡较轻时，建议患者进清淡饮食或半流质饮食，如面片汤、疙瘩汤、大米粥、小米粥等。患者溃疡较重时，应进流食或半流食，如不含米粒的米汤、藕粉、细玉米面糊等少渣的高压/微波流食，以减轻进食时口腔溃疡疼痛。疼痛明显时，可用吸管吸入，鼓励患者进食，粥类的食物不仅可维持消化功能，还可以润滑受损的消化道，有利于溃疡修复。

（三）口腔溃疡期间饮食

此阶段仍为高压/微波无菌饮食。溃疡较轻时，鼓励患者进食清淡软食或半流质，如面片汤、大米粥、小米粥等；溃疡较重时，应为患者提供高压/微波无菌流质或半流质，如不含米粒的米汤、藕粉、细玉米面糊、白米粥、蛋白米粉等，以减轻进食时的口腔溃疡疼痛，粥类的食物除可维持消化功能外还可以润滑受损的消化道，有利于溃疡修复。

（四）血细胞计数上升时饮食

此阶段仍为高压/微波无菌饮食。根据患者个体差异，建议逐渐增加饮食种类，以不引起患者胃胀、胃痛、腹胀、腹泻为原则。患者无腹泻、腹胀等不适时，建议少量食用一些去油的肉汤，或米粥中加入猪肝沫、鸡肝沫等肉类。如未出现消化道不适，可以逐渐加量食用，如排骨面、鸡汤面。造血功能刚刚重建，加之免疫抑制剂药物的应用，患者的免疫力还是较低，所以饮食要注意清洁卫生，严禁暴饮暴食，严禁饮酒，禁食生冷、辛辣、刺激性食物。应为高蛋白、高维生素及富含铁、叶酸、维生素B_{12}等造血所需原料的食物，如牛奶、鸡蛋、瘦肉、动物内脏、红枣、新鲜的水果和蔬菜等。肉食应先以白肉如鸡肉为主，因白肉易于肠道消化、吸收，之后逐渐加入红肉。

（五）造血重建后饮食

此阶段患者可逐渐由高压/微波无菌饮食过渡到高压/微波低菌饮食。患者如无腹泻、腹胀等不适时，可少量食用牛奶、鸡蛋、肉沫等，逐渐增加食物种类及食用量。食物的高压/微波时间也可随着患者中性粒细胞的恢复遵医嘱逐渐缩短。

患者在移植后出现各种并发症期间，可能会出现肠道GVHD，此时应注意严格遵医

嘱调整饮食种类，进流质饮食或禁食，在病情得到缓解后再逐渐恢复到正常饮食。

三、造血干细胞移植患者的肠外营养

肠外营养指由胃肠道外途径供给机体营养素，使患者在不进食的状况下仍然可以维持良好的营养状态的治疗方法。造血干细胞移植后患者可出现一系列并发症，如感染、移植物抗宿主病及口腔黏膜炎等，使机体摄入及吸收明显减少，消耗和代谢显著增加，而身体由于造血重建及组织修复等需要，对能量需求增加。研究表明，营养供给成为主要的问题之一，是移植后患者生存质量的主要影响因素。肠外营养可为患者提供足够的能量、氨基酸、脂肪、碳水化合物、电解质、维生素和微量元素，可以改善患者营养状况，减少移植相关并发症，亦有利于造血重建，缩短住院时间等，在造血干细胞移植后患者中应用广泛。

肠外营养要求：

1. 输入途径应为中心静脉导管通路，在导管使用期间应密切监测管路功能及正确冲封管，以防止导管堵塞、感染等并发症的发生。

2. 肠外营养配置过程应严格无菌操作，避免交叉感染。

3. 配置好的营养液应及时输注。若不能及时输注应保存在4℃冰箱内。

4. 营养液输注通道严禁同时输入其他药物，以免影响营养液稳定性。

5. 营养液应在规定时间内匀速输入。

6. 在应用肠外营养期间，易发生应激性高血糖或胰岛素抵抗。应遵嘱定时给予患者进行血糖监测，应用胰岛素强化治疗来控制血糖，同时警惕低血糖的发生。

（徐　丽　张会娟）

第四章

血液系统疾病常见并发症护理规范

第一节 肺感染护理

肺感染（pulmonary infection）主要是由多种病原体所引起的肺部炎症反应。肺炎指终末气道、肺泡和肺间质炎症，由感染、理化刺激和免疫损伤等所致，以感染最常见。血液病患者由于免疫力低下，定植菌也会变成条件致病菌，很容易导致全身多组织和器官感染，最常累及肺组织，形成肺感染。

一、护理评估

1. 评估患者生命体征指标，是否出现体温升高、血压下降、血氧饱和度下降等。

2. 评估患者的临床表现，是否出现呼吸困难、呼吸时胸部疼痛等。

3. 评估患者的血常规各项指标，是否存在血小板减少、白细胞减少、血红蛋白水平降低等。

4. 评估患者的意识状态，是否能够与医护人员正常沟通。

5. 评估患者的体位，是否出现由于体位原因而引起的呼吸困难。

6. 评估患者的皮肤情况，尤其是受压部位，是否出现皮肤颜色改变、压痛等。

二、护理问题

1. 体温过高　与感染有关。

2. 清理呼吸道无效　与痰多、黏稠，疲乏及咳嗽无力有关。

3. 气体交换受损　与气道内分泌物堆积、肺部炎症广泛、通气/血流比例降低有关。

4. 疼痛　与炎症累及胸膜及代谢产物堆积有关。

5. 潜在并发症

（1）咳血、咯血：与咳嗽及血小板减少有关。

（2）活动无耐力：与病情引起的呼吸困难及血细胞计数低下有关。

（3）皮肤完整性受损的风险：与长期卧床、活动受限、皮肤受压有关。

三、护理措施

1. 体温过高

（1）定时测量体温变化，并记录，发热时给予药物或物理降温，遵医嘱给予抗生素静脉输入。并鼓励其多饮温开水，避免出现由于出汗较多引起低血容量休克，同时出汗后及时更换潮湿衣物，保持衣服干燥清洁。

（2）在抗生素使用前进行细菌血标本采集，并及时送检。

（3）给予营养丰富、清淡、易消化饮食，同时保证患者足够的水分摄入。饮食上保证干净卫生，所有食物经过加热处理，避免进食生冷食物。

2．清理呼吸道无效

（1）营造良好的治疗环境，温度保持在18～22℃，湿度在50%～60%。保持室内空气新鲜，每日病室早晚通风2次，每次30分钟。

（2）保证患者有充足的休息时间，满足患者日常生活需要。

（3）鼓励患者咳嗽、排痰，深呼吸，促进痰液排出，对于血小板减少（通常低于50×10^9）时，不鼓励患者剧烈咳嗽，避免发生肺出血。遵医嘱给予雾化及化痰镇咳药物。

（4）密切观察患者病情变化，监测患者生命体征，出现异常及时告知医生。

3．气体交换受损

（1）协助患者摆放有利于呼吸的体位，如半坐卧位或高枕卧位，合适的体位有利于患者呼吸和排痰，从而减轻呼吸困难，持续高流量吸氧（鼻导管或者面罩）。

（2）对于能够下床活动的患者注意如厕安全，尽量以床旁活动为主。

4．疼痛

（1）患者出现呼吸时胸部疼痛，可遵医嘱给予镇痛药物。

（2）教会患者在咳嗽、咳痰时用手保护疼痛部位，避免剧烈咳嗽，减轻疼痛。

（3）给予患者疼痛评分，根据评分结果给予患者相应的护理指导。

5．预防并发症

（1）预防咯血：避免剧烈咳嗽，出现痰中带血时及时告知医护人员，及时给予对症处理。关注患者胸部CT检查结果，若感染部位靠近大血管，患者出现剧烈咳嗽时需要注意及时镇咳，避免出现血管破裂引起大咯血。

（2）活动无耐力：避免出现跌倒、坠床等不良事件。对于活动无耐力患者以床上休息为主，减少活动量，可于床上适当做收缩肌肉的运动。

（3）预防皮肤完整性受损：对于长期卧床患者，叮嘱并协助其按时翻身，避免出现皮肤压红、压痛等情况。

四、健康教育

1．对于吸烟患者，劝告其戒烟。

2．避免受凉，避免过度劳累，预防上呼吸道感染。

3．加强营养，提高机体免疫功能。

4．保持情绪稳定及良好的精神状态。

（王志新）

第二节 肛周感染护理

肛周感染是患者直肠肛管周围间隙内或其周围软组织内的炎症性病变。血液系统疾病患者易发生肛周感染的主要原因包括细胞分化停滞在早期阶段，缺乏正常的粒细胞；化疗药物的骨髓抑制作用，致使机体中性粒细胞计数降低，缺乏成熟粒细胞；化疗患者因卧床，缺少运动，胃肠蠕动不畅，出现便秘，诱发肛裂出血；免疫抑制剂的应用，抑制了免疫系统对微生物的识别和杀伤功能；部分血液病患者本身有肛肠疾病如内痔、外痔、肛裂等，以及卫生习惯欠佳等。

一、护理评估

1. 观察患者生命体征及病情变化。
2. 观察肛周局部皮肤红肿范围、疼痛程度、有无波动感。
3. 评估患者的饮食、卫生、排便习惯。
4. 评估患者的心理状态，了解患者感受。

二、护理问题

1. 急性疼痛　与肛周炎症浸润有关。
2. 体温过高　与肛周炎症继发全身性感染有关。
3. 便秘　与疼痛导致患者惧怕排便有关。
4. 潜在并发症　如肛瘘、全身脓毒血症。

三、护理措施

1. 急性疼痛

（1）体位：减少坐位，宜取俯卧位、侧卧位，以缓解局部疼痛。

（2）遵医嘱用药：重视患者主诉，遵医嘱按阶梯应用镇痛药物，建议先使用非甾体抗炎镇痛药如氟比洛芬酯等。

（3）及时评估：观察疼痛改变程度，根据治疗和护理的需要调整镇痛策略。

2. 体温过高

（1）遵医嘱用药：在未明确致病菌之前，遵医嘱早期经验性、足量、规范地使用广谱抗生素；然后根据细菌培养及药敏试验及时更换敏感抗生素。抗生素使用期间，根据抗生素浓度半衰期严格执行医嘱。

（2）监测体温变化：及时记录，发热者给予退热措施。

（3）做好生活护理：①营养支持。少食多餐，多食易消化、富含维生素、高蛋白等清淡的食物；重视饮食卫生，不吃隔夜食物，尤其是在粒细胞缺乏时要吃熟食；多饮水，促进化疗代谢产物等的排出；对于低蛋白血症者需遵医嘱静脉补充白蛋白或新鲜血浆。

②避免受凉。出汗较多者应及时更换衣物，保持床单元和衣物干燥。

（4）休息与活动：高热及病情较重者应卧床休息、减少活动。

3. 便秘

（1）合理膳食：进含纤维素的易消化饮食。

（2）保护患者隐私：提供隐蔽排便环境。

（3）遵医嘱用药：指导患者正确使用缓泻剂。

4. 预防并发症

（1）针对肛周感染程度实施针对性预防和护理措施：①轻度感染。局部红肿热痛局限，以0.2%碘伏消毒3遍，用微波照射20～30分钟，每日1～2次。②中度感染。红肿热痛，脓肿形成，以0.2%碘伏消毒3遍后，用无菌注射器抽吸脓液，再用生理盐水冲洗之后以油纱条引流，覆盖无菌敷料，并保持局部清洁，用微波照射。③重度感染。皮肤溃烂、坏死，可合并出血，形成巨大脓肿，请外科医生会诊，行切开引流术。以0.2%碘伏消毒周围皮肤，用生理盐水冲洗创面，清除局部分泌物及坏死组织后，用敏感抗生素液或0.2%碘伏溶液冲洗，覆盖凡士林纱条，待创面无分泌物并有新鲜肉芽组织形成时，可敷抗生素或中药橡皮生肌膏。每次排便后用1:20碘伏溶液坐浴并予更换敷料。

（2）病情观察：每日观察患者肛周情况，出现疼痛、破损及红肿时及时干预；观察生命体征，尤其是体温、排便形态变化；观察患者有无心理、社会问题。

四、健康教育

1. 营养指导　指导患者饮食有节制，忌辛辣、戒烟酒；加强营养，增进食欲。

2. 肛周卫生指导　养成定时排便习惯，睡前、便后清洗肛门或使用1:20碘伏溶液坐浴，每次15～20分钟。保持大便通畅，避免用力排便诱发肛裂，增加局部感染的概率。有肛门炎性疾病应及时就诊治疗。

3. 心理指导　肛周感染患者会出现焦虑等负性情绪，进而影响其康复信心和配合程度，因此需指导患者自我调适，协助其获得家属的关心、照顾，必要时寻求专业人士的帮助。

4. 用药指导　主要包括抗生素使用，为保证药物疗效的正常发挥，嘱患者遵医嘱按时、按量、按疗程用药，不可擅自更改和停用药物。

5. 病情监测指导　定期门诊随访，如有不适，及时就医。

（胡亭钰）

第三节 弥漫性血管内凝血护理

弥散性血管内凝血（disseminated intravascular coagulation，DIC）指在多种致病因素的作用下，以微血管体系损伤为病理基础，凝血和纤溶系统被激活，导致全身微血管血栓形成、凝血因子大量消耗并继发纤溶亢进，从而引起全身性出血、微循环衰竭的临床综合征。特点是多起病急骤、病情复杂、进展迅速、死亡率高，是临床急重症之一。早期诊断及有效治疗是挽救患者生命的重要前提和保障。

一、护理评估

（一）患者评估

1. 高危因素评估　有无发生DIC的原发疾病史，如外科手术、创伤、感染、恶性肿瘤等。

2. 心理评估　评估患者心理状态，加强巡视与沟通，帮助其消除紧张、焦虑的情绪。

3. 社会支持　对患者及其照顾者进行评估，了解其对疾病知识和护理要点的认知程度，帮助其建立良好的健康行为，了解患者的经济状况。

（二）病情评估

1. 现病史评估　有无出血、微血栓、溶血及肾、肺、脑及胃肠道功能障碍的表现。

2. 生命体征　监测生命体征变化，有无血压及体温升高、脉搏和呼吸减慢、疼痛等异常，评估患者意识情况。

二、护理问题

1. 出血　与DIC导致凝血因子被消耗、继发性纤溶亢进等有关。

2. 潜在并发症　如休克、微血管栓塞。

三、护理措施

1. 出血

（1）环境：患者绝对卧床休息，如患者发生休克取中凹位，呼吸困难者取半坐卧位；注意保暖，给予吸氧。

（2）饮食护理：给予营养丰富、易消化的流质或半流质饮食。有消化道出血者应酌情进温凉流质饮食或禁食。不能进食者予鼻饲或静脉营养。

（3）生活护理：加强基础护理。病室定期消毒，预防交叉感染。

（4）注意观察出血的部位、范围及其严重度，判断治疗效果。常见的出血有皮肤紫癜、血肿、黏膜出血、消化道出血、泌尿道出血等。持续、多部位的出血或渗血，特别是手术伤口、穿刺点和注射部位的持续性渗血，是发生DIC的特征；出血加重，多提示病情进展或恶化。应遵医嘱及时、正确地采集和送检各类标本，关注实验室检查结果，及时报告医生。

（5）迅速建立两条静脉通道，以保证液体补充和抢救药物的应用。熟悉救治DIC过程中各种常用的药物名称、给药方法、主要不良反应及其预防和处理的方法，遵医嘱正确配制和应用有关药物，尤其是肝素等抗凝血药物的应用。

2. 预防并发症

（1）一般护理：严格卧床休息，休克患者应采取中凹位，呼吸困难严重的患者可取半坐卧位。注意保暖；加强皮肤护理，预防压疮的发生；协助排便，必要时采取留置导尿。按医嘱进清淡、易消化的流质或半流质食物，必要时禁食。给予吸氧，以改善重要脏器的缺氧状态。

（2）严密观察病情变化，及时发现休克或重要器官功能衰竭的发生。应记录24小时出入量，定时监测患者的生命体征、神志和尿量变化；观察皮肤的颜色与温、湿度的变化。

（3）观察有无皮肤、黏膜及重要器官栓塞的症状和体征，如肾栓塞时患者可出现腰痛、血尿、少尿或无尿，甚至急性肾损伤；肺栓塞时表现为突然呼吸困难、胸痛和咯血；肠黏膜栓塞发生坏死可出现消化道出血；皮肤栓塞可出现手指、足趾、鼻、颈、耳部苍白疼痛，甚至引起局部皮肤干性坏死；脑栓塞时可出现头痛、抽搐、昏迷或神经系统定位表现。此外，应同时加强对原发病的观察和监测，以及时终止DIC的病理过程。

四、健康教育

1. 疾病知识介绍　向患者及家属解释疾病发生的原因、主要表现、临床诊断和治疗配合、疾病预后等。

2. 治疗的指导　解释反复实验室检查的重要性、必要性及特殊治疗的目的、意义和不良反应。

3. 家属的支持　指导家属支持和关怀患者，利于患者不良情绪的缓解，提高战胜疾病的信心，主动配合治疗。

4. 出院指导　保证患者充足的休息和睡眠；根据患者的饮食习惯，提供可口、易消化、易吸收、富含营养的食物，少量多餐；应循序渐进地增加运动量，促进身体康复。

（邵　帅）

第四节 心力衰竭护理

心力衰竭（heart failure，HF）指各种心脏结构或功能性疾病导致心室充盈和/或射血能力受损而引起的一组临床综合征。主要临床表现是呼吸困难、乏力和液体潴留。血液病患者严重贫血、化疗药物的心肌毒性、感染性休克，特别是老年恶性血液病患者，都是发生心力衰竭的危险因素。

一、护理评估

1.评估患者一般状况　包括体温、心率、血压、血氧饱和度、营养状态及精神状态。

2. 评估患者有无基础心脏病史，有无呼吸困难、憋气、发绀等症状。

3. 评估患者有无肥胖、高血压、血脂异常、睡眠呼吸障碍，有无心脏毒性药物包括抗肿瘤药物接触史，胸部放射史，吸烟、饮酒史。

4. 评估患者心功能分级，有无液体潴留（水肿）情况，颈静脉充盈程度，有无肝颈静脉回流征，有无腹水。

5. 结合血常规指标，评估患者是否存在贫血、感染及出血的风险。

二、护理问题

1. 气体交换受损　与肺循环淤血有关。

2. 心输出量减少　与心脏负荷增加有关。

3. 体液过多　与右心衰竭致体循环淤血、水钠潴留、低蛋白血症有关。

4. 活动无耐力　与心输出量减少、组织缺血缺氧、四肢无力有关。

5. 清理呼吸道低效/无效　与呼吸道分泌物增多、咳嗽无力有关。

6. 潜在并发症　如肾衰竭、肺部疾病、心律失常和猝死危险、药物（洋地黄）中毒危险、相关其他疾病的危险等。

三、护理措施

1. 气体交换受损

（1）保持病房安静、舒适，每天通风2次，维持室内空气新鲜，同时注意保暖，保证患者充分休息。

（2）患者取半卧位或坐位，给予低流量氧气吸入。出现肺水肿应给予高流量吸氧，6～8L/min。根据血气分析结果调整氧流量。

（3）鼓励患者咳嗽咳痰，保持呼吸道通畅。

2. 心输出量减少

（1）监护与抢救：给予心电、血压、呼吸监护，严密观察病情变化，监测患者体重，准确记录患者出入量，及时发现心律失常、电解质紊乱、洋地黄中毒、心脏骤停等先兆，以便及时抢救。在抢救初始应及时建立超过两条安全、通畅的静脉通路，以确保及时按医嘱予抢救药物。抢救过程中，护理人员要时刻保证静脉通路的畅通和稳定。

（2）观察及处理急性左心衰竭：如发现患者突发极度呼吸困难、面色发绀、恐惧、极度烦躁、大汗淋漓、咳嗽伴哮鸣音、咳大量粉红色泡沫样痰时，提示出现急性左心衰竭，应迅速将患者取端坐卧位，双足下垂，不仅可减少回心血量和肺淤血，还可增加膈肌活动幅度和肺活量。给予高流量吸氧，6 ～ 8L/min，严重者面罩加压吸氧。结合患者血常规及皮肤情况评估，必要时用四肢加压带（或用血压计袖带、止血带代替），进行四肢轮换加压，每15分钟轮换放松其中一个，压力比舒张压略高即可，以减少静脉血液回流，减轻心脏前负荷，改善心衰。使用血管扩张剂时应专人观察，密切注意血压变化，调节输液滴速。如心率增快，在原有基础上超过20次/分；血压下降，在原有基础上下降超过20mmHg，应立即报告医生进行处理。

（3）遵医嘱指导患者用药，严密监测病情变化及药物副作用。

3．体液过多

（1）长期使用利尿剂者，应注意低钠、低钾症状的出现，如全身无力、反应差、腹胀、尿潴留等，若出现低钠、低钾征象，应按医嘱补充钾盐及放宽饮食中钠盐的限制。

（2）伴有水肿时应严格控制输液量和加强皮肤护理，以防发生压疮及感染。

（3）及时做好各项专科检查或治疗、护理，做好患者健康指导。协助患者生活护理，保持大便通畅。

4．活动无耐力

（1）贫血导致的心力衰竭为高排量性心力衰竭，常规抗心力衰竭药物无效，甚至可加重病情。治疗缺铁性贫血、溶血性贫血、提高血红蛋白浓度可善心肌收缩功能，病情严重患者可给予浓缩红细胞输注，以减轻心力衰竭症状。

（2）给予低钠、易消化饮食，少食多餐，慢性心衰者易出现消化道症状，饮食应色、香、味俱全，鼓励进食，但应避免进食过饱，需要时遵医嘱给予调节胃肠道功能的药物。

（3）轻度心衰者可起床轻微活动，但需增加睡眠时间；中度心衰者以卧床休息限制活动量为宜；严重心衰者须严格卧床休息。

（4）根据患者病情制订详细的运动计划。从低运动量开始，逐渐缓慢增加运动强度。避免过度劳累。

（5）注意患者的情绪和心理状态，加强心理护理和健康教育，消除不良情绪。

5．清理呼吸道低效/无效

（1）保持病房合适的温度和湿度，给予患者舒适卧位，给予患者低流量氧气吸入。

（2）给予患者清淡、易消化饮食。

（3）呼吸道感染是诱发心力衰竭的主要原因。应加强卫生宣教，注意保暖，避免受凉，防止感冒。

（4）必要时给予患者解痉化痰药物，促进患者咳嗽咳痰。

（5）保证抢救器械、药品及用物处于完好状态，以备随时抢救。

6．预防并发症

（1）肾衰竭：早期识别急性心力衰竭患者合并的肾衰竭，可检测肾功能损伤标志物。中重度肾衰对利尿剂反应降低，可出现难治性水肿，在应用多种及大剂量利尿剂并加多巴胺以增加肾血流仍无效时，宜行血液滤过。严重肾衰竭应行血液透析，尤其对伴低钠血症、酸中毒和难治性水肿者。

（2）肺部疾病：要选择有效抗生素。如慢性阻塞性肺疾病伴呼吸功能不全，在急性加重期首选无创机械通气，用于急性心源性肺水肿也很有效。

（3）心律失常：常见有新发心房颤动伴快速心室率或慢性心房颤动的急性心率加快，或单纯窦性心动过速；室性心律失常常见有频发室性期前收缩、持续和非持续性室性心动过速；非阵发性心动过速和房性心动过速伴房室传导阻滞也可见到。应及时纠正快速心律失常，无论是心房颤动或室性心动过速，恢复和维持窦性心律是急性心力衰竭治疗的基本措施。

（4）洋地黄中毒：使用洋地黄类药物应严密进行心电监护，了解患者心电图变化、心律失常的类型和洋地黄的中毒程度，严重者备好临时起搏器，组织有效的抢救。密切观察患者的神志、血压、脉搏、心率的变化，根据医嘱迅速建立静脉通道，急查血清地高辛浓度和血电解质。注意用药和饮食管理。

（5）及时处理相关的其他疾病：如低钾或高钾血症、低镁或高镁血症、低钠血症及代谢性酸中毒，均可能诱发心律失常，尽快纠正。

四、健康教育

1．指导患者根据心功能状态进行体力活动和锻炼　心功能Ⅰ级患者可不限制日常活动，但要避免重体力劳动；心功能Ⅱ级患者可不限制日常活动，但要注意多休息；心功能Ⅲ级患者应限制日常活动，以卧床休息为主；心功能Ⅳ级患者应绝对卧床休息。

2．进低盐、低脂、易消化饮食，少量多餐，忌过饱。避免抽烟喝酒。

3．保持大便通畅和充足睡眠。

4．保持情绪平稳，避免焦虑、抑郁、紧张、过度激动，以免诱发心力衰竭。

5．血液病患者免疫力低下，特别要注意预防感染及感冒，避免容易诱发心力衰竭的因素，尤其在流感季节或气候骤变情况下，减少外出，出门应戴口罩并适当增添衣服，少去人群密集之处。

6．遵医嘱服药，不可随意加、减药量，出现不适应及时就诊。

7．加强健康宣教，做好心理护理，提高患者战胜疾病的信心。

（吴桂彬　李昕砾）

第五节 急性肾衰竭护理

急性肾衰竭（acute renal failure，ARF）简称“急性肾衰”，是由于各种病因引起的短时间内（数小时或数天）肾功能突然下降而出现的临床综合征。主要表现为血肌酐（Cr）和尿素氮（BUN）水平升高，水、电解质和酸碱平衡失调及全身各系统并发症。常伴有少尿（＜400ml/24h）或无尿（＜100ml/24h）。急性肾衰竭按病因可分为肾前性、肾性和肾后性三类。急性肾衰竭在血液病多见于多发性骨髓瘤急性恶化及白血病，恶性淋巴瘤肿瘤细胞浸润，DIC合并肾衰竭，革兰阳性菌及真菌感染、药物引起的肾衰竭，血液病伴发代谢障碍性肾衰竭等。

一、护理评估

1. 健康史　评估引起急性肾衰竭的原因，询问既往史，包括患病史及用药史等。

2. 身体评估　评估患者有无24小时尿量减少，伴或不伴体重增加、水肿；有无泡沫尿、肉眼血尿、浓茶色尿；有无高血压和心力衰竭、心律失常、肺水肿表现；神经系统有无意识障碍、躁动、谵妄、抽搐、昏迷等尿毒症脑病表现。

3. 实验室及其他检查　血清电解质测定（如Cl^-、Ca^{2+}、K^+、Na^+）、尿一般检查（包括尿液的颜色、性质、气味、pH、尿比重等）、肾功能、肾脏影像学检查。

4. 心理-社会支持状况评估　患者有无焦虑不安、恐惧等心理，家属及社会对患者的支持情况。

二、护理问题

1. 营养失调：低于机体需要量　与食欲减退、限制蛋白质摄入、透析和原发疾病等因素有关。

2. 有感染的危险　与机体抵抗力降低及侵入性操作等有关。

3. 有水、电解质、酸碱平衡失调的危险　与急性肾衰竭导致肾小球滤过功能受损有关。

4. 有皮肤完整性受损的危险　与体液过多、抵抗力下降有关。

5. 恐惧　与肾功能急骤恶化、病情重等因素有关。

6. 潜在并发症　如高血压脑病、急性左心衰竭、心律失常、DIC、多脏器功能衰竭等。

三、护理措施

1. 营养失调

（1）饮食护理：给予优质蛋白，蛋白质摄入量应限制为0.8g/（kg·d），并适量补充必需氨基酸。饮食摄入应给与充足的热量，保持机体正氮平衡，尽可能减少钠、钾、氯的摄入量。

（2）对症护理：恶心、呕吐可遵医嘱使用镇吐药，待舒适时再给予适量食物，并做好口腔护理，提供整洁、舒适的进餐环境和色、香、味俱全的食物，少量多餐。不能经口进食者可用鼻饲或静脉补充营养物质。

（3）监测营养状况：监测反映机体营养状况的指标是否改善。

2．预防感染　感染是急性肾衰竭的常见并发症，也是急性肾衰竭的主要死亡原因之一。护理中需要观察有无体温升高、寒战、疲乏无力、食欲下降、咳嗽、尿路刺激征、白细胞计数增高等。

（1）加强生活护理，做好皮肤黏膜清洁，尤其是口腔及会阴部皮肤卫生。

（2）严格无菌操作，对带管如留置静脉导管、留置导尿管等的患者，应密切观察导管部位是否存在感染情况。

（3）每日定时通风，保持病室环境清洁、温湿度适宜，尽量避免去公共场所。卧床患者应定时翻身，指导有效咳痰。

3．预防水、电解质、酸碱平衡失调

（1）休息与体位：应卧床休息以减轻肾脏负担，抬高水肿的下肢，昏迷者按昏迷患者护理常规进行护理。

（2）监测并及时处理水、电解质、酸碱平衡失调：①严格记录24小时出入液量，注意告知患者及家属出入量的记录方法及内容，以得到充分配合。观察有无体液过多的表现，如有无水肿、体重增加等。监测电解质的变化，发现异常及时通知医生处理。②观察患者有无代谢性酸中毒的征象，如疲乏、眩晕、嗜睡、感觉迟钝、烦躁不安等。观察有无高钾血症的征象，如脉律不齐、肌无力、心电图改变等。高钾血症者应限制钾的摄入，少用或忌用富含钾的食物。观察有无低钙血症的征象，如手指麻木、易激惹、腱反射亢进、抽搐等。如发生低钙血症，可摄入含钙量较高的食物，并可遵医嘱使用活性维生素D及钙剂等。观察有无低钠血症，如果患者为肿瘤溶解综合征引发急性肾衰竭，注意观察高磷血症、高尿酸血症的临床表现。

4．预防皮肤完整性受损

（1）保持床铺干燥，被褥、衣裤应平整、柔软。水肿较重、长期卧床者应经常变换体位，动作轻柔，避免拖拉拽，防止发生压力性损伤。可协助年老体弱者翻身或用软垫支撑受压部位。必要时可使用气垫床。

（2）减少水肿患者侵入性操作，如不可避免肌注等操作时，应先将水肿皮肤推向一侧后进针，拔针后，延长穿刺部位按压时间。

（3）皮肤观察：密切观察皮肤状况，有无红肿、破损和化脓等情况发生。

5．心理护理　患者多因病情进展迅速而出现难以接受、恐惧的心情，医务人员应及时向患者解释疾病治疗、护理及预后情况，体贴、关心患者，帮助树立战胜疾病的信心。

6．预防并发症

（1）高血压脑病：监测生命体征及病情的变化，对于高血压者，密切监测血压变化，一旦出现血压急剧升高伴剧烈头痛，甚至有意识和神志改变者，立即通知医生，协助处理。

（2）急性左心衰竭：监测患者肝肾功能，注意控制输液速度和输液量，一旦出现粉红色泡沫痰，警惕急性肺水肿，立即通知医生，配合抢救。

（3）心律失常：评估患者心律失常的类型及临床表现，鼓励养成健康的生活方式，保持心情舒畅，避免过度劳累。

（4）多脏器功能衰竭、DIC：观察病情变化，及时发现休克或重要器官功能衰竭的异常表现。定时监测患者的生命体征、神志和尿量变化，记录24小时出入量，观察皮肤的颜色与温湿度，有无皮肤、黏膜和重要器官栓塞的症状和体征。监测凝血功能，注意有无黑便等消化道相关症状警惕发生消化道出血及DIC。

四、健康教育

1. 疾病知识指导　讲解此病基本知识，指导家属对患者的护理，避免加重病情的因素。保持愉快的心情，强调合理生活起居，保证充足的休息和睡眠，适当进行体育锻炼，避免剧烈运动。

2. 饮食指导　告知患者饮食治疗的重要性，应严格限制蛋白质和水的摄入，保证足够热量。

3. 病情监测　指导患者准确记录每天的尿量及体重，自我监测血压。

4. 预防感染　指导患者根据病情和活动耐力进行适当活动，避免劳累，做好防寒保暖。室内空气保持清洁，开窗通风。注意个人卫生，指导患者养成良好的卫生习惯，保持口腔、鼻腔、会阴、肛周及皮肤清洁；减少探视，避免去公共场所，避免与上呼吸道感染者接触，监测体温变化。

5. 用药指导　不可随意中断治疗，注意观察药物的不良反应。药物要在医生的指导下服用，切勿自作主张，因为大部分药物均从肾脏排泄，会增加肾脏负担，特别要避免使用对肾脏有损害的药物。

6. 定期随访　定期复查肾功能、血清电解质等。

（王　雯　田　菲）

第六节 骨折护理

骨的完整性和连续性的中断称为骨折。病因一般包括直接暴力、间接暴力、肌拉力、疲劳骨折及骨病。骨折常见于恶性血液病，如白血病、多发性骨髓瘤（MM）和淋巴瘤等。主要与肿瘤细胞的过度增生或局部浸润，导致骨髓腔压力增高、局部瘤块形成及压迫、骨质疏松或溶骨性破坏、病理性骨折等有关。MM骨病是MM患者的特征性临床表现之一，约90%的患者在疾病的进程中出现MM骨病，包括全身性骨质疏松、溶骨性破坏等，骨质疏松、溶骨性破坏严重时可发生病理性骨折。部分血液病患者因长期大量应用激素治疗也会造成钙流失增加，增加病理性骨折风险。

一、护理评估

1. 健康史　了解患者受伤的原因、部位和时间，受伤时的体位和环境，外力作用的方式、方向与性质，骨折轻重程度等。

2. 身体评估　测量生命体征；检查伤处有无肿胀、疼痛、压痛、活动障碍等损伤的表现；有无畸形、异常关节活动、骨擦音或骨擦感等骨折专有体征；有无伤口、出血、骨端外露等开放性骨折表现；有无休克、血管损伤、周围神经损伤、脊髓损伤、内脏损伤、感染等并发症表现。重点对疼痛、身体功能和活动能力进行综合评估，包括疼痛的部位、程度、性质及时间及有无使用药物镇痛，肢体功能等。

3. 实验室及其他检查　查看患者X线、CT、MRI检查结果，以判断骨折的部位、类型及有无并发症等。

4. 心理-社会支持状况评估　患者突然受伤骨折，活动障碍，生活自理能力下降，疼痛刺激及外固定的使用，易产生焦虑、悲观、绝望、厌世等心理反应，甚至有轻生念头。了解患者精神状况、健康状态，以及患者的家庭经济状况对患者的支持程度，有无可利用的社会资源等。

二、护理问题

1. 疼痛　与骨折、软组织损伤、肌痉挛和水肿有关。
2. 躯体移动障碍　与固定肢体活动受限有关。
3. 有周围神经血管功能障碍的危险　与骨折损伤、牵引、石膏固定不当等有关。
4. 有皮肤完整性受损的风险　与患者活动受限有关。
5. 有感染的风险　与组织损伤、开放性骨折、牵引或应用外固定架有关。
6. 焦虑　与担忧骨折后肢体功能恢复有关。
7. 潜在并发症　如肌萎缩、关节僵硬及深静脉血栓形成等。

三、护理措施

1．疼痛 应根据疼痛原因采取相应的措施。详见第一章第二节“疼痛护理”相关内容。

2．躯体移动障碍 指导患者在患肢制动期间进行力所能及的活动，为其提供必要的帮助，如协助进食、进水、排便和翻身等，给予预防跌倒相关知识的健康教育，保证患者安全。

（1）严重骨折患者应以卧床休息为主，根据病情及疼痛情况，适当活动。

（2）早期功能锻炼可提高肢体活动能力和预防并发症，有助于损伤部位功能恢复。

1）行走锻炼：疼痛减轻后可早期进行行走锻炼；行走时应提供安全保护。先指导患者在平地上行走，然后上下楼梯。

2）拐杖的应用：拐杖是常用的助行器械。使用拐杖时腋下加垫，以防滑和避免损伤腋部；当手握把柄时，屈肘不超过30°。用拐杖者要求上肢有足够的肌力，具有身体平衡和协调能力。患者每日用拐杖行走2～3次，行走时患肢不负重。

3）助行器的应用：当患肢仅需轻微的支持时，可用手杖。直手杖提供的支持最小，四角手杖因支撑面积大，支持力大。手杖用于患侧，顶部应与股骨大转子平行。

4）深呼吸锻炼：长时间卧床的患者需练习深呼吸，增加肺活量。包括腹式呼吸训练、缩唇呼吸锻炼、吹气球锻炼及有效咳嗽训练。

（3）指导进高蛋白、高维生素、高热量、高钙和高铁的食物。增加晒太阳时间以增加骨中钙和磷的吸收，促进骨折修复。对不能到户外的患者注意补充鱼肝油滴剂、维生素D片、强化维生素D牛奶和酸奶等。

3．预防周围神经血管功能障碍

（1）听取患者主诉，观察骨折或脱位固定后受伤部位周围血肿和软组织肿胀情况，有无疼痛，有无患肢感觉和运动功能障碍。观察患者肢端末梢循环情况，如皮肤温度和色泽、骨折远端皮温、脉搏情况。

（2）如发生周围神经血管功能障碍临床症状，及时通知医生进行处理。

（3）帮助患者调整适合的体位，指导患者床上活动。

4．预防压力性损伤 保持床单位清洁、干燥。定时予患者翻身，避免骶尾部等长期受压部位出现压力性损伤。可使用赛肤润、新型敷料及气垫床进行预防。

5．预防感染

（1）监测患者有无感染症状和体征：定时测量患者的体温和脉搏。体温明显增高和脉搏加快时，常提示有感染发生。若骨折处疼痛减轻后又进行性加重或呈搏动性疼痛，皮肤红、肿、热，伤口有脓液渗出或有异味时，应警惕继发感染，及时报告医生。

（2）伤口护理：严格按无菌技术清洁伤口和更换敷料。

（3）合理应用抗生素：遵医嘱及时、规范应用抗生素。

（4）体位：无禁忌者可每1～2小时变更卧姿，预防压力性损伤和坠积性肺炎的发生。

6. 心理护理　加强对患者的心理支持，主动关心患者，向患者和家属解释骨折的愈合是一个循序渐进的过程，正确的功能锻炼可以促进功能恢复，鼓励患者进行力所能及的自主活动。

7. 预防并发症

（1）肌萎缩、关节僵硬：根据骨折愈合的进程，指导患者循序渐进地进行功能锻炼，防止肌萎缩及关节僵硬。

（2）深静脉血栓：静脉穿刺尽可能选择上肢静脉，避免在下肢静脉穿刺；输注刺激性药物时，充分稀释，调整静脉滴注的速度，防止药物对血管的刺激，诱使血栓形成。

四、健康教育

1. 疾病相关知识　多发性骨髓瘤合并病理性骨折患者往往年龄较大，对疾病的认识不足，应注意针对患者的实际情况和理解能力进行疾病相关知识讲解。

2. 安全指导　指导患者及家属评估家庭环境的安全性、有无影响患者活动的障碍物，如台阶、小块地毯、散放的家具等。患者早期活动时应在家属陪伴下进行，预防再次发生骨折。

3. 长期坚持功能锻炼　告知患者出院后继续功能锻炼的方法和意义。向患者和家属详细说明有关夹板、石膏或外固定器械的应用和护理知识，如夹板、石膏或外固定器械的保护、清洁、使用的方法及可能发生的问题。指导患者使用轮椅、步行辅助物，提高患者自我照顾的能力。指导家属如何协助患者完成各项活动。

4. 定期复查　告知患者如何识别并发症。若患者肢体肿胀或疼痛明显加重，骨折远端肢体麻木、肢端发凉，夹板、石膏或外固定器械松动等，应立即到医院复查并评估功能恢复情况。

（王　雯　田　菲）

第七节　急性胰腺炎护理

急性胰腺炎（acute pancreatitis，AP）是多种病因导致胰酶在胰腺内被激活后引起胰腺组织自身消化、水肿、出血甚至坏死的炎症反应。急性淋巴细胞白血病（ALL）/淋巴母细胞淋巴瘤（LBL）患者在治疗过程中使用的药物门冬酰胺酶（asparaginase，ASP）可引起ASP相关胰腺炎（ASP-associated pancreatitis，AAP），在儿童中的发生率为2%～18%。临床以急性腹痛、发热、恶心、呕吐及血、尿淀粉酶水平增高为特点，是常见的消化系统急症之一。临床上把急性胰腺炎分类成轻症急性胰腺炎（水肿型）和重症急性胰腺炎（出血坏死型）。重症胰腺炎会出现出血坏死的情况，病情进展快，常继发感染、腹膜炎、休克等，病死率高。

一、护理评估

（一）患者评估

1．现病史　评估患者胰腺炎症状初始时间和严重程度。

2．既往史、个人史　既往有无门冬酰胺酶治疗史、高脂饮食史；有无胆道疾病如胆石症、胆道梗阻、胆道感染，胰管堵塞相关疾病如结石、狭窄、肿瘤或蛔虫等；有无手术和外伤史、内分泌和代谢障碍、细菌或病毒感染、酗酒或暴饮暴食等不良饮食习惯。

（二）病情评估

1．评估生命体征，包括患者体温、脉搏、呼吸、血压、意识等。

2．评估腹痛的性质、范围、部位、持续时间、疼痛程度，是否伴有腹胀及腹胀程度。

3．评估呕吐物的颜色、性质和量。

4．评估营养状态，动态监测血、尿淀粉酶，血清脂肪酶，肝肾功能，血电解质、血糖、血气分析等化验结果，监测胰腺超声和CT影像学。

二、护理问题

1．腹痛　与胰腺和其周围组织炎症、水肿或出血坏死有关。

2．体温升高　与胰腺自身炎症有关。

3．酸碱平衡失调、体液不足　与大量呕吐、禁食、胃肠减压导致血容量不足有关。

4．活动无耐力　与频繁呕吐导致水、电解质丢失有关。

5．恐惧　与腹痛剧烈，病情进展急骤有关。

6．潜在并发症　如低血容量休克、多脏器功能衰竭（急性肾损伤、急性呼吸窘迫综合征等）。

三、护理措施

1．腹痛

（1）是本病首要表现和首发症状，应禁食禁饮，采取舒适体位，观察并记录腹痛的部位、性质和程度及发作的时间、频率，观察有无伴随恶心、呕吐、腹膜刺激征、肠麻痹、腹部膨隆、脐周皮肤青紫（库伦征，Cullen征）、腹部移动性浊音等。若出现持续呕吐、高热、明显腹胀、剧烈腹痛、反跳痛等情况提示病情恶化，应立即协助抢救。

（2）予以胃肠减压，防止病情发展，减轻胃肠道负担，降低消化酶对胰腺的自溶作用，减少胰腺的内外分泌。妥善固定胃肠减压管，保持胃肠减压通畅，防止脱落、扭曲、打折；及时倾倒引流液，观察引流液性质和量，更换负压引流器，保持管路的密闭性及负压，防止引流管堵塞或引流不畅，做好管路标志和护理；每日清洁鼻腔，口腔护理每日2次，并予以油膏涂抹鼻腔、口唇每日3次，防止干裂。

（3）必要时给予解痉镇痛药和抑制胰腺分泌或胰酶活性药等，如山莨菪碱、盐酸哌替啶、抑肽酶、奥曲肽等，禁用吗啡，以防引起奥迪（Oddi）括约肌（胆总管和胰管末端及壶腹部周围各有环形括约肌包绕，统称奥迪括约肌）痉挛，加重病情。

（4）观察用药前、后患者疼痛程度、性质及特点有无改变。

2．体温升高

（1）密切观察患者的体温、脉搏、呼吸、血压、意识等。

（2）遵医嘱及时采取退热方法，防止高热惊厥。药物降温时，密切观察患者用药后反应，避免过敏等不良反应发生。寒战及降温时要注意全身保暖，出汗后要注意及时更换衣物，以免引起感冒。

（3）遵医嘱合理使用抗生素，现用现配，防止感染性休克。

（4）保持室内温度、湿度适宜，每日定时空气消毒和开窗通风。严格执行无菌操作，注意手卫生，做好患者个人卫生护理，勤漱口，勤坐浴，保持皮肤清洁，每日更换衣物，必要时给予保护性隔离。

3．酸碱平衡失调、体液不足

（1）严密观察患者病情，监测生命体征。

（2）维持水、电解质平衡：禁食患者迅速建立有效的静脉通路，根据患者脱水情况及有关的血生化指标合理安排输液总量和速度，及时补充因呕吐、禁食所丢失的液体，维持有效循环血容量，必要时给予肠外营养，保持患者水、电解质、酸碱平衡。准确监测和记录每日出入量、尿比重，观察患者有无软弱无力、口渴、神志不清等失水症状，动态观察实验室检查结果，如监测血/尿淀粉酶、血糖、血清电解质、肝肾功能、血气分析等。

（3）呕吐的观察及护理：观察患者呕吐的特点，记录患者呕吐的次数，呕吐物的性质、量、颜色、气味；遵医嘱给予镇吐药，慢慢恢复正常饮食和体力。

（4）饮食护理：患者早期应禁食禁水，明显腹胀者予以胃肠减压，同时予以口腔护理和肠外营养支持。禁食期间，患者口渴可含漱口或湿润口唇，待患者腹痛完全缓解、肠鸣音恢复正常、淀粉酶水平下降后可从少量低脂、低糖流食如米汤、藕粉等开始，逐渐增加浓度和容量，直至恢复正常饮食，但应避免刺激性强、产气多、脂肪和蛋白质丰富的食物，少食多餐，忌暴饮暴食，避免进刺激性辛辣食物，禁高脂饮食，以防疾病复发。

4．活动与休息

（1）绝对卧床休息，降低机体代谢率，增加脏器血流量，促进组织修复和体力恢复，协助患者进行日常的生活活动。

（2）协助患者取弯腰、屈膝侧卧位，以减轻疼痛。

（3）患者呕吐时协助其坐起或侧卧，头偏向一侧，防止误吸。

（4）因剧痛辗转不安者应适当给予床档保护，防止坠床。

5．心理护理　胰腺炎患者需禁食、胃肠减压，同时面对疼痛和体温升高等不适症状，容易出现紧张、恐惧、焦虑等情绪，护士应加强沟通，协助患者采取松弛疗法，分散注意力，保持情绪稳定。

6．预防并发症

（1）低血容量休克：需严密监测生命体征，观察患者意识、面色、皮肤温湿度等情况，监测血压、心率和血氧饱和度的变化。如发现患者出现精神萎靡、皮肤湿冷、血压偏低等变化，应警惕休克的出现，立即报告医生并配合抢救：①迅速备好抢救用物；②患者取平卧位或中凹卧位，注意保暖，予以氧气吸入；③迅速建立静脉通路，按医嘱输注液体、血浆或全血以补充血容量，根据血压调整给药速度；④如循环衰竭持续存在，遵医嘱给予升压药。

（2）多脏器功能衰竭：重症胰腺炎患者注意有无多器官功能衰竭的表现，如尿量减少、呼吸急促、脉搏细速。密切监测患者尿量、血钾及肾功能各项指标，严格控制输液量，警惕肾衰竭；维持有效的呼吸形态，保持呼吸道通畅，必要时给予氧气吸入，协助翻身和拍背排痰，警惕急性呼吸窘迫综合征的发生。

四、健康教育

1．向患者讲解疾病基本知识，指导家属对患者的护理，避免加重病情的因素。

2．应用门冬酰胺酶治疗的患者应指导其用药前3天至用药结束后2周严格执行低脂饮食，降低急性胰腺炎发生率。

3．注意休息，保持良好的心境，适当进行体育锻炼，增强抵抗力。

4．合理饮食，养成规律进食习惯，禁高脂饮食，避免暴饮暴食，戒烟禁酒，腹痛缓解后，应从少量低脂、低糖饮食开始，避免刺激强、产气多、高脂肪、高蛋白饮食，以防疾病复发。

5．指导并发糖尿病的患者进行饮食控制，并遵医嘱用药。

6．定期复查，有胆道疾病者积极治疗。一旦出现左上腹剧烈疼痛、恶心、呕吐症状，应立即到医院就诊，以免延误病情。

（张慧敏　陈毓雯）

第八节 肠梗阻护理

肠梗阻（intestinal obstruction）指由于各种原因导致肠内容物不能顺利通过肠道，引起的腹痛、腹胀、恶心、呕吐、停止排气排便等一系列症状的急腹症。血液病患者疾病治疗过程中使用的化疗药物如硼替佐米、长春新碱，抗肿瘤辅助药如格拉司琼等，可引起肠蠕动减慢，严重时发生麻痹性肠梗阻；不合理饮食习惯、高压饮食等使膳食纤维摄入不足及患者长期卧床可引起机械性肠梗阻，是血液病患者治疗过程中的严重并发症之一。

一、护理评估

（一）患者评估

1. 现病史　评估患者肠梗阻症状初始时间和严重程度。

2. 既往史、个人史　既往有无腹腔肠道疾病或血栓、肿瘤、腹部外伤和手术史，使用药物、精神状态、不良饮食习惯或饮食改变、排便习惯、活动情况等。

（二）病情评估

1. 评估生命体征，包括患者体温、脉搏、呼吸、血压、意识等。
2. 评估腹痛的性质、范围、部位、持续时间、疼痛程度。
3. 评估腹胀情况，肛门有无排气排便，肠鸣音及肠蠕动情况。
4. 评估呕吐物的颜色、性质和量。
5. 评估营养状态，血常规、电解质等化验结果。

二、护理问题

1. 腹痛　与梗阻的肠内容物不能运行或通过障碍，肠系膜受牵拉和肠蠕动增强有关。
2. 腹胀　与梗阻的肠内容物不能运行或通过障碍有关。
3. 体液不足　与禁食、呕吐、第三间隙积液造成血容量不足有关。
4. 潜在并发症　如肠坏死、腹膜炎、感染性休克等。
5. 恐惧　与腹痛、对疾病缺乏认识有关。

三、护理措施

1. 腹痛

（1）密切观察患者的体温、脉搏、呼吸、血压、意识等；观察患者有无呕吐、腹部压痛或腹膜炎刺激征、腹部膨隆、停止排气排便等。

（2）密切观察患者腹痛的性质、部位、范围、持续时间及伴随症状；遵医嘱给予解痉药，并注意用药后的反应，慎用吗啡等镇痛药，以免掩盖病情。若腹痛加剧或有明显腹膜刺激征时，应警惕肠穿孔。

（3）给予患者舒适体位，取低半卧位，减轻腹肌紧张，有利于患者的呼吸。

2. 腹胀

（1）胃肠减压：清除肠腔内积气积液，能有效缓解腹痛、腹胀症状。胃肠减压期间应注意保持负压引流通畅，妥善固定胃管，防止导管脱落；观察引流液的颜色、性质和量并详细记录；加强口腔护理，每日检查患者口腔黏膜情况，督促其漱口，及时清洁口腔呕吐物，避免发生吸入性肺炎或窒息，必要时行口腔护理；如需胃管注药，应在注药后暂停减压2小时；保证鼻导管与胃管紧密连接，及时更换负压引流器，引流器放置不能高过患者水平位，防止倒流；拔管时防止患者误吸。

（2）灌肠、肛管排气：结合患者年龄、病情选择合适的灌肠液和剂量，灌肠过程中应注意观察患者有无心悸、憋气等不适，灌肠后尽量保留10分钟，促进肠内容物的排出。

（3）有腹水时每日监测体重及腹围变化。

（4）休息与活动：应根据患者病情适当安排休息和活动。长期卧床时，应协助患者床上被动活动，经常主动更换体位；可顺时针缓慢按摩腹部，避开膀胱区，促进肠蠕动；病情减轻后应鼓励患者积极下床活动，促进机体和胃肠功能恢复。

3. 酸碱失衡、体液不足

（1）根据患者脱水情况及有关的血生化指标合理安排输液计划，必要时给予肠外营养，维持患者水、电解质、酸碱平衡，满足机体需要量，准确记录24小时出入量。呕吐时防止发生窒息或吸入性肺炎。

（2）营养支持：肠梗阻初期应及早禁食、禁水，必要时给予肠外营养，以满足机体需要。待胃肠功能恢复后应以流食－半流食－普食为顺序循序渐进增加。应饮食规律，定时定量进餐，避免暴饮暴食。恢复后可进低脂肪、高纤维、易消化的食物，忌过硬、易产气食物。

4. 预防并发症

（1）预防肠坏死：①密切监测生命体征，观察病情变化，包括有无腹痛、腹泻、便血、呕吐、发热等症状；②积极处理肠梗阻等原发病，予以肠外营养支持。

（2）预防腹膜炎：①密切监测生命体征，观察腹部症状和体征变化，包括体温、脉搏，有无腹部压痛、腹肌紧张和反跳痛、腹胀、恶心、呕吐等；②积极处理肠梗阻等原发病，避免腹部受伤；③遵医嘱合理使用抗生素，观察其疗效和副作用，纠正水、电解质紊乱。

（3）预防感染性休克：①密切监测生命体征，观察病情变化，包括脉搏、血压、呼吸、体温、意识状态、皮肤色泽及肢端温度、出入量；②做好个人卫生护理，注意手卫生，勤漱口，勤坐浴，保持皮肤清洁，每日更换衣物，必要时给予保护性隔离；③积极控制感染，遵医嘱合理使用抗生素，现用现配，观察其疗效和副作用，纠正水电解质紊乱。

5. 心理护理　肠梗阻患者需同时进行禁食和胃肠减压等治疗，容易出现紧张、恐惧、焦虑等情绪，护士应加强沟通，尽量满足患者的合理要求，关心、体贴患者，使其消除不良情绪，积极配合治疗。

四、健康教育

1．注意饮食卫生　不食不洁净、辛辣刺激性食物，不暴饮暴食，宜进高蛋白、高维生素、易消化的食物。

2．每日定时排便，养成良好的排便习惯，保持排便通畅，老年及小儿肠功能不全者有便秘现象，应注意通过调整饮食、腹部按摩等方法保持排便通畅，无效者可给予缓泻剂，必要时灌肠，促进排便。

3．避免腹部受凉和饭后剧烈活动。若有腹痛、腹胀、停止排便排气等不适，及时告知医护人员。

4．血液病患者应根据自身情况适当运动，如不能下床走动，可在家属协助下于床上被动活动，经常主动更换体位，促进胃肠道蠕动。

（张慧敏　陈毓雯）

第九节　小儿惊厥护理

惊厥（convulsion）是由脑细胞异常放电引起的突然发作的全身性或局限性肌群强直性和阵挛性抽搐，多数伴意识障碍的一种神经系统功能暂时紊乱的状态。血液病患儿由于免疫力低下，常因感染导致机体反复高热。因此，高热惊厥是血液病患儿治疗中较常见的急症，多见于1～3岁的小儿。部分血液病患儿由于化疗后恶心、呕吐导致水电解质紊乱也可导致惊厥发生。

一、护理评估

（一）患儿评估

1. 现病史　评估患儿惊厥诱发因素和严重程度。

2. 既往史、个人史　既往有无颅内、颅外感染所导致的惊厥及高热惊厥史；有无各种代谢性疾病（低血钙、低血糖、高钠血症等）、遗传代谢缺陷病及中毒性疾病导致的惊厥史；有无颅脑损伤、脑发育异常或颅内占位性疾病导致的惊厥史。

（二）病情评估

1. 评估患儿的体温、脉搏、呼吸、血压、血氧饱和度、神志等。
2. 评估患儿惊厥发生的频度、持续时间及是否伴有意识障碍等。

二、护理问题

1. 急性意识障碍　与脑细胞异常放电有关。
2. 有脑水肿的危险　与长时间惊厥导致脑组织缺氧有关。
3. 有受伤的危险　与意识障碍、惊厥导致不能自主控制有关。
4. 有误吸的危险　与意识障碍、咳嗽反射减弱有关。
5. 焦虑、恐惧　与家长担心患儿病情、无法应对惊厥发作有关。

三、护理措施

1. 急性意识障碍

（1）病情观察：密切观察患儿生命体征，是否高热、嗜睡、意识丧失，瞳孔、四肢张力变化，有无口吐白沫、牙关紧闭、面色青紫、尿便失禁。观察患儿惊厥次数、持续时间，以及惊厥缓解后意识恢复的情况并做好详细记录。小婴儿惊厥发作不典型，一般神志清楚，可表现为局限性抽搐，多为微小动作，应密切观察有无呼吸暂停、两眼凝视、反复眨眼、咀嚼、一侧肢体抽动。

（2）保持气道通畅，纠正缺氧：惊厥发作时应就地抢救，患儿去枕平卧，头偏向一侧，松解衣物，及时清理呼吸道，防止呕吐物误吸，将舌轻轻向外牵拉，防止舌后坠，保持气道通畅。观察患儿呼吸及缺氧情况，口唇发绀者予以氧气吸入，备好开口器、气管插管等抢救物品。

（3）药物止惊：遵医嘱迅速应用止惊药物如地西泮、苯巴比妥钠等，注意用药剂量和注意事项，警惕低血压及呼吸抑制等药物副作用，观察用药后反应并记录。

（4）支持治疗：迅速建立静脉通路，伴高热的患儿予以药物和物理降温，并观察患儿用药后反应，静脉补液促进退热，维持水和电解质平衡。持续、频繁发作的惊厥及时使用20%甘露醇等脱水剂降低颅内压。患儿高热时唾液分泌减少，口腔处于干燥状态，易导致细菌繁殖，发生口腔感染，要注意保持口腔清洁，必要时每日进行口腔护理。惊厥时严禁饮食，待清醒后，为患儿补充高维生素、高热量、高蛋白的流食或半流食，高热者适量增加饮水。

2. 预防脑水肿　惊厥发作间歇期密切观察患儿生命体征及瞳孔变化，若出现脑水肿早期症状应及时通知医生，并遵医嘱给予止惊及甘露醇脱水治疗。惊厥较重或时间较长者遵医嘱给予高浓度吸氧，避免降低血氧浓度，缓解脑水肿。

3. 预防外伤　惊厥发作时就地抢救，不要搬动患儿，将周围的硬物移开，避免造成伤害，专人守护，用纱布包好压舌板放在上下磨牙之间，防止舌咬伤（不可强力撬开紧闭的牙关），床档周围垫软枕，防止外伤，勿强力按压或牵拉患儿肢体，以免骨折或脱臼。绝对卧床休息，避免对患儿的一切刺激如声、光及触动等，病房保持安静清洁，室内温湿度适宜，各类操作集中进行，减少对身体的刺激。尿便失禁的患儿及时更换干净衣服，保持皮肤清洁，预防感染。

4. 预防误吸　惊厥发作时患儿去枕平卧，头偏向一侧，及时清理呼吸道，防止呕吐物误吸，严禁饮食，必要时吸痰。

5. 心理护理　患儿及其家长会出现紧张、恐惧、不安、烦躁等，给予针对性的心理疏导和安抚，态度温柔，提升其安全感。对于年龄较小的患儿可通过轻柔抚触给予其安全、舒适的感觉。

四、健康教育

1. 介绍惊厥的基础护理知识、患儿预后及影响因素。

2. 指导患儿和家长避免诱发惊厥，如闪烁的灯光、睡眠不足、活动过度等，高热时及时控制体温，掌握惊厥发生时的急救方法。

3. 发作时迅速送医院就医，并告知医生抽搐开始时间、抽搐次数、持续时间、抽搐部位、两眼有否凝视或斜视、尿便有无失禁及解痉后有无嗜睡现象等。

4. 患儿既往有惊厥相关脑部疾病或全身性疾病者，家中备好急救物品和药品，如体温计、压舌板、退热剂、抗惊厥药等。

5. 指导家长注意患儿安全，防止外伤。

6. 指导家长保障患儿营养，合理膳食，提高患儿免疫力，适当增加日常运动，注意预防流行性感冒，避免去人群密集的地方。

7. 做好患儿和家长的心理护理，解除其焦虑和自卑心理。

（张慧敏　陈毓雯）

第十节 感染性休克护理

感染性休克（septic shock）指由于病原体（如细菌、真菌或病毒等）侵入人体，向血液内释放内毒素，导致循环障碍、组织灌注不良而引起的休克。血液病患者由于免疫力低下，容易引起各种感染，尤其是恶性血液病易发生严重感染而导致感染性休克，一旦发生，危及生命。

一、护理评估

1. 询问患者病史，结合实验室检查及影像学检查，明确患者原发感染灶。

2. 评估患者是否存在粒细胞缺乏，患者血培养结果是否培养出阳性指标。

3. 评估患者是否存在皮肤软组织感染，如局部明显红、肿、痛表现，有无中心静脉导管相关性血流感染等。

4. 评估患者是否存在全身炎症反应综合征，典型临床表现包括发热、心率增快、过度通气甚至伴有神志不清。

5. 评估患者是否出现低血压或脉压减小、神志改变、尿量减少、皮肤温度降低或者花斑表现。

二、护理问题

1. 组织灌注不足　与循环血量不足、微循环障碍有关。

2. 体温过高　与感染、毒素吸收等有关。

3. 气体交换受损　与肺萎缩、通气/血流比例失调、DIC等有关。

4. 营养失调：低于机体需要量　与禁食、感染后分解代谢增强有关。

5. 潜在并发症

（1）有皮肤完整性受损的风险：与烦躁不安、长期卧床有关。

（2）有坠床的风险：与意识障碍、烦躁不安有关。

（3）有导管脱出风险：与意识障碍、出汗导致导管贴膜粘贴不牢有关。

三、护理措施

1. 组织灌注不足

（1）建立静脉通路：迅速建立静脉通路。记录24小时出入量，保持患者出入量平衡。

（2）合理补液：先晶后胶，根据患者的心肺功能及血压、中心静脉压监测结果等调整补液速度；准确记录输入液体的种类、数量、时间及速度，详细记录24小时出入量，为后续治疗提供依据。

（3）观察病情：动态观察患者意识状态、生命体征、皮肤、黏膜、周围静脉及毛细血管充盈情况、尿量等，实验室检查及血流动力学监测结果的变化。观察患者的呼吸状况，判断呼吸困难类型，监测血氧饱和度及动脉血气变化。

（4）协助患者采取中凹卧位休息。意识障碍、烦躁不安者可采取床旁束缚措施，保证患者安全。

2．体温过高

（1）定时测量体温变化，并记录，发热时给予药物或物理降温，遵医嘱给予抗生素静脉输入。

（2）在抗生素使用前采集血培养标本，并及时送检。

3．气体交换受损

（1）遵医嘱给予氧气吸入，并适当调节氧流量。密切观察患者的缺氧症状，通过血气分析等指标适当调节氧流量及吸氧方式。

（2）若患者缺氧症状明显或氧饱和度降低通过单纯吸氧难以纠正，可以根据医嘱给予患者无创呼吸机辅助呼吸。

（3）保持呼吸道通畅，及时清理口鼻分泌物，若建立人工气道，行机械通气，给予机械吸痰。给予吸氧，改善缺氧状况。

4．营养失调

（1）指导患者进清淡、易消化、高热量、高蛋白、高维生素饮食，并保证饮食的干净卫生，保证满足正常的机体需要。

（2）对于禁食状态下的患者，根据医嘱给予胃肠外营养支持。

（3）静脉营养支持的患者尽量选择中心静脉给药，避免出现药液外渗。

5．预防并发症

（1）预防皮肤黏膜受损：长期卧床者指导协助其定时翻身，并保持床单位整洁、干燥、无褶皱，必要时使用气垫床预防压疮。不能进食的患者保证口腔清洁，可使用漱口水漱口或进行口腔护理。

（2）预防坠床：意识清醒者指导其在床上活动，向家属讲解安全防护知识。意识不清者采取安全防范措施：加床档保护，防止坠床；躁动患者给予适当的束缚措施。

（3）预防导管脱出：指导意识清醒患者密切关注导管贴膜情况，尤其是在出汗较多时，发现贴膜粘贴不牢固、卷曲等情况及时告知护士给予更换。每班查看意识不清患者的贴膜情况，班班交接，出现异常及时给予处理，避免出现导管脱出情况。

四、健康教育

1．意识清楚的患者鼓励其卧床期间适当床上活动，加床档保护，保证患者安全。意识不清患者避免由于长期卧床而导致压疮发生，协助患者定时翻身。

2．饮食以清淡、易消化为主，保证碳水化合物、蛋白质、脂类均衡摄入，同时保证饮食干净卫生。若患者可自行进食，做好手卫生，避免出现呛咳。禁食患者给予胃肠外营养支持。

3．对于意识清醒的患者做好心理护理。

（刘艳霞　王志新）

第十一节 危重患者护理

危重患者指患者的病情发病急骤，病情危重，变化迅速，生命体征不稳定，两个以上的器官系统功能不稳定、减退或衰竭，病情发展随时可能危及患者生命。

一、护理评估

1. 评价患者呼吸是否通畅，血氧饱和度数值是否正常。
2. 评估患者意识、导管及皮肤等情况。
3. 监测患者生命体征及各项实验室检查结果。
4. 及时完成体格检查，目的在于发现致命性的生理异常。
5. 评估影像学检查，根据检查结果给予相应护理措施。

二、护理问题

1. 组织灌注不足　与大量失血、失液、体液分布异常、有效循环血量减少有关。
2. 体液过多　与肝、肾、心功能损害及功能下降有关。
3. 体温过高　与感染或本病发展有关。
4. 气体交换受损　与微循环障碍、缺氧或呼吸形态改变、肺组织灌注量不足、肺水肿有关。
5. 皮肤完整性受损　与微循环障碍、长期卧床受压或因分泌物、引流液等刺激皮肤有关。
6. 疼痛　与组织损伤、缺血、缺氧、感染、炎症、肿瘤细胞浸润或压迫等有关。
7. 营养失调：低于机体需要量　与禁食、腹泻、呕吐、营养物质吸收障碍、高热、机体代谢增加有关。
8. 自理缺陷　与意识障碍、瘫痪、卧床、活动受限、活动耐力下降、舒适状态改变（头痛等）有关。
9. 有受伤的危险　与意识障碍、贫血、长期卧床、患者年龄等有关。
10. 恐惧　与未正确认识疾病、恐惧死亡有关。
11. 潜在并发症　如多脏器功能衰竭（MODS）、出血、感染、休克等。

三、护理措施

1. 组织灌注不足

（1）取休克体位：头抬高20º ～ 30º，下肢抬高15º ～ 20º，以增加回心血量，同时做好保暖工作。

（2）补充血容量：快速建立两组及以上的静脉通路，及时、快速、足量补液治疗，在连续监测血压、中心静脉压、尿量等的基础上判断补液量。一般先晶后胶，纠正酸碱平衡失调，及时监测血压变化，根据结果进行对症治疗。

（3）观察病情变化：定时监测患者生命体征、血氧饱和度、中心静脉压、意识、口唇色泽、肢端皮肤颜色、温度、尿量及出入量等变化。

（4）用药护理：遵医嘱必要时使用血管活性药物，应从低浓度、慢速度开始，严密监测患者生命体征变化，避免药液外渗，积极处理原发病。

2. 体液过多

（1）了解水肿原因，给予对症支持治疗。

（2）注意保护水肿处皮肤，避免发生压伤和感染。使用枕头等辅助物品抬高水肿肢体，两腿避免交叉，定时更换体位，尽量避免在水肿侧肢体或部位进行注射或静脉输液。

（3）注意补液速度，防止肺水肿的发生。使用利尿剂治疗水肿时，密切监测患者电解质水平，以免发生水、电解质失衡。

（4）及时准确记录患者病情变化和24小时出入量，注意观察患者尿量及排泄物的颜色、性状等，定期监测肝肾功能。

（5）做好患者饮食宣教，低蛋白血症患者须进富含优质蛋白饮食，肾性问题须限制水钠摄入。

（6）评估患者压疮风险，预防压疮的发生。

3. 体温过高

（1）密切监测患者体温变化，每4小时监测1次，遵医嘱正确用药。

（2）严格执行无菌操作及消毒隔离制度，限制探视人员。

（3）高热患者予以物理降温，遵医嘱必要时使用药物降温，持续发热患者须监测血压、尿量变化，预防感染性休克。

（4）保持病室环境清洁、整齐，温、湿度适宜，及时更换潮湿衣物，做好患者皮肤护理，保持床单位清洁干燥，定时开窗通风，注意对患者的保暖。

（5）做好患者及家属预防感染的健康教育。

4. 气体交换受损

（1）保持室内温、湿度适宜，嘱患者绝对卧床休息，根据患者病情保持舒适体位。

（2）给予患者氧气吸入，保持呼吸道通畅，必要时给予呼吸机辅助呼吸，严密观察患者病情变化。

（3）遵医嘱给予雾化吸入，在患者血常规允许情况下，指导和示范有效咳嗽方法，以促进痰液排出。

（4）严密监测患者血氧饱和度及血气分析结果，及时通知医生，配合医生紧急救治。

5. 皮肤完整性受损

（1）有创面或伤口者，评估创面或伤口情况，遵嘱正确给予换药，保持创面处皮肤清洁、干燥。

（2）严格按照无菌操作原则执行各项护理操作，做好危重患者的各项评估，加强基础护理和专科护理，提升管路安全，至少每2小时给予患者翻身1次，预防压疮。

（3）惊厥时用牙垫将上下牙隔开，避免咬伤舌头；对于意识不清、躁动患者给予床档保护，必要时使用约束带适当约束，须严密观察约束部位血液循环状况。

（4）保持床单位干净、整齐、舒适，可提供气垫床等使患者减轻局部受压。

（5）保持患者鼻腔及口腔清洁卫生，根据患者情况，每日给予患者口腔护理2次，清醒者可协助其餐后漱口。

6．疼痛

（1）评估患者疼痛的部位、性质、程度及时间、规律，做好疼痛评估及记录。

（2）通知医生，协助患者寻找疼痛发生的原因及诱因。

（3）评估患者对疼痛的耐受力，必要时遵医嘱使用镇静、镇痛药物，以减轻疼痛；告知患者及家属使用药物的副作用，注意防范不良反应的发生。

（4）协助患者采取舒适体位，给予心理安慰，分散其注意力，减轻疼痛不适感。

7．营养失调

（1）评估患者的营养状况与饮食方式，遵医嘱为患者提供正确的饮食指导。

（2）保证患者足够的摄入量，根据病情给予高热量、高蛋白质、高维生素、易吸收的流质饮食或遵医嘱给予营养支持治疗，做好胃肠营养管及鼻饲护理。

（3）指导患者少量多餐，并给予足够的时间进食。

（4）提供良好的就餐环境，以增进患者食欲。

（5）禁食患者要遵医嘱静脉补充营养液体，加强营养支持治疗，定期监测血糖及电解质水平。

8．自理缺陷

（1）评估患者缺乏自理能力的原因，如疼痛、高热等，并遵嘱给予对症支持治疗。

（2）评估患者自理缺陷的程度，制订护理计划。

（3）协助家属做好患者的生活护理，如进餐、尿便等，使用屏风遮挡保护患者的隐私。

（4）将用物放在便于患者拿取的地方，保证患者安全。

（5）做好患者的心理护理，鼓励并帮助其树立战胜疾病的信心。

9．预防受伤

（1）嘱患者绝对卧床休息，使用床档保护，按时巡视，保证患者安全。

（2）固定陪护家属1人，给予患者家庭支持。

（3）加强生活护理，增加患者舒适感，减少其他不良因素对患者的刺激。

（4）加强安全防护，悬挂各类安全标志，做好宣教，避免跌倒坠床。

10．心理护理

（1）每班评估患者情绪，了解患者和家属的心理状态，并采用适当的心理护理措施，做好心理护理，主动交流，耐心给予患者心理疏导。

（2）保持病室环境安静、整洁，温、湿度适宜，创造良好的就医环境。

（3）指导患者进行自我心理调节，讲解疾病知识，正确认识疾病。

11．预防并发症

（1）严密观察患者病情变化，必要时使用心电监护监测患者生命体征，观察患者的体温、呼吸、脉搏、血压、血氧饱和度、皮肤颜色、四肢末梢温度、毛细血管充盈时间等，特殊情况及时通知医生。

（2）备好抢救药品及仪器，配合医生进行紧急救治。

（3）正确执行各项医嘱，制订护理计划并落实，严格床旁交接班，做好护理记录。

（4）循环管理：休克患者须严格卧床（休克体位：将患者头和躯干抬高20°～30°，下肢抬高15°～20°），使用心电监护监测患者生命体征。建立两组静脉通路，遵医嘱正确给药，补充血容量，恢复有效循环血量。密切观察患者的皮肤颜色、瞳孔变化及尿量，并记录24小时出入量。对于烦躁或神志不清的患者，应加用床档保护，以防坠床等意外伤害发生；必要时，四肢以约束带固定于床旁，注意观察末梢循环。

（5）呼吸道管理：予患者吸氧，及时清理气道中的痰液或分泌物，防止误吸。严密观察患者的神志、意识、呼吸节律及频率情况，必要时遵医嘱使用呼吸机辅助呼吸，注意严格无菌操作。

（6）体温管理：每日4～6次监测患者体温，如患者高热须及时通知医生，遵嘱应用物理或药物降温，注意保暖。保持患者口腔、皮肤清洁，注意个人卫生。给予患者补充营养和水分，保证水、电解质平衡。

（7）出血管理：向患者及家属做好健康宣教，避免发生意外性伤害。严密观察患者有无出血倾向，定时监测血常规及凝血功能等，根据患者病情遵嘱给予止血药物及血制品输入对症支持治疗。

四、健康教育

1. 危重患者须绝对卧床休息，保持舒适体位。

2. 向患者及家属讲解相关疾病的知识、治疗及护理方法，鼓励患者及家属参与医疗安全。

3. 饮食原则为清淡、易消化、营养均衡。饮食的种类应根据患者的病情适当选择，忌生、冷、硬、油腻和刺激食物，水果、蔬菜宜食用新鲜、应季食品。

4. 做好预防跌倒、坠床、压疮等意外事件相关教育。

5. 指导患者注意个人卫生，预防感染的发生。

6. 给予患者及家属心理支持，关心爱护患者，了解与疏导患者的不安情绪。对恶性、难治性疾病的患者，应遵守保护性医疗制度，特别警惕其情绪的异常变化，及时采取有效措施，以防意外发生。

7. 对于病危或临终患者的家属，应给予医疗照护。

（张　斌）

第十二节　常见传染病护理

传染病（infectious diseases）是由病原微生物（病毒、细菌、螺旋体、立克次体、支原体、衣原体、螺旋体、真菌、寄生虫等）感染人体后所产生的具有传染性的疾病。任何一种传染病若是未能得到及时有效的控制都将给人们生命健康造成威胁，同时也对社会的发展产生影响。血液病患者本身免疫功能低下，加之化疗或使用激素等免疫抑制剂等，生活中稍有不慎便会感染，一旦感染，感染灶会很快播散，形成危及生命的并发症。对于传染病除需要采取有针对性的救治措施外，患者自身的遵医行为也非常重要。

一、病毒性肝炎

病毒性肝炎（viral hepatitis）是由多种嗜肝肝炎病毒引起的以肝病变为主的全身性疾病。目前确定的肝炎病毒有甲型（HAV）、乙型（HBV）、丙型（HCV）、丁型（HDV）和戊型（HEV）。HAV和HEV主要经粪－口传播，表现为急性肝炎，除少数患者会发展成重型肝炎外，大多数患者预后良好。HBV、HCV及HDV主要经血液、性接触和生活密切接触传播，可引起慢性肝炎，并可能会发展为肝硬化，且与肝癌的发生有密切关系。

（一）护理评估

1. 评估患者的皮肤、巩膜有无黄染，黄染程度及皮肤瘙痒程度等。

2. 评估患者出血倾向　注意有无牙龈出血、鼻出血、皮下瘀斑、黑便、柏油样便、呕血等。

3. 评估排泄物　观察尿便、呕吐物的颜色、性质及量的变化。

4. 评估神志　观察有无性格情绪、精神意识的变化，有无嗜睡、烦躁、昏迷等肝性脑病的发生。

5. 评估患者营养情况　观察进食情况，每周监测体重。

（二）护理问题

1. 活动无耐力　与肝功能受损、能量代谢障碍有关。

2. 营养失调：低于机体需要量。

3. 潜在的并发症　如出血、感染、压疮、肝性脑病、肾衰竭等。

（三）护理措施

1. 活动无耐力

（1）休息与活动：急性肝炎、慢性肝炎活动期、肝衰竭患者应卧床休息，以降低机体代谢率，增加肝血流量，有利于肝细胞恢复。待症状好转、黄疸减轻、肝功能改善后，逐渐增加活动量，以不感疲劳为度。

（2）基础护理：关心和照顾患者，关注患者各种需求。重症患者做好口腔、皮肤护理，协助患者进餐、沐浴、如厕等生活护理。保持床铺清洁平整，预防压疮。黄染刺激皮肤引起瘙痒者，可用温水擦浴或遵医嘱局部药物处理，避免搔抓，以防感染。

2．营养失调

（1）急性肝炎患者：给予清淡、易消化、富含维生素的流质饮食。严重食欲缺乏、恶心、呕吐不能进食或进食量太少者可遵医嘱静脉补充葡萄糖、脂肪乳和维生素等。

（2）重症肝炎患者：①给予高维生素、易消化、低脂肪、无刺激食物。减少饮食中的蛋白质，保持排便通畅，减少肠道内氨的来源。②腹水患者进低盐饮食。③腹胀患者减少产气食品（牛奶、豆制品）的摄入。④食管静脉曲张者，口服药物应碾细，尽量避免食用煎炸、带刺、带壳的坚硬食品。

3．预防并发症

（1）病情观察

1）密切观察患者神志、体温、血压、腹胀、黄疸、尿量、尿色的改变，观察患者黄疸加深或消退情况，消化道症状与饮食、药物的关系，发现异常及时通知医生，配合处理。

2）对凝血酶原时间延长、有出血倾向者应观察有无消化道出血情况，皮肤有无瘀点、瘀斑或牙龈、鼻腔有无出血，做好口腔清洁，有鼻出血者用无菌棉球或肾上腺素棉球填塞止血。

（2）用药护理

1）密切观察药物的疗效及不良反应，定期复查肝功能、血常规及病毒的血清学指标，以指导调整治疗方案。

2）禁用损害肝的药物，如氯丙嗪、氯化铵等。

3）禁用肾毒性的抗菌药物，如氨基糖苷类药物。

4）长期使用广谱抗生素者，应密切观察口腔、肠道有无真菌感染。

5）观察利尿药的利尿效果，记录24小时尿量。

（3）心理护理

1）肝炎患者易产生孤独、恐惧、害怕等情绪，应给予安慰和鼓励。

2）耐心倾听，关心、体贴患者，给予必要的解释与疏导，建立良好的护患关系，增强治疗信心。

（四）健康教育

1．加强预防疾病、预防接种指导　讲解急性肝炎的传播途径、消毒隔离措施、预后等相关知识，消除顾虑，从而促进疾病康复。

2．知识宣教　宣传病毒性肝炎的家庭护理和自我保健知识，生活规律，劳逸结合。加强休息、饮食、睡眠、心理、各种检查治疗的指导。

3．自我护理　加强营养，戒烟酒，不滥用药物，以免加重肝损害。养成良好的生活习惯。

4．预防接种　对密切接触者可行预防接种。

5．定期复查，合理治疗。

二、艾滋病

艾滋病又称获得性免疫缺陷综合征（acquired immunodeficiency syndrome，AIDS），由人类免疫缺陷病毒（human immunodeficiency virus，HIV）感染后引起的慢性致病性传染病。主要通过性接触和血液传播。HIV特异性地侵犯并破坏辅助性T淋巴细胞，并使机体多种免疫细胞受损，最终并发各种严重的机会性感染和恶性肿瘤。血液病患者机体免疫力低下，加之长期输液、输血等治疗，在自我防护、消毒隔离、规范输血等方面更应该加强管理。

（一）护理评估

1．了解患者职业、婚姻状况、性生活史，既往有无接受注射、输血、使用血制品、职业暴露、共用注射针头等，有无性病史。

2．评估患者有无持续性全身淋巴结肿大、发热、乏力、盗汗、食欲减退、腹泻等，有无机会性感染（如肺炎）、肿瘤（如卡波西肉瘤）及神经系统病变。

3．了解血常规、免疫学、血清学及HIV抗体等检测结果。

4．了解患者对疾病的认识和心理状态。

（二）护理问题

1．有感染的危险　与免疫功能受损有关。

2．体温过高　与合并感染有关。

3．营养失调：低于机体需要量　与食欲差、艾滋病合并各种机会性感染有关。

4．活动无耐力　与HIV感染、并发肺炎、真菌感染有关。

5．恐惧　与艾滋病预后不良、疾病折磨、担心受到歧视有关。

6．潜在并发症　如皮肤完整性受损、腹泻、社交孤立等。

（三）护理措施

1．预防感染

（1）消毒隔离

1）在标准预防的基础上，采取接触隔离，如医务人员接触患者分泌物、排泄物时应戴手套、口罩和穿隔离衣，以防污染皮肤和工作服。

2）预防HIV感染的防护措施尤其要预防污染的针头及其他锐器刺破皮肤，操作时佩戴手套，防止血液、体液等接触医务人员伤口造成感染。

3）艾滋病患者因免疫缺陷，应实施保护性隔离。

4）加强隔离室空气环境的清洁与消毒，每日用臭氧消毒机消毒30分钟，定期做空气微生物学监测，出院患者做好终末消毒。

（2）病情观察：密切观察患者生命体征变化，观察有无肺部、胃肠道、中枢神经系统、皮肤黏膜等机会性感染的发生，如有无发热、咳嗽、呼吸困难、呕吐、腹泻等症状，以便早期发现，及时治疗。做好血型检查和输血准备，并定期检查血常规，中性粒细胞$<0.5\times10^9/L$时应报告医生。

（3）基础护理：指导患者养成良好的卫生习惯，加强口腔护理和皮肤护理，防止继发感染。

（4）用药护理：遵医嘱给予抗病毒药物治疗，早期抗病毒治疗可减少机会性感染。使用齐多夫定（ZDV）治疗者，注意其严重的骨髓抑制作用，早期可表现为巨幼细胞性贫血，晚期可有中性粒细胞和血小板减少，亦可出现恶心、头痛和肌炎等症状。

2．体温过高　密切观察体温变化，遵医嘱给予降温处理。

3．营养失调

（1）评估患者的营养状况：包括皮下脂肪、皮肤弹性、体重及血红蛋白等；评估患者的饮食，了解饮食习惯、进食能力等。

（2）饮食护理：给予高热量、高蛋白、高维生素、清淡、易消化的饮食，鼓励患者多饮水、多饮果汁、肉汁等，保证营养供给，增强机体抗病能力。禁食生冷及刺激性食物。呕吐时，遵医嘱在进食前30分钟给予镇吐药；腹泻时，给予少渣、少纤维的流质或半流质饮食；不能进食或吞咽困难时给予鼻饲；必要时给予静脉补充肠外营养。

4．活动无耐力　嘱患者活动与休息相结合，提供良好的休息环境，保证足够的睡眠。患者在急性感染期绝对卧床休息，以减轻症状；无症状感染期适当活动，但应避免疲劳。加强患者生活护理。

5．心理护理　多与患者沟通，了解其思想和情绪变化，减轻焦虑、抑郁、恐惧等心理障碍。护士多体贴患者，保护患者隐私。鼓励亲属、朋友给患者提供生活和精神上的帮助，克服心理障碍，珍爱生命，积极融入社会。

6．预防并发症

（1）皮肤完整性受损：加强个人卫生，注意皮肤清洁，每日用温水擦浴，勤换衣服，受压部位的皮肤常用温热水按摩，以促进血液循环，不能翻身者应定期协助更换体位，皮肤干燥者可涂润肤油滋润，防止皮肤损伤继发感染，特别注意外阴真菌、病毒等引起的不适。

（2）腹泻：①注意饮食卫生，不吃不洁净的生食或半生不熟的食物，进食前一定要洗手，预防胃肠道感染；②腹泻引起肛周不适，每次便后进行温水坐浴，清洁肛周局部皮肤，用软布或纸巾擦干后涂抹润肤油保护皮肤。

（3）社交孤独：护士应与患者进行有效沟通，了解及分析患者真实思想，针对患者心理障碍进行疏导，满足合理需求，解除患者孤独、恐惧感，不应采取歧视和惩罚性态度，或表现出害怕被传染的恐惧心理。还应做好家属及周围人的工作，不要对患者采取鄙弃态度，应尊重患者人格，给予关怀、温暖和同情，使其得到家庭及社会的支持，面对现实，树立战胜疾病的信心和决心。

（四）健康教育

1．知识宣教

（1）向患者讲解艾滋病的基本知识、传播方式、预防措施及保护他人和自我健康监控的方法，定期访视或医学观察。

（2）用药指导：艾滋病患者抗病毒治疗是一个需长期坚持的治疗过程，可能要终身服药，患者的依从性对治疗具有决定性作用，指导患者提高依从性，以达到良好的疗效。

2．预防隔离　尽可能使用一次性用品，接触血液或其他体液污染的物品，操作者必须戴手套，避免直接接触，防止医源性感染。

3．提倡义务献血，规范用血，防止母婴传播。

三、肺结核

肺结核（pulmonary tuberculosis）是由结核分枝杆菌感染引起的肺部慢性传染病。结核分枝杆菌可能侵入人体全身各种器官，但主要侵犯肺，肺结核是严重危害人民群众健康的呼吸道传染病。飞沫传播是肺结核最重要的传播途径。恶性血液病患者由于自身免疫功能低下、化疗药物及大剂量糖皮质激素的使用，常使机体免疫功能进一步下降，易合并感染，特别是结核病。恶性血液病合并肺结核的临床表现不典型，对于恶性血液病患者在抗肿瘤治疗有效时出现不明原因的发热，经抗感染、抗真菌治疗无效时，应高度警惕合并结核感染的可能。

（一）护理评估

1．健康史

（1）评估有无与结核病患者的密切接触史，了解患者的生活条件、生活环境。

（2）评估患者有无化疗、免疫抑制剂、大剂量糖皮质激素治疗，是否处于骨髓抑制期。

（3）评估患者有无其他慢性病，如糖尿病、艾滋病、严重营养不良等。

（4）评估患者有无疫苗接种史。

2．身体评估

（1）全身症状：评估体温、脉搏、呼吸等变化，有无发热，多为长期午后低热。有无乏力、食欲减退、盗汗和体重减轻等全身毒性症状。

（2）呼吸系统症状：评估有无咳嗽、咳痰、胸痛、咯血、呼吸困难等症状。如咳嗽加剧、不规则高热、畏寒等提示有结核播散现象。

3．心理与认知　评估患者有无焦虑、恐惧、孤独等心理状态；评估患者对疾病的认识程度。

（二）护理问题

1．体温过高　与结核分枝杆菌感染有关。

2．知识缺乏　缺乏结核病治疗的相关知识。

3．营养失调　低于机体需要量。

4．潜在并发症　大咯血、窒息等。

（三）护理措施

1．体温过高　结核病一般午后低热，应加强休息，高热时监测体温变化，遵医嘱用药。

2．知识缺乏

（1）用药指导：向患者及家属反复强调抗结核药物治疗的重要性和意义，督促患者按时用药，不能自行停药，坚持全程治疗，观察用药后不良反应。

（2）正确留取痰标本：肺结核患者需多次查痰，指导患者正确留取痰标本。

（3）合理休息：合理休息可以调整新陈代谢，减轻机体耗氧量，改善呼吸，使肺获得相对休息，有利于病灶愈合。①症状明显患者，有咯血、高热等严重结核病毒性症状或伴有大量胸腔积液，应卧床休息，恢复期可适当活动；②轻症患者应避免劳累和重体力劳动，保证充分的睡眠和休息，做到劳逸结合。

3．营养失调

（1）合理膳食：肺结核是一种慢性消耗性疾病，应给予高热量、优质高蛋白、富含维生素和易消化饮食，以增强抵抗力，促进病灶愈合。多食牛奶、豆浆、鸡蛋、鱼、肉、新鲜水果及蔬菜等。尽量采用患者喜欢的烹饪方法，增进患者食欲。食欲减退者可少量多餐。

（2）监测体重：每周测体重1次并记录，了解患者营养状况，及时与营养师沟通，加强营养膳食。

4．预防并发症

（1）改善患者通气：对于呼吸道分泌物较多影响通气功能者，协助患者排痰，给予持续低流量吸氧，采取半坐卧位有利于呼吸。

（2）咯血的护理

1）注意观察有无先兆症状。

2）患者有咯血时，头偏向一侧或患侧卧位，给予患者心理安慰，消除紧张恐惧情绪，鼓励患者尽量将血咯出，保持呼吸道通畅。患者在咯血过程中突然出现胸闷、烦躁、呼吸困难或咯血不畅，应立即抱起患者双足，呈倒立位，轻拍背部，以利血块排出，并尽快就地挖出或吸出口鼻的血块。必要时用吸痰管进行负压吸引，给予高浓度吸氧。

3）快速建立静脉通道，遵医嘱给予止血药，应用垂体后叶素静脉滴注时速度不要过快，以免引起恶心、心悸、面色苍白、腹痛、便意感等不良反应。

4）病情观察：密切观察患者咯血的量、颜色、性质及出血的速度，观察生命体征及意识状态的变化，有无胸闷、气促、呼吸困难、发绀、出冷汗、烦躁不安等窒息征象，做好抢救准备。

（四）健康教育

1．疾病预防

（1）控制传染源：早发现，早治疗，将患者及时转到结核病防治机构进行治疗。

（2）切断传播途径：①开窗通风，保持空气新鲜，每日空气消毒；②嘱患者咳嗽、打喷嚏时应用双层纸巾遮掩；③不得随地吐痰，含痰液纸巾/纸盒须焚烧处理；④餐具煮沸消毒，用具、便器、痰具用后须消毒；⑤病室、被褥、书籍可用臭氧消毒机消毒或日光暴晒。

（3）保护易感人群：①血液病患者免疫力低下，实施保护性隔离措施；②接种卡介苗；③遵医嘱服用化学药物预防。

2．知识宣教

（1）加强对患者结核病知识的健康教育，使其坚持正规治疗。

（2）嘱患者合理安排休息，以提高机体免疫力。

（3）保持居室通风、空气新鲜。

（4）加强营养，戒烟酒。

（5）夜间出现盗汗时，及时擦身，勤换内衣裤，注意保暖。

（6）主动与患者沟通，介绍结核病是可治疾病，树立战胜疾病的信心。

3．用药指导　向患者强调坚持规律、全程、合理用药的重要性，指导患者观察药物疗效和不良反应，若出现药物不良反应及时就诊。定期随访。

（马新娟　杨　静）

第五章

血液系统疾病治疗与护理技术操作规范

第一节 嵌合抗原受体T细胞免疫疗法护理

嵌合抗原受体T细胞免疫疗法（chimeric antigen receptor T-cell immunotherapy，CAR-T）是治疗肿瘤的新型精准靶向疗法。通过基因工程技术改造后的T细胞可以特异性地识别肿瘤细胞来表达抗原靶点，从而激活T细胞，有效地杀伤肿瘤细胞。此技术最早由泽利格·埃沙尔教授（Zelig Eshhar）在1989年公布，2010年以后在医学领域得到迅猛发展，多项临床试验均证实CAR-T可有效地治疗多种难治/复发性B细胞恶性血液病，如急性B淋巴细胞白血病（B-ALL）、多发性骨髓瘤（MM）及淋巴瘤等。

一、CAR-T 免疫细胞采集的护理

（一）护理评估

1．患者病情、年龄、意识、心肺功能、自理能力、过敏史、合作程度、饮食、睡眠情况。

2．评估患者实验室结果是否符合采集标准。

3．局部皮肤情况，有无皮疹、破损。

4．患者输液治疗史、血管通路情况、血管特征。

5．环境是否安静、整洁、温湿度适宜、光线适中。

（二）操作前准备

1．环境准备　室内安静、整洁，光线适中；温湿度适宜，空气臭氧消毒机/紫外线照射30分钟，更换床单。

2．用物准备　治疗盘、血细胞分离机、备用电源、一次性全封闭管路、抗凝剂、按需备外周静脉留置针、输液贴、止血带、导管预冲器、细胞保存液、生理盐水；备好心电监护仪、吸氧装置、常规抢救药物等。

3．人员准备

（1）患者准备：签署血细胞分离知情同意书；留置合适的血管通路；血常规及凝血功能检测结果；排空尿便，卧床，暴露血管通路部位。

（2）护士准备：仪表整洁，洗手，戴口罩、帽子。

（三）操作步骤

1．安装管路，选择细胞收集程序，根据医嘱输入参数。

2．生理盐水预充管路、排气，检测机器性能；使用复方枸橼酸钠（ACD-A）作为血液抗凝剂。

3．监护及建立体外循环　根据患者血管情况建立并连接静脉通路装置，形成闭合通路，给予心电监护、血氧饱和度监测，密切监测生命体征。

4．密切观察机器运行情况，根据血常规结果调整抗凝剂比例，及时处理报警和不良反应。

5. 处理量到达预定值，回输完体外血液后撤机。结合细胞采集结果和患者具体情况决定是否继续保留血管通路。如无须保留则拔针后局部按压15～30分钟，保持穿刺部位皮肤保持干燥、清洁，24小时内避免淋浴。

6. 协助患者穿好衣物，整理床单元。

7. 留取标本送实验室，对细胞进行计数检验。

8. 处理用物，洗手，记录。

（四）指导要点

1. 指导患者配合医护人员检测血液指标。

2. 患者需保持轻松愉悦心情，避免焦虑。

3. 采集当日早餐需进清淡、易消化饮食。

4. 为预防直立性低血压，术后4小时要注意卧床休息，起床动作宜缓慢。

（五）注意事项

1. 如经评估外周血管条件欠佳者需提前于股静脉或锁骨下静脉处留置双腔深静脉导管。

2. 采集过程中密切监测病情变化，重视患者主诉；全程陪护，及时处理机器报警。

3. 严格执行无菌操作原则。

4. 将所有的采集物注入专用血袋中，摇匀、静置，4℃低温运输。

5. 为预防低钙综合征，在每完成一个循环血量后可遵医嘱使用10%葡萄糖酸钙注射液静脉注射。

二、CAR-T预处理护理

（一）护理评估

1. 患者病情、年龄、意识、心肺功能、自理能力、合作程度。

2. 药物过敏史，患者对疾病及化疗药物的了解程度。

3. 血管通路选择　根据药物性质及患者意愿选择中心静脉留置导管或外周浅静脉留置导管，并取得患者或家属知情同意。

4. 评估血管通路性能　中心静脉导管位置、通畅、贴膜完好、外露导管无回血无打折、穿刺点无红肿、疼痛及渗血渗液，接头连接完好。

5. 输液架、化疗泵/输液泵性能良好。

6. 环境安静、整洁、温湿度适宜、光线适中。

7. 评估预处理方案、药液性质、质量、配置时间。

（二）操作前准备

1. 环境准备　环境安静、整洁、温湿度适宜、光线适中。

2. 用物准备　PDA、治疗盘、化疗前辅助用药、已配置的化疗药物（外套透明聚乙烯包装袋）、精密输液器、PE手套、橡胶手套、消毒液、棉签或酒精棉片、弯盘、垃圾桶、锐器盒、输液泵、专用输液器、心电监护仪（必要时）、特殊用药标志。

3．人员准备

（1）患者准备：协助患者排尿，穿刺侧肢体保暖。

（2）护士准备：仪表整洁，洗手，戴口罩、帽子。

（三）操作步骤

1．核对　携用物至患者床旁，用两种以上方式进行身份识别，核对药物。

2．解释　向患者解释化疗方案及给药目的，取得配合。

3．化疗前用药指导　告知患者药物名称、作用、输注时间、不良反应及注意事项（不知病情者执行保护性医疗）。

4．告知患者及家属使用监护仪、输液泵/化疗泵的目的及配合要点。

5．血管通路应用　最佳途径为中心静脉导管，使用浅静脉留置针需按照留置针穿刺流程规范置管。

6．再次核对患者、化疗药物、PDA信息；使用化疗前辅助用药。

7．化疗药物更换　戴手套，更换化疗药物（药袋保持在水平位，无菌方法插入输液管）。

8．根据患者年龄、病情及药物性质调节滴速；针对性给予健康教育。

9．根据预处理方案完成化疗。

（四）指导要点

1．指导患者在预处理期间如有不适及时告知医护人员，遵医嘱予以处理。

2．指导患者饮食清淡易消化，营养均衡，禁止辛辣、刺激食物。

3．患者及陪护熟知预处理期间化学药物的输注过程、注意事项及配合要点。

（五）注意事项

1．化疗药物使用前后生理盐水脉冲式冲管后方能连接其他药物输注，防止药物发生配伍禁忌。根据化疗方案中药物使用顺序输注化疗药物，交代患者输注药物时间、可能出现的不良反应及配合要点。

2．接触化疗药物时戴双层手套，内层为PVC手套，外层为橡胶手套。

3．预处理方案实施过程中密切监测患者的病情变化，包括血常规、血生化、意识状态、生命体征、尿量、胃肠道反应等。

三、CAR-T免疫细胞回输护理

（一）护理评估

1．评估患者的原发病情况（治疗史、活检或穿刺结果、神经系统症状、疾病状态、影像学检查）。

2．评估患者预处理方案和效果。

3．评估患者的生命体征、血氧饱和度、心理、全身各系统有无异常表现，有无躯体疼痛等不适及实验室检查结果。

4．评估输注的细胞种类、单位、数量。

5．评估患者血制品输注史。

（二）操作前准备

1. 环境准备　环境清洁、宽敞，有条件者入住层流病房或无菌病房。

2. 用物准备　CAR-T免疫细胞、监护仪、吸氧装置、常规急救药物及器材、抗过敏药物（遵医嘱）、生理盐水、输血器、水浴箱。

3. 人员准备

（1）患者准备：嘱患者适量饮水；以清淡、易消化软食为主，多食富含维生素、蛋白质的食物；控制陪护探视，做好保护性隔离。

（2）医护人员：细胞输注团队（包括医生、护士）；责任护士加强与医生等沟通，再次明确输注时间，以便双人配合。

（三）操作步骤

1. 协调与交接　再次确认输注时间，实验人员将CAR-T细胞送至病房后，与责任护士进行严格的交接及查对，由医生/实验人员负责解冻。

2. 输注前核对　由两名医护人员对CAR-T细胞及患者相关信息进行核对，包括输注前预处理方案实施情况等。

3. 输注前细胞准备　解冻过程不超过3分钟，解冻后的细胞充分轻轻摇匀，以免细胞凝聚，检查有无细胞团块。

4. 床边输注

（1）双人携用物至床前。

（2）用两种以上方式核对患者信息。

（3）连接心电监护，测量体温、脉搏（心率）、呼吸、血压，询问患者感受。

（4）连接输血器、生理盐水开通静脉通路。

（5）双人床边再次核对细胞及患者信息。

（6）遵医嘱给予输注前用药。

（7）输注细胞，调节输注速度，一般需要30分钟内回输完毕。

（8）输注完毕，使用10～30ml生理盐水冲洗输液袋、冲管。

（9）处理用物，输注完毕的细胞袋和输血器放置在专用冰箱保存24小时以备质检分析。

（10）洗手、记录。

（四）指导要点

1. 指导患者保持轻松愉悦心情，避免焦虑。

2. 输注过程中指导患者如有不适及时告知，如患者感觉到呼吸有大蒜样气味、胸闷等不适，及时表达。

3. 指导患者尽量避开细胞输注期间进食或饮水。

（五）注意事项

1. 静脉通路　尽量避免使用一次性钢针，防止输注过程中外渗造成细胞浪费。调节输注速度，开始缓慢滴注（15～20滴/分），15～20分钟后患者无任何不适可调至40～60滴/分，具体输注时间根据产品说明书，一般为解冻后30分钟内输注完毕。

2. 遵医嘱准备抢救用药　备托珠单抗注射液、糖皮质激素等以应对细胞因子释放综合征严重并发症；遵医嘱备抗过敏药物如10%葡萄糖酸钙、对乙酰氨基酚和苯海拉明或其他H1-抗组胺药等。

3. 输注过程中需专人护理，如果患者感觉到呼吸有大蒜样气味，为防冻液二甲基亚砜在体内代谢后的产物，嘱患者张口呼吸以减轻不适；可予以鼻导管吸氧，流量为3L/min，根据SpO_2调节氧流量，如果SpO_2不能维持，将氧流量调节至5L/min，并改用面罩吸氧，防止鼻导管对鼻黏膜的损伤。

4. 细胞输注结束后，继续予以心电监护，持续监测至全部CAR-T免疫细胞输注完毕24小时无异常为止。

四、CAR-T 免疫细胞回输后护理

1. 输注后继续做好病情监测，包括患者神志、血压、体温、呼吸、心律、心率、血常规、血液生化、炎性标志物等，每班交接和记录。

2. 指导患者做好口腔、肛周、环境卫生，根据情况给予患者入住层流病床或无菌病房行保护性隔离。

3. 告知患者输注后8周内不可以从事驾驶和危险职业等活动，如重型或潜在危险的机械操作。

4. 常见并发症护理　护理人员需严格根据CAR-T细胞治疗时间表执行护理计划，做好并发症的观察和护理工作。

（1）细胞因子释放综合征：是CAR-T治疗后最常见的并发症，是体液中多种细胞因子大量释放而导致的临床综合征，是引起急性呼吸窘迫综合征和多器官衰竭的重要原因。常发生于输注后7～14天，也有少数患者可能出现在输注后的7天内或14天后，主要症状包括心血管系统有心动过速、心律失常、低血压性休克等；呼吸系统有胸闷、憋喘、呼吸困难、肺水肿、肺炎等；肾脏系统有肾功能不全、电解质紊乱等；消化系统有恶性、呕吐、转氨酶和胆红素水平升高、腹痛、腹泻等；造血系统有中性粒细胞减少、贫血、血小板减少、凝血功能异常等；肌肉系统有肌酸激酶水平升高、乏力、肌痛等。针对患者具体病情，予体温、血压、呼吸、心率、尿量、生化指标等监测，对发热、低血压等症状予以对症护理，遵医嘱输液、吸氧及完成各类实验室检查等，并准确记录。

（2）免疫效应细胞相关神经毒性综合征：发生机制尚不明确，可能与CAR-T细胞对隐性中枢神经系统抗原的识别和脱靶细胞毒性有关。典型的NT表现为中毒性脑病，伴有注意力降低、语言障碍、书写障碍等早期表现；其他包括思维混乱、方向障碍、焦虑、失语症、嗜睡和震颤、肌无力、失禁、精神迟钝、颅内压升高、视神经乳头水肿和脑水肿。根据患者病情和医嘱，给予针对性护理，如观察患者意识和瞳孔的变化、评估吞咽功能、防止误吸、避免使用引起中枢神经系统抑郁的药物、适度镇静、静脉补液；及时协助患者完成头颅MRI、脑电图检查等；做好记录。

（胡亭钰）

第二节 新药临床试验护理

新药临床试验指在人体（患者和健康志愿者身上）进行药品系统性研究，以证实或揭示新药的作用，不良反应和/或新药的吸收、分布、代谢和排泄，目的是确定新药的疗效与安全性。新药临床试验在启动会开始直至试验结束均需临床研究护士（clinical research nurse，CRN）和临床护士共同参与。因此，临床研究护士和临床护士的护理工作在整个新药临床试验过程中起着至关重要的作用。

CRN参加临床试验启动会。此阶段申办方人员会针对药物配置和输注、标本采集等内容对CRN进行培训。然后CRN继续培训临床护士，使临床护士可以在研究者授权的情况下给予患者输注或者发放口服试验用药。

一、试验药物静脉给药

（一）护理评估

1．评估患者病情、年龄、意识状态、心肺功能、自理能力、合作程度、试验药物性质、过敏史等。

2．评估患者的外周静脉短导管或者中心静脉的功能，保证能够正常使用。

3．向患者解释给药目的、注意事项，嘱其排空大小便，取舒适体位。

（二）操作前准备

1．护士准备　衣帽整洁，洗手，戴口罩。

2．物品准备　治疗盘（内含酒精棉片）、试验药物专用输液器、试验药物、输液泵等。

3．环境准备　安静、整洁、光线充足。

（三）操作步骤

1．核对医嘱　医嘱单与执行单进行核对，准确无误。使用PDA执行医嘱时扫描液体标签二维码，调出试验用药剂量等相关信息，准确无误，粘贴输液瓶签。

2．配置试验药物

（1）将液体、试验药品分别与执行单核对。检查药液名称、浓度、剂量、有效期等。

（2）抽吸药品前进行第一次核对，包括液体及药品的名称、剂量、浓度、性质、时间、批号、有效期、给药方法及有无配伍禁忌。消毒药瓶口待干。

（3）边抽吸药液边进行第二次核对，包括药品名称、剂量等。

（4）抽取药品后进行第三次核对。

（5）核对无误后，将药品加入液体中并摇匀，再次检查液体有无浑浊、沉淀。注明配液时间，签全名。

（6）检查输液器有效期及完整性，与液体连接。

3．携用物至患者床旁，持执行单用2种以上方式核对患者信息，使用PDA执行医嘱时扫描患者腕带，调取液体信息，然后扫描输液瓶签，出现对勾显示此液体为此患者治疗用药。

4．连接输液器与患者静脉通路接头，再次核对患者姓名、给药时间、剂量等信息。

5．第三次核对医嘱药品与患者信息一致，按照试验药物要求调节滴速（使用输液泵时按照试验要求给药速度进行）。

6．整理床单位，协助患者采取舒适体位。

7．处理用物，分类放置。

8．洗手，在执行单上签字，记录时间。PDA执行给药的再次核对医嘱是否执行完成。

（四）指导要点

1．告知患者如有不适及时告知护士，不得随意调节液体滴速。

2．使用外周静脉短导管的患者注意观察针眼穿刺处皮肤是否有红、肿、热、痛表现，同时观察贴膜是否出现卷曲、潮湿、破损等。

3．出现输液泵报警时及时告知护士，护士至床旁检查输液泵情况，及时给予调适。

（五）注意事项

1．使用外周静脉短导管的患者应按照要求定期评估导管使用情况、皮肤情况等。到期或者输液不畅及时更换，不得延后使用。

2．使用中心静脉的患者每周更换贴膜一次，并评估导管功能。

3．新药临床试验由于药物的副作用不明确，所以患者出现任何不适及时上报，由研究者评估是否符合不良事件标准并上报。

二、实验用药口服给药

（一）护理评估

1．评估患者的病情、意识状态、自理能力、合作程度、用药史、过敏史、不良反应史。

2．评估患者的吞咽能力，有无口腔或者食管疾病，有无恶心、呕吐等。

3．了解药物的性质、服药方法、注意事项及药物之间的相互作用。

4．了解新药的预期不良反应。

（二）操作前准备

1．护士准备　衣帽整洁，洗手，戴口罩。

2．用物准备　发药车，服药日记卡等。

3．环境准备　整洁、安静、舒适、安全。

（三）操作步骤

1．发药前核对　持口服药执行单，双人核对药物名称、剂量、服药时间、服药方法，用2种以上方式核对患者信息。使用PDA执行口服给药的调取给药信息，并核对。

2．口服给药

（1）持口服药执行单，推发药车至患者处，持执行单核对患者信息。使用PDA执行给药时调取患者信息并核对。

（2）服药前核对药名、剂量、药物性质等，无误后给药，并向患者发放服药日记卡，教会患者记录服药日记。

（3）发药后再次确认药品与患者信息无误。

3．洗手，填写药品发放记录，并知晓此次药品可能的口服完毕日期，避免出现患者藏药情况发生。

（四）指导要点

1．指导患者口服试验用药的时间，以及相应的饮食注意事项。

2．教会患者口服试验药品后发生呕吐的补救方法，以及日记卡在补服时的记录要求。

3．指导患者注意观察用药后的症状，及时向临床研究护士反馈。

（五）注意事项

1．指导患者口服药品注意事项时一定要保证患者完全理解，能够正确配合口服试验用药。

2．教会患者填写服药日记卡，确保出现任何意外情况时患者知晓怎样正确记录。

3．观察用药后的不良反应，及时上报研究者，判断其是否属于不良事件。

（王志新）

第三节 骨髓穿刺技术操作

骨髓穿刺术（bone marrow puncture）是采取骨髓液的一种常用诊断技术，常用于血细胞形态学检查。其检查内容包括细胞学、原虫和细菌学等几个方面，以协助诊断血液病、传染病和寄生虫病；可了解骨髓造血情况，作为化疗和应用免疫抑制剂的参考。适用于：①各种血液病的诊断、鉴别诊断及治疗随访；②不明原因的红细胞、白细胞、血小板数量增多或减少及形态学异常；③不明原因发热的诊断与鉴别诊断，可行骨髓培养，骨髓涂片找寄生虫等。此外，通过穿刺采集大量骨髓行骨髓移植，以达到治疗的目的。

一、护理评估

1. 了解、熟悉患者病情，了解患者有无禁忌证，如血友病、严重凝血功能障碍、穿刺部位有感染。晚期妊娠的妇女慎做骨髓穿刺，小儿及不合作者不宜做胸骨髓穿刺。

2. 评估患者是否为过敏体质，避免对利多卡因过敏。

二、操作前准备

1. 物品准备　无菌骨髓穿刺包1个，内有一次性5ml注射器2支，一次性使用无菌注射针2个，骨髓穿刺针1个，玻片8张，塑料镊2个，一次性使用灭菌橡胶外科手套1副，无菌棉球数个，医用无菌纱布片，塑料弯盘1个，塑料腰盘1个，孔巾1张，包布1张。另备2%利多卡因0.1g 1支，有效碘浓度不低于0.5%的碘伏消毒棉球1包，无菌敷贴（或无菌纱布、胶布），标本瓶或试管。

2. 患者准备　术前向患者说明检查的必要性和方法，患者签骨髓穿刺知情告知书，解除思想顾虑，取得配合，询问患者有无麻醉药物过敏史，协助患者清洁穿刺部位皮肤及准备体位，注意遮挡患者。

三、操作步骤

1. 核对与解释　用2种以上方式进行身份识别。向患者解释操作过程及注意事项。

2. 穿刺部位　有髂前上棘、髂后上棘、胸骨柄、脊椎棘，儿童可选择胫骨。根据穿刺部位选择不同体位。

（1）髂前上棘：取仰卧位，穿刺点在髂前上棘后上方1～2cm处，此处骨面较平，容易固定，操作方便、安全。

（2）髂后上棘：取侧卧位，穿刺点在从髂前上棘向后5～7cm处，此处髂嵴较厚且向外突出，称为髂（嵴）结节，是骨髓穿刺常用的部位。

（3）胸骨体（柄）：去枕平卧（取仰卧位，肩背部垫软枕，头后仰，并转向右侧，使胸骨略高），穿刺点宜取胸骨中线、胸骨角下缘，胸骨体1～2cm，于第2肋间处。

（4）脊椎棘：患者反坐靠背椅，双臂交叉于椅背，头枕于臂上，背部尽量后突，穿刺点宜选第11～12胸椎或第1～3腰椎棘突处。

（5）胫骨：适用于新生儿、小婴儿及个别幼儿（1岁以内），可选择胫骨粗隆下1cm前内侧，上中段1/3骨面较平处。

3. 消毒及穿刺方法

（1）根据不同穿刺部位选择体位暴露局部，铺好保护垫和治疗巾，术者选择穿刺点，常规皮肤消毒，打开无菌骨髓穿刺包，戴无菌手套，铺孔巾，配合者打开2%利多卡因，术者用一次性5ml无菌注射器抽取药液，自皮肤至骨膜行局部浸润麻醉。

（2）操作者根据患者局部组织厚度，调节骨髓穿刺针的固定器（髂骨髓穿刺固定于距针尖1～5cm处；胸骨髓穿刺固定于距针尖1cm处），并拧紧固定器，穿刺针垂直刺入穿刺点皮肤（若为胸骨柄穿刺，穿刺针与骨面成30°～40°角斜行刺入），针尖顶住骨质并与骨面垂直，以旋转方式用力向前缓慢进针，待有落空感后约1cm深度即达骨髓腔。当感觉阻力消失、穿刺针已能固定在骨腔内时，表明已进入骨髓腔（如穿刺针不能固定则应再进少许）。

（3）进入骨髓腔后，即可拔出针芯，以一次性5ml干燥注射器接穿刺针座吸取骨髓液0.1～0.2ml，取下注射器，将取得的骨髓液滴于玻片上，配合者随即制成均匀玻片，满意的髓片应有薄有厚、有头有尾、上下有边，可见骨髓小粒。如需做其他检查可根据需要再抽取骨髓液，按无菌操作收集到试管内，轻轻摇匀待送检。

（4）如未能抽得骨髓液，可能是针腔被皮肤、皮下组织或骨片填塞，也可能是进针太深或太浅，针尖未在髓腔内，此时应重新插上针芯，稍加旋转或再钻入少许或再退出少许，拔出针芯，如见针芯上带有血迹，再行抽吸可获得骨髓液。

（5）标本取得后，插入针芯，拔出穿刺针，以无菌敷贴（或无菌纱布、胶布）覆盖伤口并加压。

四、指导要点

1. 术后应立即压迫止血10分钟，对有出血倾向者，防止骨膜下血肿形成或流血不止，压迫穿刺点时间应延长至20～30分钟。

2. 术后3日内，穿刺部位保持局部皮肤干燥，勿用水洗，防止感染。

3. 嘱患者注意休息，避免剧烈运动，防止伤口出血或感染。

4. 穿刺后对饮食无特殊要求，清淡、干净卫生饮食原则进食即可。

5. 术后伤口处有疼痛感，但不会对身体和生活带来不良影响。

6. 3日后穿刺点无红、肿、热、痛等炎症反应，恢复良好即可拆去敷料。

五、注意事项

1. 严格执行无菌操作，以免发生局部感染或骨髓炎。

2. 术前须检查穿刺针是否牢固，穿刺针进入骨质后避免摆动过大，以防折断。

3. 局部皮肤要固定好，尽量避免皮肤和活检针一起转动，加重损伤和疼痛感。

4. 不宜用骨髓活检针抽吸骨髓液做细胞学检查。

5．术后嘱患者休息，严密观察局部出血情况。

6．胸骨柄穿刺不可垂直进针，不可用力过猛，以防穿透内侧骨板。试吸骨髓后，进针、退针时一定要放入针芯，避免针内塞入组织或小碎骨。吸出骨髓液应立即涂片，以免凝固。抽吸骨髓液时，逐渐加大负压，行细胞形态学检查时，抽吸量不宜过多（＜0.2ml），否则使骨髓液稀释而影响骨髓增生程度的判断、细胞计数和分类；但也不宜过少，骨髓液抽取后应立即涂片。

7．多次干抽时应进行骨髓活检。

8．注射器与穿刺针必须干燥，以免发生溶血。

9．术前应完善出凝血时间、血小板等检查。

10．穿刺时应与患者交谈，如发现患者精神紧张、大汗淋漓、脉搏细速等休克症状时，应立即报告医生，停止穿刺，协助处理。

（张　斌）

第四节　骨髓活检穿刺技术操作

骨髓活组织检查术（bone marrow biopsy）简称骨髓活检术，是行骨髓穿刺取出骨髓活体组织，通过光子或电子显微镜观察骨髓组织结构或超微结构，行免疫化学检查、分子生物学检查，行病理诊断，以确诊疾病。活检组织不但能反映骨髓内的细胞成分，而且能保持骨质结构。可协助或弥补骨髓穿刺结果的不足，正确判断血细胞减少症患者骨髓增生程度及其病因，进一步明确诊断再生障碍性贫血、骨髓纤维化、骨髓增生异常综合征、恶性淋巴瘤、多发性骨髓瘤及骨髓转移癌等，对判断急性白血病的化疗是否达到真正的完全缓解有意义。血友病及严重出血性疾病者禁用。

一、护理评估

1. 评估患者的年龄、病情、意识状态、治疗情况及配合程度。

2. 评估患者的血常规，特别是血小板数值及出凝血功能。

3. 评估患者是否为过敏体质。

4. 评估患者穿刺处皮肤是否完整，有无破溃、硬结，是否清洁，避免感染。

5. 评估患者心理状态及对操作的认知程度，指导患者放松心情，转换注意力，配合操作。

二、操作前准备

1. 物品准备　一次性无菌骨髓活检包：内有一次性骨髓穿刺针及活检针、一次性无菌注射器及无菌针头、塑料镊子、塑料盘、塑料弯盘、无菌棉球、无菌纱布、孔巾、一次性使用灭菌橡胶外科手套、载玻片等。另备2%利多卡因0.1g 1支，有效碘浓度不低于0.5%的碘伏消毒棉球1包，无菌敷贴（或无菌纱布、胶布），标本瓶或试管及10%甲醛固定液。

2. 患者准备　向患者解释本检查的目的、意义及操作过程，取得患者的配合并签署骨髓活检术知情同意书。

三、操作步骤

1. 运用2种以上方式正确识别患者身份。

2. 穿刺部位　临床上一般为髂后上棘或髂前上棘。

3. 协助患者侧卧位，暴露局部皮肤，配合医生常规消毒皮肤，戴无菌手套，铺无菌孔巾，2%利多卡因局部自皮肤、皮下至骨膜行局部浸润麻醉。

4. 操作者左手拇指和示指紧压、固定穿刺部位皮肤，右手持针（切针套针顶端有一缺口，即针螺旋形侧刀），套上针芯的活检针，垂直刺入穿刺点皮肤至骨膜，进针时针尖顶住骨质并与骨面垂直，旋转进针至骨质一定深度（约0.5cm）后拔出针芯，再装上延长器，插入针芯，与骨面垂直向下推进顺时针方向旋转，进针到取材所需深度（2～3cm），再原位旋转360°后使套针内的骨髓活组织与周围组织离断，按顺时针方向旋转而拔出穿刺针。

5. 取下延长器（接柱），用针芯将套管内的组织推入10%甲醛溶液瓶或干管中固定待送检。

6. 穿刺部位以无菌敷贴加压覆盖。

四、指导要点

1. 术后应立即压迫止血10分钟，对有出血倾向者，为防止骨膜下血肿形成或流血不止，压迫穿刺点时间应延长至20～30分钟。

2. 告知患者术后5日内，穿刺部位勿用水洗，保持干燥，防止感染。

3. 嘱患者避免剧烈运动，防止伤口出血或感染，注意休息。

4. 告知患者术后伤口处可能有疼痛感，但不会对身体和生活带来影响。

5. 5日后若穿刺点恢复良好，无红、肿、热、痛等炎症现象，即可拆去敷料。

五、注意事项

1. 术前详细询问病史，血小板计数低及出凝血功能异常、有出血倾向者，操作时应特别注意，血友病患者禁忌穿刺。

2. 严格无菌操作，以免发生局部感染或骨髓炎。

3. 术前须检查穿刺针是否牢固，穿刺针进入骨质后避免摆动过大，以防折断。

4. 局部皮肤要固定好，尽量避免皮肤和活检针一起转动，加重损伤和疼痛感。

5. 不宜用骨髓活检针抽吸骨髓液做细胞学检查。

6. 骨质坚硬，穿刺针难以进入骨髓腔时，不可用力强行进针，以免断针。

（张　斌）

第五节 腰椎穿刺技术操作

腰椎穿刺技术是诊断治疗中枢神经系统白血病（central nervous system leukemia，CNSL）最有效的方法之一。利用腰椎穿刺术将药物直接注入蛛网膜下腔，使药物弥散在脑脊液中，并很快达到有效的血药浓度。目的是：①防治中枢神经系统白血病；②避免大剂量静脉用药带来的不良反应。其适应证是肿瘤性疾病、脑膜白血病的诊断和治疗。

一、护理评估

1. 评估患者的病情、年龄、意识、治疗情况及合作程度。
2. 评估患者血常规，特别是出凝血功能，有出血倾向者行腰椎穿刺术应特别注意。
3. 评估患者是否为过敏体质，避免对利多卡因过敏。
4. 评估患者穿刺局部是否清洁、皮肤无破溃，避免感染。
5. 评估患者心理状况，嘱患者不要过于紧张，放松心情配合操作。

二、操作前准备

1. 环境准备　床旁操作，空气清洁，室内安静，室内臭氧消毒机消毒30分钟，室温不低于20℃，注意遮挡患者，保护隐私。

2. 物品准备　一次性腰椎穿刺包，内有一次性无菌注射器、一次性无菌注射针、腰椎穿刺针、测压管、试管、塑料镊子、一次性灭菌橡胶外科手套、医用棉球、医用纱布片、塑料盘、孔巾、无菌敷贴等。另备消毒剂（2%葡萄糖酸氯己定乙醇溶液或有效碘浓度不低于0.5%的碘伏），2%利多卡因0.1g1支，脑压表及鞘内注射药物。

3. 患者准备　向患者解释腰椎穿刺和鞘内注射化疗药的目的、意义及操作过程，取得患者配合。协助患者清洁穿刺局部皮肤，询问有无麻醉药过敏史，嘱患者术前排空尿便。患者签腰椎穿刺术知情同意书。

三、操作步骤

1. 携用物至患者床旁，用2种以上方式进行身份识别。

2. 患者取侧卧位，背部与床面垂直，头部尽量与前胸屈曲，双手抱膝紧贴腹部，躯干尽可能弯曲呈弓形，使脊柱尽量后凸以增宽椎间隙，便于进针。

3. 穿刺点在双侧髂嵴最高点连线与后正中线交汇处，相当于第3、4腰椎棘突间隙，也可在上一或下一腰椎间隙进行。儿童选择第4、5腰椎间隙为穿刺部位，术者消毒穿刺局部皮肤。

4. 术者打开无菌穿刺包，戴无菌手套，铺孔巾，配合者打开2%利多卡因安瓿，术者用一次性5ml无菌注射器抽出药液做穿刺点自皮肤到椎间韧带逐层局部麻醉。儿童用

7号针，成人用9号针，肥胖患者用12号针，操作者左手固定穿刺点皮肤，右手持穿刺针以垂直背部、针尖稍斜向头部方向缓慢刺入，当刺透韧带及硬脊膜进入蛛网膜下腔时，可感阻力突然消失有落空感。进针过程中针尖遇到骨质时，应将针退至皮下待纠正角度后再进行穿刺。缓慢抽出针芯（以防脑脊液迅速流出，造成脑疝）可见脑脊液流出，进行测压并缓慢放液2～5ml后送检，再放入针芯拔出穿刺针。

5．放脑脊液前先接上测压管测量压力。正常侧卧位脑脊液压力为70～180mmH$_2$O（0.098kPa=10mmH$_2$O）或40～50滴/分。撤去测压管，收集脑脊液2～5ml送检；如需做培养，应用无菌试管留取。

6．做鞘内注射药物治疗时，先放出与药物等量的脑脊液后换接含药物的注射器缓慢注入。常用药物及剂量：甲氨蝶呤10mg、阿糖胞苷50mg、地塞米松10mg，用适量的生理盐水进行稀释至所需液体量。

7．操作完毕，拔出穿刺针后，穿刺部位以无菌敷贴覆盖并按压。

8．穿刺过程中要与患者交谈，询问患者局部及下肢的感觉。观察神志、脉搏、呼吸等变化，注意有无剧烈头痛、呕吐等症状。

四、指导要点

1．穿刺点稍加压止血，敷以无菌敷贴固定。

2．术后去枕平卧4～6小时，颅内压高者平卧12～24小时，密切观察有无头痛、恶心、腰痛等。

3．病情观察　观察患者的面色、神志、瞳孔、脉搏、呼吸及血压等变化，询问患者局部及下肢的感觉，并注意头痛、呕吐及脑疝症状，穿刺点有无出血等现象。

五、注意事项

1．严格无菌操作，避免引起感染。

2．严格掌握禁忌证，患者处于休克、衰竭或濒危状态及颅后窝有占位性病变均为禁忌。同时，颅压过高者也不宜做腰椎穿刺，以避免脑脊液动力学的突然变化导致脑疝形成。

3．穿刺部位有化脓性感染的禁止做腰椎穿刺，以免引起蛛网膜下腔感染。

4．严密观察生命体征，注射时注意患者面色、口唇、瞳孔等。如发现出汗、恶心、呕吐、口唇发绀、瞳孔不等大、颈项强直等，立即停止穿刺，并做相应的处理。

5．穿刺时，宜选用小号穿刺针，避免药物外渗及穿刺损伤。当针头刺入皮下组织后缓慢进针，防止因用力过猛刺伤马尾神经或血管，以致产生下肢疼痛或脑脊液混入血液而影响结果判断。推注药物速度应缓慢，边回抽边推注，使脑脊液逐渐与药物混合稀释后缓慢注入。鞘内给药时，应先放出等量脑脊液，然后再等量置换性药物注入。对颅内压较高者可缓慢放1～2ml脑脊液。在多次鞘内注射后可出现颅内压降低，术后易发生低颅压性头晕、头痛等不适，此时可多注入1～2ml生理盐水以减轻症状。

（张　斌）

第六节 静脉化疗技术操作

静脉化疗技术是通过静脉途径输注化疗药物，抑制或杀灭肿瘤细胞，是治疗恶性肿瘤及血液病时应用最广泛的方式之一。有些血液病如急性白血病、淋巴瘤、骨髓增生异常综合征等需要反复化疗，以减少和最终杀灭异常的肿瘤细胞，恢复正常骨髓造血功能。静脉化疗操作既要保护患者血管，又要做好操作人员的职业防护。

一、护理评估

1. 患者评估

（1）询问患者既往病史、用药史、过敏史等，了解患者有无全身性疾病。评估患者的一般状况，了解其肝肾功能、血常规化验指标及心电图情况。

（2）评估患者中心静脉导管功能及固定情况；如从外周静脉给药，评估穿刺局部皮肤有无瘢痕、硬结，静脉走向有无红、肿、热、痛，避开关节。

2. 药物评估　了解用药方案，输入药物的种类、性质、用药量、用药频率、输入方式等。

二、操作前准备

1. 患者准备

（1）向患者解释输注化疗药物的目的、方法、注意事项和药物的作用及副作用，减轻其思想顾虑，并配合治疗。

（2）患者做好自身的准备，避免着凉。

2. 物品准备

（1）应设中心静脉药物配置室，使用生物安全柜配药。

（2）由专人负责药物配置和室内环境设备的管理。

（3）一次性防护衣、口罩、帽子、聚氯乙烯手套和乳胶手套、防护垫、防护镜、一次性注射器、污物袋及污物桶。

（4）输液用品：一次性精密输液器、生理盐水、20ml注射器、预充式冲洗器、输液泵等。

三、操作步骤

1. 药物配制

（1）配药前洗手，穿防护衣，戴一次性口罩、帽子、双层手套、防护镜，生物安全柜操作台面覆盖一次性防护垫。

（2）药物安瓿颈部包裹无菌纱布掰开，以防损伤手套。

（3）药物安瓿割锯前轻弹其上端，使药液或药粉沫集中安瓿底部。溶解药液时沿安瓿壁缓慢注入溶液，抽吸药液时防止药物外溅。

（4）一次性注射器及废安瓿、防护垫、手套等放专用污物袋内密闭，经焚化炉销毁。

（5）操作完毕脱防护衣、手套，用肥皂及流动水彻底洗手。

（6）清洁生物安全柜，开启紫外线灯消毒。

2．给药方法

（1）静脉注射法（外周静脉留置针）：①将配制的化疗药吸入注射器中，另用20ml注射器吸取生理盐水20ml。②先用生理盐水注射器接一次性留置针行静脉穿刺，并推入10ml生理盐水，确认回血顺利，局部妥善固定，再换接化疗药液的注射器。③推注化疗药过程中，边推注边试抽回血，推注速度宜慢。④化疗药液推注完毕，再换接生理盐水注射器，以较快的速度推注。⑤拔针后以无菌贴压迫保护针眼。⑥针眼局部用水胶体外敷，减少局部刺激。

（2）静脉注射法（中心静脉导管）：①将配制的化疗药吸入20ml注射器中，另准备2支10ml生理盐水预充注射器。②用酒精棉片消毒无针接头，待干，接化疗药注射器。③推注化疗药物，推注速度宜慢。④化疗药液推注完毕，换接10ml生理盐水预冲注射器冲管及封管。

（3）静脉点滴法：①先以生理盐水行静脉穿刺或滴注，确认滴注通畅无外漏后，换接化疗药液。②遵照医嘱调节化疗液滴入速度，按规定时间滴完。化疗药滴毕，再接生理盐水快速冲管。

四、指导要点

1．指导患者化疗期间合理进食，告知患者化疗期间保持一定的胃充盈度，少食多餐，化疗前2小时适量进餐，不可空腹或过量进食。

2．告知患者及家属不可自行调节化疗药物输注滴速，注意导管固定，避免牵拉致导管脱出。

3．输入过程中出现不适症状及时通知医护人员。

4．告知患者化疗期间注意个人卫生及个人防护，注意做到劳逸结合，避免体力过度消耗。

5.如使用外周留置针输注化疗药物，告知患者穿刺部位及周围出现疼痛等不适症状必须及时通知护士，并在护士指导下采取正确的处理方法，不可自行局部外敷。

五、注意事项

1．正确掌握化疗药物对静脉及组织的刺激程度，并严格执行化疗给药的操作流程以防化疗药物外渗引起局部组织损伤。

2．发疱性药物一旦发生外渗，必须保留原针头，尽量回抽残留皮下的化疗药液，并注入拮抗剂。封闭注射前应视外渗程度配置适量的药液，并根据药物渗入组织的深度及液量多少决定局部封闭的角度、次数及方向，以达到良好效果。

3．根据外渗药物的作用机制，严格掌握外敷的处理方法，细胞毒类化疗药物必须采用冷敷，植物碱类化疗药物采取热敷；冷敷期间应密切观察局部反应，防止冻伤。一般刺激性药物（如氟尿嘧啶、环磷酰胺、甲氨蝶呤等）外渗后可拔除针头，局部用25%硫酸镁湿敷。

4．化疗给药应按职业防护要求，佩戴双层手套及一次性口罩。

5．输注化疗药物过程中，护士应加强巡视，观察患者化疗给药后毒副作用的程度，并针对毒副作用采取有效的防治措施。

6．化疗药物输注前后，遵医嘱用生理盐水或5%葡萄糖冲净残余药液。连续输注2种及以上药物时，两袋药液之间应采用生理盐水进行冲管。

7．配置及输注化疗药物的污染物品，用后立即放置到双层防渗漏的垃圾袋内，垃圾袋外标注“化疗废物”警示标志。

六、化疗常见的不良反应与护理

1．恶心、呕吐　是化疗最常见的不良反应，通常化疗引发的呕吐有3种表现形式：①即刻呕吐，主要是在行化疗后24小时之内的呕吐；②延迟呕吐，主要是在化疗药物使用24小时后至第5～7天所发生的呕吐；③先期呕吐，指患者在经历了第一个治疗周期急性呕吐后，在下一次化疗给药以前所发生的条件反射性呕吐。

预防及护理：化疗前，耐心向患者及家属做好教育，可为患者播放轻音乐，转移患者的注意力；饮食上少食多餐，以清淡、易消化的饮食为主，鼓励进食富含高热量、高蛋白、高维生素饮食，注意饭菜的色、香、味，引起患者食欲，适量运动可以促进消化；使用化疗前，可预防性地给予镇吐药物，如甲氧氯普胺、昂丹司琼等。

2．骨髓抑制　多数化疗药物都对骨髓有一定的抑制作用。用药后出现白细胞、血小板及血红蛋白减少，通常在用药后一周开始，两周内降至最低。

预防及护理：监测白细胞、血小板及血红蛋白计数，以及患者病情变化，如患者有无感染发热，有无出血倾向等。治疗及护理过程中要严格执行无菌操作和消毒隔离制度，避免感染。告知患者注意自我防护，戴口罩，病室每天通风2次，并进行空气消毒。保持口腔及肛周卫生，用漱口水漱口或软毛牙刷刷牙，碘伏水清洁会阴及肛周。必要时注射集落刺激因子或输入成分血等。

3．药物局部毒副作用　表现可为不同程度的静脉炎或组织坏死。

预防及护理：建议患者置入中心静脉导管如PICC或输液港。如无中心静脉通路需确认穿刺处有回血，穿刺部位无渗漏后再输注化疗药物，穿刺处避开靠近神经、韧带及关节部位的静脉。化疗药物输注前后，用生理盐水冲管（特殊药物需使用5%葡萄糖注射液冲管）。如果发生化疗药液外渗，应立即停止药物输注，将血管内及周围皮下药液回抽，局部注入拮抗剂，拔针按压后，用生理盐水、地塞米松和利多卡因等药物做环形封闭，局部根据药物性质选择冷敷或热敷、硫酸镁湿敷或水胶体外敷等。

4．腹泻、便秘　由于化疗药物损伤胃肠黏膜，活动减少及使用镇吐药等，通常会发生大便异常。

预防及护理：

（1）便秘：嘱患者多饮水，指导进食粗纤维食物，减少蛋白和脂肪的摄入，不吃煎炸、辛辣、刺激食物。病情允许的情况下，鼓励患者多下床活动。如3天以上无排便，可报告医生，根据医嘱合理使用缓泻剂，必要时灌肠。

（2）腹泻：嘱患者进食清淡流食，注意观察排便次数、性质及量。保持肛周皮肤干燥、清洁。根据腹泻严重程度遵医嘱使用蒙脱石散、奥曲肽等药物对症治疗。

（刘艳霞）

第七节 静脉输血技术操作

静脉输血是将血液通过静脉输入体内的方法，是急救和治疗疾病的重要手段之一。静脉输血是血液病患者常用的治疗方式之一。如再生障碍性贫血、地中海贫血患者，需频繁输血以维持正常生命体征，骨髓增生异常综合征、白血病患者等还多需要反复输注红细胞。主要目的是：①补充血容量；②增加血红蛋白，促进供氧；③有助于止血；④增加机体的免疫力；⑤补充白蛋白，减轻组织水肿。近年来，输血技术和医学信息化的不断发展，智能化闭环式静脉输血技术的实施，进一步保障了临床用血安全，提高了住院患者输血安全，杜绝了输血不良事件的发生。

一、护理评估

1．评估患者的病情、意识状态及合作程度。

2．评估患者血型、输血量、血常规化验指标。

3．询问患者有无输血史和不良反应。

4．评估穿刺部位及静脉情况。

二、操作前准备

1．患者准备

（1）向患者解释输血治疗的目的、方法和注意事项，消除顾虑及紧张情绪。

（2）协助患者排空尿便，取舒适体位。

2．环境准备　安静、整洁、舒适、安全。

3．护士准备　衣帽整洁，洗手，戴口罩。

4．物品准备　PDA、治疗盘内常规皮肤消毒用具、无菌输液贴、止血带、一次性垫巾、输血器、生理盐水，根据医嘱准备血制品及抗过敏药物。

三、操作步骤

1．血制品核收

（1）病房护士和送血护士人工与PDA双核对受血者姓名、住院号、科别、床号、血型、配血结果、采集日期时间、有效期、血液外观及本次输血要求，以上信息准确无误，PDA扫码签收。

（2）输血前医生与护士再次人工与PDA核对上述信息无误后，消息提示医生开医嘱方可准备输入。

2．血制品输注

（1）携用物至床前询问姓名、核对年龄，按静脉输液操作流程进行静脉穿刺，输入生理盐水，并遵医嘱给予抗过敏药。

（2）2名护士再次核对患者血型，PDA扫描患者腕带和血袋条码进行核对，确认无误，填写生命体征、输血速度，轻摇血袋后接连输血器开始输血。输血开始宜缓慢滴入，速度不超过20滴/分。

（3）输血15分钟后PDA提示护士巡视，扫描患者腕带和血袋条码，观察患者有无输血反应，无输血反应再根据患者病情和年龄调节滴速，一般为40～60滴/分；若有输血反应在PDA填写，信息会推送到医院信息系统中，进行输血不良反应的上报，对输血反应进行记录。

（4）每袋血输完都要用生理盐水充分冲管后再输第二袋血。

（5）输血结束第3次扫描患者腕带和血袋条码，信息带入输血观察表。到规范时间血制品没有输毕，系统自动弹出对话框，护士填写异常原因。

（6）生理盐水冲管，待输血器内血液全部输完拔针，按压穿刺部位5～10分钟。

3．血制品输注完毕

（1）在电子病历系统及时查看“输血观察护理记录单”的准确性。

（2）血袋低温保存24小时后，打印医院信息系统中生成的相应条码，并贴于医疗垃圾袋，进行条码扫描，通过医院医疗废物系统进行处理。

四、指导要点

1．医护人员告知患者和家属输血治疗的目的、优势，血制品的种类。

2．首次输血应告知患者的血型，指导患者和家属每次输血前准确回答护理人员。

3．指导患者输血不良反应的种类和临床表现，输血中有任何不适及时通知医护人员，暂停输血并立即给予处理。

4．护理人员根据患者年龄、病情、血制品种类调节输注速度，指导患者及其家属不要私自调整输血速度。

五、注意事项

1．全血、成分血和其他血液制品应从血库取出后30分钟内输注，1个单位的全血或成分血在4小时内输完，不得自行贮血。

2．红细胞制品在输注前需将血袋反复颠倒数次，直到紧密的红细胞混匀才能输注；必要时在输注过程中不时轻轻摇动血袋使红细胞悬起，若输注过程中出现滴速不畅，则可加入30～50ml生理盐水稀释并混匀。

3．血小板输注前要轻轻摇动血袋使血小板悬起，切忌粗鲁摇动，以防血小板损伤；血小板的功能随保存时间的延长而降低，从血库取来的血小板应尽快输用，输注速度应以患者可耐受的速度快速输入，一般30分钟内输毕。若因故（如患者正在高热）未能及时输入，则应在常温下放置，每隔10分钟左右轻轻摇动血袋（防止血小板聚集）或送回血库保存，不能放入4℃冰箱暂存。

4．新鲜冰冻血浆输注前肉眼观察应为淡黄色的半透明液体，如发现颜色异常或有凝块不能输用；融化后的新鲜血浆应尽快用输血器输入，以避免蛋白变性和不稳定的凝血因子丧失活性；若不能及时输入，可在4℃冰箱暂存，但不得超过24小时，更不可再冷冻保存。

5. 融化后的冷沉淀不仅要尽快输用，而且要用输血器以患者可以耐受的最快速度输入；因故暂不能输入的冷沉淀不宜在室温下放置过久，不宜放4℃冰箱，也不宜再冷冻，因为因子Ⅷ最不稳定，很容易丧失活性。

6. 严格执行无菌操作和查对技术，输血前必须由2名护士再次核对患者血型、PDA信息与血袋标签上的相关内容，确认无误后方可输血。

7. 血液制品不应加热，输血前将血袋内的成分轻轻混匀，避免剧烈震荡，不得随意加入其他药物。

8. 输血过程中严密观察输血反应，发现问题及时与医生联系。

9. 输血前用生理盐水冲洗输血管路，连续输用不同供血者的血液时，前一袋血输尽，用生理盐水冲洗输血器，再输注下一袋。

10. 一旦出现异常情况，应立即终止输血，用生理盐水维持静脉通路，并通知医生和输血科值班人员，给予积极治疗和抢救，做好记录。保留剩余血制品，以便查找原因。

六、输血常见的不良反应与护理

1. 过敏反应 表现为荨麻疹、血管神经性水肿、寒战、发热。重者出现喉头水肿、呼吸困难、窒息及过敏性休克。

（1）轻者：减慢滴速或暂停输血，给予抗过敏药物。

（2）重者：立即停止输血并对症处理，如吸氧、给予抗过敏药物、抗休克和抗肾衰竭的治疗；对喉头水肿者，配合医生做气管插管或切开。

2. 发热反应 参照第一章第二节“血液系统疾病常见症状护理”。

3. 溶血反应 表现为头胀，心前区紧迫感，腰背部剧痛，疼痛可放射到小腿，黄疸和血红蛋白尿，伴有寒战、发热、恶心、呕吐、呼吸急促、大汗淋漓、血压下降、休克，进而发生少尿、无尿、肾衰竭等。处理措施：

（1）立即停止输血。

（2）保持静脉输液通畅并给予氧气吸入。

（3）安慰患者减少焦虑。

（4）密切观察生命体征，注意有无休克征象。

（5）留置导尿，观察尿色并记录每小时出入量。

（6）抗休克和保护肾功能的治疗。

七、静脉输血PDA查对流程

静脉输血PDA查对流程见图5-1。

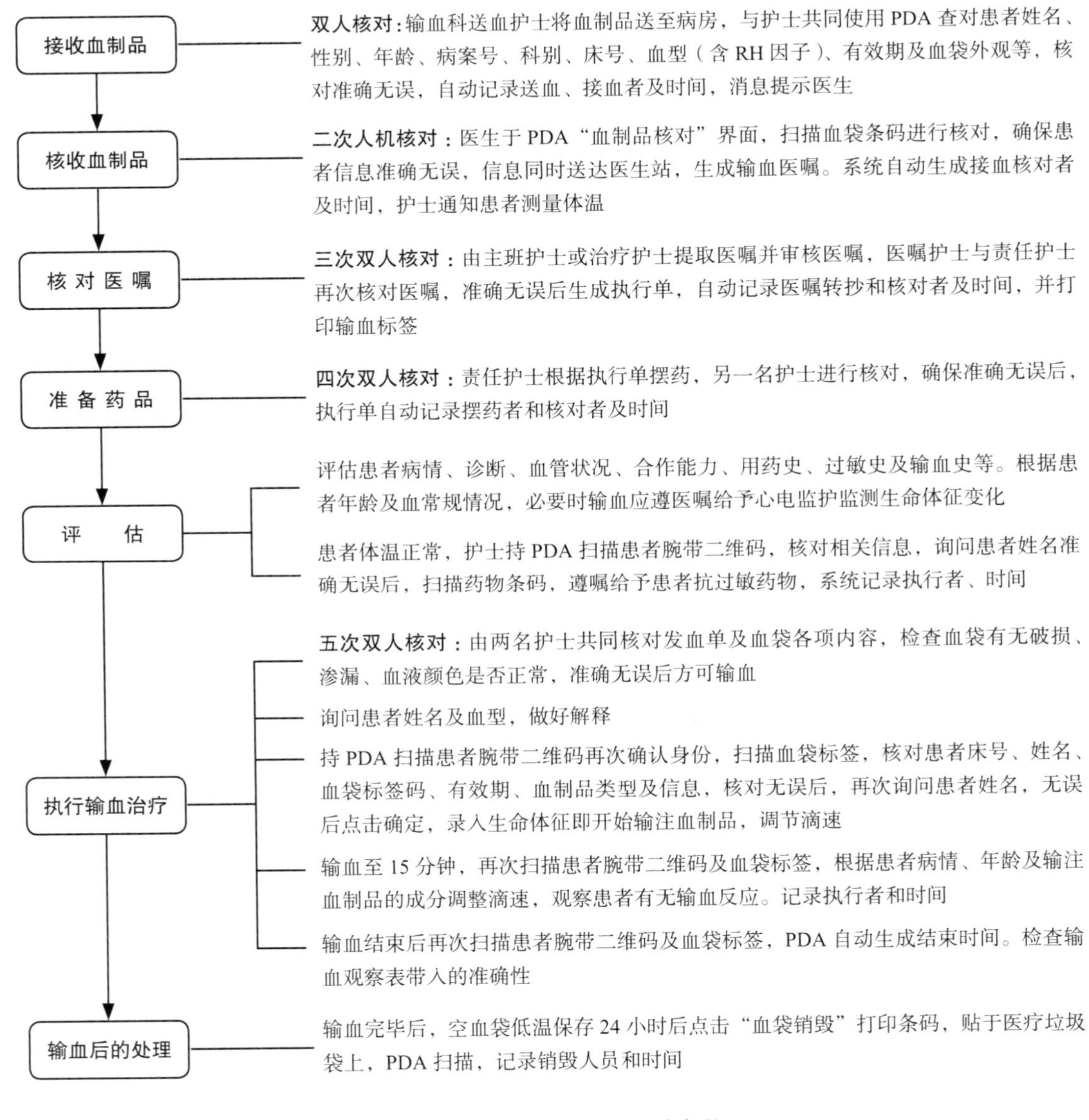

图5-1 静脉输血PDA查对流程

（李俊杰 赵金影）

第八节　血细胞单采技术操作

血细胞单采术（blood cell apheresis）是应用血细胞分离机将患者/健康供者的全血利用离心原理分成各种血细胞成分，并从中提取或去除相应成分的血细胞，再将剩余血液成分回输患者/健康供者的技术。此治疗技术已广泛应用于临床，在血液系统疾病、自身免疫性疾病治疗，如真性红细胞增多症、各类型的急慢性白血病、原发性血小板增多症、外周血干细胞移植及CAR-T细胞治疗等，有着其他治疗方式难以替代的优越性。

一、护理评估

1. 医生根据患者病情、治疗需要开具单采会诊单，单采室工作人员对患者/健康供者完成评估。

（1）评估病情、症状、体征、过敏史及实验室检查结果，是否合作。

（2）评估静脉血管情况：术前需在肘部大血管处穿刺，保护血管不被破坏。如静脉条件差，提前留置颈内、锁骨下或股静脉等中心静脉导管。

2. 评估血细胞分离机使用状态。

二、操作前准备

1. 患者/健康供者准备

（1）向患者/健康供者充分讲解细胞单采的目的、过程、优点、安全性及可能出现的潜在风险，并签署血细胞单采知情同意书。

（2）采集当日可进清淡、易消化饮食，尽量吃饱，减少因空腹产生的术中不良反应。

（3）告知患者/健康供者血细胞单采前排空尿便。

2. 环境准备　环境清洁整齐，光线充足，每日常规空气臭氧消毒机消毒；温湿度适宜，温度22～25℃，湿度＜40%，避免湿度过大影响机器的运行。

3. 护士准备　衣帽整洁，洗手，戴口罩。操作者熟练掌握血细胞分离机的操作流程，正确调节参数，根据不同采集类型，选择不同的耗材。

4. 用物准备　血细胞分离机及相应一次性血细胞分离管路、抗凝剂、生理盐水1000～2000ml、治疗盘、采血包、一次性使用留置针（18G）、一次性使用动静脉穿刺针（16G）、输液贴、预冲式冲管注射器；备好常规急救药品、吸氧装置、心电监护仪等。

三、操作步骤

1. 开机，根据采集要求不同选择不同的血细胞分离机，安装并连接生理盐水及ACD-A抗凝剂，选择相应的程序，用生理盐水预充管路。

2. 核对患者/健康供者信息，根据机器提示及当日血常规，输入身高、体重及相关数据，协助其取舒适体位平躺于床上，必要时给予心电监护。

3. 建立体外循环，予以双侧肢体外周静脉穿刺或连接中心静脉后形成闭合通路。一条管路用于输出血液，另一条管路用于回输血液，先连接回输端，再连接采集端。严禁在此管路中进行静脉输液，单采过程中穿刺侧肢体适当制动。

4. 及时对症处置单采过程中的不良反应，间断给予钙制剂口服，一般每半小时口服10%葡萄糖酸钙10～20ml，如患者/健康供者肠胃吸收不良或口服出现不适，遵医嘱输注10%葡萄糖酸钙稀释液，预防患者/健康供者出现低钙反应，严重者停止采集，配合医生进行抢救，并做好记录。

5. 处理量达到预定值，回输体外血液后拔除穿刺针，用无菌止血敷料覆盖穿刺部位，胶布固定，压迫15～30分钟，保持穿刺部位干燥、清洁，24小时内不能沾水。

6. 观察并记录患者/健康供者情况，治疗过程及血细胞单采情况，将所得采集物按要求处置。

7. 治疗结束后，卸下血细胞分离管路，关闭设备，进行清洁后待用。

8. 正确实施垃圾分类。

四、指导要点

1. 向患者/健康供者讲解血细胞单采的目的、注意事项及配合方法。

2. 加强心理护理，在血细胞单采期间可间断与患者/健康供者进行沟通，分散注意力，消除其紧张、恐惧的心理，及时发现患者不适症状。

3. 注意穿刺处的保护，单采中穿刺侧肢体适当制动，单采结束拔针后要按压至不出血为止，以减少穿刺局部皮肤淤血乃至血肿，以免给需二次单采患者的静脉穿刺增加难度。

4. 术后患者/健康供者可出现直立性低血压，故嘱其术后4小时尽量卧床休息，起床动作宜缓慢、轻柔，以免发生晕厥。

5. 密切观察患者病情变化，定时监测生命体征，饮食上补充必要的营养，可进食钙高饮食，若发生问题及时妥善处理。

6. 术后应及时检查血常规、电解质，以了解分离效果，做好各项记录。

五、注意事项

1. 严格执行无菌操作，预防感染及单采成分被污染。

2. 血小板计数少于30×10^9/L或血红蛋白少于70g/L的患者不建议单采（血栓性血小板减少性紫癜患者除外）；红细胞去除患者采集前不能口服降压药。

3. 根据血小板数值调整抗凝剂与全血的比例及患者血管情况观察血流，监视采集数值，根据情况调整数据，以确保收集到最佳产品。

4. 严密观察患者生命体征和病情变化，指导患者/健康供者在血细胞单采过程中注意保暖。

5. 在治疗过程中密切观察机器的运行情况，血细胞分离机发生故障或报警，按机器指示进行调节。

6．在血细胞单采过程中易出现不良反应，应及时发现病情变化。观察患者穿刺部位有无渗血、血肿，有无低钙血症、过敏反应等，发生病情变化，及时通知医生对症处理。严重者停止采集，配合医生进行抢救，并做好记录。

7．治疗结束后，穿刺处充分压迫止血，有出血倾向者遵医嘱予以相应处理。

8．血细胞单采操作过程应有详细的记录，并注意保存。

（李俊杰　赵金影）

第九节 血浆置换技术操作

治疗性血浆置换（therapeutic plasma exchange，TPE）是一种用来清除（或减少）血浆某些疾病的相关致病因子的血液净化疗法。其基本过程是将血液经血细胞分离机引出，通过离心去除异常血浆，而保留其他血液成分连同置换液（新鲜血浆）回输患者体内，以达到治疗疾病的目的。

一、护理评估

1．患者　评估患者血常规、血管条件、一般状态、自理能力，完善各类高危风险因素评估（跌倒坠床、压疮等）。

2．环境

（1）单采室各项指标是否在适合范围，如温度、湿度等。

（2）检查所用物品的外包装的严密程度及消毒日期，是否符合无菌物品管理要求。

3．物品　主要设备为血细胞分离机及相应的一次性管路，用物包括：抗凝剂、生理盐水、治疗盘、采血包、一次性使用留置针（18G）和一次性使用动静脉穿刺针（16G）或双腔CVC（16G）、输液贴、预充式导管注射器、抗过敏药物；备好常规急救药品、吸氧装置、心电监护仪等。

4．置换液体　置换液包括胶体溶液与晶体溶液，胶体溶液为新鲜冰冻血浆及白蛋白，晶体溶液为平衡盐液体及生理盐水，抗凝剂采取枸橼酸－枸橼酸钠－葡萄糖溶液，全血与抗凝剂之比为12∶1。

二、操作前准备

1．备齐操作所需物品，流动水下洗净双手，戴口罩，再次使用免洗手消毒凝胶消毒双手。

2．向患者做必要的解释，评估患者血管情况，对于弹性不好、管腔较细的血管，在进行TPE的过程中易发生渗液或血肿建议提前建立中心静脉通路。

3．协助患者排空尿便，安置仰卧位。测量基础血压，并做记录。

三、操作步骤

1．核对　用2种以上方式核对患者身份信息。

2．预防性给药　血浆置换前遵医嘱应用抗过敏药，如静脉输入甲泼尼龙、地塞米松等药物，预防发生过敏反应。

3．血管通路准备　开通2条静脉通路。检查原有中心静脉管路的通畅性，或置入2条外周静脉，常规消毒皮肤，分别用18G留置针、16G动静脉穿刺针穿刺，妥善固定。

4．采用连续式血细胞分离机操作，启动机器。将开通的2条静脉分别与机器采出及回输导管连接，血流在整个分离过程中不间断。

5．血浆置换前和置换过程中间断给予钙制剂口服，一般每半小时口服10%葡萄糖酸钙10～20ml，如患者肠胃吸收不良或口服出现不适，遵医嘱输注10%葡萄糖酸钙稀释液，预防患者出现低钙反应。

6．血浆置换完毕，患者静卧继续观察。记录置换液量和分离出的血浆量。

7．应用双腔CVC时，为保障管路通畅有效，治疗后用生理盐水或肝素盐水封闭静脉管腔，生理盐水或肝素盐水注入导管后，立即关闭导管夹；同时避免从导管处采取血标本、输注其他液体。

8．应用外周静脉完成血浆置换后，及时拔除穿刺针，用无菌敷料覆盖穿刺部位，正确按压直至不出血为止，保持穿刺部位干燥、清洁，24小时内不能沾水。

四、指导要点

1．有针对性地向患者介绍血浆置换技术是去除血液中病理性成分的一种先进的治疗方法。采用血液成分分离机操作，安全，效果好。告诉患者接受治疗时需卧床，建立静脉通路后，有专用导管与机器连接，采出血液并分离血浆，同时输入置换液，出入保持动态平衡。一次置换术一般需2～3小时。

2．针对患者心理状态进行心理指导，原则为解除其思想顾虑，消除不安全感，使之积极配合医务人员顺利实施血浆置换技术。

3．治疗前询问患者有无过敏史。有过敏史的患者置换液应慎重选择。介绍预防性口服钙剂的目的并指导服用方法。并嘱排空大小便后静候治疗。建议带管患者治疗期间应减少置管侧肢体活动，以免导管打折或脱出；使用一次性动静脉穿刺针和留置针建立静脉通路，注意静脉穿刺部位皮肤清洁方法并说明目的，做好穿刺侧肢体的保护；拔针后指导患者按压穿刺点至不出血为止，减少穿刺局部皮肤淤血及至血肿。

4．操作开始时协助患者置仰卧体位，并说明治疗中尽量不变换体位。嘱其在治疗过程中如果感觉疲劳向护士说明，由护士协助适当调整肢体位置，但特别注意不要影响置换术的进行。告诉患者感觉不适或有需协助的事项时要及时向医护说明。

5．血浆置换后指导患者继续静卧半小时以上，如果出现不适及时向医生、护士说明。护士将遵照医嘱定期为患者取静脉血送化验复查。

五、注意事项

1．严密观察不良反应

（1）枸橼酸盐中毒：枸橼酸盐产生抗凝作用的机制是通过螯合钙离子阻断凝血因子的凝血反应，过快输注枸橼酸盐超过患者代谢速率是血清钙下降的主要因素，且血浆置换过程因血浆含有枸橼酸钠，大量输注人体后结合血中游离钙离子，引起钙离子浓度降低，从而出现低钙血症等不良反应。临床表现为手足搐搦、肢端麻木、皮肤出现“蚁行样”感觉等。如果出现上述症状，立即减慢置换速度，缓慢静注10%葡萄糖酸钙注射液10ml缓解症状。

（2）心血管反应：由去除量和还输量失去动态平衡而出现血容量过低或过高反应。血容量过低可表现胸闷、心悸、面色苍白、冷汗、恶心、呕吐、心动过速、低血压，甚至晕厥或休克。血容量过高可出现头晕、头痛、血压升高、心律失常甚至发生急性肺水肿。年老体弱、原有贫血、水肿、血浆蛋白低及心肺功能差者易发生心血管反应。预防措施为加强监护，置换过程中严密观察患者的脉搏、呼吸、血压及有无不适，保持血浆换出与补充置换液之间的平衡，保持血浆胶体渗透压稳定。一旦发生上述情况应及时处理。对于低血容量反应者应减慢去除血浆速度，适当补充胶体置换液；高血容量反应者则应减慢输入置换液的速度，适当加快去除血浆的速度，使用快速利尿剂以减轻心脏负担。

（3）过敏反应：多见于新鲜冰冻血浆做置换液，长期且反复行血浆置换术治疗的患者。主要症状是皮肤瘙痒、荨麻疹、血管神经性水肿，严重者可发生过敏性休克。其中荨麻疹最常见。对于输血或血浆有过敏史者，尽可能不用血浆做置换液。轻度反应可口服或注射抗组胺药物；一旦发生过敏性休克应立即停止血浆置换术，皮下注射肾上腺素后肌内注射阿拉明，静脉注射地塞米松2～5mg并按休克抢救措施处理。

（4）出凝血异常：在血浆置换技术过程中，随着病理性成分的去除，凝血因子和血小板也会有不同程度的减少，有潜在出血倾向。绝大多数凝血因子在血浆置换后24小时内恢复，血小板在2～4日恢复。如果临床无明显出血征象一般不必特殊处理，但必须密切观察。对出血倾向严重者，按医嘱为患者静脉输注新鲜冰冻血浆或浓缩血小板。

（5）“反跳”现象：血浆置换后可出现2种“反跳”现象。一是血浆置换使血液中病理性成分大量减少，反馈抑制解除，又未及时应用免疫抑制剂，可能引起病理性成分的急剧增加，以致原发病比血浆置换前加重；二是血浆置换后血液中常规治疗的药物浓度随血浆去除而显著下降，以致这些药物的治疗作用减弱引起原发病加重。因此血浆置换后应及时补充常规治疗药物，尤其要维持免疫抑制剂的血药浓度。

2. 加强静脉导管护理　体内留置CVC的患者，应严格执行无菌操作，避免发生导管相关性血流感染。密切评估导管情况，防止CVC脱出或打折，做好导管精细化护理；应用留置针静脉穿刺、动静脉穿刺针的患者，密切观察静脉穿刺部位有无红肿、疼痛，防止发生静脉穿刺针头移位导致液体外渗。

3. 其他　分离机运转过程中有可能引起轻度机械性溶血；输入大量温度过低的置换液可引起心律失常；血浆分离器的滤器受到血流量及跨膜压的限制，置换时血流量过大或置换量过大，导致破膜等。虽不多见但也要警惕，均应密切观察患者病情变化以便及时处理。

（吴桂彬）

第十节 经外周静脉穿刺的中心静脉导管置管技术操作

经外周静脉穿刺的中心静脉导管（peripherally inserted central catheter，PICC）指经上肢贵要静脉、肘正中静脉、头静脉、肱静脉、颈外静脉（新生儿还可通过下肢大隐静脉、头部颞静脉、耳后静脉等）穿刺置管，尖端位于上腔静脉或下腔静脉的导管。PICC宜用于中长期静脉治疗，可避免药物刺激和药物外渗造成的静脉炎、组织损伤等并发症，也可避免患者因反复静脉穿刺所带来的痛苦。

一、护理评估

1．医护人员了解患者的年龄、病情、过敏史、血常规、凝血功能、意识状态、心理反应、合作程度。

2．评估患者静脉治疗方案、药物性质、穿刺部位的皮肤情况和静脉条件，了解患者既往静脉穿刺史、有无相应静脉损伤。在满足治疗需要的情况下，尽量选择规格较细的单腔导管（对于成年患者，考虑选择占静脉直径≤45%的导管）。

3．评估患者有无PICC置管禁忌证

（1）有血栓史者、血管手术史的静脉不应置管。

（2）患有上腔静脉压迫综合征不宜置管。

（3）放疗部位不宜进行置管。

（4）接受乳房根治术或腋下淋巴结清扫的术侧肢体、锁骨下淋巴结肿大或有肿块侧、安装起搏器侧不宜进行同侧置管。

（5）慢性肾脏疾病拟行动静脉瘘的患者。

4．医护人员向患者充分解释PICC的目的、方法、置管过程、置管后注意事项等，征得患者同意并签署“PICC置管知情同意书”和“高值耗材知情同意书”。

二、操作前准备

1．患者准备　做好清洁卫生，清洗双臂；根据病情，患者宜戴口罩、帽子。

2．操作者准备　洗手，戴一次性口罩、帽子。

3．物品准备

（1）PICC专用无菌穿刺包（弯盘2个、大棉球6个、镊子2把、小药杯2个、隔离衣1件、大单1个、治疗巾1个、孔巾1个、无菌手套2副、直剪1把、纱布数块、10cm×12 cm透明敷料）、PICC、20ml注射器2～3支（儿童10ml）、生理盐水、导管固定装置、2%葡萄糖酸氯己定乙醇溶液或大于0.5%碘伏，必要时准备2%利多卡因及1ml注射器1支。

（2）塞丁格（简称MST）穿刺套件（导丝、21G钢针、20G套管针、皮肤扩张器、专用解剖刀）、超声机1台及相关附件。

4．环境准备　置管室洁净、宽敞、安静，光线充足。

三、操作步骤

1．核对医嘱　操作者持执行单与医嘱进行核对，确认无误并查看相关化验报告。

2．操作者核对患者信息，确认已签署知情同意书。

3．取舒适体位　协助患者平卧，术侧手臂外展与躯干成45°～90°，充分暴露穿刺区域。

4．选择穿刺血管　在未扎止血带的情况下，评估静脉的直径、走向、形状和压缩性；评估拟穿刺静脉的深度，测量拟穿刺血管的直径；选择导管与静脉比率≤45%的导管。在穿刺点处做好标记。

5．测量预置管长度（和臂围），嘱患者平卧，术侧手臂外展90°，手臂与身体在同一水平面，测量穿刺点至右胸锁关节向下至第3肋间；测量双侧臂围（肘窝以上10cm处），并记录。

6．清洁　应用75%酒精进行整臂清洁，以穿刺点为中心，顺时针、逆时针交替进行擦拭3次，自然待干。

7．消毒　宜用2%葡萄糖酸氯己定乙醇溶液进行整臂消毒，以穿刺点为中心，"回"字形用力擦拭消毒3次；也可使用有效碘浓度不低于0.5%的碘伏溶液以穿刺点为中心整臂消毒，顺时针、逆时针交替进行擦拭3次，自然待干后方可穿刺。

8．建立最大化无菌屏障　操作者穿无菌隔离衣，戴无菌手套，患者手臂下铺无菌治疗巾，无菌大单覆盖患者全身，穿刺点局部铺孔巾。

9．预冲　预冲PICC及相关配件，检查导管完整性及通畅性，并将导管完全浸泡在生理盐水中（可根据患者病情使用0～10U/ml肝素生理盐水预冲浸泡导管）。

10．穿刺

（1）助手协助将超声探头涂抹无菌耦合剂连同导线套上无菌罩。

（2）将适宜型号的导针架安装到探头上，将穿刺针放入导针架，针尖斜面朝向探头，注意针尖不要超过导针架（徒手穿刺则不需要）。

（3）操作者在穿刺点上方结扎止血带，嘱患者握拳。

（4）将探头垂直放在手臂预穿刺部位，贴紧皮肤，锁定预穿刺血管，使其显像于超声仪屏幕上，将血管移至屏幕中心的圆点标记上。必要时进行局部麻醉。

（5）边看超声仪屏幕，边用钢针缓慢进行穿刺，当确认穿刺针进入血管后，观察针鞘中的回血，回血顺畅后，将导丝通过针鞘送入血管5～10cm。手持钢针，缓慢与导针架分离，移开探头（若没有导针架可直接移开探头）。松开止血带，嘱患者松拳。

（6）回撤钢针，体外导丝保留10～15cm，如在送入导丝过程中遇到阻力需要回撤导丝时，切记要将钢针和导丝一起回撤，以避免锐利针尖损伤导丝，甚至割断导丝。

11．置入导管

（1）如为前端开口式导管应修剪导管至适宜长度。

（2）给予局部麻醉，用专用解剖刀沿穿刺点导丝上方切割皮肤，切忌将导丝切断。

（3）沿导丝送入插管鞘，注意握紧导丝再边旋转边用力推进，直至插管鞘完全进入血管。

（4）拧开插管鞘上的锁扣，分离内外鞘，同时将内鞘和导丝一起撤出，检查导丝的完整性。

（5）将导管自插管鞘缓慢、匀速置入至预测长度。

12. 固定导管，撤出插管鞘，撕裂插管鞘。缓慢匀速撤出支撑导丝。如为三向瓣膜导管应修剪导管长度，保留体外导管5cm，安装连接器及延长管。

13. 抽回血确定导管位于静脉内，安装无针接头。使用10ml及以上注射器抽取生理盐水脉冲式冲管并正压封管。用导管固定装置固定导管，并以穿刺点为中心、无张力粘贴透明敷料固定导管，敷料外注明日期、操作者姓名。

14. 通过X线拍片确定导管尖端位置。

15. 填写“PICC穿刺记录单”，记录穿刺静脉、穿刺日期、置管长度、导管尖端位置、导管型号及双侧臂围等。

四、指导要点

1. 术后指导患者按压穿刺部位15～20分钟，防止穿刺部位出血。
2. 告知患者术后适当活动，但避免手臂剧烈运动，避免静脉炎及血栓发生。
3. 告知患者术后如出现疼痛、肿胀等不适症状时，及时通知医护人员做对症处理。
4. 告知患者穿刺部位保持干燥，贴膜松动或潮湿时及时通知医护人员，及时处理。
5. 告知患者置管侧手臂可做适当活动，但避免提过重物品，减少上举动作。
6. 告知患者留置PICC期间可以淋浴，但应避免盆浴。淋浴前用塑料膜在穿刺部位缠绕2～3圈，上下边缘用胶布封闭，如有浸水应请护士进行换药（也可使用PICC防水保护套）。
7. 告知患者带管期间，每5～7天到二级以上医院进行导管维护。

五、注意事项

1. 操作过程中必须遵循无菌技术操作原则，严格执行手卫生。

2. PICC置管应由经过专业知识与技能培训、考核合格且工作5年以上的临床护士进行操作。

3. 接受乳房根治术或腋下淋巴结清扫的术侧肢体、锁骨下淋巴结肿大或有肿块侧、安装起搏器侧不宜进行同侧置管；上腔静脉压迫综合征患者、放疗部位不宜进行置管；有血栓史、血管手术史的静脉不应进行置管；宜选肘部或上臂静脉作为穿刺部位，避开肘窝、感染及有损伤的部位。

4. 穿刺首选贵要静脉，次选肘正中静脉，最后选头静脉。有条件者可采用B超引导下PICC置管术。

5. 送入引导导丝时，如有阻力不可强行推进。

6. 当插管鞘送入困难时，可在穿刺处切开一小切口，手术刀面斜面向上以免损伤静脉。

7．PICC置管后24小时内更换敷料，如有渗血、敷料松动时立即更换。

8．如非耐高压导管，严禁使用10ml以下注射器冲封管、给药。

9．无菌透明敷料无张力固定；无菌敷料注明日期、操作者姓名缩写。

10．慢性肾脏疾病有动静脉瘘的患者，避免在同侧肢体置入中长导管和PICC。

11．记录穿刺静脉、置入长度、导管尖端位置。

（张　建）

第十一节 经外周静脉穿刺的中心静脉导管维护技术操作

置入PICC后，应定期进行标准维护，以确保穿刺点及周围的无菌保护，预防导管相关性感染等并发症，保持PICC通畅，维持正常功能。规范导管维护对减少并发症、延长使用寿命具有重要作用。

一、护理评估

1. 告知患者换药目的，取得配合。

2. 评估患者一般情况，查看贴膜是否完好，观察穿刺点有无红肿渗出，查看导管体外部分长度，导管有无脱出、打折。

3. 测量患者双侧上臂臂围，并与上次测量数值对照。

4. 评估周围环境是否安静、整洁，通知同病室其他人员暂勿频繁走动，勿更换被服、拉动窗帘等。

二、操作前准备

1. 护士准备　衣帽整洁，洗手，戴口罩，更换圆帽。

2. 物品准备　治疗车（提前清洁擦拭）、快速手消毒凝胶、治疗盘、一次性无菌换药包、无针接头、酒精棉片、思乐扣、预充式冲洗器、医疗废弃物垃圾桶。注意检查所有无菌物品的包装及有效期。

3. 环境准备　周围环境清洁、安静、光线充足。

三、操作步骤

1. 核对医嘱及执行单，携用物至患者床旁，核对床头卡、腕带，用2种以上方式对患者进行身份识别。

2. 协助患者取舒适卧位、戴口罩，充分暴露穿刺部位。

3. 先去除贴膜边缘固定胶带，快速手消毒，打开无菌换药包，取出无菌治疗巾垫于患者置管侧手臂下，手不可随意触碰无菌巾内面。

4. 更换无针接头　使用预冲式冲洗器连接新无针接头，排气备用。去除原有无针接头，用酒精棉片多方位用力擦拭导管横切面及外围至少15秒，连接新无针接头（必要时抽回血确定导管在静脉内，注意不要将回血抽到接头处），使用脉冲式手法冲洗导管，正压封管，快速手消毒。

5. 除去原有贴膜　妥善固定导管，由四周向中心以0°平抻及180°反折方法除去原有透明贴膜，查看体外导管刻度。除去贴膜时由导管远心端向近心端，注意不要将导管带出。再次评估穿刺点有无红肿、渗出，贴膜是否完好，导管有无脱出、打折。

6．快速手消毒，使用酒精棉片去除原有思乐扣。

7．清洁皮肤　快速手消毒，使用75%酒精棉棒彻底清洁穿刺点周围皮肤，去除皮脂、皮屑及胶痕。范围：避开穿刺点周围1cm，以穿刺点为中心，直径≥20cm，左、右达臂缘，顺、逆、顺时针交替进行，共3次，充分清洁毛囊根部、固定翼及延长管，并注意固定导管，防止脱出。

8．消毒皮肤　首选2%葡萄糖酸氯己定乙醇（年龄＜2个月的婴儿慎用）棉棒，以穿刺点为中心，上、下各10cm，两侧至臂缘，“回”字形用力擦拭至少2遍，待干时间至少30秒或使用有效碘浓度不低于0.5%的碘伏棉棒时，以穿刺点为中心，上、下各10cm，两侧至臂缘，顺时针、逆时针交替进行擦拭3次，待干时间至少2分钟。

9．快速手消毒，将思乐扣及皮肤保护剂投放进无菌区内。戴无菌手套，均匀涂抹皮肤保护剂。涂抹皮肤保护剂时应向同一方向擦拭，2次之间不要有重叠，充分待干，安装新思乐扣，思乐扣箭头方向指向穿刺点。注意导管位置摆放，应为U、S、L形固定导管，防止导管移动打折。

10．采用捏、抚、按的手法无张力方式，以穿刺点为中心贴无菌贴膜。捏：隔无菌贴膜轻捏导管，为导管塑形；抚：使用2个手掌大小鱼际从贴膜中心到周边轻轻抚按贴膜，使贴膜与皮肤完全贴合；按：去除贴膜周围纸质边框时，边去除边按压贴膜边缘。注意贴膜应将导管和思乐扣完全覆盖。摘手套，快速手消毒。

11．粘贴胶带，第一条紧贴贴膜边缘及皮肤，第二条蝶形交叉固定，第三条压住前两条胶带，妥善固定延长管部分。

12．快速手消毒，摘口罩，记录换药日期后粘贴于贴膜显著位置。

13．协助患者取舒适体位，整理用物，健康宣教。妥善放置呼叫器。

14．回治疗室处理用物，流动水洗手。

15．再次核对医嘱执行单，并签字。在导管维护记录上记录相关信息，包括双侧上臂围、导管体内及体外长度、维护日期、穿刺点情况等，如有异常情况及时处理，并详细记录。

四、指导要点

1．告知患者如出现肿胀、疼痛，贴膜松动、脱落等及时通知护士；保持局部清洁、干燥，不能自行撕下透明敷料。

2．可适当进行日常活动，避免置管侧持重物，避免剧烈运动及牵拉置管侧手臂。穿衣时先穿置管侧手臂，脱衣时后脱置管侧，保持置管侧手臂最大活动度。

3．避免盆浴，并介绍淋浴前的保护方法。可使用保鲜膜缠绕置管侧手臂，至少3层，上下超过贴膜3～5cm，并用胶带封闭固定保鲜膜（也可使用PICC防水保护套）。

4．在院外维护时要去有PICC维护资质的正规医院，每7天更换贴膜及输液接头，有特殊情况可提前换药，不要拖延换药日期。不可自行在家维护。

5．患者剧烈咳嗽、呕吐或幼儿剧烈哭闹后应观察导管透明延长管部分是否回血，如有回血应及时去正规医院冲洗导管。

五、注意事项

1．无菌透明敷料应至少每7天更换一次，无菌纱布敷料应至少每2天更换一次；若穿刺部位发生渗液、渗血、出血时应及时更换敷料；穿刺部位的敷料发生松动、污染等完整性受损时应立即更换。

2．置管部位不应接触丙酮、乙醚等有机溶液，不宜在穿刺部位使用抗菌油膏。

3．严格遵循无菌原则，禁止将导管体外部分人为地移入体内。

4．严禁使用酒精棉棒擦拭穿刺点。

5．掌握捏、抚、按的手法。

6．贴膜应将导管和思乐扣完全覆盖。

7．无针接头每周更换一次，如输注血液或胃肠外营养液，需24小时更换一次。无论何种原因导致输液接头与导管分离，应立即更换。

8．冲、封管遵循ACL原则　A：评估导管功能健全（位置正确、通畅且有回血、输液速度正常、冲封管无困难）；C：使用脉冲式手法彻底冲管（将导管内残留的药液和血液冲入血管）；L：使用正压、有效、安全封管（输液完毕或在2次间断输液之间，用生理盐水或肝素盐水封管液封管，维持导管通畅）。

9．输注脂肪乳、血制品等黏稠液体后，须先用生理盐水10～20ml脉冲式冲管，再输注其他液体。

10．建立维护记录单。治疗期间应每日评估穿刺点及周围皮肤情况，如有异常随时处理并记录。每次维护后记录穿刺部位情况及更换敷料的日期、时间。

（刘艳霞）

第十二节 中心静脉导管置管技术操作

中心静脉导管（CVC）是经锁骨下静脉、颈内静脉、股静脉置管，尖端位于上腔静脉或下腔静脉的导管。广泛用于患者的输液、输血、药物治疗、肠外营养和心血管疾病的介入诊治，是监测血流动力学、进行大手术和救治危重患者不可缺少的手段。CVC穿刺资质确定：有执照、经过专业培训的医务人员执行。

一、护理评估

1．治疗方案　评估输液时间、药物性质。

2．评估患者

（1）基本信息：姓名、性别、年龄、病情、用药史、过敏史、不良反应史、意识及合作程度、血常规、出凝血功能结果等。

（2）穿刺部位：包括穿刺部位的选择、皮肤状况。

（3）穿刺血管：锁骨下静脉、颈内静脉；右侧优于左侧，上腔静脉阻塞综合征的患者可选择股静脉穿刺。

（4）患者心理：评估心理状态和合作程度。解释穿刺的目的及穿刺时的注意事项，消除患者的紧张情绪，征得患者同意并签署“CVC置管知情同意书”和“高值耗材知情同意书”。

3．穿刺工具　包括导管材质、型号等，原则上是在满足治疗前提下选择型号小的导管。

二、操作前准备

1．环境准备　空气洁净、环境整洁、光线、温度适宜。

2．患者准备　排便，皮肤清洁，根据穿刺部位，摆好体位，以患者舒适为宜，注意保暖。

3．医护人员准备　着装整洁、规范洗手、戴口罩。

4．用物准备　CVC导管及套件、CVC穿刺包、皮肤消毒液、无菌生理盐水、20ml注射器1～2支、5ml注射器1支、盐酸利多卡因注射液1支、无菌手术衣、无粉无菌手套、导管固定装置、敷料。

5．药液准备

（1）认真核对生理盐水、肝素钠注射液和盐酸利多卡因注射液的有效期。

（2）检查药液质量，药瓶有无裂痕，药液有无浑浊、沉淀或絮状物等。

三、操作步骤

1．穿刺前

（1）核对：2人核对患者医嘱、床号、姓名及住院号（或ID号）。

（2）洗手，戴无菌帽子、口罩，打开CVC消毒包，戴无菌手套。

（3）常规皮肤消毒：①消毒液，2%葡萄糖酸氯己定或大于0.5%碘伏；②消毒范围，≥20cm×20cm；③消毒方法，以穿刺点为中心，由内向外，顺、逆时针消毒至少2次，用力摩擦皮肤至少30秒/次，自然待干。

（4）脱手套。

2. 穿刺中

（1）洗手，打开CVC穿刺包，穿无菌手术衣，戴无菌手套。

（2）铺无菌巾及孔巾，助手按无菌原则投递注射器于无菌区内，注射器抽吸盐酸利多卡因注射液及生理盐水，用生理盐水预充各导管管腔并夹闭管腔，将超声探头使用无菌保护套包裹。

（3）打开CVC穿刺套件，按使用顺序合理摆放物品。

（4）置管（超声引导下颈内静脉置管术）：①扫描颈内静脉。将探头置于颈部环状软骨水平，观察颈内静脉和颈总动脉，可采用平面内或平面外2种穿刺技术进行穿刺。②引导穿刺。定位：右/左颈部环状软骨水平；使用盐酸利多卡因注射液局麻；根据超声探头摆放位置和穿刺进针点不同，可采用短轴平面内（外），4种穿刺方法进行穿刺。以短轴平面外法为例，探头与颈内静脉垂直寻找到颈内静脉后，将穿刺静脉置于屏幕中点，在探头中点外0.2～0.5cm处，穿刺针以50°～70°直刺血管，边进针边抽回血。当穿刺针进入血管后可观察到血管内呈高亮回声的针尖，抽回血。也可采用长轴平面内进针，超声探头与颈内静脉平行，将静脉调整于纵轴屏幕中央，确定穿刺超声探头中点外0.2～0.5cm处进针，通过调整探头或穿刺针将探头、穿刺针、颈内静脉三者置于同一平面内，实时引导穿刺，可观察到穿刺针进入静脉的全过程。

（5）置管（超声引导下股静脉置管术）：①扫描股静脉，将探头置于腹股沟，观察股静脉和股动脉，可采用平面内或平面外2种穿刺技术进行穿刺。②引导穿刺，定位：在髂前上棘与耻骨结节连线的中、内段交界点水平；使用盐酸利多卡因注射液局部麻醉；根据超声探头摆放位置和穿刺进针点不同，可采用短轴平面内（外），4种穿刺方法进行穿刺。以短轴平面外法为例，探头与股静脉垂直寻找到股静脉后，将穿刺静脉置于屏幕中点，在探头中点外0.2～0.5cm处，穿刺针以50°～70°直刺血管，边进针边抽回血，当穿刺针进入血管后可观察到血管内呈高亮回声的针尖，抽回血。也可采用长轴平面内进针，超声探头与股静脉平行，将静脉调整于纵轴屏幕中央，确定穿刺超声探头中点外0.2～0.5cm处进针，通过调整探头或穿刺针将探头、穿刺针、股静脉三者置于同一平面内，实时引导穿刺，可观察到穿刺针进入静脉的全过程。

（6）送管：①穿刺成功后，将导丝自穿刺针尾部缓慢送入，退出穿刺针。使用扩皮器沿着导丝方向扩皮。②将导管延导丝缓慢送入，撤出导丝，抽回血并用生理盐水脉冲式冲管。③置管深度：成人13～15cm，小儿7～9cm。左侧一般不宜超过15cm，右侧一般不宜超过14cm。④颈内静脉置管后，超声再次扫描确认导管在腋静脉或颈内静脉内并且走向正确，以免导管误入邻近血管，甚至误入胸腔。

（7）确定留置导管在静脉内，再次消毒，安装导管固定装置，用透明敷料

＞10cm×10cm无张力粘贴，敷料应完全覆盖住导管固定装置。

3. 穿刺后

（1）患者：需要拍X线检查，确定导管尖端位置。

（2）用物：将污染物品置于车下层，用物分类放置。

（3）医护人员：协助患者舒适卧位，脱手术衣及手套，洗手，告知注意事项，记录（病历及手册上注明导管的种类、规格、置管长度、日期和时间及操作者签名），若发现异常及时给予处理。

四、指导要点

1. 告知患者按压穿刺点20～30分钟，血小板计数偏低或凝血功能异常者需适当延长按压时间。

2. 告知患者穿宽松开衫衣服，穿、脱衣服时动作幅度不要过大，动作不要太猛，防止牵拉导管使导管脱出。

3. 告知患者可适当进行日常活动，避免剧烈运动、频繁弯腰，避免头部活动太大，导致导管滑脱。

4. 每日观察贴膜有无松动、脱落，贴膜下有无渗血、渗液，如有异常应及时更换贴膜。

5. 告知患者睡觉时尽量平卧位或置管对侧在下的侧卧位，卧床休息时防止导管打折、受压，避免堵管。

6. 保持局部清洁、干燥，不要擅自撕下贴膜。如贴膜有卷曲、松动、潮湿时，应及时请护士更换。

五、注意事项

1. 穿刺时抽回血，若不通畅，调整针尖位置直至回血特别通畅，否则会导致导丝放置困难。如果放置导丝困难，不能强行推进，直到调整到回血通畅的位置才能推进导丝。

2. 掌握多种穿刺路径，不应只强调某一路径的成功率反复进行多次穿刺。

3. 血液病患者通常选用B超引导下颈内静脉或股静脉穿刺。

4. 警惕各种可能发生的并发症。

5. 不允许用于对比剂的高压注射，耐高压导管除外。

（张　建）

第十三节 中心静脉导管维护技术操作

中心静脉导管（CVC）作为患者的重要生命通路，若维护不当将会导致一系列的并发症，影响患者的治疗。正确维护操作可以有效避免导管感染、堵管、脱管及非计划性拔管等不良事件，减轻患者痛苦，提升护理质量。

一、护理评估

1. 评估患者中心静脉导管是否通畅，固定是否完好。
2. 评估穿刺点局部和敷料情况，查看贴膜更换时间、置管时间。

二、操作前准备

1. 护士准备　护士穿戴整齐，衣帽整洁，洗手，戴口罩。

2. 用物准备　无菌换药包、无针接头、无菌手套、10ml预充式冲洗器、酒精棉片、快手消毒剂、思乐扣等。

3. 环境准备　保持病室安静、整洁、光线充足，操作前半小时停止清扫地面、更换被服、整理床单位等工作。

三、操作流程

1. 更换无针接头

（1）携用物到患者床旁，核对患者身份，协助患者摆放体位，暴露穿刺部位，垫一次性治疗巾。

（2）建立无菌区：进行快速手消毒，打开无菌换药包，取出无菌治疗巾，建立无菌区。打开无针接头外包装，以无菌操作放入无菌区。

（3）去除无针接头：打开10ml预充式冲洗器，去除新无针接头保护帽，连接预冲排气备用。打开酒精棉片包装，备用。持酒精棉片去除旧无针接头，使用酒精棉片用力擦拭导管接头横截面和螺旋部位。

（4）更换无针接头：消毒接口，更换输液接头后应用预充脉冲方式封管。

2. 消毒皮肤

（1）去除旧有敷料：固定导管，以0°角水平拉伸，180°角反折去除旧透明敷料。

（2）清洁皮肤：进行快速手消毒。用酒精棉棒清洁导管处皮肤，以穿刺点为中心消毒半径达10cm，同时避开穿刺点周围1cm，顺时针及逆时针交替进行，共消毒3次，充分清洁皮肤。

（3）消毒皮肤：充分固定导管，使用2%的葡萄糖酸氯己定乙醇或大于0.5%碘伏棉棒消毒皮肤，范围达穿刺点周围各10cm。顺时针逆时针交替进行，消毒3次。

3. 固定　快速手消毒，戴无菌手套，遵循无菌原则，使用免缝胶带或思乐扣固定导管；以穿刺点为中心无张力粘贴贴膜，并排除贴膜下方空气，胶带固定贴膜边缘及导管；脱去手套，快速手消毒后在胶带上记录换药日期、操作者姓名，并贴在贴膜边缘处。

4. 整理 整理用物，并协助患者舒适卧位。

四、指导要点

1. 告知患者保持穿刺部位的清洁干燥，如贴膜有卷边、松动或贴膜下有汗液、渗液、渗血等及时通知护士。

2. 告知患者妥善保护导管，尤其是体外部分的导管。

五、注意事项

1. 中心静脉导管的维护应由经过培训的医护人员进行。

2. 无菌透明敷料应至少每7天更换一次，无菌纱布敷料应至少每2天更换一次；出现渗液、渗血、出汗等导致的敷料潮湿、卷边、松动或破损时应立即更换。

3. 注意观察中心静脉导管体外长度的变化，防止导管脱出。

4. 冲、封管应遵循生理盐水、药物注射、生理盐水、肝素盐水的顺序原则。

（徐 丽）

第十四节 输液港植入技术操作

植入式静脉输液港（implantable venous access port，PORT）简称输液港，是一种完全植入人体内的闭合静脉装置，包括尖端位于上腔静脉的导管部分及埋植于皮下的注射座。根据置入静脉及注射座位置不同，分为胸壁港和手臂港。经颈内静脉及锁骨下静脉穿刺置管将注射座埋置于胸壁的称为胸壁港，经贵要静脉、肱静脉将注射座埋置于手臂的称为手臂港。因其注射座被完全包埋于皮下，并可供反复穿刺使用，输液港不仅兼具中心静脉的优势，可用于长期或间歇性静脉给药，防止刺激性药物对血管损伤，避免外渗，与PICC和CVC相比较，还可以明显提高患者的生活质量，减少导管相关并发症的风险。

一、护理评估

1．治疗方案　评估输液时间、药物性质。

2．评估患者

（1）基本信息：姓名、性别、年龄、病情、用药史、过敏史、不良反应史、意识及配合程度。

（2）常规检查：血常规、凝血功能、心电图等。

（3）穿刺部位：包括穿刺部位的选择、皮肤状况。

（4）穿刺血管：锁骨下静脉、颈内静脉，右侧优于左侧，如果是手臂静脉穿刺植入输液港，询问患者非惯用手臂。

（5）患者心理：评估心理状态和合作程度。解释穿刺的目的及穿刺时的注意事项，消除患者紧张情绪，征得患者同意并签署“输液港植入知情同意书”和“高值耗材知情同意书”。

3．穿刺工具　在满足静脉输液治疗需要的前提下选择型号小的导管。

二、操作前准备

1．环境准备　空气洁净，环境整洁，光线、温度适宜。

2．患者准备　排便，皮肤清洁，根据穿刺部位摆好体位，以患者舒适为宜，注意保暖。

3．医生、护士准备　着装整洁、规范洗手、佩戴一次性口罩及帽子。

4．用物准备　有条件的情况下使用C-臂X线机/数字减影血管造影定位机（DSA）、心电监护仪、输液港套件（选择适宜型号的输液港，根据治疗需要及患者体形选择适宜的单腔或双腔输液港，避免因泵体过大，日后出现皮肤坏死或泵体裸露）、手术包、血管对比剂、肾上腺素、盐酸利多卡因注射液、无损伤针、皮肤消毒液、无菌生理盐水、20ml注射器1～2支、5ml注射器1支及无菌纱布。

5．药液准备

（1）认真核对生理盐水、肝素钠注射液和盐酸利多卡因注射液的有效期。

（2）查药液质量，药瓶有无裂痕，药液有无浑浊、沉淀或絮状物等。

三、操作步骤

1．植入前

（1）核对医嘱及患者床号、姓名及住院号。

（2）患者仰卧，暴露输液港植入部位的皮肤。

（3）洗手，戴无菌手套。

（4）消毒：①消毒液，2%葡萄糖酸氯己定乙醇或大于0.5%碘伏溶液；②消毒范围，上至下颌，下至乳头上缘，两侧至边腋中线；③消毒方法，以穿刺点为中心，由内向外，顺、逆时针消毒至少2次，用力摩擦皮肤至少30秒/次，自然待干。

（5）脱手套。

2．植入中

（1）洗手，穿无菌手术衣，戴手套。

（2）让助手将输液港泵体及导管放入无菌区域内，抽取生理盐水预冲泵体和导管，排尽空气备用。

（3）麻醉：成人可采用盐酸利多卡因注射液行局部浸润麻醉，部位包括穿刺点、囊袋及皮下隧道；小儿可采用全麻。

（4）穿刺：选择颈内静脉或锁骨下静脉穿刺，见回血后送入导丝并退出穿刺针（推送导丝10～15cm，尾端留10～15cm），用手术尖刀片尽可能地扩开穿刺点皮肤（刀片平行、斜面朝外，避免切断导丝），沿导丝置入扩张鞘套件，可螺旋推进，拔出内鞘和导丝，拇指封堵血液，植入导管到预定长度，术中导管尖端定位可以选择X线拍片定位或心腔内定位技术（EKG）协助定位，插入长度（导管进入血管内的长度）为成人13～15cm，小儿7～9cm，撤出可撕裂鞘。

（5）选择皮肤囊袋位置，局部麻醉（港体植入皮下0.5～1.0cm，距离切口0.5cm），隧道局部麻醉，用隧道针牵引导管到皮肤囊袋切口处，捋直皮下导管，避免导管打折。

（6）修剪导管：直剪导管，不能剪出斜面。不可用止血钳夹闭导管套锁扣，黑色显影环对导管，导管对接港体正确连接锁扣，导管过港体连接杆中间部位，推送锁扣，锁死。注意导管不能打折。

（7）将港体放入囊袋并用丝线将港体缝合在筋膜上，预防港体翻转，注意避免缝针刺破导管。

（8）插入无损伤针抽回血，确认导管通畅无渗漏。

（9）逐层缝合皮肤。

（10）缝合针处无菌敷贴固定。

3．植入后

（1）医疗废物分类处置。

（2）脱手术衣及手套，洗手，告知注意事项、记录。

（3）将植入的输液港产品条形码贴在手术记录单上。

4．检查位置　X线最后再次检查，确定导管无打折和扭曲。

四、指导要点

1．告知患者植港后穿刺局部间断冰敷24小时，每日3次，每次20分钟。

2．告知患者植入24小时内穿刺侧肢体减少活动，24小时后可酌情增加活动，输液港不影响日常工作及家务劳动。

3．告知患者保持局部皮肤清洁干燥，观察输液港周围皮肤有无发红、肿胀、灼热感、疼痛等炎性反应。

4．告知患者避免使用同侧手臂提过重的物品，不做引体向上、托举哑铃、打球、游泳等活动度较大的体育锻炼，避免重力撞击输液港部位。

5．治疗间歇期每4周对静脉输液港进行冲管、封管等维护1次，建议回医院维护。

五、注意事项

1．严格执行无菌技术操作原则。

2．不同的港体型号、穿刺部位使用不同的隧道针，如部分患者因消瘦锁骨突出，锁骨上凹明显，呈山峰状，可以将隧道针中间折弯，前段保持直线后部弯曲。

3．皮下隧道牵引导管时，避免导管打折，使港体与囊袋皮肤平行，不要有斜面成角。

4．植入输液港后48小时内更换敷料，观察局部出血情况，有渗血及时更换。

5．间断拆线，局部切口根据愈合情况7～25天内完成拆线，要保持局部皮肤清洁，避免伤口感染。

（张　建）

第十五节 输液港维护技术操作

输液港（PORT）日常维护非常重要，如果维护不当，可引起各种并发症，如导管堵塞、感染等。在临床应用中合理地对输液港进行维护和护理，可有效降低并发症的发生，提高护理效果，达到安全输液的目的。

一、护理评估

1. 评估患者无损伤针使用天数，正常使用的输液针每7天更换一次。

2. 评估患者的治疗情况，根据静脉治疗需要选择是否重新插针。

3. 评估患者的病情、年龄、意识状态、自理能力及合作程度。

4. 评估输液港埋置处情况（伤口是否愈合，有无红肿、疼痛、渗液等），局部皮肤是否清洁。

5. 向患者及家属解释操作目的、注意事项、配合方法。

二、操作前准备

1. 护士准备　衣帽整洁，流动水洗手，戴口罩、圆帽。

2. 物品准备　PORT专用护理包（孔巾、治疗巾、手套、剪口纱布、75%酒精棉棒、2%葡萄糖酸氯己定乙醇棉棒或0.5%碘伏棉棒、透明贴膜、免缝胶带）、无针接头、无损伤针、20ml注射器、10ml生理盐水2支、消毒凝胶、污物桶，检查所有无菌物品有效期。

3. 环境准备　环境清洁、安静、光线充足、避免人员走动。

三、操作步骤

1. 操作者核对医嘱，查看“输液港监测记录表”，协助患者摆放舒适体位，头偏向对侧，做好解释。上臂植入式输液港需测量肘窝上10cm处双侧臂围。

2. 快速手消毒，按照无菌原则打开专用护理包，铺无菌巾于手臂下方（上臂植入式输液港用）。

3. 皮肤清洁　以输液港座为中心，用75%酒精棉棒清洁皮肤，如更换无损伤针，应避开穿刺点周围1cm，顺、逆时针交替进行，共3次，充分清洁毛囊根部。

4. 皮肤消毒　以穿刺点为中心，用2%葡萄糖氯己定乙醇溶液（年龄＜2个月的婴儿慎用）或0.5%碘伏棉棒，“回”字形用力擦拭消毒，共3次，消毒范围大于贴膜，消毒剂应充分待干。

5. 建立无菌区域　快速手消毒，将20ml注射器、无针接头、无损伤针以无菌技术置于无菌区。生理盐水消毒瓶口后打开备用。

6. 戴无菌手套，铺孔巾，20ml注射器抽取生理盐水，与无针接头和无损伤针连接，排气备用。

7. 穿刺无损伤针　触摸到港体，用非主利手的拇指、示指和中指固定港体，形成三角区，主利手持无损伤针，避开原穿刺针眼，以针头斜面与输液港连接液体外流通路的相反方向垂直刺入，有落空感后针头再向下刺入0.1～0.2mm，当感觉针尖触底时即已达储液槽底部，抽回血，以脉冲式注入生理盐水，确认导管通畅，夹闭无损伤针小夹子，分离注射器。

8. 固定　以穿刺点为中心、无张力覆盖无菌贴膜，免缝胶带妥善固定无针输液接头及延长管。如儿童或皮下脂肪较薄的患者，插针后无损伤针在体外暴露过多，需使用纱布保护固定无损伤针（将纱布置于无损伤针蝶翼与皮肤之间）。撤除孔巾，脱去手套。

9. 快速手消毒。在无菌记录胶带上记录换药日期、时间、操作者姓名，并粘贴在透明贴膜边缘处。

10. 整理用物，协助患者取舒适体位。处理垃圾，流动水洗手，处理医嘱，做好维护记录。

四、指导要点

1. 告知患者使用输液港输液期间每7天更换一次无菌敷料及无损伤针。观察输液港周围皮肤有无发红、胀、热、痛等炎性反应，若有异常及时通知护士。

2. 告知患者贴膜周围皮肤应保持清洁干燥，贴膜卷边、松动、潮湿应及时更换。

3. 告知患者输液过程中如感觉颈部肿胀、不适，及时通知护士。

4. 告知患者避免剧烈运动，避免外力撞击港体，防止针头刺穿港座或注射座翻转。

5. 告知患者非耐高压输液港行CT造影检查时禁止使用输液港注射高压对比剂，防止导管破裂。输液港港体为钛合金材质的，行MRI检查前请告知检查医生。

6. 告知患者治疗间歇期至少每4周生理盐水冲洗导管1次，必要时使用肝素盐水封管。建议3～6个月复查胸片一次。

五、注意事项

1. 严格无菌操作技术，认真执行手卫生，确保所有无菌物品在有效期内。

2. 每日观察输液港注射座及周围皮肤有无红肿、疼痛、渗血、渗液等情况。

3. 观察输液港置入侧肩部、颈部及同侧上肢有无水肿，上臂植入式输液港需监测臂围，询问患者有无麻木、疼痛等症状。

4. 触摸注射座的位置，如发现异常，可能发生注射座翻转，请勿随意调整，及时通知医生处理。

5. 输液前宜通过抽回血来确定输液港导管在静脉内，输液时注意观察流速，发现流速下降应及时查找原因，防止导管堵塞。

6. 冲封管

（1）注射器选择：冲管及封管时必须使用10ml以上注射器进行操作。

（2）冲管时机：治疗间歇期至少每4周盐水冲洗导管1次，必要时使用肝素盐水封管。连续输液时，每8～12小时用生理盐水脉冲式冲管；经导管取血、输注血制品、PN

等高黏质液体后应彻底冲管，如输注过程中流速减慢应增加冲管频次，避免导管堵塞。

（3）冲管时针尖斜面应背对输液港注射座与体内导管的接口，以便更有效地冲洗注射座内的血液及药物残留。

（4）冲、封管遵循ACL原则：同PICC冲管。

7．操作时必须使用专用无损伤针。根据输注液体、皮下组织厚度、正确选择无损伤针型号，连续输液的无损伤针应至少每7天更换。

8．插针时动作轻柔，发现针尖达港座底部后，切忌过分用力、左右摇摆针头，以免损伤输液港底座或使针尖弯曲形成倒钩。

9．粘贴敷料时采用无张力方法，避免医用黏胶相关性皮肤损伤。

（张慧敏　陈毓雯）

第十六节 保护性隔离技术操作

保护性隔离指在医院的特定区域内，如层流洁净病房/床，采取空气净化技术，通过各种预防感染措施，避免因各种原因导致免疫力低下的患者发生院内感染，尤其适用于造血干细胞移植和大剂量化疗患者。

一、护理评估

1．患者　评估患者血常规（白细胞、中性粒细胞、血小板、血红蛋白）、一般状态、自理能力，完善各类高危风险因素评估（如跌倒坠床、压疮等）。

2．环境　层流病房各项指标是否在适合范围，如开启状态、温度、湿度、压差等；层流病床需查看开启状态，围挡的密闭性。

二、操作前准备

1．护士准备　洗手，戴口罩。

2．物品准备　帽子、口罩、一次性医用手套、鞋套/拖鞋、隔离衣、免洗手消毒凝胶。

3．环境准备　设备处于正常运行状态，光线充足，温湿度适宜。

三、操作步骤

1．进入层流病房/床

（1）患者：将患者置于单独的层流病房/床，尽量不设家属陪护。

（2）护士：更换口罩，戴一次性帽子，穿隔离衣，更换拖鞋或戴鞋套，必要时戴一次性医用手套。

2．层流病房/床的环境管理

（1）层流病房每日由专人进行病房环境的清洁及消毒工作，使用含氯消毒剂对屋顶、墙壁、地面及病室内设施进行擦拭，病室内物品进行定期消毒及更换；层流病床每周一次使用清水擦拭塑料围挡，每周清洗更换初效过滤棉。

（2）床单位使用高压过的棉织被服，患者物品进入前使用消毒湿巾进行表面擦拭，未经消毒的物品不可带入病房/床。

（3）护士进行操作前，去除物品外包装，无接触式放置层流病房/床内（可由两人配合完成），操作者戴无菌手套。

（4）病房/床内不宜使用地毯，不可摆放绿植。

（5）不宜进行床旁探视。

3．出层流病房/床

（1）患者：如需外出，患者需佩戴口罩、帽子、着外穿衣物，返回后将以上物品置于病房/床外，不可带入病房/床。

（2）护士：所有操作执行完毕，出病室/床，更换拖鞋，将帽子、手套、鞋套统一放置于黄色垃圾袋，洗手。

四、指导要点

1. 层流病房/床如出现异响或故障，及时通知医护人员进行检查及维修。

2. 患者需掌握手卫生相关标准及要求，做好个人防护。

3. 关注患者的情绪变化，因保护性隔离要求无家属陪护，患者易产生心理孤独感，护理人员要及时给予心理疏导。

五、注意事项

1. 实施全面的标准预防，护理人员需熟练掌握无菌操作技术，严格执行各项操作流程。

2. 有呼吸道疾病及有传染性疾病的工作人员，不可进入层流病房/床。

3. 为患者进行护理操作，遵循无菌技术原则，先完成无菌技术操作要求较高的如PICC换药、静脉采血，再进行一般护理操作，如生命体征监测、口腔护理，最后进行患者尿量的测量，垃圾的处理。

4. 戴手套不可取代手卫生，不同操作之间需使用免洗手消毒凝胶进行再次手部消毒，手套破损需及时进行更换。

（张会娟）

第十七节 饱和输血技术操作

饱和输血技术目前是针对输血依赖型β地中海贫血（β-TDT）患者在基因治疗前进行的饱和输注红细胞过程，2～4周以使血红蛋白≥100g/L，并维持高血红蛋白状态2～4周，此阶段共为4～8周。它是干细胞与基因治疗过程中不可缺少的部分，是保障细胞动员采集的基础。

一、护理评估

1．评估患者的生命体征、意识状态、自理能力及合作程度。

2．评估患者的实验室检查，血常规、血生化、尿常规、凝血功能和血清铁蛋白结果。

3．评估患者12导联心电图及超声心动图等安全性检查结果。

4．询问患者血型、有无输血史和不良反应。

5．评估患者局部皮肤和血管情况，根据患者病情及输血需求，选择合适的血管通路。

二、操作前准备

1．患者准备

（1）向患者解释饱和输血治疗的目的、方法和注意事项，消除其顾虑及紧张情绪，取得患者及家属的知情同意，签署输血知情同意书。

（2）协助患者排空尿便，取舒适体位。

2．环境准备　安静、整洁、舒适、安全、光线充足。

3．护士准备　衣帽整洁，洗手，戴口罩。

4．物品准备　PDA、治疗盘内常规皮肤消毒用具、无菌输液贴、止血带、一次性垫巾、输血器、生理盐水，根据医嘱准备血制品及抗过敏药物，交叉配血报告单。

三、操作步骤

具体输血操作参照本章第七节“静脉输血技术操作”。

四、指导要点

1．指导患者在饱和输血期间严格遵医嘱进行各项治疗。

2．指导患者在输血过程中不要随意调节滴速，如遇任何不适须第一时间通知医护人员，给予处理。输血前告知患者输血目的、方法及输血中的注意事项，告知患者如出现发热、皮肤瘙痒、皮疹、胸闷、憋气等不适及时告知医护人员。

五、注意事项

1. 患者在接受次数不等的饱和输血期间，需再次评估在饱和输血前接受的各项检查结果，包括生命体征、血常规、血生化、尿常规、凝血功能、12导联心电图及超声心动图等安全性检查。

2. 严格监测患者的输血量，详细记录患者在输血过程中出现的不良反应。

3. 每次输血后转日晨起监测患者血红蛋白数值，需维持高状态（Hb≥100g/L 2～4周）。

4. 其他输血不良反应护理及注意事项请参考临床研究机构已形成的标准输血操作流程。

（匡哲湘）

第十八节 干细胞与基因治疗护理技术操作

干细胞与基因治疗（stem cells and gene therapy）指应用基因工程技术将正常基因引入患者细胞内，以纠正基因的缺陷或者发挥治疗作用，从而达到根治疾病目的的生物医学高技术。纠正基因的途径可以是原位修复有缺陷的基因，也可以是用有功能的正常基因转入细胞基因组的某一部位，以替代缺陷基因来发挥作用。基因治疗与常规治疗方法不同：一般意义上疾病治疗针对的是因基因异常而导致的各种症状，而基因治疗针对的是疾病的根源——异常的基因本身。目前基因治疗的主要形式是体细胞基因治疗，是治疗那些对人类健康威胁严重的疾病，包括遗传病（地中海贫血、血友病等单基因遗传病）、恶性肿瘤、感染性疾病（如艾滋病、类风湿等）。

输血依赖型β地中海贫血（β-TDT）患者采用的基因治疗技术是一种通过对患者自身造血干细胞BCL11A基因的红系增强子上的一个特定靶点，利用CRISPR/Cas9进行体外基因编辑后，回输至患者体内，帮助患者重建造血系统，从而缓解患者的贫血症状。

一、护理评估

1. 评估患者在接受基因治疗前的安全性，包括患者造血干细胞（hematopoietic stem cell，HSC）动员和采集是否顺利，基因编辑后的细胞是否符合回输要求。

2. 停用祛铁剂，为患者进行安全性检查并复核这些结果是否达标，包括患者生命体征、心脏功能及肺部功能的检查，患者具备良好的器官功能水平。

3. 评估患者是否合并活动性感染如细菌、真菌或病毒感染。

4. 予患者建立两组有效静脉通路，评估导管是否通畅。

5. 评估患者的心理状态，告知患者和家属此次治疗的目的、方法、副作用及配合要点。

二、操作前准备

1. 患者准备　协助患者无菌层流病室内取舒适正确体位。

2. 环境准备　保证无菌层流病室内安静、整洁、光线充足。

3. 医护准备　衣帽整洁，洗手，戴口罩，穿无菌隔离衣，戴圆帽。

4. 物品准备　PDA、床旁备心电监护、抢救仪器设备、急救药品及物品，氧气装置、输血器、0.9%氯化钠注射液、治疗盘及水浴箱。

5. 细胞复苏　将造血干祖细胞注射液从液氮罐内取出，复苏前须确认标签、产品信息及血袋外观有无破损，与患者身份信息一致，并放置于37℃水浴箱中迅速解冻（约1分钟），并注意避免污染，完全解冻的干细胞准备输注。

三、操作步骤

1. 输注准备　给予患者心电监护及氧气吸入2～3L/min。干细胞输注前30分钟遵医嘱给予抗过敏药物。

2. 核对　用两种以上方式进行身份识别。确认输入干细胞的类型，采集日期、细胞数等是否相符，查看血袋外观有无渗漏、破损。

3. 输注　建立有效静脉通路后，连接输血器遵医嘱使用0.9%氯化钠注射液预冲管路。细胞完全解冻后，在无菌条件下迅速传入层流病房，并保证冻存袋被从液氮中取出15分钟内开始输注，将冻存袋中的细胞悬液静脉滴注至患者体内（从液氮中取出30分钟内输毕）。输注前2分钟宜缓慢输入。观察患者有无不良反应，若无不适症状应保证细胞悬液尽快输入体内（约10分钟内输毕）。如有多袋干细胞注射液，需要在一袋回输完成后，开始复苏下一袋，重复上述过程输注。

4. 观察　输注过程中必须两名医护人员全程监护，密切观察患者反应，回输前、回输期间及回输结束后60分钟内监测患者生命体征，并于回输期间和回输结束后60分钟内严密监测患者的症状变化，及是否存在过敏反应。

5. 整理　完成输注后整理床单位，协助患者取舒适卧位。

6. 处理用物　医疗垃圾分类放置，造血干细胞注射液袋须保留24小时以备送检。

7. 洗手，处理医嘱，做好护理记录。

四、指导要点

1. 指导患者饮食清淡易消化，营养均衡，禁止辛辣、刺激等食物，根据患者病情，遵嘱予低菌/无菌饮食。

2. 根据患者病情指导患者床上或床旁适量活动。

3. 保证无菌层流病室内门窗处于关闭状态，不随意触碰无菌层流罩电源及开关。

4. 输注前为患者及家属介绍输注过程、注意事项及配合要点，指导患者如有不适立即通知医护人员。

5. 指导患者及家属严格做好个人及环境卫生，无菌病室内的所有物品均须严格消毒灭菌后方可送入。

五、注意事项

1. 各项操作必须严格遵循无菌原则，医护人员必须严格执行无菌层流病室管理制度。

2. 输注造血干细胞前必须确认所有物品、药品准备齐全，输液导管装置完好、通畅、固定良好，保证干细胞的顺利输入。

3. 输注过程中必须同时有两名医护人员在场，严密监测患者的生命体征，如出现血压升高、心率增快、腹痛、腹泻、胸闷、憋气等异常症状及时通知医生，必要时暂停细胞输入，给予紧急处理。

4．输注时采用单独的输血器，不能与其他液体同时输入。

5．患者在预处理结束72小时后，进行细胞回输。若患者因各种原因需要延迟细胞回输，则应在预处理结束10天内完成细胞回输。

6．回输之后24小时内，根据患者状态，密切观察患者的症状，以及是否存在过敏反应。

7．患者自回输至出仓前需严格做好五官护理、肛周护理及皮肤护理，保证个人卫生，减少并发症的发生。

8．做好患者和家属的心理护理，充分解释给予帮助。

（匡哲湘）

附　录

血液系统疾病常用药物

附录1 抗微生物药

种类	药物名称	给药途径	适应证	副作用	注意事项
抗病毒类	阿昔洛韦	静脉滴注	用于单纯疱疹病毒感染、带状疱疹病毒感染、免疫缺陷者水痘的治疗、眼部病毒感染	血液系统、心血管系统、精神神经系统、胃肠道反应等	存在交叉过敏
	更昔洛韦	静脉滴注	用于免疫缺陷患者（包括艾滋病患者）并发巨细胞病毒视网膜炎的诱导期和维持期治疗，也用于接受器官移植的患者预防巨细胞病毒感染	骨髓抑制为常见的不良反应，消化系统、呼吸系统、神经系统、心血管系统等不良反应表现	存在交叉过敏
β-内酰胺酶抑制剂复方制剂	哌拉西林钠他唑巴坦钠（特治星）	静脉滴注	治疗对哌拉西林耐药但对本药敏感的产β-内酰胺酶细菌引起的阑尾炎、腹膜炎、非复杂性和复杂性皮肤软组织感染、中重度呼吸系统感染等	过敏反应、胃肠道反应、肝肾功能异常，头痛、焦虑、烦躁不安等中枢神经系统症状，长期用药可致菌群失调，发生二重感染	对青霉素类药过敏者一般不宜进行皮试
	哌拉西林钠舒巴坦钠（新特灭）	静脉滴注	产酶耐药菌引起的呼吸系统感染、泌尿生殖系统感染	胃肠道反应，皮疹、皮肤瘙痒，肝功能异常，头痛、头晕、烦躁及焦虑等精神、神经系统症状，转氨酶水平一过性升高	与青霉素类、头孢菌素类药有交叉过敏
	头孢哌酮钠舒巴坦钠	静脉滴注	敏感菌所致的呼吸系统感染、腹内感染、泌尿生殖系统感染、皮肤软组织感染、骨关节感染、败血症、脑膜炎等严重感染	胃肠道反应、过敏反应、肝肾功能异常等	严重胆道梗阻、肝脏疾病、肾功能障碍者慎用。与万古霉素、依替米星（氨基糖苷类）等存在配伍禁忌，使用时请参照配伍禁忌说明或药品说明书
头孢菌素类	头孢吡肟 头孢他啶 头孢呋辛 头孢拉定	静脉滴注/口服	敏感菌引起的呼吸道感染、泌尿生殖道感染及皮肤软组织感染和预防术后伤口感染等	过敏反应、胃肠道反应等	过敏体质或者对青霉素过敏者

续表

种类	药物名称	给药途径	适应证	副作用	注意事项
碳青霉烯类	亚胺培南	静脉滴注	敏感革兰阳性菌及革兰阴性杆菌所致的严重感染（如败血症、感染性心内膜炎、下呼吸道感染、腹腔感染等）	恶心、腹泻、呕吐等胃肠道症状。皮疹、皮肤瘙痒、发热等过敏反应症状。长期用药可至二重感染	静脉给药速度不宜太快，250～500mg滴注时间不低于20～30分钟，1000mg滴注时间不低于40～60分钟
	美罗培南	静脉滴注	敏感菌所致的呼吸系统感染、腹内感染、泌尿生殖系统感染、骨关节及皮肤软组织感染、眼耳鼻喉感染、脑膜炎、败血症等	常见胃肠道反应及皮疹。本药可透过血脑屏障，易引起中枢神经系统症状	与齐多夫定、昂丹司琼、多种维生素、地西泮、葡萄糖酸钙、阿昔洛韦存在配伍禁忌
喹诺酮类	环丙沙星	静脉滴注	用于敏感菌所致的泌尿生殖系统感染、呼吸系统感染、消化系统感染、五官科感染等	消化系统反应、神经系统反应、过敏反应等	缓慢静脉滴注，每200mg静滴时间不得少于30分钟
	左氧氟沙星	静脉滴注/口服	用于呼吸系统感染、泌尿系统感染、生殖系统感染，皮肤软组织感染、肠道感染等	心悸、血糖增高或降低、急性肾功能不全、失眠、头晕，肌腱炎和肌腱断裂的风险增加，QT间期延长	注射液每100ml滴注时间不得少于60分钟。应避免过度阳光暴晒和人工紫外线，同时口服降糖药（如格列本脲）或使用胰岛素的糖尿病患者引起血糖紊乱
	莫西沙星	静脉滴注/口服	用于敏感菌所致的呼吸道感染，也可用于皮肤及软组织感染	白细胞减少、QT间期延长、诱发癫痫等	0.4g滴注时间为90分钟
氨基糖苷类	阿米卡星	静脉滴注	敏感菌所致的下呼吸道感染、中枢神经系统感染、腹腔感染、胆道感染、骨关节皮肤软组织感染、胆道感染、泌尿系统感染、烧伤手术后感染等	听力减退、肾脏损害、神经肌肉阻滞、过敏反应、神经系统症状、消化系统反应、贫血、低血压等	脱水及肾功能损害患者慎用，建议30～60分钟缓慢滴入
	依替米星	静脉滴注	呼吸系统感染、泌尿生殖系统感染、皮肤软组织感染、创伤和手术后感染	耳鸣、眩晕、肾脏损害、肝脏损害等	肾功能不全、大面积烧伤和脱水患者慎用，建议滴注时间60分钟

续表

种类	药物名称	给药途径	适应证	副作用	注意事项
抗真菌药	两性霉素B	静脉滴注	治疗深部真菌感染	寒战、高热、严重头痛、食欲减退、恶心、呕吐、血压下降、眩晕、肾功能损害、低钾血症、肝毒性、血栓性静脉炎、皮疹、过敏性休克等	静脉滴注过快可引起心室颤动或心搏骤停，输注时间至少6小时。可引起低钾血症。输注时要避光，外周静脉滴注时避免外漏。与肾上腺皮质激素同时使用时应监测血钾浓度和心脏功能。用5%葡萄糖注射液稀释，不可用氯化钠注射液稀释，因可产生沉淀
	卡泊芬净	静脉滴注	抗真菌感染，经验性治疗中性粒细胞减少、伴发热患者的可疑真菌感染	头痛、恶心、呕吐、静脉炎、血栓性静脉炎、肝酶水平增高、贫血等	与右旋葡萄糖溶液配伍禁忌。不能与其他药物混合或同时输注。1小时内缓慢输注，冷藏保存
	伊曲康唑	静脉滴注/口服	治疗真菌感染	肝损害；胃肠道反应：厌食、恶心、呕吐等；头晕、疲乏、发热等；过敏反应如皮肤瘙痒、红斑、皮疹等	只能与自带的50ml 0.9%氯化钠溶液稀释，液体输入1小时以上，单独使用输液器，不可与其他液体混合。口服液应空腹服用，用药后至少1小时内不得进食
	伏立康唑	静脉滴注/口服	治疗真菌感染	视觉障碍、发热、皮疹、恶心、呕吐、腹泻、头痛；败血症、周围性水肿、腹痛及呼吸功能紊乱、心律失常、电解质紊乱	伴有心律失常危险因素患者需慎用；监测视觉功能；用药前应严格纠正血钾、镁、钙等电解质异常；不宜与血液制品或任何电解质溶液同时滴注。每瓶滴注时间须1～2小时
	泊沙康唑	口服	用于预防13岁以上严重免疫受损者出现播散性念珠菌病或曲霉菌属感染，用于口咽部念珠菌病	水肿、高血压、低血压、QT间期延长、高血糖、低钙、低钾血症等	口服混悬液，贮存于15～30℃，勿冻存。使用前充分振摇，进餐期间或餐后20分钟内服用
大环内酯类	阿奇霉素	静脉滴注/口服	用于化脓性链球菌引起的急性咽炎、急性扁桃体炎；敏感菌引起的鼻窦炎、急性中耳炎、急性支气管炎、慢性支气管炎急性发作。皮肤软组织感染，肺炎链球菌、流感杆菌及肺炎支原体所致的肺炎	胃肠道反应、肝脏损害、听力损害、过敏反应、精神系统反应、QT间期延长	本药宜在餐前1小时或餐后2小时服用，滴注浓度不得高于2mg/ml，儿童给药时间不少于1小时

续表

种类	药物名称	给药途径	适应证	副作用	注意事项
糖肽类	万古霉素	静脉滴注	用于革兰阳性菌所致的严重感染	耳毒性、肾毒性、过敏反应，可出现黄疸，肝功能异常，静脉炎	对组织有强烈刺激性，不宜肌内注射或静脉注射，静脉滴注时避免药液外渗。与碱性溶液存在配伍禁忌。无菌注射用水溶解
	替考拉宁	静脉滴注	用于治疗严重的革兰阳性菌感染，也可预防性用于革兰阳性菌感染风险高的矫形手术	局部反应、过敏反应、胃肠道反应、肝肾损害等	与氨基糖苷类存在配伍禁忌，与万古霉素可能有交叉过敏反应
四环素类	替加环素	静脉滴注	用于复杂性皮肤及或皮下软组织感染，复杂性腹腔感染	感染性休克、头痛、胃肠道反应等	与四环素类、两性霉素B、氯丙嗪、甲泼尼龙、伏立康唑存在配伍禁忌，8岁以下儿童禁用
噁唑酮类	利奈唑胺	静脉滴注	用于肺炎链球菌和金黄色葡萄球菌引起的肺炎；用于金黄色葡萄球菌、化脓性链球菌引起的复杂性皮肤及皮肤组织感染；用于耐万古霉素的粪肠球菌感染	可见消化道症状及失眠、头晕、药热、皮疹等	用药后或用药时监测血小板计数，不可与其他液体混合输注
环脂肽类	达托霉素	静脉滴注	用于复杂性皮肤及皮肤软组织感染；用于金黄色葡萄球菌败血症	血压变化、心律失常，低钾血症、低镁血症等电解质紊乱，血糖水平升高、头晕、头痛、失眠、焦虑、胃肠道反应等	因与其他药物的相容性数据有限，故不得在药物中加入其他药物或使用同一输液器。如果采用同一输液器连续输注几种不同的药物，应在输注前后以合适溶液冲洗输液管路，冷藏保存

附录2 抗肿瘤药

种类	药物名称	给药途径	适应证	副作用	注意事项
影响核酸生物合成的药物	阿糖胞苷	静脉滴注/皮下注射/鞘内注射	各种类型急性白血病、恶性淋巴瘤	恶心、呕吐、口腔炎、黏膜炎，偶见腹痛、腹泻、胃肠出血倾向，转氨酶水平升高，轻度骨髓抑制、脱发等	加强口腔护理；注意出血倾向及肝功能；预防高尿酸血症；注意血常规变化；鞘内注射后平卧4～6小时
	甲氨蝶呤	静脉滴注/口服/鞘内注射	恶性淋巴瘤、急性淋巴细胞白血病	口腔炎、口腔溃疡、出血性肠炎等消化道黏膜损伤，阴道炎、骨髓抑制、皮疹、色素沉着、脱发、大剂量时引起肝肾损害、肺纤维化	加强口腔护理，大剂量甲氨蝶呤治疗需水化和碱化尿液，测尿pH＞7，保持尿量＞100ml/h；甲氨蝶呤静脉滴注维持在4～24小时，四氢叶酸钙解救的首次解救时间因病种和使用剂量的不同而有所差异，但必须在开始甲氨蝶呤滴注后24～42小时内或滴注结束后6～18小时进行首次解救，6小时/次，解救终点为血浆甲氨蝶呤浓度达到临床安全浓度值以下，即＜0.1μmol/L。该品可增加抗血凝作用，甚至引起肝脏凝血因子的缺少和/或血小板减少症，同此与其他抗凝药慎同用
	吉西他滨	静脉滴注	淋巴瘤（联合顺铂）	血液系统：骨髓抑制；胃肠道损害：恶心、呕吐；肝肾功能损害：蛋白尿和血尿，肾衰竭；过敏：皮疹；其他：水肿/周围性水肿、脱发、嗜睡、腹泻、口腔黏膜毒性及便秘	肝肾功能损害的患者应慎用；与其他抗癌药配伍进行联合或者序贯化疗时，应考虑对骨髓抑制作用的蓄积；滴注药物时间的延长和增加用药频率可增大药物的毒性，需密切观察；配置好的溶液不得冷藏，以防结晶析出。本品可引起轻度困倦，患者在用药期间应禁止驾驶和操纵机器

续表

种类	药物名称	给药途径	适应证	副作用	注意事项
干扰转录过程和阻止RNA合成的药物	盐酸表柔比星	静脉滴注	恶性淋巴瘤、白血病、多发性骨髓瘤	心肌损伤、心力衰竭、骨髓抑制、胃肠道反应、脱发、黏膜炎、关节疼痛	严格静脉给药，灭菌注射用水稀释，药物刺激性强，勿外渗。反复同一血管或小血管使用会造成静脉硬化，应使用中心静脉。避光使用。禁用于因化疗或放疗造成明显骨髓抑制的患者。已用过大剂量蒽环类药物（如多柔比星或柔红霉素）的患者禁用。近期或既往有心脏受损病史的患者禁用。禁用于血尿患者膀胱内灌注
	盐酸多柔比星	静脉滴注	急性白血病、淋巴瘤	骨髓抑制、口腔溃疡、心动过缓、恶心、呕吐、心脏毒性	监测血象、肝功能及心电图；注意保护口腔黏膜，勤漱口；余同表柔比星
	多柔比星脂质体	静脉滴注	急性白血病、恶性淋巴瘤、多发性骨髓瘤	手足综合征、脱发、口腔溃疡、色素沉着、骨髓抑制、关节疼痛、肾功能损害、食欲减退、恶心、呕吐等	监测血常规、肾功能、心电图，与肝素配伍禁忌，用药后可出现红色尿，一般2日后消失，注意观察患者皮肤及口腔黏膜。多柔比星的心脏毒性多出现在停药后1～6个月，应及早应用维生素B_6和辅酶Q10以减低其对心脏的毒性。输注脂质体多柔比星应采用5%葡萄糖注射液稀释，且不得与其他药物混合使用
	盐酸吡柔比星	静脉滴注	恶性淋巴瘤、急性白血病	骨髓抑制、恶心、呕吐、食欲减退、心律失常	吡柔比星难溶于氯化钠注射液，不宜以氯化钠注射液作为溶剂。严格避免使用时外渗，密切监测心脏、血常规等情况，只能用5%葡萄糖注射液或注射用水溶解，溶解后室温下放置不超过6小时。余同表柔比星
	米托蒽醌	静脉滴注	恶性淋巴瘤、白血病	骨髓抑制、恶心、呕吐、口腔炎、心脏毒性（可有心悸、早搏及心电图异常等）、脱发、给药后尿液可能会变成蓝绿色	心电监测，口腔护理，避免药物接触皮肤与黏膜，配制溶液后24小时内使用，不可在皮下、肌内注射，使用后尿液及巩膜可呈蓝色。应及时做好患者知识宣教

续表

种类	药物名称	给药途径	适应证	副作用	注意事项
	阿柔比星	静脉滴注	急性白血病、恶性淋巴瘤等	骨髓抑制、胃肠道反应和肝功能变化；心脏毒性明显低于多柔比星；也可见发热、皮疹、脱发、色素沉着等	注意观察血常规、肝肾功能和心电图变化。不能用于肌内注射或皮下注射
抑制蛋白质合成与功能的药物	门冬酰胺酶	静脉滴注/肌内注射	淋巴瘤、黑色素瘤、急性淋巴细胞白血病、急性粒细胞白血病、急性单核细胞白血病	过敏反应、食欲减退、恶心、呕吐、胰腺炎、凝血异常、中枢神经系统毒性、头痛、头昏、嗜睡、精神错乱	首次或停药1周及以上者须皮试，至少观察1小时，使用前应备有抗过敏药物，静脉大量补充液体，碱化利尿，配制需用无菌注射用水或0.9%氯化钠注射液稀释，指导患者低脂饮食
	培门冬酶	肌内注射/静脉滴注	急性淋巴细胞白血病、非霍奇金淋巴瘤	恶心、呕吐、腹泻、腹痛	观察病情变化，以防发生超敏反应，必要时配备肾上腺素、糖皮质激素等抢救药物，对门冬酰胺酶曾严重过敏的患者更应慎重。指导患者低脂饮食
影响微管蛋白的药物	长春新碱	静脉滴注/静脉注射	恶性淋巴瘤、急性白血病、慢性淋巴细胞白血病、多发性骨髓瘤	胃肠道反应，神经毒性大，表现为四肢麻木或刺痛感、肌无力、肠麻痹、便秘、脱发、组织坏死、骨髓抑制较轻	观察神经毒性反应，及时予以对症处理，如口服维生素B_1、缓泻药等，严重者停药。此药刺激性强，注射时漏至血管外可造成局部坏死，应立即停止注射，以氯化钠注射液稀释局部；或以1%普鲁卡因注射液局部封闭。不能肌内及皮下注射。最大剂量不超过2mg，年龄＞65岁者，最大剂量每次1mg
	长春地辛	静脉滴注/静脉注射	恶性淋巴瘤、急性白血病、原发性免疫性血小板减少症	骨髓抑制、胃肠道反应、末梢神经炎、局部组织刺激（静脉炎）。便秘、脱发、贫血、发热也常见	白细胞计数降至3×10^9/L及血小板计数降至50×10^9/L应停药。肝肾功能不全患者慎用。静滴时防止外渗，一旦出现应立即冷敷，并用5%普鲁卡因封闭。药物溶解后在6小时内使用
	长春瑞滨	口服/静脉滴注/静脉注射	恶性淋巴瘤、急性白血病	贫血、乏力、便秘、恶心、呕吐、外周神经病变	因刺激性强要防止外渗，使用时水化利尿，预防便秘。禁止肌内及皮下注射

续表

种类	药物名称	给药途径	适应证	副作用	注意事项
烷化剂	环磷酰胺	静脉滴注/口服	淋巴瘤类、急慢性淋巴细胞白血病、多发性骨髓瘤、实体瘤、髓性白血病	食欲减退、恶心、呕吐、骨髓抑制、出血性膀胱炎、高尿酸血症、皮肤指甲色素沉着、脱发、肝功能下降、生殖毒性，长期使用可致继发性肿瘤	口服制剂应空腹服用，大量饮水，水化利尿，注意血尿，大剂量应用需给予尿路保护剂（美司钠）。注射时，应强力摇匀后使用，切勿加热。环磷酰胺水溶液仅能稳定2～3小时，最好现用现配。骨髓抑制，有痛风病史、肝功能损害、感染、肾功能损害、肿瘤细胞浸润骨髓、有泌尿系结石史、以前曾接受过化疗或放射治疗及肝病患者慎用
	异环磷酰胺	静脉滴注	恶性淋巴瘤、急性和慢性淋巴细胞白血病	骨髓抑制较重、出血性膀胱炎、乏力、恶心、呕吐	对尿路刺激性大，须大量饮水、水化及利尿，药物不稳定，现用现配。肾功能不良者禁用。肝功能不全者、一侧肾切除、广泛性骨髓癌转移者应慎用。余同环磷酰胺
	卡莫司汀	静脉滴注	恶性淋巴瘤、多发性骨髓瘤、脑膜白血病、干细胞或骨髓自体移植	迟发性骨髓抑制、恶心、呕吐、食欲缺乏、肾功能不全、抑制睾丸及卵巢功能	用药期间注意预防感染。两次给药间歇不短于6周。若皮肤或黏膜接触本药，应立即用肥皂水冲洗，以免色素沉着。严重骨髓抑制时可输注成分血或合用粒细胞集落刺激因子，如非格司亭。静脉需快速滴注。本品可抑制身体免疫机制，化疗结束后3个月内不宜接种活疫苗
	司莫司汀	口服	恶性淋巴瘤、急性淋巴细胞白血病患儿脐带血移植清髓预处理	胃肠道反应、血小板减少、口腔炎、脱发、肝损害等	肝肾功能不全者慎用，用药期间监测血常规。胃肠道反应明显时在服药前给予镇呕剂，或将服药时间改在睡前，均可减轻消化道反应。应密闭、避光、低温保存

续表

种类	药物名称	给药途径	适应证	副作用	注意事项
	白消安（马利兰）	口服/静脉滴注	慢性粒细胞白血病、骨髓移植和外周血干细胞移植的预处理	血小板减少、轻度胃肠道反应、骨髓抑制、闭经、男性乳腺发育、睾丸萎缩、皮肤色素沉着、皮疹、脱发，偶有肺纤维化，可致癫痫发作	监测血常规，增加液体摄入量，并碱化尿液，防止高尿酸血症，慢性粒细胞白血病急变时应停药；接受高剂量口服白消安的患者中有发生癫痫的报道，故治疗开始前应预防性使用抗惊厥药
	达卡巴嗪	静脉注射	恶性淋巴瘤	骨髓抑制、食欲缺乏、恶心、呕吐、肝肾功能损害	监测血常规、肝肾功能。静脉注射时如外渗应用1%普鲁卡因封闭，溶解后在棕色瓶中避光，现用现配，用药期间禁止活性病毒疫苗接种，水痘或带状疱疹患者禁用
	美法仑（马法兰）	静脉滴注/口服	多发性骨髓瘤、慢性白血病、恶性淋巴瘤、大剂量用于干细胞移植的预处理	胃肠道反应、心动过速、低血压、水肿、支气管痉挛、抑制性腺功能、肝功能异常。骨髓抑制最常见	严密监测血常规及肝功能。应用别嘌醇预防高尿酸血症。静脉输注前半小时开始口腔低温治疗，直至输毕后2～3小时结束。肾功能损害、有痛风史、泌尿道结石者应慎用。用药期间应定期检查白细胞、血小板及血尿素氮、肌酐、尿酸。避光保存
	苯丁酸氮芥片	口服	霍奇金或非霍奇金淋巴瘤、慢性淋巴细胞白血病	骨髓抑制、皮肤过敏、肝脏毒性、外周神经病变、间质性肺炎和无菌性膀胱炎、胃肠功能紊乱等	本品给药时间较长，疗效及毒性多在治疗3周以后出现，故应密切观察血常规变化，并注意蓄积毒性。凡有严重骨髓抑制、感染者禁用，有痛风病史、泌尿道结石者慎用
拓扑异构酶Ⅱ抑制药	依托泊苷	静脉滴注/口服	急性粒细胞性白血病、恶性淋巴瘤	胃肠道反应、心悸、头晕、低血压、骨髓抑制、脱发。过敏反应及心肝肾功能损害	药物必须用0.9%氯化钠溶液稀释，稀释后浓度不应超过0.25mg/ml缓慢滴注至少30分钟，防止引起低血压
	替尼泊苷	静脉滴注	急性淋巴细胞白血病、恶性淋巴瘤	同依托泊苷	同依托泊苷

续表

种类	药物名称	给药途径	适应证	副作用	注意事项
破坏DNA的铂类	卡铂	静脉滴注	恶性淋巴瘤	心功能损害、肾功能损害、恶心、呕吐、骨髓抑制、脱发	对甘露醇或右旋糖酐过敏者禁用；药物不能接触含铝器具；用5%葡萄糖注射液溶解
破坏DNA的抗生素类	博来霉素	肌内注射/皮下注射/静脉注射/动脉注射	恶性淋巴瘤	引起皮肤肥厚及色素沉着、指甲变色脱落；呼吸困难、咳嗽；心电图改变、心包炎；头痛、嗜睡，手足指趾红斑、硬结、肿胀、脱皮及残尿感等	胸部及周围接受放疗患者禁用。首次用药应先肌内注射1/3剂量，若无反应，再注射其余剂量。静脉推注缓慢，不少于10分钟，应从小剂量开始使用，用药后避免日晒。70岁以上老年患者、肺功能损害、肝肾功能损害慎用。发热患者及白细胞低于2.5×10^9/L不宜用
抗肿瘤抗体类	利妥昔单抗注射液	静脉滴注	非霍奇金淋巴瘤、特发性血小板减少性紫癜	输注反应（发热、寒战、畏寒）、恶心、低氧血症、呼吸衰竭、心律失常、皮肤瘙痒、皮疹、脱发、白细胞减少、水肿等	给予心电监护，氧气及肾上腺素备用，监测血小板计数，水化和利尿，记录24小时出入量。不得静脉注射。初始剂量50mg/h并逐渐增加。出现严重反应时应立即停药并对症处理。单独使用输液器，不与其他药物混用输液管路
	硼替佐米	静脉注射/皮下注射	多发性骨髓瘤	虚弱（包括疲劳、不适和乏力）、恶心、腹泻、食欲下降、便秘、周围神经病（包括周围感觉神经病和周围神经病加重）、发热、呕吐和贫血、血小板减少及肝肾功能损害、心律失常、尿路感染	监测血压和血常规，应用镇吐药，及时补充电解质，严密监测肝肾功能，静脉推注3～5秒，随后用0.9%氯化钠冲洗，监测周围神经症状
	甲磺酸伊马替尼	口服	治疗各期慢性粒细胞白血病	血小板减少、中性粒细胞减少和贫血、疲劳、头痛、恶心、呕吐、转氨酶水平升高、严重水潴留、上呼吸道感染、肺炎	避免与含对乙酰氨基酚的药物合用，宜进食时服用，且服药时多饮水，避免在服药期间饮用葡萄柚汁，会使本药的血药浓度升高。定期监测体重

续表

种类	药物名称	给药途径	适应证	副作用	注意事项
	达沙替尼	口服	用于对其他疗法耐药或不能耐受的费城染色体阳性的急性淋巴细胞白血病，用于对伊马替尼耐药或不耐受的慢性粒细胞白血病的加速期、急变期和慢性期	体液潴留、胸痛、心律失常、呼吸困难、出血、咳嗽、胸腔积液、肺动脉高压、肌肉骨骼痛、头痛、头晕、腹泻、恶心、皮疹、瘙痒等	片剂不得压碎或切割，必须整片吞服。可以与食物或空腹服用，避免在服药期间饮用葡萄柚汁
	尼洛替尼	口服	用于对其他药物（包括伊马替尼）产生耐药或不能耐受的费城染色体阳性的慢性粒细胞白血病的慢性期，加速期的治疗	QT间期延长、心悸、高血压、白蛋白水平降低、低血镁、高血钾、高血糖、鼻咽炎、呼吸困难、劳累性呼吸困难、咳嗽、骨痛、肌痛、头痛、头晕、感觉异常、ALT和AST水平升高、畏食、恶心、呕吐、腹泻、腹痛，湿疹、荨麻疹、皮肤干燥、眩晕、脱发、发热等	进食可提高本药的生物利用度。进食时不应服药，用药前至少2小时和用药后至少1小时不应进食。用药期间不可食用葡萄柚及其制品
去甲基化药物	地西他滨	静脉滴注	骨髓增生异常综合征、急性髓系白血病	骨髓抑制（中性粒细胞减少，血小板减少）和继发感染，以及非血液系统不良事件（即恶心、呕吐、腹泻、黏膜炎、脱发、水肿）	地西他滨在溶解后15分钟内应立即使用，如不能立即输注，应使用低温注射液（2～8℃）稀释，应保存在2～8℃冰箱内，最多保存7小时。静脉滴注时间大于1小时
	阿扎胞苷	静脉滴注/皮下注射	骨髓增生异常综合征、急性髓系白血病	恶心、呕吐、肾功能损害	皮下注射前应将药液再次摇匀，防止堵塞针头。剂量＞4ml时应平分入两个注射器中并分别注射于两个不同的部位。可注射于大腿、腹部或上臂，部位应轮流更换。不可注入有触痛的、有伤痕的、红的或硬的部位

续表

种类	药物名称	给药途径	适应证	副作用	注意事项
其他抗肿瘤药物	三氧化二砷（亚砷酸）	静脉滴注	急性早幼粒细胞白血病、原发性肝癌晚期	食欲减退、腹胀或腹部不适、恶心、呕吐及腹泻，皮肤干燥、红斑、或色素沉着，肝功能改变，关节或肌肉酸痛、水肿、轻度心电图异常、尿素氮增高、头痛、咽痛咳嗽、呼吸困难	出现外周血白细胞计数过高时，可应用白细胞单采分离，羟基脲、高三尖杉酯碱、阿糖胞苷等化疗药物，出现肝肾功能异常，及时治疗必要时停药，出现严重不良反应停药观察，未按规定用法用量使用发生急性中毒者，可用二巯基丙磺酸钠类药物解救
	奈拉滨	静脉滴注	难治急性T淋巴细胞白血病，难治T母细胞淋巴瘤	胸痛、水肿、低血压、窦性心动过速，咳嗽、呼吸困难等	仅用于静脉给药
	沙利度胺	口服	与地塞米松联用于新近诊断的多发性骨髓瘤，骨髓移植	口干、食欲缺乏、便秘、周围性神经炎、心动过缓、低血压、血栓形成及栓塞	对持续中性粒细胞减少者，需停用。用水送服，用药后不宜立即驾驶和操作机器。多发性骨髓瘤患者使用有升高血栓栓塞事件的风险，监测血压及心电图
	维A酸	口服	急性早幼粒细胞白血病	皮肤、口唇干燥，头痛、骨痛、阴囊皮炎、肝功能受损、高血脂	卧床休息，加强皮肤护理及外阴护理，监测肝功能。避免本药与维生素A、四环素合用

附录3 消化系统药

药物	给药途径	适应证	副作用	注意事项
氢氧化铝凝胶	口服	胃痛、胃灼热、酸性嗳气、饱胀	阻碍磷的吸收，引起磷缺乏症，表现为食欲减退、软弱无力等症状，甚至可导致骨质疏松，长期大量服用还可引起严重便秘、代谢性碱中毒与钠潴留，甚至造成肾损害	应在餐后1小时和睡前服用，给药前应充分摇匀，避免与奶制品同时服用，不宜与酸性食物及饮料同服。服药后1小时内避免服用其他药物。阑尾炎或急腹症时，服用本品可增加阑尾穿孔危险，应禁用
铝碳酸镁片	口服	胃痛、胃灼热、酸性嗳气、饱胀	偶见便秘、稀便、口干和食欲缺乏	应餐后1～2小时或睡前咀嚼服用。避免与奶制品同时服用，不宜与酸性食物及饮料同服，如葡萄酒、果汁等，以免增加铝的吸收
注射用法莫替丁	静脉点滴/静脉注射	消化性溃疡、急性应激性溃疡、出血性胃炎引起的上消化道出血，卓-艾综合征，因侵袭性应激反应引起的上消化道出血的预防	消化系统：偶见便秘、口渴、恶心、呕吐、腹胀、食欲减退、口腔黏膜炎等 循环系统：偶见血压上升、颜面潮红、耳鸣等 神经系统：偶见全身疲倦、头痛、困倦、失眠等 偶见休克，过敏样反应	注意观察血常规、肝功能。须在排除胃癌诊断后方可使用 肝肾功能不全者、心脏病者、老年人、儿童慎用
泮托拉唑钠	静脉点滴/口服	消化性溃疡出血、吻合口溃疡出血，急性胃黏膜损伤，预防重症疾病引起的上消化道出血。口服不宜时的替代疗法	可引起头晕、失眠、嗜睡、腹泻、便秘、皮疹、肌肉疼痛	针剂予0.9%氯化钠溶液100ml溶解后静脉滴注，溶解稀释后必须在4小时内用完，禁止用其他溶剂或其他药物溶解和稀释 泮托拉唑钠肠溶胶囊，应每日早餐前1小时口服，服用时不宜在口腔中嚼碎，应吞服。中、重度肝肾功能障碍者禁用于根治幽门螺杆菌感染的联合疗法
注射用奥美拉唑钠	静脉点滴	消化性溃疡出血、吻合口溃疡出血，急性胃黏膜损伤，预防重症疾病引起的上消化道出血。口服不宜时的替代疗法	常见反应：头痛、腹泻、便秘、腹痛、恶心、呕吐和腹胀 不常见反应：头晕、感觉异常、嗜睡、失眠、眩晕、皮肤瘙痒、荨麻疹 罕见反应：白细胞减少、血小板减少、粒细胞缺乏症和全血细胞减少。脑病、肝炎、肝衰竭、过敏性休克	仅供静脉滴注用，不能用于静脉注射。不宜同时再服用其他抗酸剂或抑酸剂。肝肾功能受损者慎用，可能影响许多药物吸收。奥美拉唑是一种碱性药物，能升高生理盐水的pH，维生素B_6的pH为3～4，两者作用发生酸碱中和，产生变色反应，所以两者不应在同一瓶输液中配伍

续表

药物	给药途径	适应证	副作用	注意事项
多潘立酮	口服	餐后上腹胀、上腹痛、嗳气、饱胀感、胃灼热及恶心、呕吐	轻度腹部痉挛。心脏病患者（心律失常）及接受化疗的肿瘤患者使用时应谨慎，有可能加重心律失常。机械性肠梗阻、胃肠出血患者禁用	饭前15～30分钟口服
甲氧氯普胺	口服/肌内注射/静脉注射	恶心、呕吐、嗳气、消化不良	昏睡、烦躁不安、倦怠无力、注射给药可引起直立性低血压	静脉注射时速度需慢，1～2分钟注完；监测血压；药物应避光，遇光变黄色后毒性可增高
多酶片	口服	功能性消化不良	尚不明确	不宜与抗生素或吸附剂（铁剂、钙剂）合用，如合用应间隔2～3小时。口服时禁用酸碱性较强的药物和食物
熊去氧胆酸	口服	固醇性胆囊结石、胆汁淤积性肝病、胆汁反流性胃炎	胃肠道紊乱、肝胆功能紊乱、荨麻疹	可以增加环孢素在肠道的吸收，服用环孢素的患者应监测环孢素血清浓度，必要时调整服用环孢素的剂量。个别病例服用熊去氧胆酸胶囊会降低环丙沙星的吸收
还原型谷胱甘肽	静脉点滴/口服	保护肝脏，解药物毒性	食欲减退、恶心、呕吐、胃痛，罕见突发性皮疹	有哮喘发作史患者慎用
兰索拉唑	静脉点滴	反流性食管炎、胃溃疡、十二指肠溃疡	过敏反应，全血细胞减少和粒细胞缺乏，伴有黄疸，中毒性表皮坏死溶解症，间质性肺炎	成人每次30mg，用0.9%氯化钠注射液100ml溶解，推荐静脉滴注30分钟，使用时注意：本品静脉滴注使用时应配有孔径为1.2μm的过滤器，以便去除输液过程中可能产生的沉淀物；现用现配

附录4 血液系统药

药物	给药途径	适应证	副作用	注意事项
红细胞生成素	皮下注射	慢性肾衰竭、贫血、再生障碍性贫血、骨髓增生异常综合征、癌症化疗后贫血	高血压、高血脂、头痛、恶心、呕吐、心动过速	卧床休息，密切观察用药反应，定期监测血压
重组人粒细胞集落刺激因子	皮下注射	骨髓移植和化疗后中性粒细胞减少、再生障碍性贫血、严重感染	食欲减退、骨痛、胸痛、腰痛、发热，极少数有过敏反应	卧床休息，密切观察用药反应
肝素钠及肝素钙	皮下注射/静脉点滴/静脉注射	防止血栓栓塞，弥散性血管内凝血	出血、寒战、发热、局部刺激、红斑、腹泻	有出血性疾病及凝血机制障碍的患者忌用，监测凝血酶原
重组人白细胞介素-11	皮下注射	促进血小板数量增加	皮疹、水肿、局部注射疼痛等	血小板超过 100×10^9/L 时停药

附录5 激素类药

药物	给药途径	适应证	副作用	注意事项
泼尼松	口服	急性淋巴细胞白血病、恶性淋巴瘤、多发性骨髓瘤、溶血性贫血	消化道溃疡、水钠潴留、低血钾、继发感染、血压升高、水肿、库欣综合征、出血	注意有无心悸、气短、水肿，逐渐减量停药，预防继发性感染、出血
甲泼尼龙片	口服	原发性免疫性血小板减少性症、继发性血小板减少症、获得性溶血性贫血、红细胞减少症、先天性低增生性贫血	体液潴留、高血压、骨质疏松、消化道溃疡、出血、伤口愈合延迟、失眠、个性改变、库欣综合征、血管水肿、心动过速	尽可能缩短用药期限，逐渐减量停药，肾功能不良、高血压、骨质疏松、重症肌无力慎用
曲安西龙片	口服	原发性免疫性血小板减少性症、醋酸泼尼松所适用的其他疾病	上腹不适、腹胀、厌食、恶心，可诱发胃、十二指肠溃疡、出血、穿孔，内分泌、代谢异常、库欣综合征，兴奋、失眠、抑郁、嗜睡，眼压升高、青光眼等	预防感染，心脏病、糖尿病、情绪不稳 、青光眼、肝功能损害、高血压、骨质疏松、胃溃疡患者慎用，定期监测血压、血糖、体重、电解质，逐渐减量停药。长期、大剂量应用，需定期检查双侧髋关节

附录6 免疫调节药

药物	给药途径	适应证	副作用	注意事项
环孢素（环孢菌素）	口服/静脉滴注	器官移植、再生障碍性贫血、原发性免疫性血小板减少性症	肝肾损伤、震颤、齿龈增生、食欲减退、恶心、呕吐、多毛、痤疮	监测肝肾功能。口服液在服用前一定要用所附的吸管，针管吸出后可直接滴入口中服用。对于服药困难者，针管吸出后，可倒入一小勺稀饭、牛奶或果汁中服用。用过的吸管放回原处前，一定要用清洁干毛巾擦干，不可用水或其他溶液清洗，以免造成药液混浊。环孢素注射液应使用玻璃输注瓶。应避免擅自在不同商品名或制剂的环孢素之间转换使用，如需转换，应通知医生。本品避免与西柚同服
他克莫司	口服/静脉滴注	骨髓移植后排斥反应	高血压、头痛、失眠、肾功能异常、高血糖、呼吸困难	避免与其他药物混合输注，尤其是碱性药物。尽量采用口服。静脉滴注必须在聚乙烯或玻璃瓶中稀释，不能以静脉推注形式给药。24小时总输液量在20～250ml范围内。定期监测血药浓度，血药浓度保持在15～20ng/ml为宜
抗胸腺细胞球蛋白/抗淋巴细胞球蛋白	静脉点滴	重型再生障碍性贫血、纯红细胞再生障碍性贫血、骨髓移植的移植物抗宿主反应预防	速发型超敏反应；血清病反应，包括如发热、荨麻疹、皮疹、关节痛和/或肌肉痛	首次输注前，应做药物过敏试验；输注期间需对患者进行密切的临床症状及血液学检查，如红细胞、白细胞、血小板；避免同时输注血液或血液制品；用药期间准备急救治疗设备以防治过敏性休克

续表

药物	给药途径	适应证	副作用	注意事项
干扰素α	皮下注射	多毛细胞白血病、淋巴瘤、多发性骨髓瘤、原发性血小板增多症、慢性粒细胞白血病	流感样症状、发热、寒战、头痛，有骨髓抑制作用，以粒细胞和血小板为甚	发热护理，预防感染和出血
硫唑嘌呤片	口服	严重的类风湿关节炎、系统性红斑狼疮、皮肌炎、自身免疫性慢性活动性肝炎、结节性多动脉炎、自身免疫性溶血性贫血、自发性血小板减少性紫癜、防止器官移植的排斥反应、急慢性白血病	全身不适、头晕、恶心、呕吐、腹泻、发热、寒战、皮疹、脉管炎、肌痛、关节痛、低血压、肝肾功能失调和胆汁淤积，良性和恶性肿瘤，有骨髓抑制作用，可见白细胞减少、贫血、血小板减少，脱发	须在饭后以足量水吞服，用药监测，肾或肝功能不全的患者注意血液系统监测，并降低用药剂量

附录7 抗肿瘤辅助药

药品	给药途径	适应证	副作用	注意事项
右丙亚胺（右雷佐生）	静脉点滴/静脉注射	可减少多柔比星引起心脏毒性的发生率和严重程度，适用于接受多柔比星治疗累积剂量达$300mg/m^2$	骨髓抑制患者FAC方案化疗加用右丙亚胺比不加右丙亚胺更多引起严重粒细胞减少、血小板减少	不可用于没有联用蒽环类药物的化学治疗，可加重化疗药物引起的骨髓抑制，遮光，密闭，低温保存
盐酸雷莫司琼注射液	静脉注射/静脉滴注	预防和治疗抗恶性肿瘤药物所引起的恶心、呕吐等消化道症状	休克过敏样症状、癫痫样发作、血尿素氮水平升高、肝功能损害	在抗肿瘤治疗前15～30分钟静脉注射给药
盐酸托烷司琼注射液	静脉点滴/静脉注射	预防和治疗化疗药引起的恶心和呕吐，以及外科手术后恶心、呕吐	头痛、头晕、便秘、眩晕、疲劳和胃肠功能紊乱。极少数有一过性血压改变或过敏反应	高血压患者慎用，服药后不宜驾车或操纵机械
盐酸格拉司琼注射液	静脉注射/静脉滴注	用于放射治疗、细胞毒类药物化疗引起的恶心、呕吐	头痛、倦怠、发热、便秘，偶见短暂性无症状肝脏氨基转移酶水平升高，QT间期延长	对本品或有关化合物过敏者禁用。胃肠道梗阻者禁用
帕洛诺司琼	静脉注射/口服	预防化疗药引起的恶心、呕吐	间歇性的心动过速、过敏性皮炎、消化不良、电解质紊乱、头晕、呼吸困难等	低钾血症或低镁血症患者、服用利尿药导致电解质异常者、先天性QT综合征的患者、服用抗心律失常或其他药物导致QT间期延长的患者和给予累积高剂量蒽环类药物治疗者应谨慎使用
美司钠	静脉点滴	预防环磷酰胺、异环磷酰胺的泌尿道毒性	常规剂量无不良反应	与顺铂、氮芥存在配伍禁忌，监测尿潜血、尿量
亚叶酸钙	静脉点滴	用于甲氨蝶呤解救治疗	不良反应少见，偶见皮疹、荨麻疹，可引起哮喘急性发作	在使用大剂量甲氨蝶呤24～48小时后给药，且保持尿pH＞7，同时避免阳光直接照射和与热源接触

（张慧敏　马新娟　黄雪丽）

参考文献

[1] 王建祥. 血液系统疾病诊疗规范 [M]. 第2版. 北京：中国协和医科大学出版社，2020.

[2] 马新娟. 血液病健康知识问答 [M]. 天津：天津科学技术出版社，2021.

[3] 马新娟，夏欣华，董凤齐. 护理技术标准操作规程和流程 [M]. 北京：人民卫生出版社，2018.

[4] 杨仁池，王鸿利. 血友病 [M]. 第2版. 上海：上海科学技术出版社，2017.

[5] 李俊杰. 骨髓增生异常综合征和骨髓增殖性肿瘤患者健康管理 [M]. 天津：天津科学技术出版社，2021.

[6] 尤黎明，吴瑛. 内科护理学 [M]. 第6版. 北京：人民卫生出版社，2017.

[7] 沈悌，赵永强. 血液病诊断及疗效标准 [M]. 第4版. 北京：科学出版社，2018.

[8] 中华医学会血液学分会血栓与止血学组，中国血友病协作组. 血友病诊断与治疗中国专家共识（2017年版）[J]. 中华血液学杂志，2017，38（5）：364-370.

[9] 罗如珍，解文君，刘玉典，等. 成年急性白血病化疗患者健康教育效果评价指标体系的构建 [J]. 中华护理杂志，2019，54（10）：1482-1487.

[10] Dulan SO，Viers KL，Wagner JR，et al. Developing and Monitoring a Standard-of-Care Chimeric Antigen Receptor（CAR）T Cell Clinical Quality and Regulatory Program [J]. Biol Blood Marrow Transplant，2020，26（8）：1386-1393.

[11] Srivastava A，Santagostion E，Dougall A，et al. WFH Guidelines for the Management of Hemophilia，3rd edition [J]. Haemophilia，2020，26（suppl 6）：1-158.

[12] Yakoub-Agha I，Chabannon C，Bader P，et al. Management of adults and children undergoing chimeric antigen receptor T-cell therapy：best practice recommendations of the European Society for Blood and Marrow Transplantation（EBMT）and the Joint Accreditation Committee of ISCT and EBMT（JACIE）[J]. Haematologica，2020，105（2）：297-316.

[13] 陈霞，蒋秀美. 延续性护理在造血干细胞移植术后患者中应用效果的三年随访研究 [J]. 护士进修杂志，2020，2（35）：361-365.

[14] 黄彦军，杨林花，张建华. 血管性血友病的诊断和治疗进展 [J]. 血栓与止血学，2020，26（6）：1077-1080.

[15] 邱燕飞，姚斌莲，王宏婷. 造血干细胞移植并发重度出血性膀胱炎置入输尿管支架管的护理 [J]. 护理与康复，2020，19（10）：32.

[16] 许男，刘蕊，陈莹，等. 我国小儿高热惊厥急救护理发展 [J]. 中国急救复苏与灾害医学杂志，2020，15（1）：118-120.

[17] 中国研究型医院学会专业委员会，中国出血中心联盟. 致命性大出血急救护理专家共识（2019）[J]. 介入放射学杂志，2020（3）：221-227.

[18] 中华医学会血液学分会干细胞应用组. 中国异基因造血干细胞移植治疗血液系统疾病专家共识（Ⅲ）：急性移植物抗宿主病（2020年版）[J]. 中华血液学杂志，2020，41（7）：529-536.

[19] Baer B，Dudley CV，Simons RM. Management principles associated with cytokine release syndrome[J]. Semin Oncol Nurs，2019，35（5）：150931.

[20] 葛永芹，朱霞明，陆茵，等. 急性B淋巴细胞白血病靶向治疗致细胞因子释放综合征的护理 [J]. 护理学杂志，2019，34（12）：38-41.

[21] 黄晓军. 实用造血干细胞移植 [M]. 第2版. 北京：人民卫生出版社，2019.

[22] 李媛，叶红芳，褚红，等. 物理降温在住院发热患者中的循证护理实践 [J]. 中华现代护理杂志，

2019，25（12）：1475-1480.

[23] 梁晓坤. 临床研究协调员规范化培训手册［M］. 北京：北京大学医学出版社，2019.

[24] 蒙艺方. 异基因造血干细胞移植骨髓供者围手术期的护理［J］. 中西医结合护理，2019，5（10）：145-146.

[25] 苗文娟，田稷馨，廖应熙，等. 硼替佐米治疗多发性骨髓瘤患者致肠梗阻不良反应的回顾性分析［J］. 中国药物警戒，2019，16（5）：285-288.

[26] 王倩倩. 亲缘异基因造血干细胞移植供者的整体化护理［J］. 全科护理，2019，17（16）：1968-1969.

[27] 吴娟，黄诗颖，陈敏玲，等. 85例培门冬酶药物活性监测结果分析［J］. 中国药师，2019，22（8）：1467-1469.

[28] 中国医师协会肛肠医师分会临床指南工作委员会. 肛周坏死性筋膜炎临床诊治中国专家共识（2019年版）［J］. 中华胃肠外科杂志，2019，22（7）：689-693.

[29] Kenneth Kaushansky，Marshall A Lichtman，Josef T Prchal，et al. 威廉姆斯血液学［M］. 第9版. 陈竺，陈赛娟，译. 北京：人民卫生出版社，2018.

[30] 马曼曼，姜中兴，谢新生，等. 血液病合并心力衰竭的研究进展［J］. 临床内科杂志，2018，35（9）：587-589.

[31] 邢双双. 造血干细胞移植患者运动锻炼的研究进展［J］. 中华护理杂志，2018，53（2）：243-245.

[32] 杨鹏，闻慧琴，卫玉芝，等. 血浆置换在临床危重疾病治疗中的安全性分析［J］. 临床输血与检验，2018，20（3）：242-245.

[33] 中国医师协会肛肠医师分会指南工作委员会. 肛周脓肿临床诊治中国专家共识［J］. 中华胃肠外科杂志，2018，21（4）：456-457.

[34] Joanna Krawczyk，Leszek Kraj，Teresa Korta，et al. Nutritional status of hematological patients before hematopoietic stem cell transplantation and in early posttransplantation period［J］. Nutr Cancer，2017，69（8）：1205-1210.

[35] Lach K，Peterson S J. Nutrition support for critically ill patients with cancer［J］. Nutr Clin Pract，2017，32（5）：578-586.

[36] 程红霞. 非血缘造血干细胞移植供者采集的护理流程［J］. 护理研究，2017，31（21）：2622-2624.

[37] 复旦大学上海医学院《实用内科学》编委会. 实用内科学［M］. 第15版. 北京：人民卫生出版社，2017.

[38] 李乐之，路潜. 外科护理学［M］. 第6版. 北京：人民卫生出版社，2017.

[39] 吴娜. 血细胞分离机在血浆置换中不良反应的护理［J］. 实用临床护理学电子杂志，2017，2（35）：116-169.

[40] 北京天使妈妈慈善基金会，中华思源工程扶贫基金会，北京师范大学中国公益研究院. 中国地中海贫血蓝皮书［M］. 北京：中国社会出版社出版，2016.

[41] 陈小丽，冯一梅，曾韫璟，等. 嵌合抗原受体T细胞（CAR-T）免疫治疗难治性急性淋巴细胞白血病的护理［J］. 中国输血杂志，2016，29（10）：1104-1107.

[42] 李亚红，乔鲁军. 连续实时血糖监测避免胰岛素强化治疗低血糖发生的价值［J］. 第二军医大学学报，2016，37（12）：1578-1581.

[43] 闫晨华，徐婷，郑晓云，等. 中国血液病患者中性粒细胞缺乏伴发热的多中心，前瞻性流行病学研究［J］. 中华血液学杂志，2016，37（3）：177-182.

[44] 闫岩，张旭，刘月娥，等．延续性护理干预对造血干细胞移植术后出院患者生存质量的影响[J]．护理实践与研究，2016，13（18）：48-49．
[45] 赵素玉．急性白血病患儿化疗期间肠梗阻的原因及护理[J]．继续医学教育，2016，30（3）：109-111．
[46] 郑晓燕，曹秀艳．单倍体造血干细胞移植骨髓采集术供者的心理护理和健康教育[J]．护士进修杂志，2016，31（17）：1579-1581．
[47] 中华医学会血液学分会干细胞应用学组．中国异基因造血干细胞移植治疗血液系统疾病专家共识（Ⅱ）：移植后白血病复发（2016年版）[J]．中华血液学杂志，2016，37（10）：846-851．
[48] 朱霞明，童淑萍．血液系统疾病的护理实践手册[M]．北京：清华大学出版社，2016．
[49] 陈淑芬．综合护理干预应用于小儿高热惊厥中的效果评价[J]．实用临床医药杂志，2015，（20）：173-174．
[50] 王海霞，程青虹，龙检，等．不同糖脂供能比肠外营养对中心静脉导管感染的影响[J]．护理学杂志，2015，30（17）：87-89．
[51] 王为，阮成伟，等．肛肠疾病诊疗及微创技术应用[M]．长春：吉林科学技术出版社，2015．
[52] 赵婷媛，王红新，梅俊辉，等．无血缘关系异基因外周造血干细胞移植供者30名围动员及采集期护理[J]．齐鲁护理杂志，2015，21（7）：73-75．
[53] 赵微微，贾锐，张萍，等．非亲缘造血干细胞移植供者的心理护理[J]．当代护士，2015，12（12）：134．
[54] 中华医学会血液学分会干细胞应用学组．中国异基因造血干细胞移植治疗血液系统疾病专家共识（Ⅱ）：适应证、预处理方案及供者选择（2014年版）[J]．中华血液学杂志，2014，35（8）：775-780．
[55] 中华人民共和国卫生部．血液储存要求．WS/T 399—2012．2012．
[56] Josep H Antin，Deborah Yolin Raley．外周血干细胞与骨髓移植手册[M]．韩明哲，冯四洲，王玫，等译．北京：人民军医出版社，2011．
[57] 侯彩妍，王国权．造血干细胞移植护理手册[M]．北京：军事医学科学出版社，2009．
[58] 黄晓军．血液病学[M]．北京：人民卫生出版社，2009．
[59] 霍孝蓉．护理常规[M]．南京：东南大学出版社，2009．
[60] 陆再英，钟南山．内科学[M]．北京：人民卫生出版社，2008．
[61] 陈荣秀，曹文娟．实用护理技术[M]．天津：天津科学技术出版社，2007．
[62] 中华人民共和国卫生部．临床输血技术规范．2000．